中国家庭养生保健书库

自我养生百事通

《中国家庭养生保健书库》编委会 编

上海科学普及出版社

图书在版编目（CIP）数据

自我养生百事通/《中国家庭养生保健书库》编委会编.
—上海：上海科学普及出版社，2015.8
（中国家庭养生保健书库）
ISBN 978-7-5427-6443-0

Ⅰ.①自… Ⅱ.①中… Ⅲ.①养生（中医）—基本知识 Ⅳ.①R212

中国版本图书馆CIP数据核字（2015）第059298号

策　　划　胡名正
责任编辑　刘湘雯

中国家庭养生保健书库
自我养生百事通
《中国家庭养生保健书库》编委会　编
上海科学普及出版社出版发行
（上海市中山北路832号　邮政编码 200070）
http://www.pspsh.com

各地新华书店经销　　北京中创彩色印刷有限公司印刷
开本 720mm×1040mm　1/16　印张 26　字数 640 000
2015年8月第1版　2015年8月第1次印刷

ISBN 978-7-5427-6443-0　　　　定价：59.00元

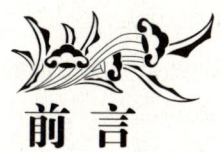

前言

养生一词最早出现在《庄子·内篇》中，所谓生，就是生命、生存、生长之意，所谓养，即保养、调养、补养之意。养生，就是保养生命的意思；养生，就是根据中医理论，运用调神、四时调摄、食养、药养等中国传统保健方法颐养生命、增强体质、预防疾病，保持生命健康活力，从而延年益寿。好的养生方法应该是养生，即从自身健康状况出发，选择适合自己的养生方式。

自我养生在我国有着悠久的历史和深厚的群众基础。利用中医养生、食疗与药膳、中医药保健品等进行自我养生保健的方法已有千年历史。近年来，伴随国民经济水平的提高，人们对健康更加重视，会在日常生活中有意地学习自我养生保健知识，同时将这些知识运用到自身中。但是，现实情况是人们对自我养生知识缺乏系统而全面的了解，他们所得的信息大多是零星散乱的，因此对于自我养生没有足够的信心。现代人在选择养生之道、保健之法时，总要面对纷繁复杂、浩如烟海的相关知识和方法，听这个有道理，看那个也不错，令人目不暇接、无所适从，往往投入了时间、精力、金钱，最终却收效甚微，甚至可能对身心造成伤害。

养生的主体在自身，要保持身体健康，就必须知道，如果没有科学的指导，进食保健品及药物也不一定能对身体起到养生保健作用。养生的主体在自身，真正的养生保健不但要懂得一些系统的自我养生保健知识，更需要有一个好的生活习惯，按时吃饭按时睡觉，每天坚持锻炼身体，不宜动大怒，保持平衡愉悦的心情，多吃些水果蔬菜，蛋类肉类适量摄取。掌握常见的自我养生知识，养成良好的生活习惯，增强自身抗病能力，人们才能预防和治疗很多常见疾病。

只有懂得自我养生理念，有效运用自我养生知识，才能更自信地管理好自身的健康，提升生活质量。人们可以通过自我养生来对疾病进行预防和调理，养成良好的生活方式来预防疾病，通过经络穴位养生来调理身体，通过解读身体信号来了解自己的身体，通过平衡心态、合理膳食来养护自己。在疾病还未出现时先进行预防，在疾病严重的时候，会采用正确的自我调理养护方法，这些都是非常重要的。

本书集众多养生智慧于一体，从养生智慧、经络养生、四季养生、十二时辰养生、体质养生、求医不如求己、读懂身体健康信号、平衡心态、合理膳食、药物养生以及日常养生细节十一个方面详细梳理了自我养生的各种方法，全方位地介绍了和人们日常生活紧密相关的健康知识。从身体自身到居家环境，从夫妻生活到饮食保养，从少年儿童到耄耋老人，从喜好养颜的青春少女到想要提升精力的中年男士，都可以从中找到适合自己的养生方法。书中的内容，既有我国医学宝藏中传统之经典，又有当今国际医学界最前沿的新成果；既注重了专业性、科学性的要求，又力求深入浅出，通俗易懂，具有很强的操作性及实用性，非常适宜广大读者在工作闲暇或日常生活中进行自我养生。读者通过阅读本书，可以轻松地做到：有病治病，无病防病；自我保健，延年益寿。做起来不过是日常生活的小改变，得到的却是健康生活的大改善。

  本书从养生的基础知识讲起，提供简单、方便、安全、有效、省钱的方法，让你一步步学会正确的养生法。通过本书，你可以轻松学会自我养生保健法，了解常见病的自测自疗方法、预防保健措施、日常注意事项。最好的养生专家就是自己！

编者

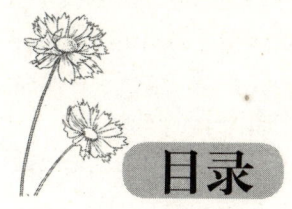

目录

第一章　养生智慧在自身

第一节　养生智慧是长寿的根源 ·········· 2
养生之道是一种文化现象 ·········· 2
要想命长，就要全面调动人体的自愈力 ·········· 2
人究竟活多少岁才算是享尽天年 ·········· 3
长寿者85%靠后天保养 ·········· 4
保持体内阴阳平衡才是健康长寿的根本 ·········· 4
五脏风调雨顺才能收获长寿硕果 ·········· 5
不健康的生活方式最易耗损你的生命 ·········· 6
"零存"健康，"整取"长寿，带病延年 ·········· 7
遵守六法则，我们永远不会邂逅"亚健康" ·········· 8

第二节　系统探究人体自身的奥秘 ·········· 10
人体是一个充满智慧的灵体 ·········· 10
人体的"警卫员"——免疫系统 ·········· 10
突发事件的"灵敏器"——应激系统 ·········· 11

第二章　经络养生

第一节　经络是养生治病的最佳捷径 ·········· 14
经络医学——中国"第五大发明" ·········· 14
生病是由于不注意保养经络 ·········· 14
认识你身上的经络地图 ·········· 15
经络是合格的疾病报警器 ·········· 16

我们如何能感觉到经络···17
经络养生的常用方法···17
手足温暖，经络才能畅通··18
步行，最简单的经络保养法···19

第二节　心经——护命摄神，百病祛根···20
正说心经大药···20
醒脑提神，少冲穴功不可没···21

第三节　小肠经——主治水液病，手到病除···21
正说小肠经大药···21
久坐后肩背酸痛，可以敲敲小肠经··22
精神性阳痿，不妨试试指压肩外俞··23

第四节　肾经——激活先天之本，何惧疾病衰老·······································24
正说肾经大药···24
敲肾经及热水泡脚，可以缓解骨质增生···24
养好肾经第一穴，生命活力如"涌泉"···25

第五节　膀胱经——让排毒通道畅通无阻···26
正说膀胱经大药···26
小腿抽筋，点压承山穴即可缓解··27
补脾气虚，刺激脾俞、足三里最好用··28

第六节　肝经——保命的万灵丹···29
正说肝经大药···29
闷气最伤身，最好找太冲出出气··30

第七节　胆经——消除疾病，立竿见影···31
正说胆经大药···31
右腿常痛，疏胆经才是根本解决之道··32
祛除鱼尾纹，就从按摩瞳子髎开始··33

第八节　胃经——培育我们的后天之本···34
正说胃经大药···34
敲胃经，除胃寒，治痘痘··35
按压四白穴——最简单的美白养颜法··35

常按足三里，让消化系统疾病无影无踪···36

第九节　脾经——化掉所有慢性病···37
正说脾经大药···37
治疗妇科病的首选大穴——三阴交··38
运动之后肌肉酸痛，太白穴解忧愁··38

第十节　肺经大药房——气顺病自消···39
正说肺经大药···39
列缺可以让皮肤细腻光滑有弹性···40
打嗝怎么办，用一用少商穴大药··40

第十一节　大肠经——肺和皮肤的保护神···41
正说大肠经大药···41
抗击疼痛的自然疗法——刺激合谷穴··42
呼吸疾病，按一按迎香穴就管用···43

第十二节　心包经——救人性命··43
正说心包经大药···43
治冠心病并非只靠药，按压内关也有效··44
心慌、头晕按劳宫，让心"回家"养养神···45

第十三节　三焦经——让内分泌协调··45
正说三焦经大药···45
内分泌失调，从三焦经寻找出路···47
经常感到胸闷，可敲一敲消泺穴···48

第十四节　任脉——万毒不侵···48
正说任脉大药···48
运用脐疗，发挥"命蒂"神阙穴的威力··50
中脘穴——治疗胃病的专家··51
促进体内气血循环的会阴穴··51
按摩任脉三穴，让女人每个月都风调雨顺···52

第十五节　督脉——人体太阳升起的地方···52
正说督脉大药···52
急救时为什么经常掐人中··54

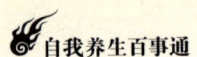

第三章 四季养生的诀窍

第一节 养生要顺应四季……56
养生顺应自然变化，才可达到天人和谐统一……56
做健康人，要懂得和大自然同呼吸共命运……57
养生之道在乎顺应四时……58
解读《黄帝内经》中的"四气调神大论"……59
气候变化了，身体也会做出反应……60
天气变化也与我们的健康息息相关……61
让你终身受益的二十四节气养生要诀……62
四季养生总宗旨：内养正气，外慎邪气……65

第二节 春季养生……66
做好春季养生保健，为健康夯实根基……66
春天清火排毒，这些方法够用了……68
春天泡"森林浴"可祛病抗邪……68
"春捂"有讲究，千万不可盲目……69
春天让阳气生发……69
春季要养肝……70
春养肝，不要"以形补形"……71
春季多用食补……71
春天吃荠菜与春捂秋冻的不解之缘……72
春困解乏用本草……73

第三节 夏季养生……74
夏日需清补，诸病皆能除……74
健脾益气，让"苦夏"成为轻松之旅……75
夏季远离空调病有妙招……76
夏季灭"火"不可一概而论……76
夏天一碗绿豆汤，解毒去暑赛仙方……77
夏季消暑佳蔬当属"君子菜"苦瓜……79
夏吃茄子，清热解毒又防痱……79
正确用膳，预防三种"夏季病"……80

第四节 秋季养生……81
多事之秋，养肺调神缓减肃杀之气……81
"秋冻"也要适当，否则就会冻坏身体……82

秋季按摩巧养生，养出舒畅好心情···83
秋天如何预防"五更泻"···83
防秋燥，应季水果要多吃···84
秋令时节，新采嫩藕胜太医···85
秋季常食百合，润肺、止咳又安神···86
枇杷，生津、润肺、止咳的良药··87
"多事之秋"应多喝蜂蜜少吃姜··88
秋季进补，养肺补肝七良方···88
远离燥邪，将滋阴贯穿到底···89

第五节　冬季养生···90

养肾防寒——冬季养生的重中之重···90
冬季阳气"收藏"，与太阳一起起床···92
今年冬令进补，明年三春打虎——冬季进补也应讲原则·························93
冬季寒冷，老年人应防关节炎··93
冬食萝卜，温中健脾···93
大白菜让你健康快乐过寒冬···94
寒冬至吃狗肉，养好身体第一位··95
鲫鱼，"冬月肉厚子多，其味尤美"···96
春节要健脾理气、消积化滞···96
热汤——冬天里的一盆火···97
冬日餐桌不可缺少腊八粥···98

第四章　十二时辰养生法

第一节　子时：一阳初生，睡觉是养胆气的最佳方式······························100

子时相当于一年中的冬至，睡觉养藏最应天时······································100
挠头其实是刺激胆经做决断···100
眼角"小突起"，从胆经上找原因··101

第二节　丑时：深度睡眠让肝血推陈出新···102

丑时睡得越深，肝净化血液的效率越高···102

第三节　寅时：日夜交替之时，好好娇惯我们的肺经······························102

寅时肺经当令，分配全身气血··102
寅时醒来睡不着，大口咽津补气血···103
寅时猛然惊醒，警惕肺部问题··104

第四节　卯时：太阳升起，大肠经也兴奋起来 ················· 105

黎明同房，瘫倒一床——清晨不宜性生活 ················· 105
避开清晨"魔鬼时间"，谨防猝死 ······················· 105
清晨起床，"先醒心后醒眼"防心脑血管病 ················· 106
清晨叩齿三百下，虚火再不致牙疼 ······················· 107

第五节　辰时：赐一点食物吧，胃经正"嗷嗷待哺" ············· 107

胃经当令，怎么吃都不会胖的特殊时刻 ··················· 107

第六节　巳时：脾经正在尽职尽责地分解食物 ················· 108

脾经当令，消化食物的关键时刻 ························· 108
口水太多，可能是脾经出了问题 ························· 109
巳时不起床，会降低免疫力 ····························· 110

第七节　午时：短暂的休息让心经神清气爽 ··················· 111

午时吃好午餐，就能多活十年 ··························· 111
午时阴长阳消，午睡一刻值千金 ························· 112

第八节　未时：营养调整，就看小肠经辨清浊的功能 ··········· 113

未时不是"未事"，小肠不是小事 ························ 113
心脏健康的"晴雨表"——小肠经 ························ 114
善待小肠经，心脏没毛病 ······························· 115

第九节　申时：多喝水，膀胱经才能保持青春活力 ············· 115

膀胱经——学习、工作，效率不高就找它 ················· 115
欲驱体内之毒，膀胱经必须畅通无阻 ····················· 115
申时是人体最适宜运动的黄金时间 ······················· 116

第十节　酉时：休息调养，让肾经从容贮藏脏腑精华 ··········· 117

肾经当令，保住肾精至关重要 ··························· 117
利用好肾经，激发身体的无限潜能 ······················· 118
肾阳虚者，可在下午五六点练点护肾功 ··················· 118
酉时吃枸杞子，男人最好的补养 ························· 119

第十一节　戌时：快乐起来，看心包经护心强身 ··············· 119

戌时少看电视 ··· 119
戌时养生操，把卧室变成健身房 ························· 120
戌时打坐，以静制动的养生功 ··························· 120

第十二节　亥时：天地归于安静，三焦通则百病不生 ………………… 121
　三焦经当令，性爱的黄金时刻 ……………………………………………… 121
　三焦：人体健康的财务总管 ………………………………………………… 122
　睡前一杯水，预防脑血栓 …………………………………………………… 122

第五章　不同体质养生

第一节　体质养生的智慧 …………………………………………………… 124
　《黄帝内经》最早涉及体质养生 ……………………………………………… 124
　体质受先天、后天因素共同制约 …………………………………………… 125
　一方水土养一方人，环境造成体质差异 …………………………………… 127
　体质影响疾病的产生与发展 ………………………………………………… 127
　不同体质易患不同的疾病 …………………………………………………… 128
　判断体质，从辨别阴阳开始 ………………………………………………… 129
　男性疾病无一不和体质有关 ………………………………………………… 130
　摩腹、捏脊，可以有效增强体质 …………………………………………… 131
　看一看，自己属于哪种体质 ………………………………………………… 131

第二节　平和体质：养生要采取"中庸之道" …………………………… 134
　顺四时，调五味，平和体质这样养护 ……………………………………… 134
　戒烟少酒，别让烟酒毁了你的好体质 ……………………………………… 134
　平和体质来自平和的生活环境 ……………………………………………… 136
　平和体质的最佳运动方式——太极拳 ……………………………………… 136
　平和体质宜食补，不宜药补 ………………………………………………… 137
　平和体质者也要"未病先防" ……………………………………………… 138

第三节　气虚体质：养生重在益气健脾，慎避风邪 …………………… 139
　硬熬伤正气，别因好强毁了健康 …………………………………………… 139
　过度运动不是养生，而是在伤"气" ……………………………………… 140
　气虚体质养生重避风邪 ……………………………………………………… 141
　补气血，千万别陷入误区 …………………………………………………… 142
　常念"六字诀"，可补脏腑之气 …………………………………………… 143
　一觉闲眠百病消，补气不忘睡眠好 ………………………………………… 144

第四节　湿热体质：养生重在疏肝利胆，祛湿清热 …………………… 145
　湿热体质宜重"四养" ……………………………………………………… 145
　脚臭其实是脾湿造的"孽" ………………………………………………… 145

湿热体质易生"痘"，平衡火罐可防治……………………………………… 146

第五节　阳虚体质：调养重在扶阳固本，防寒保暖……………… 147
阳虚体质与阳气不足的差别…………………………………………………… 147
现代人的阳虚体质，多是冰箱"冻"出来的………………………………… 148
大量出汗非健康，损津就是损阳气…………………………………………… 149

第六节　阴虚体质：养生重在滋阴降火，镇静安神……………… 150
阴虚体质是妇科疾病的发源地………………………………………………… 150
阴虚了，身体会发出警告……………………………………………………… 151
女人滋阴从来月经那天开始…………………………………………………… 152
阴虚体质养生一定要睡好子午觉……………………………………………… 153

第七节　痰湿体质：养生重在祛除湿痰，畅达气血……………… 153
腰带越长，寿命越短——大肚腩是痰湿体质的标志………………………… 153
痰湿体质，养生宜重"祛痰除湿"…………………………………………… 154
痰湿体质，最受糖尿病的青睐………………………………………………… 154
有痰咳不出，就找瓜蒂散……………………………………………………… 155
用刮痧板刮掉你的痰湿体质…………………………………………………… 155

第八节　血淤体质：养生重在活血散淤，疏经通络……………… 156
血淤体质者的日常调理法则…………………………………………………… 156
青筋暴突正是气血淤滞的结果………………………………………………… 157
活血通脉，改变血淤体质的全身按摩法……………………………………… 158
导引，让气血畅行无阻………………………………………………………… 159

第九节　气郁体质：养生重在行气解郁，疏肝利胆……………… 160
气郁体质多吃行气解郁的食物………………………………………………… 160
畅达情志为气郁体质者的养生准则…………………………………………… 160
气郁与阳痿的恶性循环………………………………………………………… 161
顺利度过更年期气郁综合征…………………………………………………… 162

第十节　特禀体质：养生重在益气固表，养血消风……………… 163
过敏体质，健康的危险信号…………………………………………………… 163
特禀体质者慎用寒性食物……………………………………………………… 164

第六章　求医不如求己

第一节　自己动手，赶走亚健康 …………………………………… 166
亚健康来袭——没病不等于健康 …………………………………… 166
中医眼中的"健康人" ………………………………………………… 167
随时都能心明眼亮——视疲劳的自我防治法 ……………………… 167
伏案工作引起背部酸痛，三招四式就搞定 ………………………… 168
酒后身体不适，1个小时内就能解除 ………………………………… 169
手脚冰凉，就从肾上找原因 ………………………………………… 170
消除水肿，让你体会瘦身的健康 …………………………………… 171

第二节　留住记忆力——开启现代人的健脑工程 ……………… 171
别让你的大脑提前进了养老院 ……………………………………… 171
中医健脑，保卫我们的元神之府 …………………………………… 172
头部按摩健脑操——健脑必知小动作 ……………………………… 173
大脑不喜欢的坏习惯 ………………………………………………… 173
提高记忆力，10个小习惯要牢记 …………………………………… 174
张嘴闭嘴就可强身健脑 ……………………………………………… 175
核桃——不可或缺的天然脑黄金 …………………………………… 176
多吃鱼头，健脑又增寿 ……………………………………………… 176
民间常用的健脑益智方 ……………………………………………… 177
科学用脑，对自己的健康负责 ……………………………………… 177
测一测：你的大脑是否"营养不良" ………………………………… 178

第三节　别让电脑杀了你——电磁辐射中的健康法则 ………… 180
电磁辐射——人体免疫力的隐形"杀手" …………………………… 180
电脑辐射的危害——你真的了解吗 ………………………………… 181
科学摆放，把电脑的伤害降到最低 ………………………………… 182
绿色抗辐射——让健康植物走入办公室 …………………………… 183
6种优质食物，帮你逃离辐射陷阱 …………………………………… 184
电脑一族，每天应喝健康茶 ………………………………………… 184
计算机皮肤，这8招就能搞定 ………………………………………… 185
小心，你是否患上了"电脑躁狂症" ………………………………… 186
提防另一个辐射杀手——手机 ……………………………………… 186

第四节　想瘦哪儿就瘦哪儿——肥胖自救9法 …………………… 188
瘦腰——小肚腩，请你走开 ………………………………………… 188

瘦腿——造出一双美腿 188
瘦手臂——跟拜拜肉说"拜拜" 189
瘦脸——俊俏是可以修炼的 190

第五节 小动作，大功效——办公室轻松健身方案 191

办公室里，这些"小动作"要常做 191
简易瑜伽，电脑一族的健身功法 191
常伸懒腰，常打哈欠 192
长坐办公室，呼吸要正确 192
把图书当器械来做保健操 193
传奇七步走，轻松告别"鼠标手" 193
按摩眼部，让你明眸善睐 194
长期伏案，让你的颈部也常做做操 195
上班族，几个小动作赶跑"瞌睡虫" 195

第七章 读懂身体健康信号

第一节 头颈部的健康信号 198

柔柔发丝中的故事 198
是什么决定了你头发的好与坏 199
辨清发质，是护理头发的第一步 200
从头发辨别疾病 200
保养头发六步走 201
藏在生活中的护发方法 203
找出头发骤落的"元凶" 204
揭开颈部疼痛的秘密 205
为什么颈部喜欢长皱纹 205
颈椎很脆弱，要好好保护它 206
"咽喉要道"的日常保健 206
学会保持颈部光洁莹润 206

第二节 面部的健康信号 207

眼睛常见的4个问题 207
保护眼睛的小窍门 208
七彩颜色是养护眼睛的好方法 208
常见的眼睛疾病及日常保健 209
扫除夜盲，让眼睛在黑暗里找到光明 211

出现眼眵，谨防慢性结膜炎 ·· 212
人之初生谓之首——趣说"鼻" ···································· 212
如何保养鼻子 ·· 212
上诊于鼻——鼻子可报疾病 ··· 213
流鼻血和鼻炎是怎么回事 ·· 214
打喷嚏是人体的自我保护 ·· 214
攻克酒糟鼻，多注意细菌及毛囊虫感染 ························· 215
如何应对鼻出血 ·· 215
看唇知健康——嘴唇是疾病的"信号灯" ······················· 215
从耳朵上就能观察出心脏的状况 ··································· 216
耳朵能够反映肾的盛衰 ··· 217
耳屎可不是垃圾 ·· 217
耳朵日常保健有妙招 ·· 218
如何防治耳鸣 ··· 219
眉毛与面貌、健康息息相关 ··· 219
"寿眉"是祸还是福 ·· 219
察"颜"观色，看面色知病变 ······································· 220
人中真的能预示寿命吗 ··· 221
搓脸——精神焕发的好方法 ··· 221
面部斑点，影响的不是美丽，是健康 ···························· 222
脸部疼痛是三叉神经在找碴 ··· 222

第三节 五脏六腑的健康信号 ······································ 223

心为君主之官 ··· 223
养生先养心，心好则命长 ·· 223
暴饮暴食易引发心脏病 ··· 224
舌头是观察心脏的"晴雨表" ······································· 224
肝为将军之官 ··· 224
如此疗养最养肝 ·· 225
要想肝好，千万别动怒 ··· 226
对付脂肪肝，三分治七分养 ··· 226
肝硬化患者要从细节之处照顾自己 ······························· 227
肺是人体大宰相，脏腑情况它全知 ······························· 228
肺好身体好，日常生活中的护肺良方 ···························· 228
五步辨别肾气的强弱 ·· 229
补肾不是男人的专利，女人同样需要 ···························· 230
源自于生活中的补肾秘方 ·· 230
肾虚与性能力低下的差别 ·· 232

胆，保护人体阳气生发的起点和动力……………………………… 233
胃为后天之本，为仓廪之官…………………………………………… 234
胃好容颜就好…………………………………………………………… 234
大肠为传导之官，小肠为受盛之官…………………………………… 234
不可不知的人体之气——屁………………………………………… 235
如何祛除百病之源——便秘………………………………………… 235
呵护膀胱，驱除体内毒素……………………………………………… 235
从生活细节之处养护膀胱……………………………………………… 236
摆脱尿多的困扰………………………………………………………… 236
尿频揭示了哪些疾病…………………………………………………… 237

第四节 腹腰部和四肢的健康信号……………………………… 237

腹部是脏腑的宫城……………………………………………………… 237
透过腹部测健康………………………………………………………… 238
按揉腹部可以延年益寿………………………………………………… 238
腰为肾之府，力气的主要来源………………………………………… 239
腰部保健五部曲………………………………………………………… 239
点穴健腰法……………………………………………………………… 240
不良习惯会导致腰部疾病……………………………………………… 241
日常生活中要保护好我们的双肩……………………………………… 242
缓解肩部酸痛…………………………………………………………… 243
教你如何塑造肩部完美线条…………………………………………… 243
为什么一碰腋窝就会捧腹大笑………………………………………… 244
按捏腋窝延缓衰老……………………………………………………… 244
人为什么是"握拳而来，撒手而去"………………………………… 244
看手指知健康…………………………………………………………… 245
小小指甲显大病………………………………………………………… 246
捏捏手指也可预防疾病………………………………………………… 246
双手合十也是养生的好方法…………………………………………… 247
手的日常养护方法……………………………………………………… 248
古时的人盘腿坐是养生的好方法……………………………………… 248
简易小动作呵护腿部健康……………………………………………… 249
日常生活中的美腿经…………………………………………………… 249
温暖腿部最好的运动…………………………………………………… 250
小腿抽筋应对策略……………………………………………………… 251
跷二郎腿小心会患疾病………………………………………………… 251
足疗的注意事项………………………………………………………… 251
足部疗法的要领和技巧………………………………………………… 252

日常生活中的护脚大法 ··· 253

第八章 健康从平衡心态开始

第一节 病由心生——情志是如何决定健康的 ·· 256

七情致病——从林黛玉的病因说起 ··· 256
为什么会有"情绪性偏头痛" ··· 257
神经衰弱,是哪里出问题了 ··· 258
情绪不好,结肠也要闹矛盾 ··· 259
慢性胃炎竟然是心理原因 ··· 260
"鬼剃头",究竟是谁在作怪 ·· 260
眼睛有疾患,查查"情绪单" ··· 261
耳病为什么会与情绪相通 ··· 261
诸多口腔疾病,谁才是罪魁祸首 ·· 262
鼻子不适,不妨找情绪算算账 ··· 263
情绪波动会造成喉咙"失控" ··· 263
坏情绪是怎样深入到骨头里的 ··· 264
癌症就是通过坏情绪找上我们的 ·· 265

第二节 驱逐让我们身体不平安的情志病 ··· 266

情志病与古人的生活对治法 ·· 266
治疗"情志病"要用情志生克法 ·· 266
避内邪,就要远离酒、色、财、气四惑 ·· 267
抑郁症——用14项规则及时自救 ··· 268
神奇放松法,让焦虑无影无踪 ··· 269
强迫症的自我心理调适法 ··· 270
如何让恐惧症患者不再惊恐 ·· 271
打开心窗,战胜社交恐惧症 ·· 272
走出阴影,勇敢应对创伤后应激障碍 ·· 273
精神分裂症患者的健康福音 ·· 274

第三节 药补不如食补,食补不如神补 ··· 275

养生之道,养神先行 ··· 275
什么是精神养生法 ·· 275
神补四字箴言:慈、俭、和、静 ·· 276
心理"八戒",确保我们的身心健康 ·· 277
追求心灵的内在平衡与和谐 ·· 278

为什么说"笑一笑，十年少" ··· 278
用打坐激发身体内的健康潜能 ····································· 279
养神很简单：拍拍胸脯，来个双手合十 ··························· 280

第四节　走出情绪低谷，拥抱健康人生 ···························· 281
郁闷时，要懂得给心灵一次"卸妆" ································ 281
愤怒时，要懂得战胜冲动这个魔鬼 ································· 282
怀旧时，要牢记失去的只是枷锁 ··································· 282
失望时，要立刻踢开让你失望的绊脚石 ··························· 284
悲观时，要培养乐观的人生态度 ··································· 284
自卑时，要明白幸福无须攀比 ······································ 285
忌妒时，没有人能十全十美 ·· 286

第九章　合理膳食从现在开始

第一节　不时不食——《黄帝内经》食养的基本原则 ············ 288
大自然什么时候给，我们就什么时候吃 ··························· 288
平衡膳食，为你的健康加油 ·· 288
你想吃什么，就是身体需要什么 ··································· 290
食物也有"身份证"——四性、五味和归经 ······················· 291
中医养生告诉我们：食物也分阴阳 ································· 293
食养冷热原则：热无灼灼，寒无沧沧 ······························ 294

第二节　本草食物最养生，吃法更要讲究 ·························· 295
要想一生保平安，常有三分饥和寒 ································· 295
什么都要吃，适可而止地吃 ·· 295
食"四气""五味"远离伤寒病痛 ································· 296
五谷为养——不吃主食的时髦赶不得 ······························ 297
要想肠胃不累，就要干稀搭配 ······································ 298
饮食"鸳鸯配"，合理才成对 ······································ 299
酸碱食物巧搭配，身体就不得病 ··································· 300
喝汤应该在饭前，能更好地提升胃气 ······························ 300
没有食物垃圾，只有放错地方的营养品 ··························· 301

第三节　食物有阴阳，看它温热还是寒凉 ·························· 302
人有体质之分，本草也有"性格"之别 ··························· 302

热性食物会助长干燥，所以要巧吃 ································· 302

第四节　"粥是第一补人之物"——粥膳本草经 ················ 303
每天食粥一大碗，壮脾胃补气血 ································· 303
五谷杂粮粥其实是最养人的 ····································· 304
止咳平喘的药粥是你摆脱病痛的救星 ······························ 306
强身健体还是要多喝一些肉粥 ··································· 307

第十章　药物养生亦重要

第一节　常见中药大疗效 ·· 310
麝香辟秽通络，活血散结就找它 ·································· 310
生精补髓当属鹿茸 ·· 311
珍珠，养颜防老之上品 ··· 311
枸杞子有神力，滋肝又补肾 ····································· 312
柴胡疏肝解郁，阴虚火旺离不了 ·································· 313
芡实，不可或缺的冬季补虚佳品 ·································· 313
养肝益肾、乌须美发说首乌 ····································· 314
理气化痰、舒肝健脾说佛手 ····································· 314
收敛固涩、生津止渴话乌梅 ····································· 315
滋阴祛火非银耳莫属 ·· 316
当归：补血活血的"有情之药" ··································· 316
荷叶：当之无愧的养心佳品 ····································· 317
肉桂：温中补阳、活血祛淤 ····································· 317
人参：大补元气，固本培元 ····································· 318
灵芝：延年益寿，扶正固本 ····································· 319
莲子：补脾止泻，养心安神 ····································· 319
桂圆：补血安神，养心益智 ····································· 319
黑芝麻：滋养肝肾，抗衰美容 ··································· 320
核桃仁：补脑抗衰，镇咳平喘 ··································· 320
麦冬：甘寒质润，滋阴上品 ····································· 320
凤仙花：活血通经、祛风止痛 ··································· 321
补血养颜的佳品——阿胶 ······································ 322
补脾润肺的良药——甘草 ······································ 322
止咳平喘的良药——白果 ······································ 323
治疗头痛的妙药——天麻 ······································ 323

第二节　日常服药多注意　324

- 服药也有时间限制 324
- 服药要严格遵照医嘱 325
- 药物的不良反应不可忽视 325
- 服药姿势有讲究 325
- 有些药片不能掰开吃 326
- 制剂使用要讲究方法 326
- 皮肤病用药有讲究 326
- 一般药物应用温开水送服 327
- 不能用热水服用的三种药 327
- 茶水服药会降低药效 328
- 服药前后不宜吃水果 328
- 服药后立即吸烟降药效 328
- 服中药勿忽视忌口 328
- 服用西药也需忌口 329
- 胶囊里的药不要倒出来吃 330
- 戴隐形眼镜，吃药要小心 330
- 服药后不要立即睡觉 330
- 自行购药要小心 330
- 用药品种不宜过多 331
- 七种人不宜服安眠药 331
- 老年人尽量少用药 332
- 乳母用药应有选择 332
- 警惕生活中的无效用药 333
- 维生素是化学药品，不可当成补品长期服用 333
- 不要把补钙当成一种养生方法 334

第三节　中药养生要注意　334

- 进补不会补，等于吃毒药 334
- 进补要因人而异 335
- 进补要适度，不能越多越好 335
- 药无贵贱，对症即行 335
- 秋冬进补最好先排毒 336
- 中药也有毒副作用 336
- 中药也能用于急救 336
- 并非所有中药都应趁热喝 337
- 吃中药对胃不会有影响 337
- 不可长期服用复方甘草片 337

六神丸不宜久服···337
胖大海并非人人宜用···338
含朱砂、雄黄的中成药不宜长期服用·····················338
煎焦的药汤不宜服用···338
过夜中药不宜服用··338
煎中药不宜用开水··339
煎中药时间不宜过长···339
吃苦药不可配甜食··339
夏季也可服汤药···339
常喝板蓝根防病不可取··340

第四节 药膳保健法···**340**

药膳革命：药膳≠药+食······································340
益气养血的药膳···341
补肾壮阳的药膳···342
健脾养胃的药膳···344
保肝润肺的药膳···346
明目聪耳的药膳···347
清心安神的药膳···348
抗衰健脑的药膳···350
清热润肠的药膳···351
美容养颜的药膳···353
瘦身美体的药膳···354
健体壮骨的药膳···355
祛病强身的药膳···357

第十一章 日常养生细节

第一节 睡眠养生···**360**

测一测：你的睡眠充足吗·····································360
睡眠无梦要小心···361
失眠致病不容忽视··361
打呼噜也会引起多种疾病·····································362
给身体"松松绑"，杜绝健康隐患···························363
裸睡，让身体彻底解放··364
正确睡姿让你一觉到天明·····································364
睡前保健助你轻松入眠··365

7步睡前放松操让你睡得香 ·································· 366
永葆健康，要知道四季睡眠法则 ···························· 366
面对面睡觉不可取 ······································· 367
开灯睡觉破坏免疫功能 ··································· 367
睡懒觉，弊端多 ··· 368
晨练后不宜睡"回笼觉" ··································· 369
舒眠需要一方净土——环境决定睡眠 ······················ 369
提高睡眠质量，从选床开始 ································ 370
选对枕头，保证睡眠 ····································· 371
枕边放点什么睡得香 ····································· 371
让被子里"装"满阳光 ····································· 371

第二节 运动养生 ··· 372

"饭后百步走"未必适合你 ·································· 372
游泳最佳时间为20~45分钟 ································ 373
溜达也要定时、定量、定强度 ······························ 373
游泳健康须知 ··· 373
游泳疾病要小心 ··· 374
骑车益处大，但要警惕"单车病" ···························· 375
"掰手腕"易骨折 ··· 376
脚跟走路，补肾又延寿 ··································· 376
经常练"腿劲"，老来也健康 ································ 376
打乒乓球可防近视眼 ····································· 377
常练太极拳能治疗消化系统疾病 ···························· 377
赤足行，激活你的"第二心脏" ······························ 378
倒走，加强对小脑的锻炼 ································· 378
四肢爬行，心理、生理都健康 ······························ 379
空抓，改善上半身血液循环 ································ 379
伸颈，减少颈椎病的发生 ································· 379

第三节 性爱保健 ··· 380

欲不可纵，节欲保精乃长寿之本 ···························· 380
长期禁欲会导致阴茎功能退化 ······························ 380
房事也应依四季的变迁来调节 ······························ 381
幸福生活来自关爱"性福"的食物 ···························· 381
"性"福生活出了问题，锦囊妙计来帮忙 ······················ 382
某些时候不宜过性生活 ··································· 383
体外射精是避孕的下下之策 ································ 383

性生活中切忌以酒助"性"……………………………………384
性生活后喝冷饮是在饮鸩止渴……………………………384
房事前别喝太多咖啡………………………………………385
亲吻拥抱可促进身体健康…………………………………385
走猫步可增强性功能………………………………………386
夫妻分床睡对健康更有益…………………………………386
生活方式影响性功能………………………………………387
疾病会降低性欲……………………………………………387
运动可以助"性"……………………………………………387
性厌恶最好去看心理医生…………………………………388
按摩小动作,让你重振雄风………………………………388
用雄性激素壮阳不可取……………………………………389
早泄,要小心中枢神经紊乱………………………………389
如何预防早泄………………………………………………389
阳痿,要注意泌尿生殖器疾病……………………………390
如何预防阳痿………………………………………………391
性唤起障碍和哪些疾病有关………………………………391
性欲亢进,多为内分泌失调………………………………392
常见的避孕误区……………………………………………392

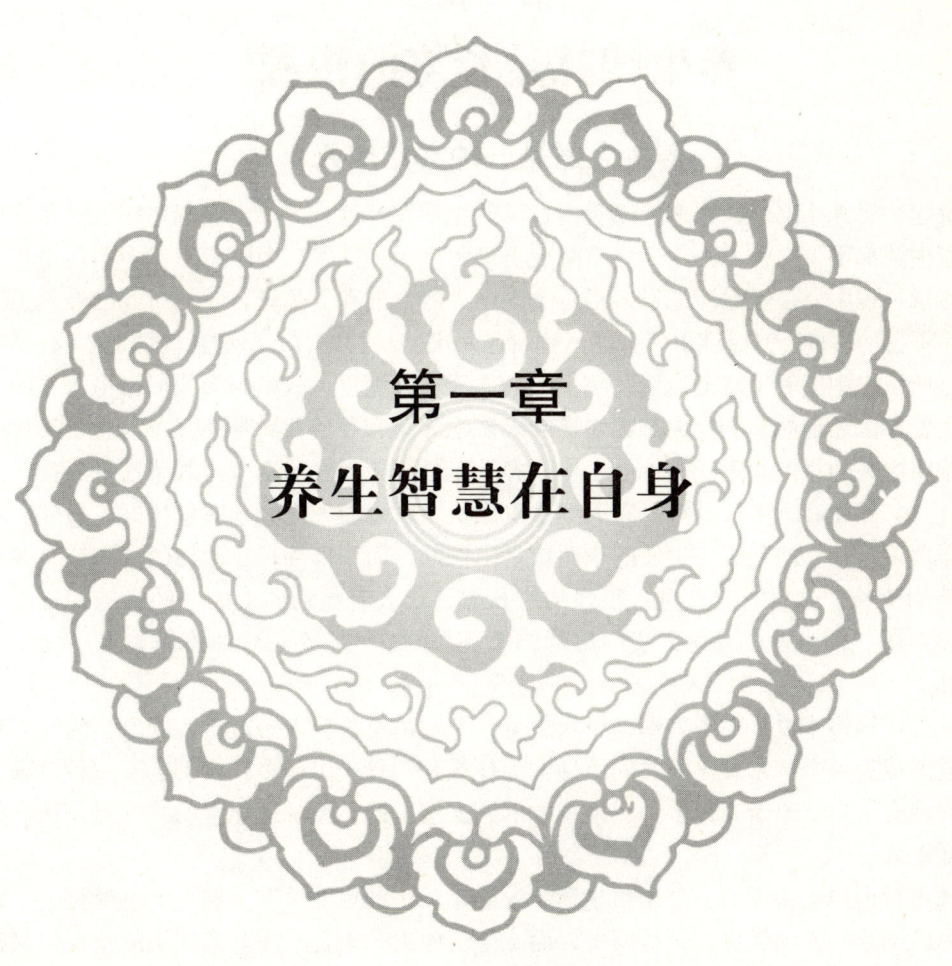

第一章
养生智慧在自身

第一节
养生智慧是长寿的根源

养生之道是一种文化现象

说起中医养生之道，很多人感觉离自己的生活非常远，因为我们现在接触的多是西医，连中药都很少吃，中医养生之道就更显得陌生了。其实，中医之道在中国几千年文化的传承过程中，已经深深地融入了每个中国人的血液和骨髓里，我们对此已经熟悉到了视而不见的程度，就像谁也不会注意到自己每天路过的地方，小草在悄悄地生长一样。

之所以说中医养生之道流淌在每个人的血液和骨髓里，就是因为我们祖祖辈辈的生活都受着中医之道的影响。大家都知道春天多吃荠菜和香椿芽对身体好，可这是为什么呢？按照中医的观点，阳气乃生命之本，春季正是阳气生发的季节，荠菜性平温补，能养阳气，又是在春季生长，符合春天的生发之机，所以春天吃荠菜对身体好。另外，按照中医理论，凡是向上的、生发的东西都是阳性的，而香椿芽长在椿树的枝头，又在早春就开始生长，这表明它自身有很强的生长力，代表着蓬勃向上的一种状态，也能激发身体中阳气的生发。可见，我们祖辈传承下来的一些生活习惯中都暗含着中医养生的精妙。

从处世风格来说，中国人奉行中庸之道。不知道有没有人想过这个问题：为什么中庸之道能成为一个国家人民的共同个性？为什么我们骨子里或多或少都会有一种"随大流"的观念？当然原因有很多种，地理上的、人情上的、经济文化上的，这里只从中医的角度来分析。

《黄帝内经》中讲道："中央生湿，湿生土……其虫倮。""倮虫"，就是人，即没有毛的动物。人为倮虫，五行属土，而土生于中央，集合了东西南北土的特点，又把土散向东西南北，处于中间又无处不在，这就是土的本性。而人是五行属土的一种动物，所以人身上同样有土的特点，即具有我们传统文化中中庸的特性。

要想命长，就要全面调动人体的自愈力

在中医看来，人体是一个完整的小天地，它自成一套系统，有自己的硬件设施、故障诊断系统和自我修复系统等。自愈力就是人体的自我修复能力。举一个最简单的例子，切菜的时候，不小心把手划了一个小口，运行到此处的血液就会溢出。由于血液运行出现局部中断，就有更多的血液运行于此，由此促使伤口附近细胞迅速增生，直至伤口愈合。增生的细胞会在伤口愈合处留下一个疤痕。整个过程不需要任何药物，这就是人体自愈能力的一个最直观的表现。

其实人体的自愈力恰好体现了中医治病的一个指导思想：三分治、七分养。中医不主张过分依赖药物，因为药物不过是依赖某一方面的偏性来调动人体的元气，来帮助身体恢复健康。但是，人体的元气是有限的，如果总是透支，总有一天会没有了。而我们要活下去，依靠的就是体内的元气，元气没有了，再好的药也没用了。所以，生病了不用慌张，人体有自愈的能力，我们可以充分地相信它，用自愈力把疾病打败。

当然，这并不是说人体有了自愈力，我们就可以完全放心了，生病了不找医生、不吃药、不打针，而且照旧吃冷饮，熬夜，如果这样的话，病怕是永远都好不了。应该怎么做呢？我们应该配合人体自愈力开展工作，每天按时吃饭，早睡早起，适当地锻炼，保持愉悦的心情，这样才能保证体内的元气充足，只要元气充足了，病很快就会好的。

当然，自愈力的作用也不是绝对的，我们不可能在任何情况下都依赖人体自愈力解决问题。自愈力和免疫力有关，当免疫细胞抵挡不住病毒时，就需要借助药物，不过最好的药物是食物。一般情况下，通过营养素的补充，可以对抗大多数疾病。中医就是通过倡导顺时养生、补养气血、食疗等科学的养生方法来增强人体免疫力，在疾病尚未到来之时就筑起一道坚固的屏障，让疾病无孔可入。面对已经染病的情况，中医通过疏通经络、刺激穴位等自然方法调动身体的自愈功能来对抗疾病。

然而，在现代医疗中，人们对医药过于信任和依赖。由于人体在自我修复过程中会出现一系列症状，如咳嗽、发热、呕吐等，人们为了消除这些症状带来的不适感，就会用药物粗暴地干涉，这样，人体的自愈能力就无法得到充分的发挥。因为症状消失了，人们反而认为是这些药物起到了良好的效果，于是在下一次疾病来袭的时候，他们还是会在第一时间求助于药物。在这种恶性循环中，身体的自愈力就会越来越差，直到失去作用。

人究竟活多少岁才算是享尽天年

关于人的寿命问题，自古众说不一。古人相信人可以长生不老，为了实现长生不老的愿望，他们炼仙丹、找仙药，尝试了各种方法，最终都没有成功。其实，长生不老只是人们的一种愿望，人作为一种自然界的生物，不可能逃脱生老病死的自然规律。后来，人们逐渐认识并接受了人固有一死的观念，但另一个问题又随之出现了：人究竟应该活到多少岁才是正常的寿命呢？

关于这个问题，历代都有不同论述。在我国，彭祖被视为长寿的象征。传说彭祖生于夏代，至商末时活了800岁；到《黄帝内经》时，认为"尽终其天年，度百岁乃去"，也就是人能够活到一百岁；大哲学家王充也说"百岁之寿，盖人年之正数也。犹物至秋而死，物命之正期也"；《尚书》中却提出"一曰寿，百二十岁也"，即活到120岁，才能叫作活到了应该活到的岁数；同意这一看法的还有晋代著名养生家嵇康，嵇康也认为，"上寿"可达百二十，"古今所同"。从上面的论述可以得出：中医认为人的寿命应该是100~120岁。

现代医学也从不同角度对这个问题进行了解答，解答的方式虽各不相同，但结论基本一致，目前一般认为人的自然寿命应为120岁左右。常见的推算方法主要有以下3种：

一是生长期测算法，哺乳动物的最高寿命相当于其生长期的5~7倍。人的生长期为

20~25年，因此人的自然寿命应当为100~175岁。

二是性成熟期测算法。哺乳动物的最高寿命相当于性成熟期的8~10倍，人在13~15岁性成熟，因此人的自然寿命应为110~150岁。

三是细胞分裂次数与分裂周期测算法。即哺乳动物寿命是其细胞分裂次数与分裂周期的乘积。人体细胞自胚胎开始分裂50次以上，分裂周期平均为2.4年，因此人的自然寿命应为120岁左右。

总结上述结论，人的寿命至少应该在100岁左右，但是我们现在的人均寿命仅为70岁左右，与自然寿限差了30年，是什么夺走了我们本应好好活在世上的这30年时间呢？这个问题值得人们深思。

长寿者85%靠后天保养

"人的命，天注定"，在很多人眼里，一个人的寿命在降生那一刻就注定了，自己是没有办法改变的。最初，持这种观念的人只是一些普通的"天命论"者，并没有多少科学依据。后来，有些人引入了遗传学概念，认为遗传基因是长寿最主要的因素，于是有更多的人成了这种天命论的"俘虏"。

对于这样的理念，一些人持反对态度，认为长寿并不是先天的，而是后天养成的。这一观点最终得到了相关长寿科学研究专家的证实，这些科学家经过长期的调查研究，终于发现决定长寿的因素中，遗传只占15%，另外85%则要靠后天的努力。

事实上，从中医学的角度来说，基因决定长寿理论也是站不住脚的。中医学中有这样的说法："气聚则生，气壮则康，气衰则弱，气散则亡。"这里的"气"是指人体的元气，元气充足免疫力就强，就能战胜疾病；如果人体元气不足或虚弱，就不能产生足够的抗体或免疫力去战胜疾病；而元气耗尽，人就会死亡。由此可见，人的生命是由元气来决定的，只要有元气在，人就可以活下去。那么，元气又是从哪来的呢？

中医认为，元气又称为原气，是由父母之精所化生，但是父母给的这种先天元气只能维持7天的寿命，人要想活下去，就要吃东西，呼吸自然之气。也就是说，元气虽然是先天带来的父母之精气，却必须由后天的水谷之气、自然之气来补充。父母的身体都很好，孩子将来身体也会比较好，免疫力也比较强，不容易得病。但是，这并不代表他就可以长寿，如果他总是倚仗先天的元气，尽情地透支，寿命也不会很长。反之，父母的身体不是很好，孩子先天元气就没有那么充足，自小免疫力低、体弱多病，但如果他很注意养生，懂得养护自己的元气，也能长寿。

总而言之，父母遗传的先天精气会影响孩子的身体状况，至于能否长寿，还是要看他本人后天能不能好好养护体内的元气，这才是决定一个人寿命长短的根本因素。

保持体内阴阳平衡才是健康长寿的根本

关于阴阳平衡这个问题，《周易》和《黄帝内经》这两部经典都有表述。

中华文化群经之首《周易》提出了一个千古命题叫作"一阴一阳谓之道"，就是说，万事万物的运动都是阴阳的运动，阴阳运动是万事万物的原规律。生命活动概莫能外，生命运动是阴阳运动。所以，中医学、养生学都以阴阳为核心。《周易》认为，阴阳相互作用是万事万物运动的根本，八卦和太极图都表明，阴阳运动维持着动态的相对平衡，正常的平衡被破坏就会导致精气神失调而产生衰老。

《黄帝内经》认为，阴阳是万物生杀的根本，阴阳是生命的根本。另外，《黄帝内经·素问》还提出了"法于阴阳，和于术数，食饮有节，起居有常，不妄作劳，故能神与形具，而终其天年，度百岁乃去"的健康长寿之道。意即一个人要想健康长寿，必须把握阴阳，顺应四时调节规律。

中医的阴阳学说还认为，人体的阴阳变化与自然四时阴阳变化协调一致，同时能保持机体与其内外环境之间的阴阳平衡，就能增进身体健康，预防疾病的发生，进而达到延年益寿的目的。中医学主张"治未病"和"以预防为主"的观点，旨在培养人体正气，提高抗病能力，防止病邪侵害。所谓"正气存内，邪不可干；邪之所凑，其气必虚"，就是这个道理。

当然，阴阳平衡所涉及的面是广泛的。就是说，人要达到健康长寿的状态，身体和心理应保持好各种平衡，如心理平衡、代谢平衡、营养平衡、机体平衡、动静平衡等。如果这些方面处于相对平衡状态，可以说人的身体健康状况和情绪是好的；如果在某一方面或某些方面出现了严重的失衡，就会导致某些疾病的发生，或机体处于虚弱不健康状态。如果人体长期处于疾病之中而不能及时康复，或长期处于虚弱不健康状态，那么，长寿、欢度晚年，只能是纸上谈兵。

五脏风调雨顺才能收获长寿硕果

在社会学中有一种木桶理论，认为一只木桶究竟能装多少水，既不取决于木板的平均长度，也不取决于最长的那块木板，而是取决于最短的那块木板。这种理论同样适用于养生学，人体的五脏就好比构成木桶的五块木板，一个人的寿命究竟有多长，并不取决于身体各个脏器的平均寿命，也不取决于寿命最长的那个脏器，而是取决于寿命最短的那个脏器。诚然，由于现代医学的发展，可以进行脏器移植手术，但并不能改变这个基本的现状。

对于一棵树来说，树叶落了还会再生，树枝断了也没有关系，但是如果树根死了，这棵树就不能再活了。对于人来说，五脏就是生命的根基，缺少了其中任何一个，这个人的生命也就结束了。因此，保护五脏就是保护生命的根本，也是延长寿命的根本。在这一方面，我们千万不能糊涂，这里给大家一些建议，仅供参考。

1. 心的养护

养心首重养神。《黄帝内经》提出"精神内守"，方法很简单：按摩手心的劳宫穴与脚底的涌泉穴，每天临睡前进行，按摩到发热为止。

另外，有些人手指冰凉，指甲上的月牙白逐渐消失，这些都是心气不足的表现症状。养心气要多吃桂圆、大枣、莲子、人参、黄芪等。

2. 肝的养护

肝主怒，主谋略，一个人怒气冲天，谋略、理智全没了，全靠情绪去做事，实际上就是肝功能失调的结果，这会造成很严重的后果。所以养肝就要保持情绪的稳定，遇事不要太激动，尤其不能动怒。

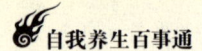

另外，肝主目，肝血足则眼睛明亮，视物清楚，肝血不足则两目干涩，看不清东西。养肝血要多吃枸杞子、当归、动物肝脏等食物。

3. 脾的养护

养脾其实很简单，只要你吃好、睡好就没问题。

怎么算吃好呢？其实就是该吃饭的时候吃饭，不要饥一顿饱一顿，也不要暴饮暴食，该吃什么吃什么；早晨吃好，中午吃饱，晚上吃少；多喝粥，多吃蔬菜和水果；少吃盐，清淡饮食等。

怎么算睡好呢？就是到时候就要睡觉，不要熬夜，10点之前最好上床睡觉，每天保证8小时的睡眠，睡到自然醒。

4. 肾的养护

肾主藏精，精是维持生命的最基本物质，养肾保精就要节欲，房事要有节制，不能过度，欲望也不能过多。

肾主水，在自然界中，水多是寒凉的，所以肾是最怕受寒的。肾位于后腰两侧，有些人这个部位总是凉的，这是因为肾虚。养肾要注意保暖，尤其是后腰两侧的保暖。

另外，养肾还可以多搓搓腰，就是用两手搓后腰，每天早晚各一次，两手握拳，大拇指和食指组成的小圆圈叫拳眼，用拳眼分别对准后腰脊椎两侧肾脏的位置，然后一边水平地来回搓，一边把肾脏向中间挤压。搓的过程中能够给肾脏带去热量，提升肾阳，向中间挤压的过程能够提升两肾脏的能量，所以，你要一直搓到两侧肾区都感觉到热为止。

5. 肺的养护

肺主气，司呼吸。肺是主管全身呼吸的一个器官，主全身之气，所以养肺就要调适呼吸，即采用腹式呼吸法。

肺喜润而恶燥，因此平时，尤其是干燥的秋季要多吃些梨、莲藕、银耳、玉米等润肺除燥的食物。另外，要注意保持室内的湿度，防止因干燥而伤肺。

俗话说"过犹不及"，凡事处于平衡时，才是最好的状态，身体也是一样。只有各个器官之间、器官内部平衡、和谐，身体才是舒适的，人也才是健康的。

不健康的生活方式最易耗损你的生命

在现代社会未老先衰的现象已经相当普遍，这不仅影响生活质量，而且直接导致了寿命的缩短。这实际上体现的是一种能量转化的过程。为什么这么说？举一个简单的例子大家就明白了。

人体就好比一个能量库，里面的能量支撑着生命的延续，并且随着时间的推移，库里的能量在不断地消耗、减少，等到能量耗完，生命也就终结了。事实上，我们的任何一个举动，例如读书、走路等都在消耗能量。如果是按正常的速度消耗能量，每个人都可以活到100岁，但是大多数人都在透支自己的能量，比如吸烟、酗酒等，都是对能量的过度消耗，正是这样的能量消耗，缩短了人类的寿命。

在现代社会，人们的生活看似多姿多彩，其实总结起来只有两个字：忙碌。事实上，这种忙碌不仅包括工作，还包括娱乐，你也许会说，娱乐不就是放松吗，对身体应该有好处啊？确实，恰当的娱乐是一种对身体的调节，但不恰当的娱乐依然是一种能量的消耗，比如白领对着电脑工作一天，晚上回去还要玩电脑游戏；本身就是运动员，经过一天的训练，晚上还要跑去跳舞等，都是一种能量的消耗。

另外，快节奏的生活容易让人产生不良的情绪，比如失望、消沉、沮丧、忌妒、焦虑、忧愁、悲痛、烦躁、愤怒等，这本身就是一种能量的自我损耗，因而也是寿命的损耗。还有各种慢性病，如肾炎、肝炎、胃病、糖尿病、高血压等，既是能量损耗的结果，也是损耗更多能量的原因；再加上来自家庭方面的因素，比如长期纵欲，使肾精亏损、阳气虚弱……

不过，值得注意的是，人体的能量库不只是往外输出能量，还可以往里补充能量，比如脑力劳动者工作累了，运动一下，补充一些身体缺少的营养；睡眠本身就是一种能量的补充，等等。

总之，寿命的长短是受多种因素影响的，除了先天禀赋的强弱之外，还与后天给养、居住条件、社会制度、经济状况、医疗卫生条件、环境、气候、体力劳动、个人卫生等多种因素的影响有关。一个人要想活到天年，必须从生活中的各个环节加强注意，减少能量损耗，增加能量补充。

"零存"健康，"整取"长寿，带病延年

在临床医疗中，经常会有这样的例子，有人得了癌症，医生已经下达了病危通知，说他最多只剩几个月的寿命，多数人知道这个消息都会痛不欲生，每天精神萎靡，非常消极，这样的人一般存活的时间比医生说的还要短。但是也有人不这样。人家想：反正就剩那么几个月，人早晚都得死嘛，我辛苦了大半辈子，现在该我享受享受了。于是，该吃吃，该喝喝，还到处游山玩水。这样的人一般存活的时间都会长一点，还有的甚至复查的时候病就好了，不但没有印证医生的预言，反而优哉游哉地活到了七八十岁，我们管这一现象叫"医疗史上的奇迹"。而在中医看来，这根本不是什么奇迹，而是中医养生"带病延年"的功劳。

"带病延年"一语，古已有之，系清代医学家王孟英之言，出于《王孟英医案》。书中认为：患了慢性病——痼疾——很难治愈，只能改善临床症状，缓解病情，所以王孟英用"带病延年"安慰患者。

其实，我们的生活中从来不缺少带病延年的例子，就像一个医生曾经说过的："对每个40岁以上的人，我都可以从他身上找出至少四种病。"这种说法绝不夸张，但是现代人在40多岁就去世的毕竟是少数，这就意味着大部分人都要带着四种以上的疾病再活上几十年，这就是"带病延年"。也有人通过对数百名年逾百岁的老人做调查，得出了出人意料的答案："带病者往往是长寿者。"这是为什么呢？

首先，带病者知道自己身体上的弱点，因此奉行"欲先取之，必先予之"的道理，经常学习养生知识，善于休养生息、积蓄力量，比如做健身锻炼，他们不会像"无病者"那样自恃强壮而一曝十寒，而是持之以恒地进行适当的锻炼。他们深知人就像一部机器，机器由着性子使用，很快就会散架。要想机器运转好、寿命长，必须用心维持。

又如饮食调养，带病者因没有"本钱"放纵自己，常吃得谨慎、科学，不敢像强壮

者那样敞开肚皮无所顾忌，不管是否合理，只是胡吃海塞，因而不会导致体内垃圾堆积、脂肪过剩。带病延年者胜在时有远虑，对于身体，他们不敢有一丝一毫的怠慢，长期坚持下来，这些"零存"的健康就成为"整取"的长寿了。

另外，带病者一般体质不好，这使他们领悟到了"巧者有余、拙者不足"的道理，因而善于以"巧"取胜。他们一般不争强好胜，不做力不从心的事。一遇冷热气候，"病身最觉风霜早"，他们能及时防范，因而活得从容、仔细、不急不躁，这样，能量代谢便相对缓慢，自然为延长寿命节约了能量，使有限的生命得以"细水长流"。

所以说，疾病来袭时不要害怕、哭泣，这样的话，你首先被自己打倒了，只要与疾病和平共处，然后腾出时间慢慢调养自己的身体，好好吃饭、好好睡觉，你身体里的正气就自动把疾病的这股邪气打得落荒而逃了。退一步讲，即使疾病一直存在，只要它不肆意干涉你的生活，能够安然地带病延年也不失为一种境界。

遵守六法则，我们永远不会邂逅"亚健康"

曾经看到一项调查数据，说现在真正健康的人只有5%，而处于亚健康的人多达75%，这个数据很直观地反映出现代人所面临的健康困境——亚健康。

下面是亚健康状态的特征，看看有几条符合你：

（1）心情抑郁、情绪不稳、易怒、焦虑或紧张、恐惧。
（2）注意力不集中、记忆力下降、视力下降。
（3）肥胖、便秘。
（4）经前综合征、痛经。
（5）容易疲劳。
（6）头晕、头胀、头痛。

亚健康是在生理上或心理上处于健康和疾病之间的状态，是一种似病未病的中间过程。如果你经常失眠、乏力、精神萎靡，可能你正处于亚健康状态。对于亚健康的预防并没有特效药物，只能通过调整生活习惯等途径慢慢改善。中医学认为引起亚健康的主要原因有：逆天违时，动静失宜，饮食不节，误医妄药等。与此相对应，亚健康的防治也应从这几方面入手，我国最早的中医理论中就有关于这些方面的精彩阐述，可以作为现代中医养生的指导思想。

1. 天人合一

自然界的阴阳消长，影响着人体阴阳之气的盛衰，而只有体内阳气充足，人体才有能力抵御疾病的侵袭，所以，人体必须适应大自然的阴阳消长变化，才能维持生命活动，否则，就会引发疾病，甚至危及生命。《黄帝内经》就提出了一年四季阳气"生""长""收""藏"的养生方法，以取得人与自然的整体统一来抗御外邪的侵袭，预防疾病的发生。

2. 协调阴阳

阴为阳之基，阳为阴之用。在正常情况下，人体的阴精与阳气处在不停地相互消长而又相互制约的状态中。阴精与阳气如果因某种原因出现一方的偏盛或偏衰，即成为病理状态。《黄帝内经·素问·四气调神大论》中说："阴阳四时者，万物之终始也，死生之本也。逆之则灾害生，从之则苛疾不起。"因此，顺应阴阳消长规律养生，是中医养生康复学的基本原则。

《黄帝内经》还强调"阴平阳秘，精神乃治"，保养阳气和补益阴精，这是中医养生学的一条重要原则。万物的生死，人的生长壮老，都由阳气为之主；精血津液的生成，皆由阳气为之化。所以，"阳强则寿，阳衰则夭"，养生必须养阳。正如《素问·生气通天论篇》所说："阳气者，若天与日，失其所，则折寿而不彰，故天运当以日光明。是故阳因而上，卫外者也。"但善养生者，又必须宝其精。阴精是生命的基础，精盈则气盛，气盛则神全，神全则身健。《灵枢·经脉篇》指出："人始生，先成精，精成而脑髓生。"

3. 调摄精神

注重调摄精神，是促进人类健康长寿的重要条件之一。精神意志活动，是五脏精气活动的体现，但反过来，意志在一定程度上又能控制自己的精神和脏腑的活动，正如《黄帝内经·灵枢·本藏》说："意志者，所以御精神，收魂魄，适寒温，和喜怒者也。""御""收""适""和"，都有主动的含义，所以，充分发挥人的意志作用，重视精神的调养，是养生防病、预防早衰的重要原则。精神意志调摄的方法，有两个具体内容，一是养意志，二是调情志。摄养意志是为了增强脏腑气血的活动能力，调和情志则在于排除干扰脏腑气血活动的精神因素。

4. 饮食有节

《黄帝内经》十分重视饮食调理，认为饮食是人体营养的主要来源，是维持人体生命活动的必要条件。饮食调理得当，不仅可以保持人体的正常功能，提高机体的抗病能力，还可以治疗某些疾病；饮食不足或调理不当，则可诱发某些疾病。因此，《素问·上古天真论》提出"食饮有节"的养生方法，维护脾胃化源，其内容包括节饮食、忌偏嗜、适寒温诸方面。《素问·藏气法时论》中强调饮食要全面配伍，指出："五谷为养，五果为助，五畜为益，五菜为充，气味合而服之，以补精益气。"

5. 起居有常

这是指生活起居要有一定规律，主要包括睡眠、劳伤、性生活等几个方面。古人观察到，日月江河所以能长久，是因为"天行有常"，人要长寿，就要"法则天地，象似日月"，因此人的生活作息也要保持一定的规律，春夏秋冬的起床时间都要有所不同，这样才能"生气不竭"。

"久视伤血，久卧伤气，久坐伤肉，久立伤骨，久行伤筋，是谓五劳所伤。"这几种劳伤都是由于做某件事情过度导致的，比如现在有些孩子一天到晚看电视，时间长了，视力就会出问题，这就属于劳伤。

《素问·上古天真论》指出：醉以入房，以欲竭其精，以耗散其真……故半百而衰也。就是说，人如果不注意节欲，就会耗散人体真精，早早地就衰老了。所以，养生也要懂得控制自己的欲念。

6. 运动形体

形体好比是生命活动的宅宇，它内含精、气、神，维持着人体的生命活动。形体又是人抗御外邪的重要屏障，人的皮毛肌肤、血脉筋骨、脏腑组织等均有抗邪抵外的功能。

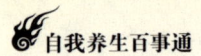

因此，养生防病须重视形体的调摄。运动形体能防止精气郁滞，还能增强脾胃功能，有助于气血的化生。

从上面的论述我们可以看出，其实在几千年前的中医典籍中就已经有了对抗亚健康的全套方法，但是直到现在，人们还在遭受亚健康的困扰。因此，要走出亚健康还要我们回过头去，体会中医养生的智慧，唯有如此，很多问题才能迎刃而解。

第二节
系统探究人体自身的奥秘

人体是一个充满智慧的灵体

在认识自身的道路上，人类的脚步从来没有停滞过。为什么人类要认识自己会这么艰难？这是因为人体是一个充满智慧的灵体，它有感觉、会倾诉，有意志、懂调节，它的精密程度是最先进的科学仪器都无法比拟的。

这样说，很多人似乎不太理解，为什么说人体充满智慧呢？拿时下"最流行"的亚健康来说吧，现代人生活压力比较大，身体经常处于透支状态，很多人经常会感觉疲劳、乏力、全身酸痛，有时还会失眠、郁闷，去医院检查，得出的数据却一切正常，可是不舒服的感觉还是真实地存在，这是怎么回事呢？

其实，这就是身体的智慧之处。亚健康就是身体在以一种平和的方式告诉你该休息了，不要再继续透支下去。有的时候，身体会根据你的自身情况进行适当调节，使整个内部系统处于相对稳定的状态。比如体检的时候，医生可能会告诉你，你血压高，正常的高压应该是120毫米汞柱，你的都140毫米汞柱了。但是你自己却没有任何不适的感觉，如果听了医生的话，把血压降下去了，反而开始不舒服。这就是你的身体已经适应了血压高的环境，各个部位的运转都很协调，血压降下来以后，打乱了这种协调状态，身体还需要一段时间去适应，自然就会不舒服。所以说，很多时候，你应该听从自己的身体，是不是生病了，你的身体自己就会有一个判断，然后会将它的判断以某种形式传达给你。

在电视里，我们还经常会看到这样的情节：一个人受到了某种刺激，昏迷不醒，医生就会对他的家人或者朋友说："是他自己不想醒来，他对这个世界有所抗拒，你们要帮他恢复信心。"这种生病也是身体的一种选择，因为这种昏迷的状态可能会让身体感觉放松，没有以前的压力，而且还会得到很多的关爱，因此，身体就选择一直不想醒来。

所以说，人体是一个充满智慧的灵体，更多的时候，我们应该尊重它的感受，不要总以为生病就是身体出错了，其实这是它在进行内部调节；不要总是用冰冷的器械和苦涩的药物来粗暴地干涉它的工作，顺其自然就是最好的。

人体的"警卫员"——免疫系统

人体的免疫系统是人体最重要的保卫系统，这是因为我们的身体每时每刻都面临着细菌、病毒的侵袭，而身体内的免疫系统就像一支军队一样，帮助我们抵抗着外来物的侵袭，使机体处于一个相对稳定和动态平衡的状态，保障身体的自愈力得以发挥，从而使我们的身体免受疾病之苦。

分布于人体内的免疫系统主要分为中枢免疫器官与周边淋巴组织两部分，中枢免疫器官包括骨髓和胸腺。骨髓主要负责制造免疫细胞，制造出来的免疫细胞会被送到胸腺接受训练，经过训练后，免疫细胞就会被运送到淋巴结、扁桃腺、脾脏、淋巴结以及盲肠，这个过程就像是把训练好的新兵送到各地军营一样。

正是靠着这些器官所组成的免疫系统，人体才有自愈的潜能，而人体自愈力的发挥在很大程度上取决于免疫细胞的功能。打个比方，从椎间盘脱位的物质，能被免疫细胞视为异物并通过酵素加以溶解，这就是机体自愈力的表现。

人体的免疫系统时刻处于警戒状态，它对人体的保护功能可以使人体免于病毒、细菌、污染物质以及疾病的攻击；它的免疫细胞可以清除机体新陈代谢后产生的废物以及免疫细胞与"敌人"战斗遗留下来的病毒尸体和残骸；它的修补功能能够修补受损的组织和器官，使其恢复原来的功能。

在防病、抗病上，任何外在疗法都无法和人体自身的免疫系统相媲美。但是身体免疫系统的功能会随人的饮食习惯、行为习惯等加强或减弱。比如营养适当会增强免疫系统的功能，营养失衡就会使免疫功能削弱，饮食不洁则会使免疫细胞失调，从而引发慢性疾病。因此，为了增加防病、抗病毒的资本，我们要做到合理饮食、适当运动、有效睡眠等，以此来保证免疫系统处于最佳状态。

突发事件的"灵敏器"——应激系统

我们在看《动物世界》时会发现一个有趣的现象，当某一动物个体受到威胁的时候，如果威胁它的是过来争夺异性的同类，它很可能会与对方较量一番，但是如果逼近的是它的天敌，它就会逃之夭夭，这就是动物的应激反应。同样的道理，作为"万物之灵"的人类，在其身体内也存在着一套总是试图保护自身免受伤害的应激系统，它的存在也是人体有自愈力的一种有力证明。

在现实生活中，我们经常会遇到和应激性有关的问题，比如人在进入温度稍高的浴池时，可能都会有一种想"逃"出来的感觉，但是如果我们咬着牙挺下来，很快就会发现其实水并没有刚进入浴池时身体所感知的那样烫。这当然不是水温骤然降低的结果，而是人的应激系统在面对热水的时候做出的保护性反应和适应性反应。

在机体受到外界刺激时，如果刺激的强度、频率和持续时间适当，就不会对人体造成伤害，而且还会对机体产生保护作用。但是如果外界的刺激超出了机体的承受极限，则会有损机体健康，人体就会出现持续疲劳、失眠、乏力、食欲不振、记忆力下降、精神难以集中、烦躁不安等症状。

在大多数情况下，人体是不能适应外界刺激的，所以总会有疾病发生，这就要求我们要利用好人体的应激反应，激发人体的自愈潜能，达到祛病健身的目的。冬泳就是一种很好的锻炼方式。

虽说是冬泳，但是最好从秋天开始，连续游泳到冬天，不要间断，这样就有了一个

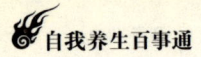

循序渐进的适应冬泳锻炼的过程,才不会对身体造成危害。

在下水前,用 5 分钟左右的时间做准备活动,先把肌肉活动开,然后换衣服,适应一下寒冷的气温,让身体凉下来,再下水。

一定要控制游泳量。一般来讲,水温在 10~14℃时游 20 分钟左右(约 200~500 米),水温在 10℃以下时,每低 1℃就少游 1 分钟,不能超量。

应该注意的是,雾天、风天、雷雨天以及酒后严禁冬泳;感冒(包括轻微感冒)初期和中期最好不要冬泳,但感冒后期和即将痊愈时是可以的。心脏病、肝病、肾病和肺气肿等病情较重的患者,还有尚未发育完全的孩子,都不适合冬泳。

除冬泳以外,冷水浴也是一种能够激发人体自愈潜能的好方法。选择健身方式应根据自身具体情况,因人而异。

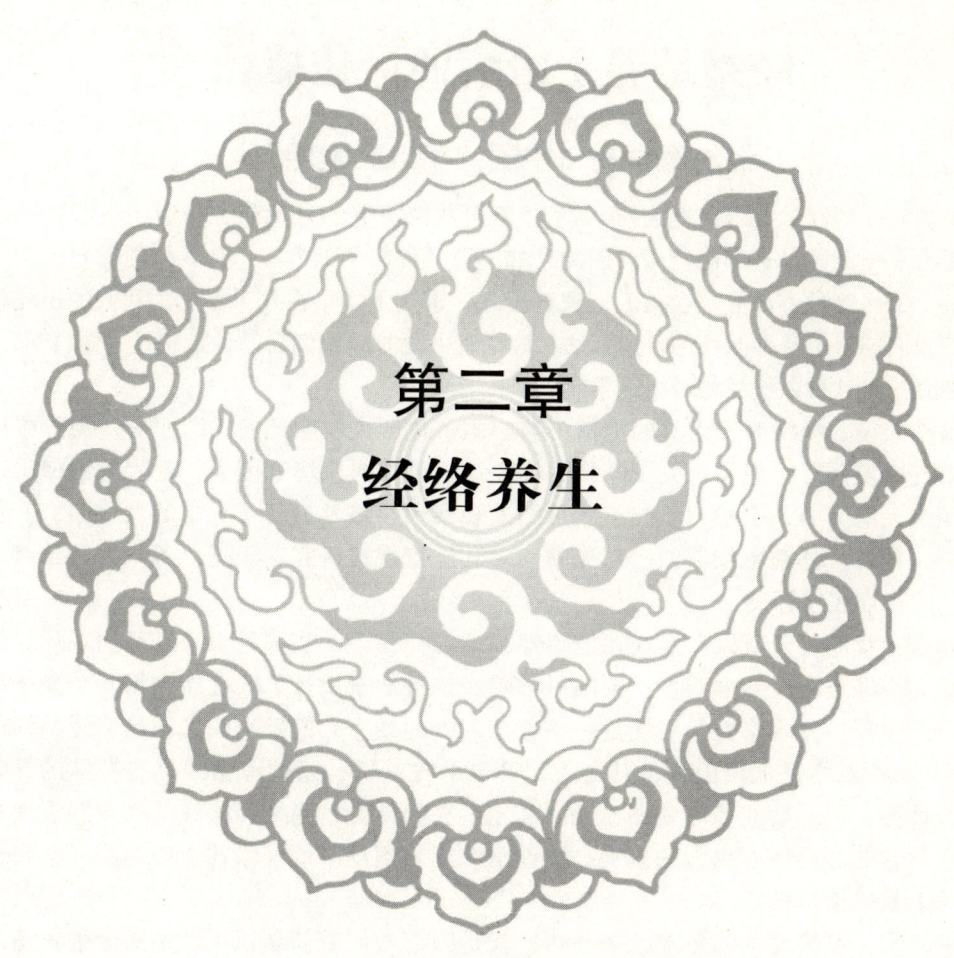

第二章
经络养生

第一节

经络是养生治病的最佳捷径

经络医学——中国"第五大发明"

虽然现代的医学技术很发达,但我们也不可能把医生24小时带在身边,何况许多人,根本无力承担医院昂贵的医药费。因此,如果有一种简便的方法,让我们能够自己为自己看病,那么这种方法必然会被人们视若至宝。事实上,早在几千年前,我们的祖先就已经给我们创造了一种简便的自愈方法,只是有一段时间我们自己认定它是"伪科学",把它抛弃了,这种方法就是经络医学。

很多人说,经络对于人类的贡献可与中国古代四大发明比肩,因而被认为是中国的"第五大发明",但是,关于经络的研究却一再陷入困境。因为,现代医学似乎对认识经络无能为力,手术刀不仅不能帮助人观察到经络及运行于其中的"气",而且无论哪一种现代的精密仪器似乎都无助于对其进行观察研究。于是,不少人开始对经络与气的存在表示怀疑。

如今,我们终于可以实实在在地感知经络的存在了,我国科学家已经用现代科学实验证实了经络存在的客观性。中国科学院一位科学家设计了一套能测得几个光子的高度敏感仪器,发现隐性经络线是一些善于发光的线,它们发出的光子是非经络线的2.5倍。隐性经络是低电阻线,其电阻比两侧的皮肤低;隐性经络线具有特殊的导音和发音性能,振动后能像琴弦那样发出高亢洪亮的声音;隐性经络线处的皮肤表面的温度有时与非经络线有很大的差别;注射示踪元素到皮下的经络线上,示踪元素将在经络线上沿经络扩散。

近年来,经络养生的风潮越来越热,就是因为人们重新认识了经络医学的价值及其养生治病的功效。可以说,相对于世界上一切医学而言,人体的经络确实是养生治病的最佳捷径。

生病是由于不注意保养经络

曾经有人对经络的保养问题做了一个形象且生动的比喻:经络就像道路,生活习惯就如道路上的红绿灯,各种不良生活习惯就是这些红灯,禁止红灯是为了绿灯的畅通。在我们的一生中,处处都设有红灯,如大量吸烟、长期贪杯、纵欲风流、长期熬夜、饱一顿饥一顿、暴饮暴食、情绪总处在极度紧张和疲惫的状态中以及各种违背自然规律的生活习惯,这些红灯会堵塞你的经络。处处闯红灯,你的健康之路还能走多远?

的确,对经络的保养非常重要,早在2500年前的《黄帝内经》中对经络保养问题就有所提及。而对现在的人们来说，全方位的经络保养除了要注重日常健康的生活起居、合理的饮食结构、正确的经络锻炼与保健外，还要保持良好的心态。

在对长寿老人的研究中发现，这些老寿星很多都是心怡气静，即心态非常好，而有病的老人则气躁神疲。可见，人能够长寿，最重要的是心态。如果一个人的情绪不好，那么他的正常生理活动必然会受到影响，身体就会出现各种各样的问题，所谓的"病由心生"说的正是这个道理。情绪不稳定是导致经络堵塞的重要因素之一。因此，在日常生活中，我们要时刻保持良好的心态，这样才能使自己的经络系统时刻保持畅通的状态，身体才能始终健健康康不生病。

不管是身体保养，还是精神保养，其目的只有一个，就是强化人们的健康状况，以达到长寿的目的，实际上它是一种自我保护措施。

另外，对经络的保养还要遵循十二经络的运行规律，在对应的时辰敲对应的经络，这样才能达到最佳的保养效果。

认识你身上的经络地图

中医指出，经络由经和络组成，经就是干线，络就是旁支。人体有12条主干线，也叫作"十二正经"，还有无数条络脉。经和络纵横交错，在人体里构成了一张大网。这张网就是人体的活地图，它内连脏腑，外接四肢百骸，可以说身体的各个部位，脏腑器官、骨骼肌肉、皮肤毛发，无不包括在这张地图之中。下面就带大家认识一下我们身上的这张经络"地图"。

1. 经脉——谨防身体旱涝灾害

经脉是经络的主体，分为正经和奇经两类。正经有十二条，奇经有八条，如果说十二正经是奔流不息的江河，那么奇经八脉就像蓄水池。平时十二正经的气血奔流不息时，奇经八脉也会很平静地正常运行；一旦十二正经气血不足流动无力时，奇经八脉这个蓄水池中的水就会补充到江河中；如果十二正经气血过多，过于汹涌，水池也会增大储备，使气血流动和缓，只有这样，人体正常的功能才会平衡。

（1）十二经脉

正经有十二条，即手足三阴经和手足三阳经，合称"十二经脉"，是经络系统的主体。它们分别隶属于十二脏腑，各经用其所属脏腑的名称，结合循行于手足、内外、前中后的不同部位，并依据阴阳学说，给予不同的名称。十二经脉的名称为：手太阴肺经、手厥阴心包经、手少阴心经、手阳明大肠经、手少阳三焦经、手太阳小肠经、足太阴脾经、足厥阴肝经、足少阴肾经、足阳明胃经、足少阳胆经、足太阳膀胱经。

十二经脉是气血运行的主要通道。通过手足阴阳表里的连接而逐经相传，构成了一个周而复始、如环无端的传注系统。就像奔流不息的河流，气血通过经脉可内至脏腑，外达肌表，营运全身。其流注次序是：

手太阴肺经→手阳明大肠经→足阳明胃经→足太阴脾经→手少阴心经→手太阳小肠经

↑   ↓

足厥阴肝经←足少阳胆经←手少阳三焦经←手厥阴心包经←足少阴肾经←足太阳膀胱经

（2）奇经八脉

奇经八脉是任脉、督脉、冲脉、带脉、阴跷脉、阳跷脉、阴维脉、阳维脉的总称。它们与十二正经不同，既不直属脏腑，又无表里配合关系，其循行别道奇行，故称奇经。其功能是：沟通十二经脉之间的联系，对十二经气血有蓄积渗灌等调节作用。

（3）十二经别

十二经别，是从十二经脉别出的经脉，主要是加强十二经脉中相为表里的两经之间的联系。由于它通达某些正经未循行到的器官与形体部位，因而能补正经之不足。

2. 络脉——警惕气血交通堵塞

络脉是经脉的分支，有别络、浮络和孙络之分，起着人体气血输布的作用。

（1）十五络脉

十二经脉和任督二脉各自别出一络，加上脾之大络，共计十五条，称为十五络脉，分别以十五络所发出的俞穴命名。具有沟通表里经脉之间的联系，统率浮络、孙络，灌渗气血以濡养全身的作用。

（2）孙络

从别络分出最细小的分支称为"孙络"，它的作用同浮络一样输布气血，濡养全身。

（3）浮络

在全身络脉中，浮行于浅表部位的称为"浮络"，它分布在皮肤表面。主要作用是输布气血以濡养全身。

这样一分析，人体经络运行图仿佛一张城市道路交通图一样，呈现在眼前，清晰明了，经络就不是多么复杂的事情了。

经络是合格的疾病报警器

前面我们讲了，经络是人体的活地图，像一张大网一样把身体的各个部位都包括其中了，所以身体哪里有病，这张网上就会有相应的铃铛响起来向我们报警求救。我们只要察看一下是哪条经的铃铛在响，就可以知道是哪个脏腑器官出了问题。这在中医里有句术语，叫"诸病于内，必形于外"。

人可以通过经络感能现象获得疾病信息。因为经络是联系人体脏腑的桥梁。例如，心经属于心脏，络于小肠；肝经属于肝脏，络于胆；肺经属于肺脏，络于大肠；肾经属于肾脏，络于膀胱；心包经属于心包，络于三焦；胃经属于胃，络于脾；大肠经属于大肠，络于肺；小肠经属于小肠，络于心；胆经属于胆，络于肝；三焦经属于三焦，络于心包；膀胱经属于膀胱，络于肾，等等。阴经和阳经就这样交通相连，成为纵横交错的网络。如果身体上的哪个部位出现问题，相对应的经络也会出现问题，也就是说，当脏腑功能失调，经络就会出现堵塞，不通则痛，就会导致身体产生压痛点。

经络感能现象是指内脏的病症可以通过与之相通的经络沿线反映出来，具体是出现酸、麻、胀、痛或热感、冷感，或者是出现红线、白线、痘疹带、汗带或其他感觉异常现象，如过敏线、湿疹、痣等。据报道，甲状腺癌患者在手术之前，经络感能可到颈部甲状腺区，手术后开始消失。用经络测定仪是可以感觉肿瘤的。

经络感能还存在着这样的现象，即兴奋的病如高血压、甲亢、过敏性疾病及躁狂症

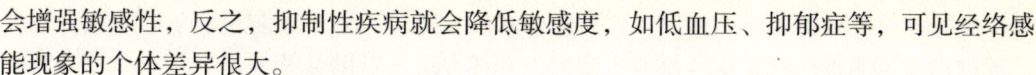

会增强敏感性，反之，抑制性疾病就会降低敏感度，如低血压、抑郁症等，可见经络感能现象的个体差异很大。

另外，清晨刚睡醒状态下可以加强对经络感能的敏感度，所以如果清晨发现上述经络感能信息，应去医院进行检查。

通过脸色看一个人的身体状况也是经络能够预测疾病的最好证明。因为心主血脉，其华在面，面部血脉丰盛，人身"十二经脉，三百六十五络，其血气皆上于面而走空窍"。也就是说，面部的色泽是血气通过经络上注于面而表现出来的，气血的盛衰及运行情况，必定会从面色上反映出来。在中国，健康人的面色通常是微黄，红润而有光泽；如果红润而无光泽，说明身体血足，但缺乏运动；脸上有光泽但没有血色，说明身体气足，但睡眠不足。

脸色苍白是贫血、慢性肾炎、甲状腺功能减退等疾病的征兆；脸色发黄是脾虚的表现，如果突然出现脸色变黄，则很可能是肝胆"罢工"的迹象，急性黄疸型肝炎、胆结石、急性胆囊炎、肝硬化、肝癌等患者常会发出上述"黄色警报"；脸色发黑是肾虚的表现，应适当多吃一些补肾的食物，如核桃、黑芝麻、枸杞子等。

人体的各个器官，每时每刻都在运行变化着，一旦发生疾病就会在经络的行走路线上通过种种症状向我们发出报警信号，如果我们能够关注经络，重视这些信号，就能够及早预防和治疗疾病，从而减少疾病对我们生命的威胁，保证我们的身体健康和正常生活。

我们如何能感觉到经络

经络是人体内的一种通道，是气血的通道，那么这个通道在哪里呢？在人体内，是一种内景，在外面是看不见的。要怎样才能看见呢？要"反观"，就是往里看，只有往里看才能看到。

《黄帝内经》中的"内"字，就是内求，内视就是一种内求，要往里看，往里求。怎么才能求呢？

想要内求并不难，这需要修炼入静的功夫，在有了一定的功夫后，就能往里看了。这种功夫需要修炼，而且人人都可以修炼出来。这种功夫就是后来所谓的气功，很多人认为经络是在气功状态下发现的。只要静心澄志，精神内守，就可以内观到经络的运行。

有专家认为，内观是一种潜能，而古人是具有这样的潜能的。随着人类进化，我们的很多功能都退化了。相比之下，古人的右脑思维、直观思维、直觉思维、体悟思维、灵感思维就比我们现代人强。

经络养生的常用方法

经络是古人在长期生活保健和医疗实践中逐渐发现并形成理论的，是经脉与络脉的总称，指周身气血运行的通道。而我们所谓的经络养生法，就是运用针刺、艾灸、按摩等方法，刺激经络穴位，以激发精气，达到调和气血、旺盛代谢、通利经络、增进人体健康等目的的一种养生方法。

利用经络养生的方法有多种，效果也不同，一般人可根据自身病症的需要进行选择。下面就向大家简单介绍一下经络养生常用的几种方法，以供参考。

1. 针灸疗法

这是通过经络治病最直接的办法，通过刺激体表穴位，疏通经气，调节人体脏腑的气血功能。针灸比较专业，普通人做不了，需要专业医生才能施行。

2. 按摩法

针灸疗法比较难，但利用一些简单容易操作的按摩手法来保健养生和治疗常见病，普通人都能做，而且效果非常好。简单有效的按摩手法有3种：

（1）点揉穴位。用手指指肚按压穴位。不管何时何地，只要能空出一只手来就可以进行按摩。

（2）推捋经络。推法又包括直推法、旋推法和分推法。所谓直推法就是用拇指指腹或食、中指指腹在皮肤上做直线推动；旋推法是用拇指指腹在皮肤上做螺旋形推动；而分推法是用双手拇指指腹在穴位中点向两侧方向推动。比如走路多了，双腿发沉，这时身体取坐位，双手自然分开，放在腿上，由上往下推，拇指和中指的位置推的就是脾经和胃经。脾主肌肉，推脾胃经可以疏通这两条经的经气，从而达到放松肌肉的效果。

（3）敲揉经络。敲法就是借助保健锤等工具刺激经络的方法。而用指端、大鱼际或掌根，吸定于一定部位或穴位上，做顺时针或逆时针方向旋转揉动，即为揉法。这种方法相对推捋来说刺激量要大些，有人甚至提出敲揉比针灸效果还好。

3. 灸法

利用艾草给皮肤热刺激的一种经络刺激法。此法是一种补法，主要应用于慢性病的治疗上。

在实施灸法的时候，先用一点水把皮肤弄湿，在穴位上放上灸，如此艾草才容易立起来。然后点燃线香，引燃艾草，在感到热时更换新的艾草。若没有特殊状况，一个穴道用上述的灸进行三"壮"到五"壮"的治疗（烧完一次艾草，称一"壮"）。

此3种方法各有特长，可单独应用或按需综合施行，只要操作得法，一般对人体无损伤及副作用。然而，利用经络穴位养生法，有一点必须提起注意：经络理论博大精深，人体穴位内容丰富，针刺、艾灸、按摩等操作方法复杂，如果不是经专门学习训练者，请不要草率施行，以免酿成事故。

手足温暖，经络才能畅通

一到冬天，很多人都会有手脚冰凉的毛病，需要带很厚的手套、穿最厚的棉鞋才稍稍缓解寒冷，这其实就是经络运行不畅造成的。

我们知道，经络的根在脏腑，而末梢在指趾，这样天地的寒气就会从我们的手足进入我们的身体。但是，经络气血在体内的正常流通是需要恒定的温度的，中医认为寒则凝，就是说，寒气会让经络气血流通不畅。如经络轻度堵塞就会让人患感冒、头痛等病；如果手足长期接触寒气，经络严重堵塞的话，就会得腱鞘炎、关节炎等疼痛难忍又很难痊愈的病。

在医院骨科，很多得了腱鞘炎、手足关节肿痛的中老年妇女来看病，很多就是由于她们不注意手的保暖，经常大冬天接触冷水，寒气长时间郁闭经络造成的。寒气一般都是从手、足、口进入人体的，比如经常吃生冷的东西，大冬天经常用冷水洗东西，平时爱打赤脚。这些生活上不注意的小细节都会让寒气有机可乘，侵犯人体经络使人致病。

所以，你要注意手足的保暖，炎热的夏天不要长时间待在空调屋里，冬天要注意戴手套，杜绝寒凉的食物，平时要用热水泡脚。"严防死守"这些寒气入侵的门户，我们的经络就会始终畅通无阻，永远生机勃勃。

步行，最简单的经络保养法

按照中医的理论，"走为百炼之祖"，人的五脏六腑在脚上都能找到相应的穴位。脚踝以下有 51 个穴位，其中脚掌有 15 个，是人体的第二个心脏。步行锻炼也就是全身的经络和穴位锻炼。走路时，脚掌不断与地面接触，刺激脚底反射区，使对应的器官加快了新陈代谢，从而达到健身目的。世界卫生组织也有"最好的运动是步行"之说。可是要想达到理想的锻炼效果，走路的技巧不可忽视。

（1）走路时姿势要正确，如头要正，目要平，躯干自然伸直（沉肩，胸腰微挺，腹微收）。这种姿势有利于经络畅通，气血运行顺畅，使人体活动处于良性状态。

（2）步行时身体重心前移，臂、腿配合协调，步伐有力、自然，步幅适中，两脚落地要有节奏感。

（3）步行过程中呼吸要自然，应尽量注意腹式呼吸的技巧，即尽量做到呼气时稍用力，吸气时自然，呼吸节奏与步伐节奏要配合协调，这样才能在步行较长距离时减少疲劳感。

（4）步行时要注意紧张与放松、用力与借力之间相互转换的技巧，也就是说，可以用力走几步，然后再借力顺势走几步。这种转换可大大提高步行的速度，并且会感到轻松，节省体力。

（5）步行时，与地面相接触的一只脚会有一个"抓地"动作（脚趾内收），这样对脚和腿有促进微循环的作用。

（6）步行快慢要根据个人具体情况而定。研究发现，以每分钟走 80~85 米的速度连续走 30 分钟以上时，防病健身作用最明显。

另外，值得注意的是，所谓的"饭后百步走"，只适合那些平时活动较少、长时间伏案工作、形体较胖、胃酸过多的人，这类人饭后散步 20 分钟，有助于减少脂肪堆积和胃酸分泌，有利于身体健康。而对那些体质较差、体弱多病的人来说，则提倡"饭后不要走"，这些人不但饭后不能散步，就连一般的走动也应减少，最好平卧 10 分钟。因为胃内食物增加，胃动力不足，此时如果活动就会增加胃的震动，更加重其负担，严重时还会导致胃下垂。

第二节

心经——护命摄神，百病祛根

正说心经大药

心经起始于心中，出属于心脏周围血管等组织（心系），向下通过横膈，与小肠相联络。它的一条分支从心系分出，上行于食道旁边，联系眼球的周围组织（目系）；另一条支脉，从心系直上肺脏，然后向下斜出于腋窝下面，沿上臂内侧后边，行于手太阴肺经和手厥阴心包经的后面，下行于肘的内后方，沿前臂内侧后边，到达腕关节尺侧豌豆骨突起处（锐骨骨端），入手掌靠近小指的一侧，沿小指的内侧到指甲内侧末端。

中医认为，心在五脏中为"君主之官"。君主，是一个国家的最高统治者，是全体国民的主宰者。相应的，心也就是人体生命活动的主宰，是脏腑中最重要的器官。它统帅各个脏器，使之相互协调，共同完成各种复杂的生理活动，如果心发生病变，则其他脏腑的生理活动也会出现紊乱而产生各种疾病。所以，疏通心经，让它的气血畅通对身体的整体调节是非常重要的。

《黄帝内经》中说，当心经异常时，反映到人体的外部症状包括：心胸烦闷、疼痛、咽干、口渴、眼睛发黄、胁痛、手臂一面靠小指侧那条线疼痛或麻木、手心热等。经常在上午11点到下午1点之间敲心经就可以缓解这些症状，还可以放松上臂肌肉，疏通经络。点揉和弹拨心经上的重点穴位可以治愈疾病，如按摩极泉穴可以预防冠心病、肺心病，刺激少海穴可以改善颈椎病压迫神经导致的上肢麻木，按摩神门穴可有效治疗失眠等。

心经在午时当令，也就是上午11点到下午1点这段时间，这段时间是上下午更替、阳气与阴气的转换点。所以说，中午吃完饭后要午睡一会儿，睡不着即使闭一会儿眼睛也是好的。因为我们的身体不可能扰乱天地阴阳的转换，最好还是以静制动、以不变应万变，这样对身体才有好处，中医讲究顺时养生，不仅是顺应四时，也要顺应一天里的十二个时辰。

古人就很注重午时练功以达到心肾相交。所谓心肾相交就是要让心火与肾水相交，阴阳调和。但是心在上，为火，容易往上飘，而肾在下，为水，容易向下走，

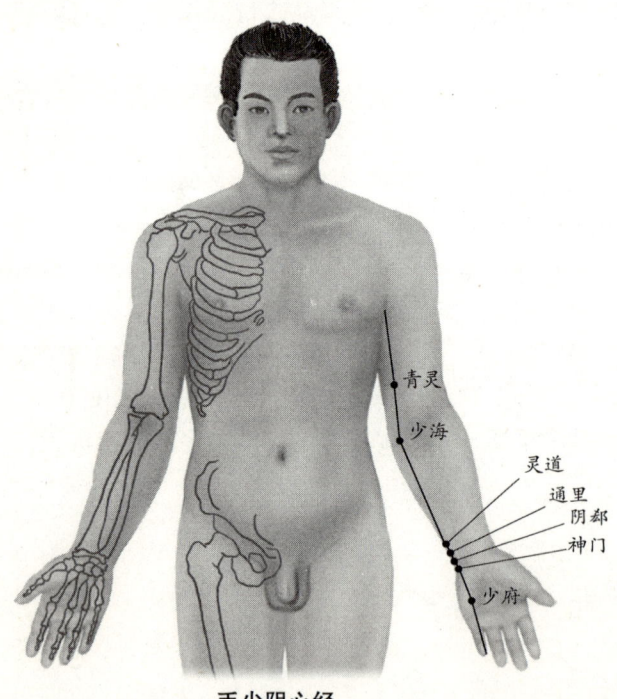

手少阴心经

这样心肾不相交,心火会让人一直很精神,处于兴奋状态,睡不着,这就是失眠。对于不练功的现代人而言,午睡就是让心肾相交的一个方法。

醒脑提神,少冲穴功不可没

俗话说,春困秋乏夏打盹,为了防止瞌睡人们采用的办法可以说是五花八门,我们就来介绍一招"手部按摩法",可以说是百试百灵。其实方法很简单,按一按少冲穴就可以了。

少冲穴位于小指爪甲内侧,小指桡侧,距指甲角旁约0.1寸处。少,阴也。冲,突也。"少冲"意指本穴的气血物质由体内冲出。本穴为心经体表经脉与体内经脉的交接之处,体内经脉的高温水气以冲射之状外出体表,故名少冲。少冲穴为手少阴心经的井穴(四肢末端之井穴为经络之根),其运行是由内向外、由下向上,因其水湿含量大,虽为上行但上行不高,只有木的生发特性,故其属木。按摩此穴,可以减轻疲劳引起的头痛不舒服,有助于醒脑提神。

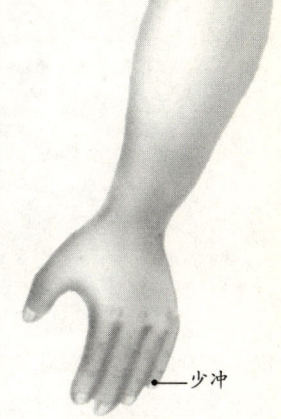

少冲穴

操作方法:要求大拇指和食指轻轻夹住左手小拇指指甲两侧的凹陷处,以垂直方式轻轻揉捏此穴位。此穴位是脑部的反射区,要慢慢地出力揉捏,不要用蛮力,左右手可以互相按。

除此之外,按摩手部的大鱼际穴也具有提神的功效。右手大拇指按压左手大拇指骨下掌面隆起的像鸡腿肉的这块区域,称作大鱼际,也是脾的反射区。先按左手,再按右手。按摩的方法很简单,拇指按下去后轻揉每个地方,感觉痛的地方可以多揉。这个部位是脾的经脉的穴位,按压感觉到疼就起到活血化淤、促进血液循环的作用,使脾发挥运送营养的功能,改善打瞌睡的症状。

第三节
小肠经——主治水液病,手到病除

正说小肠经大药

手太阳小肠经的循行路线与大肠经相似,只是位置要比大肠经靠后,它从小指的外侧向上走,沿着胳膊外侧的后缘,到肩关节以后向脊柱方向走一段,然后向前沿着脖子向上走,到颧骨,最后到耳朵。

下午1~3点(未时)是小肠经当令的时间,这段时间小肠经最旺,它的工作是先吸收被脾胃腐熟后的食物的精华,然后再进行分配,将水液归于膀胱,糟粕送入大肠,精华输入脾脏。因此,中医里说小肠是"受盛之官,化物出焉"。小肠有热的人,这时则会咳而排气。

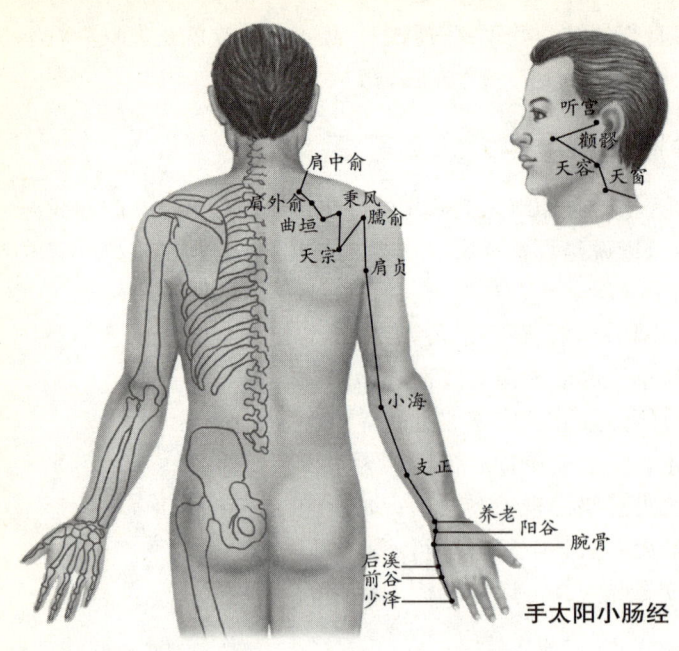

手太阳小肠经

有些人一到下午两三点钟,就会感到胸闷心慌,到医院检查心脏又没什么问题。这是什么原因,究竟是不是心脏有问题呢?《黄帝内经》里说,心与小肠相表里,心属阴在里边,小肠属阳在外边。心为君主之官是不受邪的,心脏病最初可能就表现在小肠经上,所以,在下午1~3点这段时间,也就是小肠经当令的时间,如果有胸闷心慌症状者,一定要注意心脏。

小肠经当令时,人体主要是吸收养分然后重新分配,以供下午的消耗,因此,应在午时1点前用餐,而且午饭的营养要丰富,这样才能在小肠功能最旺盛的时候把营养物质充分吸收和分配。但是营养丰富还有一个前提,就是人体的吸收能力要好,否则再好的营养到体内也会成为无法消化的垃圾,人体还要耗费元气来处理这些垃圾,得不偿失。有时候,我们会看到一些女人脸上有蝴蝶斑,其实这就是小肠的吸收功能不好,垃圾在体内堆积导致的,用西医的观点来说就是内分泌失调。

另外,有的人脾气很急,总是心烦气躁,好争执,这在中医看来就是心火亢盛。心里的火气太大,无处宣泄,就拿小肠经"撒气"了。结果小肠经就会肿胀、硬痛,然后牵连到耳朵、喉咙、脖子、肩膀、肘、臂、腕、小手指,造成这些地方疼痛或麻木。所以,有人说小肠经是心脏健康的晴雨表,是不无道理的,我们一定要对小肠经多加关注,一旦出现类似症状,要及时按摩使之保持畅通。

久坐后肩背酸痛,可以敲敲小肠经

长期坐在办公桌或电脑前的上班族们肯定都有过这样的体会:只要坐的时间一长,颈肩部就会发紧、发酸、疼痛,后背肌肉僵硬、酸痛,站起来活动活动,敲敲疼痛的地方就会好一些。但这只是暂时的,过一会儿疼痛照旧。

这就是患上了所谓的"颈肩综合征"。主要是由于长期伏案工作,肌肉关节软组织得不到锻炼,而且经常一个姿势保持很久,造成部分肌肉长期紧张,得不到应有的休息,而另外一些肌肉又长期休息,得不到锻炼,本来的相互协调变得不协调而造成的。长此下去,不但会耽误工作,还会使身体素质直线下降,所以每个奋战在电脑前的上班族们一定要予以重视,不能无视这些小毛病,否则这些小毛病会酿成"大祸"。

那么怎么治愈颈肩综合征呢?在这里,告诉你一个安全、有效、省时、省钱的妙招,那就是敲小肠经(又称肩经),它在手臂阳面靠近小指的那条线,再配合一点不需要任何工具的肌肉锻炼,你会发现那些不爽的感觉会马上消失。

首先，沿着手三阳经（手阳明大肠经、手太阳小肠经、手少阳三焦经的总称）按揉、推捋和拿捏。因为手三阳经的走向是从手到头，循行的路线经过颈肩部，所以循经按揉拿捏可以很好地疏通这些经的经气，放松肌肉等软组织，消除肌肉的僵硬感。

其次，可以点揉穴位：曲池有通经活络的作用；然后就是肩井，按压肩井可以很好地缓解颈肩部的肌肉紧张；还有天宗，点揉天宗能够放松整个肩胛部的紧张感和疲劳感。

另外，如果方便的话，最好两个人再相互推一下背部，基本上是沿着足太阳膀胱经的循行路线由一侧从上往下推，然后从对侧从下向上按摩，力量可以由轻到重。注意从上往下推时力量可以加重，从下往上按摩时力量一般不需太大。这样反复操作5分钟左右，就能感觉到整个背部有一种温热感直透到皮下，肌肉紧张造成的酸痛感觉很快就消失了。

但是，还有一点我们要牢记，就是在进行了经络按摩后，一定要努力使自己一天中都能保持挺胸的姿势，以保持肩部的通畅感。在工作的间隙要站起来活动活动，这样既可以缓解颈肩的压力，又可使腹部的气流通畅，对预防胃肠疾病是很有好处的。

精神性阳痿，不妨试试指压肩外俞

生活在现代社会中的人们，每天要面对各种压力。在不安、焦虑中生活，是现代人的特征，而神经衰弱可说是现代病的一种。精神性阳痿就是典型性例子。

精神性阳痿有以下一些特点：夫妇感情冷淡、焦虑、恐惧、紧张，对性生活信心不足，精神萎靡、性交干扰及过度疲劳等。

患精神性阳痿者，城市人数远比农村中要多，三四十岁的人更易患此病，但是现在连20几岁的青年人也有很多患精神性阳痿的。人类为何会患精神性阳痿？

这是因为人类各种各样的精神因素和心理因素问题都会干扰大脑活动中枢的正常反射过程。大脑皮质的高级神经中枢大部分时间处于抑制状态，以保证人的其他正常活动，如果大脑皮质抑制作用增强，可以累及性功能的全部环节，也可以只影响性功能的某一个特定阶段和部位。若累及勃起中枢，就表现为阳痿。

因此，治疗精神性阳痿必须除去焦躁，使身体血液畅通无阻，使身体和精神都舒畅，指压小肠经上的要穴肩外俞就可奏效。

肩外俞位于背部第一胸椎和第二胸椎突起中间向左右各4指处。指压此处对体内血液流畅、肩膀僵硬、耳鸣非常有效。指压要领是保持深吸气状态，用手刀劈。在劈的同时，由口、鼻吐气，如此重复20次。

另外，在指压肩外俞的同时，还可以配合大肠经的手三里。手三里位于手肘弯曲处向前3指，指压此处除对精神镇定有效之外，对齿痛、喉肿也很有效。要领同前，重复10次。

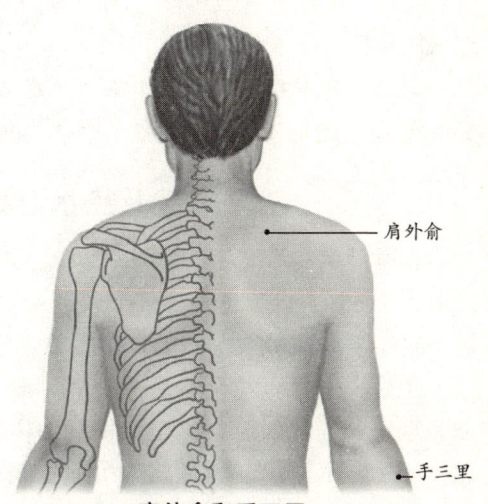

肩外俞和手三里

值得注意的是，在指压上述两穴时，最好先将手搓热，以便收到治疗精神性阳痿的效果。

第四节
肾经——激活先天之本，何惧疾病衰老

正说肾经大药

足少阴肾经起于足小趾下，斜走足心（涌泉），出于舟状骨粗隆下，沿内踝后，进入足跟，再向上行于腿肚内侧，出于腘窝内侧半腱肌腱与半膜肌之间，上经大腿内侧后缘，通向脊柱，属于肾脏，联络膀胱，出于前（中极，属任脉），沿腹中线旁开半寸、胸中线旁开两寸，到达锁骨下缘（俞府）。

肾经是与人体脏腑器官联系最多的一条经脉，健康强大的肾经可能会激发你身体的巨大潜能，让你体会生活的更多乐趣。而肾经如果有问题，人体通常会表现出口干、舌热、咽喉肿痛、心烦、易受惊吓，以及心胸痛、腰、脊、下肢无力或肌肉萎缩麻木，脚底热、痛等症状。

针对这些问题，我们可以通过刺激肾经来缓解：一种方法是沿着肾经的循行路线进行刺激，因为肾经联系着很多脏腑器官，通过刺激肾经就可以疏通很多经络的不平之气，还能调节安抚相连络的内脏器官。另一种方法是刺激肾经上的重点穴位。肾经上共有27个穴位，较常用的有涌泉、太溪、照海穴等。

另外，肾经是在酉时（即下午5~7点）当令，如果需要服中药的话，这个时候服用效果比较好。另外，如果家里有人经常在这个时候发低热，很可能就是肾气大伤引起的，一定要多加注意。这种情况多发生在青春期的男孩子和新婚夫妇身上。青春期的男孩子情窦初开，手淫的次数可能会比较多，新婚夫妇性生活往往不加节制，这两者都会过多地损耗肾精，伤了元气。

总之，为了我们一生的幸福，一定要了解肾，利用好肾经，这样肾精充足，肾就会变得强大，整个人充满创造力，所有的问题也就迎刃而解了。

敲肾经及热水泡脚，可以缓解骨质增生

骨质增生是中老年的常见病和多发病，40岁以上的中老年人发病率为50%，60岁以上为100%，也就是说，每个人进入老年阶段都将罹患此病。而且近年来骨质增生发病趋向年轻化，30岁左右的青年患有骨质增生的已为数不少。

严格说来骨质增生不是一种病，而是一种生理现象，是人体自身代偿、再生、修复和重建的正常功能，属于保护性的生理反应。单纯有骨质增生而临床上无相应症状和体征者，不能诊断为骨质增生症。只有在骨质增生的同时，又有相应的临床症状和体征，且两者之间存在必然的因果关系，才可诊断为骨质增生症。

中医认为"肾主藏精，主骨生髓"，若肾经精气充足则身体强健，骨骼外形和内部结构正常，而且不怕累，还可防止小磕小碰的外伤。如果肾经精气亏虚，就会造成骨髓发育不良甚至异常，久之关节在反复的活动过程中，便会渐渐老化并受到损害而过早过快地出现增生病变，所以防治骨质增生就要常敲肾经。

骨质增生是肾经所主的范围，肾经起点在足底。中医认为热则行，冷则凝，温通经络，气血畅通，通则愈也。敲肾经及热水泡脚就可以产生温通经络、行气活血、祛湿散寒的功效，从而达到补虚泻实，促进阴阳平衡的作用。所以，敲肾经及热水泡足是预防和辅助治疗骨质增生的好方法。

另外，"肝主藏血，主筋束骨利关节"，肝经气血充足则筋脉强劲有力，休息松弛时可保护所有骨骼，充实滋养骨髓；生活运动时可约束所有骨骼，避免关节过度活动屈伸，防止关节错位、脱位。因此，我们在敲肾经的同时，也可配合敲肝经治疗。

除了常敲经络，我们平时还要注意避免长期剧烈运动，因为外伤是造成人体组织增生的重要因素。人体有了外伤，其外伤部位的软骨组织同样会受到伤害并有可能导致软骨组织的病变或坏死，致使骨端裸露而增生。

走路是预防骨质增生症的主要举措，走路可以加强关节腔内压力，有利于关节液向软骨部位的渗透，以减轻、延缓关节软骨组织的退行性病变，以达到预防骨质增生症的目的。但应避免做以两条腿为主的下蹲运动，对于老年人膝关节来说摩擦力太大，易于形成骨刺，骨刺刺激关节囊，很容易引起关节肿胀。

还要注重日常饮食，平衡人体营养的需要。专家认为，阴阳平衡、气血流畅是人体进行正常生理性新陈代谢的基础。人体正气虚弱，经络不畅，势必导致气血凝涩而发生病变。

此外，还要预防寒凉，《黄帝内经·痹论篇》说："风寒湿杂至，而为痹也……以冬遇此病为痹也。"所以美丽"冻"人是不可取的，还是把健康放在第一位为好。

足少阴肾经

养好肾经第一穴，生命活力如"涌泉"

我国现存最早的医学著作《黄帝内经》中说："肾出于涌泉，涌泉者足心也。"意思是说：肾经之气犹如源泉之水，来源于足下，涌出灌溉周身四肢各处。所以，涌泉穴在人体养生、防病、治病、保健等各个方面都显示出了它的重要作用。

涌泉穴位于足底,在足掌的前1/3处,屈趾时凹陷处便是,为全身俞穴的最下部,乃是肾经的首穴。中医认为,肾是主管生长发育和生殖的重要脏器,肾精充足就能发育正常,耳聪目明,头脑清醒,思维敏捷,头发乌亮,性功能强盛。反之,若肾虚精少,则记忆减退,腰膝酸软,行走艰难,性能力低下,未老先衰。因此,经常按摩这个穴位,能活跃肾经内气,引导肾脏虚火及上身浊气下降,具有补肾、舒肝、明目、颐养五脏六腑的作用。可以防治老年性哮喘、腰腿酸软无力、失眠多梦、神经衰弱、头晕、头痛、高血压、耳聋、耳鸣、大便秘结等50余种疾病。

涌泉穴与人体生命息息相关。涌泉,顾名思义就是水如泉涌。水是生物体进行生命活动的重要物质,水有浇灌、滋润之能。据现代人体科学研究表明,人体穴位的分布结构独特,功用玄妙。人体肩上有一"肩井"穴,与足底涌泉穴形成了一条直线,二穴是"井"有"水"上下呼应,从"井"上可俯视到"泉水"。有水则能生气,涌泉如山环水抱中的水抱之源,给人体形成了一个强大的气场,维护着人体的生命活动。

在中医养生中,利用刺激涌泉穴养生、保健、防病治病的方法有很多,归结起来可分为三类:一是用药物烘烤、熏洗;二是用灸疗、膏贴;三是用各种按摩手法或其他的物理性方法。

下面是几种临床常用的治疗方法:

(1)用热盐水浸泡双侧涌泉穴。热水以自己能适应为度,加少许食盐,每日临睡觉前浸泡15~30分钟。

涌泉穴

(2)用艾灸或隔药物灸,每日一次,至涌泉穴有热感上行为度。

(3)用按摩手法推搓、拍打涌泉穴。具体操作方法是:每晚用热水洗脚后坐在床边,将腿屈膝抬起放在另一条腿上,膝心歪向内侧,先用右手按摩左脚心,再用左手按摩右脚心,转圈按摩,直到局部发红发热为止。按摩时动作要缓和连贯,轻重要合适,刚开始时速度慢一点,等适应后逐步加快和加长时间。另外,也可以将双手搓热,然后搓两脚心,横搓、竖搓均可以,搓80~108下,也可更多一些。哪怕在洗脚或睡觉时两脚脚面与脚心交叉搓摩,也有一定的作用。当然以第一种最正规的方法收效最好。但无论用哪种搓法,都要注意两脚按摩的次数和程度的均衡。

我们每个人都有多个"长寿穴",涌泉穴就是其中之一。若常"侍候"这个穴位,便可以身体健康,延年益寿。

第五节

膀胱经——让排毒通道畅通无阻

正说膀胱经大药

在中医里,膀胱经号称太阳,是很重要的经脉,它起于内眼角的睛明穴,止于足小趾尖的至阴穴,交于足少阳肾经,循行经过头、颈、背、腿、足,左右对称,每侧67

个穴位,是十四经中穴位最多的一条经,共有一条主线,3条分支。

申时(下午3点到5点)为膀胱经当令的时段。因为膀胱经经过脑部,而此时膀胱经又很活跃,这使得气血很容易上输到脑部,所以在这个时候不论是学习还是工作,效率都是很高的。古语就说"朝而授业,夕而习复",就是说在下午申时温习早晨学过的功课,效果会很好。如果这个时候出现记忆力减退、后脑疼等现象,就是膀胱经出了问题,因为下面的阳气上不来,上面的气血又不够用,脑力自然达不到。也有人会在这个时候小腿疼、犯困,这也是膀胱经的毛病,是阳虚的象,很严重。

《黄帝内经》中说:膀胱经有问题人会发热,即使穿着厚衣服也会觉得冷,流鼻涕、头痛、项背坚硬疼痛,腰好像要折断一样疼痛,膝盖不能弯曲,小腿肚疼,股关节不灵活,癫痫、狂证、痔疮都会发作,膀胱经经过的部位都会疼痛,足小趾也

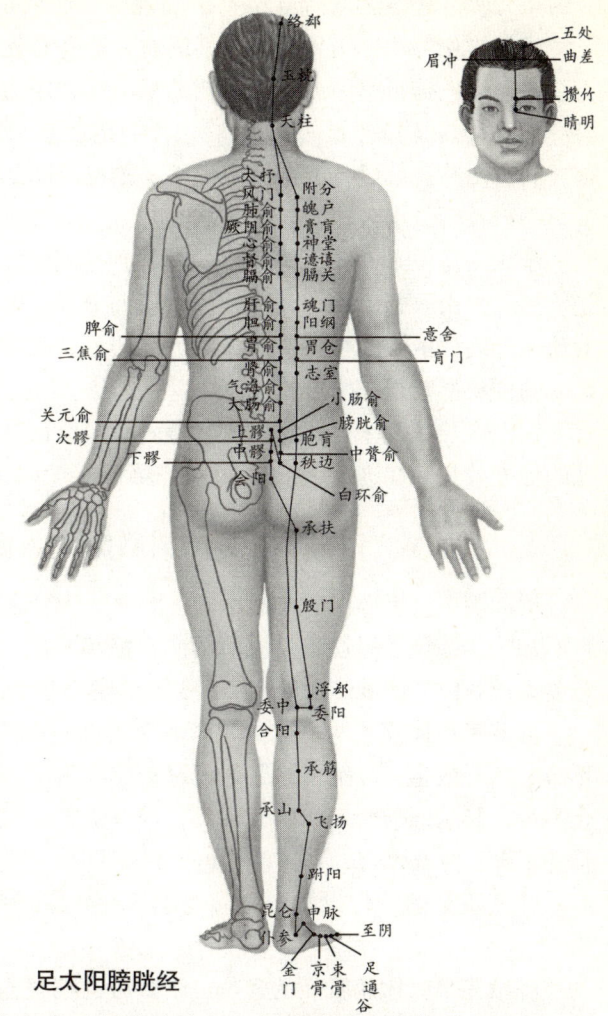

足太阳膀胱经

不能随意运动。缓解这些症状就要经常在申时刺激膀胱经,但是膀胱经大部分在背部,所以自己刺激时,应找一个类似擀面杖的东西放在背部,然后上下滚动,这样可以有效刺激相关穴位,还能放松整个背部肌肉。也可以在脊柱两旁进行走罐,对感冒、失眠、背部酸痛的疗效很好。在头部,循着膀胱经的循行路线用手模仿梳头动作进行刺激,能够很好地缓解头昏脑胀。

另外,膀胱经是人体最大的排毒通道,无时不在传输邪毒,而其他诸如:大肠排便、毛孔发汗、脚气排湿毒,气管排痰浊,以及涕泪、痘疹、呕秽等虽也是排毒的途径,但都是局部分段而行最后也要并归膀胱经。所以,要想去驱除体内之毒,膀胱经必须畅通无阻。

小腿抽筋,点压承山穴即可缓解

生活中,不少人经常会突然出现小腿抽筋。别小看小腿抽筋,厉害时,还真让人难受,使人动弹不得。发生在小腿和脚趾的肌肉痉挛最常见,发作时让人疼痛难忍,尤其是半夜抽筋时人往往会痛醒,好长时间不能止痛,且影响睡眠。此时如果采取中

医的点穴法，还真能起到立竿见影的效果，那就是点按承山穴。

具体操作方法：当发生小腿抽筋时，患者首先选好椅子取轻松的坐姿，自己或请他人帮忙，以大拇指稍用力点按患腿的承山穴，用力要大，力达肌肤深层，接着按顺、逆时针方向旋转揉按各60圈；然后，大拇指在承山穴的所在经脉处上下擦动数下，令局部皮肤有热感；最后，以手掌（虚掌）拍打小腿部位，使小腿部位的肌肉松弛。几分钟甚至几秒钟后，小腿转筋症状即可消失。

承山穴是位于人体小腿后面，腓肠肌两肌腹之间的凹陷顶端，左右小腿各一穴。"承"指承接，"山"指山路，其所处位置形如山谷，因而得名。承山穴属于足太阳膀胱经，有疏通经络、散热通积的功效。对治疗痔疮、肛裂、下肢疼痛麻木、肩周炎、无器质性病变的便秘都有很好的疗效。

这个穴位找起来也比较方便，顺着小腿后面往下推，肌肉变薄处或者感觉到一个尖儿的地方就是。在进行点按时小腿会感到酸、胀或者疼，但点完之后效果很好。

补脾气虚，刺激脾俞、足三里最好用

说起脾虚，想必很多人还是一头雾水，其实这种症状很常见：脘腹胀满，食后为甚，口不知味，甚至不思饮食，大便溏薄，精神不振，形体消瘦，肢体倦怠，少气懒言，面色萎黄或苍白，或肢体水肿，舌淡苔白，脉缓软无力。

这些表现体现了两个方面的病理变化：一是脾脏运化功能的减弱，脾失健运，精微不布，水湿内生，故纳少腹胀，便溏；脾虚失运，水湿泛滥，故肢体水肿。二是气血生化不足，脾主四肢肌肉，脾气不足，肢体失养，故肢体倦怠；气血亏虚，中气不足，故精神不振，少气懒言，形体消瘦，面色萎黄。

脾气虚证的治疗以益气健脾为主，在经络治疗方面，应该选用脾俞和足三里两个大穴。

脾俞是足太阳膀胱经的穴位，是脾脏的精气输注于背部的位置，和脾直接相连，所以刺激脾俞可以很快恢复脾的功能。《针灸大成》中说它可治"善欠，不嗜食"，也就是老打呵欠，总是昏昏欲睡。

刺激脾俞最好的办法是拔罐，其次是按揉，也可以艾灸，但是因四季的不同，采用的方法也有所不同。早春和晚秋最好拔罐，夏末和冬季应该艾灸。夏冬两季艾灸不但可以温补脾气，还可以祛湿，尤其是夏末，这时候的天气有湿有寒，艾灸最为合适。其他时候则以按揉为主。

每天晚上8点左右刺激脾俞最好，因为这是脾经精气最旺盛的时候，这时，一天的工作已基本结束，而且运转了一天的"脾气"已经有些疲惫了，这时补脾气，一来可以缓解白天的劳累，二来可以为第二天蓄积力量。

脾俞在脊柱旁开两指的直线上，平对第十一胸椎棘突（肚脐正对着脊柱的地方为第二腰椎，向上4指处即为第十一胸椎）。

足三里是胃经的合穴，"所入为合"，它是胃经经气的必经之处，要是没有它，脾胃就没有推动、生化全身气血的能力。古人称"若要安，三里常不干"，民间流传"常按足三里，胜吃老母鸡"，可见足三里对身体的重要性。

足三里一定要每天坚持刺激，也可以找一个小按摩锤进行敲击，力量要以产生酸胀感为度，每次至少揉3分钟。冬天的时候也可以艾灸。

具体操作方法：每天饭前饭后各半小时的时候

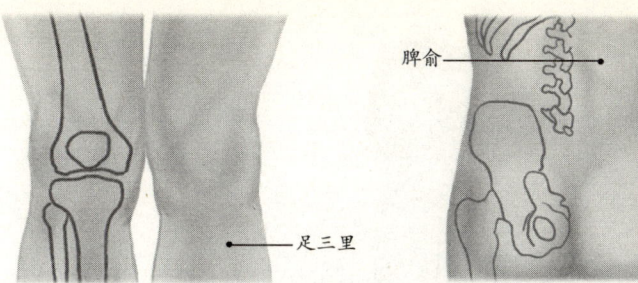

足三里穴和脾俞穴

按揉两侧足三里穴3分钟，可以左右交替着刺激，然后晚上8点左右再在两侧脾俞上拔罐15分钟，起罐之后喝一小杯温开水。

另外，在饮食上，脾气虚的患者宜多吃具有补气健脾功效的食物，如山药、莲子、大枣、黄豆、薏苡仁（薏苡仁）、胡萝卜等；还要注意调整心态，让精神振奋起来，豁达、乐观的精神状态对于治愈疾病有很好的辅助效果。

第六节

肝经——保命的万灵丹

正说肝经大药

我们首先看一下肝经的循行路线：从下往上走，起于大脚趾内侧的指甲缘，向上到脚踝，然后沿着腿的内侧向上，在肾经和脾经中间，绕过生殖器，最后到达肋骨边缘止。肝经和肝、胆、胃、肺、膈、眼、头、咽喉都有联系，所以虽然循行路线不长，穴位不多，只有14个穴位，但是作用很大。

《黄帝内经》认为，肝是将军之官，是主谋略的。将军运筹帷幄的功能，就相当于肝的藏血功能，而"谋略出焉"，指的就是把肝气养足了才能够出谋略，才能让我们更聪明。因此，我们的聪明才智能否最大限度地发挥，全看我们的肝气足不足，而让肝气充足畅通，就要配合肝经的工作。

肝经在凌晨1点到3点的时候值班，也就是肝经的气血最旺的时候，这个时候人体的阴气下降，阳气上升，人应处在熟睡之中。虽然睡觉养肝是再简单不过的事，但是对于很多经常应酬的人来说，这个时候可能正在兴头上，一笔生意就要谈成了，精神正处于很兴奋的状态，根本不可能睡觉。其实，这是非常伤肝的，现在有很多得乙肝、脂肪肝的人，就是不注意养肝造成的。

有些人虽然没有谈生意，但是也失眠。中医里讲心主神、肝主魂，到晚上的时候这个神和魂都该回去的，但是神回去了魂没有回去，这就叫"魂不守神"，解决办法就是按摩肝经，让魂回去。

也许你会说，半夜时按摩，岂不是更睡不着了，怎么办呢？如果你经常有失眠的情况，

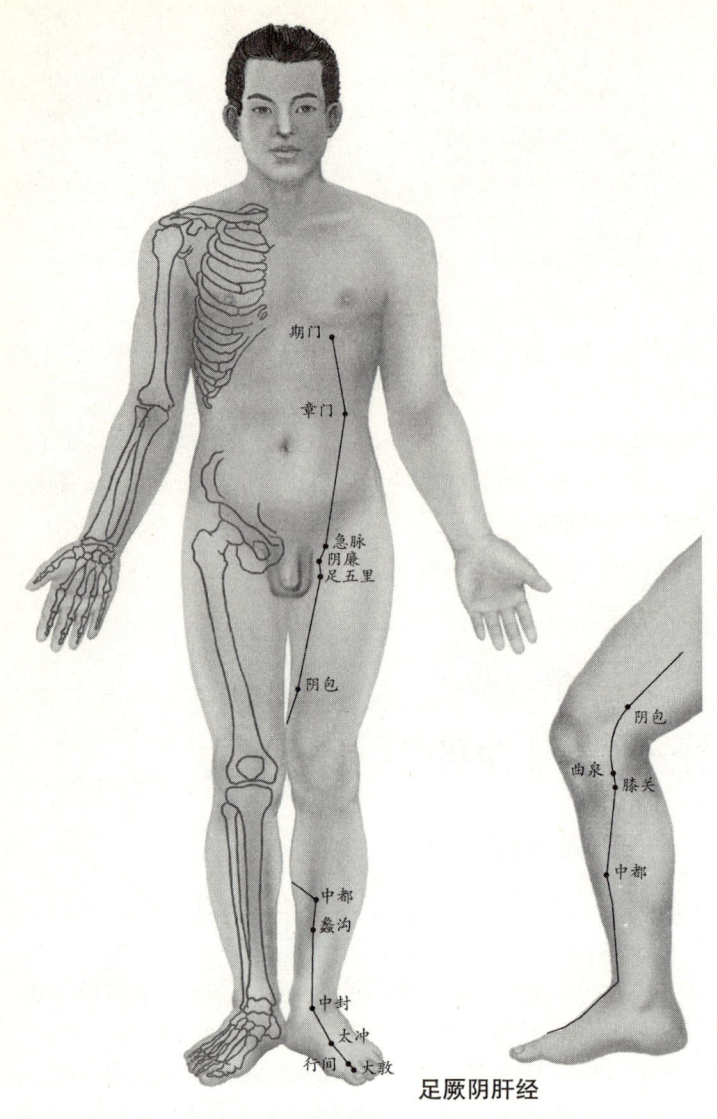

足厥阴肝经

那么建议你在晚上7点到9点的时候按摩心包经，因为心包经和肝经属于同名经，所以按摩心包经也能起到刺激肝经的作用。

另外，在肝经上有一个很重要的穴位——太冲穴，是治疗各种肝病的特效穴位，能够降血压，平肝清热，清利头目，和中药中菊花的功效很像，而且对女性的月经不调也很有效，它的位置在脚背上大拇指和第二趾结合的地方向后，在足背最高点前的凹陷处。那些平时容易发火着急，脾气比较暴躁的人要重视这个穴位，每天坚持用手指按摩太冲穴2分钟，要产生那种明显的酸胀感，用不了1个月就能感觉到体质有明显的好转。

失眠的人，除了可以按摩心包经外，还可以在每晚临睡前刺激这个太冲穴，只需几分钟，人就会感到心平气和，自然也就能安然入睡了。

闷气最伤身，最好找太冲出出气

事实上，太冲穴作为肝经的原穴（即肝经的发源、原动力），不仅有治疗失眠的功效，更有帮人出气的作用。

太冲穴位于大脚趾和第二个脚趾之间，向脚踝方向3指宽处，一般肝脏所表现的个性和功能都能从太冲穴找到形质。在中医里面，有"肝为刚脏，不受侮郁"的说法，也就是说肝脏的阳气很足，火气很大，不能被压抑。我们经常说"某某肝火旺"，其实肝火旺是一种上天的禀赋，通常肝火旺的人都有胆有识、精力充沛，能成大事，一旦生气也能很快地宣泄出来，不会伤到身体；也有人先天肝火不旺，气血不足，这样的人一旦生气，很容易被压抑，无力宣发，只能停滞在脏腑之间，形成浊气。也有一些人，每天精神涣散、注意力很难集中，或者半夜两三点钟就会醒来，再难入睡，这些其实都是肝部的毛病。这些问题都可以通过刺激太冲穴来解决。

然而，太冲穴并不适合那些火暴脾气的人，就是一有不痛快就马上发泄、吵闹，并且吵闹后觉得痛快，还能谈笑风生的人，这种人的火气已经发泄掉了，不用再揉太冲穴。这个穴位是为那些爱生闷气，有泪不轻弹但又不能释怀的人准备的，还有那些容易郁闷、焦虑的人都很适用。

其实，发脾气也不一定是坏事，因为很多时候我们会发脾气，并不是由于修养差、学问低，而是体内的浊气在作怪，它在你的胸腹中积聚、膨胀，最后无法控制地爆发出来。那么，这种气又是如何产生的呢？其实，这种气起初是人体的一股能量，在体内周而复始地运行，起到输送血液周流全身的作用。肝功能越好的人，气就越旺。肝帮助人体使能量以气的形式推动全身物质的代谢和精神的调适。这种能量非常巨大，如果我们在它生成的时候压抑了它，如在生气的时候强压下怒火，使它不能及时宣发，它就会成为体内一种多余的能量，也就是我们经常说的"上火"。"气有余便是火"，这火因为没有正常的通路可宣发，就会在体内横冲直撞，窜到身体的哪个部位，哪个部位就会产生相应的症状，上到头就会头痛，冲到四肢便成风湿，进入胃肠则成溃疡，而揉太冲穴就是给这股火找一个宣发的通路，不要让它在体内乱窜。

另外，太冲穴还可以缓解急性腰痛。超过半数的成人都出现过急性腰痛症状，多数是由于劳累过度、不正常的姿势、精神紧张以及不合适的寝具等因素引起。这时，就可以用拇指指尖对太冲穴慢慢地进行垂直按压，一次持续5秒钟左右，进行到疼痛缓解为止。

第七节

胆经——消除疾病，立竿见影

正说胆经大药

有些人经常会感到口苦，偏头疼，坐骨神经痛等，其实你只要仔细观察一下，就会发现出现症状的地方都是胆经经过的地方。

胆经是人体循行线路最长的一条经脉，它从人的外眼角开始，沿着头部两侧，顺着人体的侧面向下，到达脚的第四、五趾，几乎贯穿全身。胆经的当令时间在子时，也就是夜里的11点到凌晨1点这段时间。经常熬夜的人会有体会，到夜里11点钟的时候，觉得很有精神，还经常会觉得饿，这就是胆经当令，阳气开始生发了。但是大家一定要注意，不要觉得这个时候精神好就继续工作或者娱乐，最好在11点前就入睡，这样才能把阳气养起来。

《黄帝内经》有"凡十一藏取决于胆"之说，"藏"同"脏"，也就是说人体的五脏六腑11个脏器都取决于胆气的生发，胆气生发起来，人体状态才会很好。反之，胆气如果不通畅，反应在人体的症状就是：皮肤无光泽，口苦，喜叹气，心胁痛不能转身，头痛, 腮痛, 腋窝肿, 锁骨窝中肿痛, 大脖子病, 脚面外侧发热, 胸、胁、肋、大腿外侧、小腿和膝外侧、外踝前及关节都痛, 足次趾和小趾不能活动等, 这些都是胆经上的毛病。因此, 要想更好地让我们的胆发挥作用, 就要利用好胆经, 让胆气生发起来。

中医认为, 只要拍一拍胆经就可以让胆气生发起来。胆经在人体的侧面, 拍的时候从臀部开始一直往下就可以了, 每天拍够300下, 胆经顺畅了, 人所有的忧虑、恐惧、犹豫不决等都随着胆经的通畅排解出去了, 该谋虑时谋虑, 该决断时决断, 那么, 我们的肝胆必定会日益强壮而没有无谓的损耗, 身心也会健康快乐。

有些人拍完胆经后会失眠, 这又是为什么呢? 胆经和三焦经都是少阳经, 其实是同一条经, 在手臂上是三焦经, 在腿上就是胆经, 拍完胆经头痛失眠的人, 通常是邪气被赶到三焦经了, 若再敲敲三焦经, 问题也就解决了。

另外, 胆经上有很多特效穴位: 阳陵泉治两肋疼痛, 光明穴可治老花眼, 悬钟治落枕, 风市可治各种皮肤痒疹, 胆经上的穴位都气感明显而强烈, 如能善加利用, 都有极好的效果。

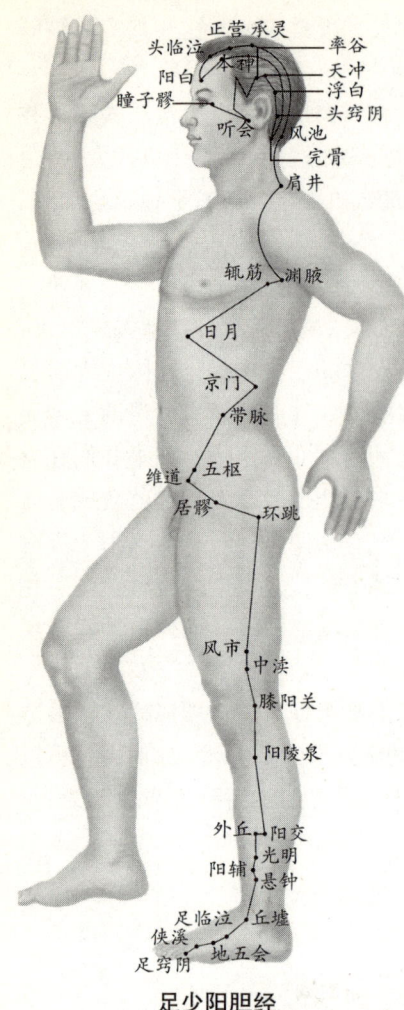

足少阳胆经

右腿常痛, 疏胆经才是根本解决之道

不少人的右腿经常疼痛, 疼得厉害的时候甚至连一秒钟都坐不下去, 其实这是胆经经络不通造成的坐骨神经痛。痛是因为经络不通的原因, 中医里说: "通则不痛, 痛则不通。"胆经是沿外侧循行的, 而大腿外侧只有胆经一条经络, 所以可以说, 胆经经络不通是造成坐骨神经痛的原因。

那么对于右腿疼痛, 我们该如何缓解和调养呢?

当胆经发生疼痛时, 按摩肺经的尺泽穴会感觉非常痛, 压住正确的穴位后, 停留在穴位一分钟可以立即止住疼痛。为减少发病的概率, 平时可以经常按摩尺泽穴。每日睡前用热毛巾或布包的热盐热敷腰部或臀部, 温度不可太高, 以舒适为宜。

坐骨神经痛是身体排出寒气时的症状之一。当肺排出寒气时, 会使胆的功能受阻, 当胆经受阻的情形严重时, 就造成了胆经疼痛, 也就是坐骨神经痛。由于疼痛是由肺热引起的, 因此, 按摩肺经可以疏解肺热, 肺热消除了, 胆经立即就不痛了。

如果疼痛发生于季节变化时, 由于春季肝的升发或夏季心火的旺盛, 都会因为脏腑平衡的原因, 造成肺热的症状, 因此, 保健时春天需先祛除肝热, 夏天则先祛除心火, 再祛除肝热, 如果还不能祛除疼痛时, 再按摩肺经卸除肺热。秋天时则直接按摩肺经,多数都能缓解疼痛。冬天肝气会由于肾气下降而相对上升,因此,必须先按摩肾经,再按摩肝经和肺经。

由于肺和胆的问题通常都不是短时间形成的,当发生胆经疼痛症状时,问题必定已经相当严重了。因此,不可能在短期内完全祛除疾病,必须先培养血气,血气能力达到相当充足的水平,人体才有能力逐渐祛除肺中的寒气。寒气祛除了,胆功能才能逐渐恢复。

此外,还要注意以下事项:工作时坐硬板凳,休息时睡硬板床。要劳逸结合,生活有规律,适当参加各种体育活动。运动后要注意保护腰部和右腿,内衣湿后要及时换洗,防止潮湿的衣服在身上被焐干。出汗后也不宜立即洗澡,待落汗后再洗,以防受凉、受风。

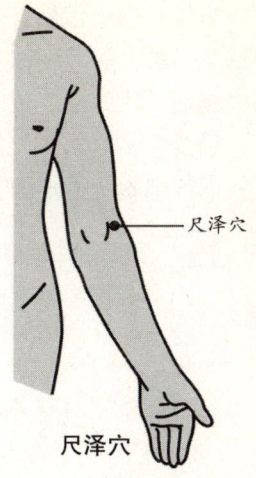

尺泽穴

祛除鱼尾纹,就从按摩瞳子髎开始

随着年龄的增长,眼角便容易出现一些细小的鱼尾纹,这是因为眼角周围的皮肤细腻娇嫩,皮下脂肪较薄,弹性较差。再加上眼睛是表情器官,睁眼、闭眼、哭、笑时眼角都要活动,故容易出现皱纹,而且一旦出现则较难祛除。面对眼角出现的皱纹,很少有女人不介意的,名贵的化妆品买了不少,可就是难以祛除。其实,只要每天轻柔地按摩瞳子髎穴就能把小皱纹赶跑。

瞳子髎位于眼睛外侧1厘米处,是足少阳胆经上的穴位,而且还是手太阳、手足少阳的交会穴,具有平肝息风、明目退翳的功用。经常指压此穴,可以促进眼部血液循环,治疗常见的眼部疾病,并可以祛除眼角皱纹。

具体操作方法:首先,将双手搓热,然后用搓热的手掌在眼皮上轻抚,一边吐气一边轻抚,上下左右各6次;其次,再以同样要领将眼球向左右各转6次,再用手指按压瞳子髎穴,一面吐气一面按压6秒钟,如此重复6次。

除指压按摩法外,下面再介绍几种祛除鱼尾纹的小食品,让你看起来更年轻。

鸡骨:鸡皮及鸡的软骨中含大量的硫酸软骨素,它是弹性纤维中最重要的成分。把吃剩的鸡骨头洗净,和鸡皮放在一起煲汤喝,不仅营养丰富,常喝还能使肌肤细腻,久而久之,鱼尾纹就会减轻了。

啤酒:啤酒的酒精含量少,所含的鞣酸、苦味酸又有刺激食欲、帮助消化及清热的作用。啤酒中还含有大量的B族维生素、糖和蛋白质,这些都是皮肤喜欢的营养成分。适量饮用啤酒(每天中餐、晚餐各饮150~250克),可增强体质,减少面部鱼尾纹。

口香糖:每天咀嚼口香糖十几分钟,不但能清洁牙齿,更可使面部鱼尾纹减少,面色红润。因为咀嚼能锻炼面部肌肉,改善面部的血液循环,增强面部细胞的新陈代谢功能,使鱼尾纹逐渐消退。

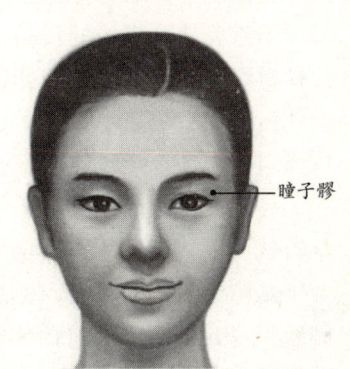

瞳子髎穴

米饭：当米饭做好后，挑些柔软温热的米饭揉成团，放在面部轻揉，直到米饭团变得油腻污黑，然后用清水冲洗面部。米饭可以把皮肤毛孔内的油脂、污物吸出，使皮肤呼吸畅通，从而减少鱼尾纹。

另外，多吃富含胶原蛋白的食物，如猪蹄、猪皮、猪肘、鸡皮、鱼头、鱼鳞汤等，能使面部细胞变得丰满，从而减少细纹，令肌肤变得光滑且富有弹性。

第八节
胃经——培育我们的后天之本

正说胃经大药

胃经是人体经络中分支最多的一条，共有两条主线和四条分支，主要分布在头面、胸部、腹部和腿外侧靠前的部分。它起于鼻旁，沿鼻上行至根部，入于目内眦，交于足太阳膀胱经；沿鼻外侧下行至齿龈，绕口唇，再沿下颌骨出大迎穴；上行耳前，穿过颌下关节，沿发际至额颅。它的支脉从大迎穴下行，过喉结入锁骨，深入胸腔，穿过横膈膜，归属胃，并与脾相络。它的另一支脉直下足部二趾与中趾缝，此支又分两支，一支自膝膑下三寸分出，下行至中趾外侧，一支从足背分出，至大趾内侧，交足太阴脾经。

从胃经的循行路线可以看出，与胃经关系最为密切的脏腑是胃和脾。脾胃是人体的后天之本，这是因为每个人在出生后，主要依赖脾和胃以运化水谷和受纳腐熟食品，这样人体才能将摄入的饮食消化吸收，以化生气、血、津液等营养物质，才能使全身脏腑经络组织得到充分的营养，维持生命活动的需要。

除了消化吸收食物外，胃还有一个重要的功能——生血。"血变于胃"，胃将人体吸纳的精华变成血，母亲的乳汁其实就是血的变现，血是由食物的精华变成的。在抚养孩子的时候，母亲的血又变成了乳汁。

按摩胃经，一方面可以充实胃经的经气，使它和与其联系的脏腑的气血充盛，这样脏腑的功能就能正常发挥，就不容易生病；另一方面可以从中间切断胃病发展的通路，在胃病未成气候之时就把它消弭于无形。

当然，按摩胃经的目的主要还是调节胃肠功能，所以饭后1个小时左右就可以开始按揉胃经的主要穴位了，如足三里、天枢等一定要按到；然后在睡前1个小时左右灸一会儿，灸完后喝1小杯水。每天早上7~9点按揉的效果应该是最好的，因为这个时辰是胃经当令，是胃经经气最旺的时候。

另外，胃经当令之时正好是用早餐之时，所以早饭一定要吃好。很多人以为，不吃早饭就可以减肥，其实这是非常错误的观念。此时吃早饭即使吃得再多也不会胖，因为上午是阳气最足的时候，也是人体阳气最旺盛的时候，食物很容易被消化。胃经以后是脾经当令，脾可以通过运化将食物变成精血，输送给人体五脏。如果不吃早饭，9点以后，脾就是在空运化，它也没有东西可以输送给五脏，这时人体会有不适现象产生，比较明显的表现就是头晕。中医说脾胃是"后天之本"，也是这个道理。因为人要活下去靠的就是食物，而脾胃就是负责食物的消化吸收，脾胃不好，人体运转就会出问题。所以，早饭一定要吃，而且要吃好。

敲胃经，除胃寒，治痘痘

很多人脸上爱长青春痘（即痤疮），这其实就是胃寒的象，例如现在很多人都爱喝冷饮，不管冬天夏天都爱喝，这就容易造成胃寒，而当身体遭遇到外界来的寒气时，出于自保，身体就会用自身散发的热来抵御寒气，这种热是燥火，燥火不停地往外攻，皮肤就成为它的出口。所以说，痤疮就是体内的燥火，根源在于胃，治疗时从胃经入手就可以了。经常情绪不好的人也容易长痘痘，这也是由于胃寒造成的。

但是有的人，情绪也不好，还经常喝冷饮，但是很少长痤疮，这怎么解释呢？其实，不长痤疮不一定是好事，并不是说他没有胃寒，

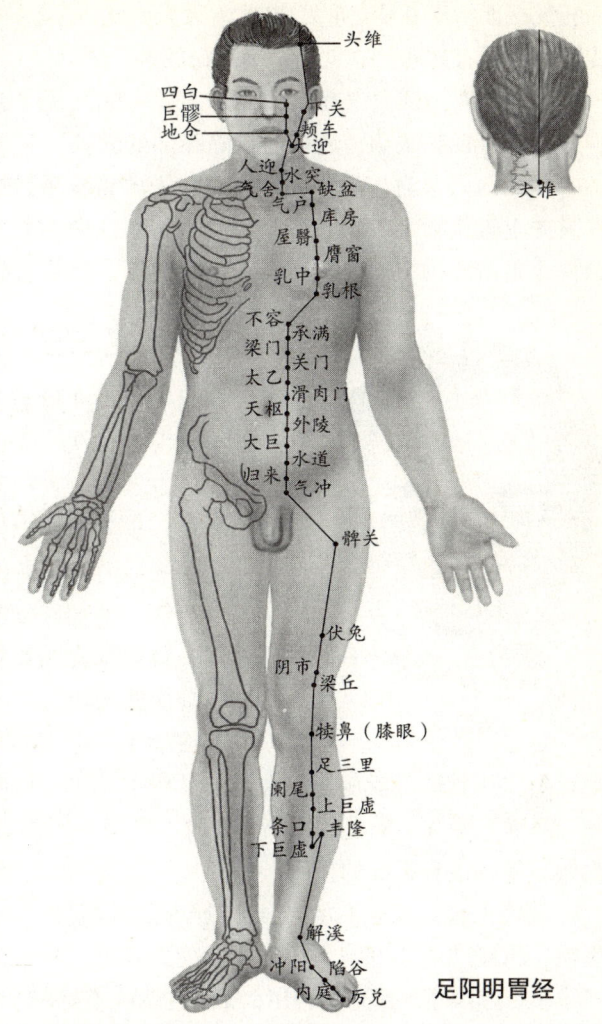

足阳明胃经

而是他已经没有胃火可发了。那么他的胃寒怎么疏解呢？虽然不在脸上，但是胃经会一直向下走，经过乳中（乳房的正中线）。假如有胃寒的是女孩子，她就很可能会发生痛经、月经不调，并且在经期前后乳房胀痛和大腿根酸痛，这就是胃经不调的象。因为胃经经过乳房和大腿根，她的经血下不来，这些地方就会不通则痛。

因此，对于胃寒，我们应该让它从正确的通道出来，否则就有可能影响到我们身体的正常功能。那么，我们应该怎样做呢？很简单，按摩胃经就可以了。

按压四白穴——最简单的美白养颜法

四白穴位于眼球正中央下2厘米处。当你向前平视的时候，沿着瞳孔所在直线向下找，在眼眶下缘稍下方能感觉到一个凹陷，这就是四白穴。

四白穴有"美白穴""养颜穴"之称，很多人不太相信，养颜美白靠这么一个小小的穴位就能实现吗？你不妨每天坚持用手指按压它，然后轻轻揉3分钟左右，一段时间以后，观察一下脸上的皮肤是不是变得细腻，而且比以前白了？四白穴也可用来治疗色斑，如果再加上指压"人迎"（人迎位于前喉外侧3厘米处，在这里能摸到动脉的搏动），一

面吐气一面指压6秒,重复30次。天天如此,经过一段时间后,脸部的小皱纹就会消失,皮肤变得更有光泽。这就是经络通畅的神力。

另外,因为四白穴在眼的周围,坚持每天点揉还能很好地预防眼花、眼睛发酸发胀、青光眼、近视等眼病,还可以祛除眼部的皱纹。

按摩四白穴时,为增强效果,首先要将双手搓热,然后一边吐气一边用搓热的手掌在眼皮上轻抚,上下左右各6次,再将眼球向左右各转6次。此外,还可以通过全脸按摩祛除眼角皱纹,四白穴和睛明、丝竹空、鱼腰这些穴一起按摩效果会更好。

常按足三里,让消化系统疾病无影无踪

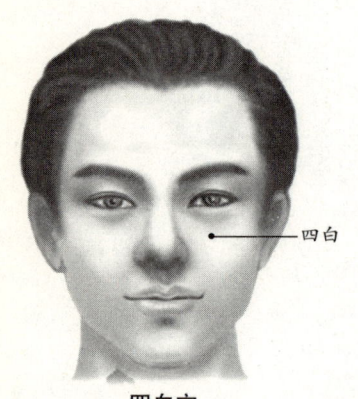

四白穴

足三里位于膝盖边际下3寸,这里的"3寸"指的是人4个手指并在一起的宽度,因人而异,在胫骨和腓骨之间。从古至今,人们都非常重视足三里的保健作用,经常刺激足三里穴,可以使胃肠蠕动有力而规律,并提高多种消化酶的活力,增进食欲,帮助消化;可以改善心脏功能,调节心律,增加红细胞、白细胞、血红蛋白和血糖量;对垂体—肾上腺皮质系统有双向良性调节作用,并能提高机体防御疾病的能力。

按揉足三里穴能预防和减轻很多消化系统的常见病,如胃十二指肠球部溃疡、急性胃炎、胃下垂等,解除急性胃痛的效果也很明显,对于呕吐、呃逆、嗳气、肠炎、痢疾、便秘、肝炎、胆囊炎、胆结石、肾结石绞痛以及糖尿病、高血压等,也有很好的作用。

现代人通常气血不足,身体处于亚健康状态,这在很大程度上都是受了消化不好的影响。胃肠功能不好,人体的吸收能力就低,吃进身体里的食物经常因为无法吸收而直接排出,营养得不到充分利用,身体自然就不好。所以,每天用手指在足三里揉上5分钟,坚持10多天,你的食欲就会有改善,身体也会明显感觉舒服。

当然,刺激足三里也可用艾灸,就是把艾炷直接放在穴位上面灸,皮肤上面不放置任何导热的东西。这样对提高人体自身免疫力有好处,对于那些由于机体免疫力下降导致的慢性疾病效果很好,比如哮喘。

艾条在中药店里可以买到。每星期艾灸足三里穴1~2次,每次灸15~20分钟,艾灸时让艾条离皮肤大概2厘米就行,灸到局部的皮肤发红,并缓慢地沿足三里穴上下移动,注意不要烧伤皮肤。

另外,还可以用手或按摩锤经常按揉敲打足三里,每次5~10分钟,做到使足三里穴有一种酸胀、发热的感觉即可。

总之,不管使用哪种方法,一定要每天都坚持,并按要求去做。

第二章 经络养生

第九节
脾经——化掉所有慢性病

正说脾经大药

脾经在人体中的地位非常重要。在中医理论中，脾属土，而土正是我们人类能够生存的根本。中医认为，脾主要的作用是运化，即把水谷化成精微并吸收，转换成气血津液，传输至全身，保证人体的正常运行。如果肾是我们的先天之本，是我们生命的源头，那么脾的作用就在于不断为先天之本添砖加瓦，维持我们的生命，而脾经正是维持脾脏正常运行的经络。

脾经主要循行在胸腹部及下肢内侧，即从足到头。它从大脚趾末端开始，沿大脚趾内侧脚背与脚掌的分界线，经踝骨，向上沿内踝前边，上至小腿内侧；然后沿小腿内侧的骨头，与肝经相交，在肝经之前循行，上膝股内侧前边，进入腹部；再通过腹部与胸部的间隔，夹食管旁，连舌根，散布舌下。其分支从胃部分出，上过膈肌，流注心中，经气接手少阴心经。

当脾经不通时，人体就会出现一些常见的慢性病：大脚趾内侧、脚内缘、小腿、膝盖或者大腿内侧、腹股沟等经络线路会出现冷、酸、胀、麻、疼痛等不适感，或者全身乏力、疼痛、胃痛、腹胀、大便稀溏、心胸烦闷、心窝下急痛，还有舌根发强、饭后即吐、流口水等。

另外，脾除了有运化的作用外，还有统血的作用，就是统摄、约束血液行于脉内而不外溢。如果脾经拥堵脾气虚弱，不能承担起这种约束功能，就会出现各种出血病症，如呕血、便血、尿血等。

以上症状都可以从脾经去治，最好在脾经当令的时候按摩脾经上的几个重点穴位：太白、三阴交、阴陵泉、血海等。上午9~11点正处于人体阳气的上升期，这时疏通脾经可以很好地平衡阴阳。

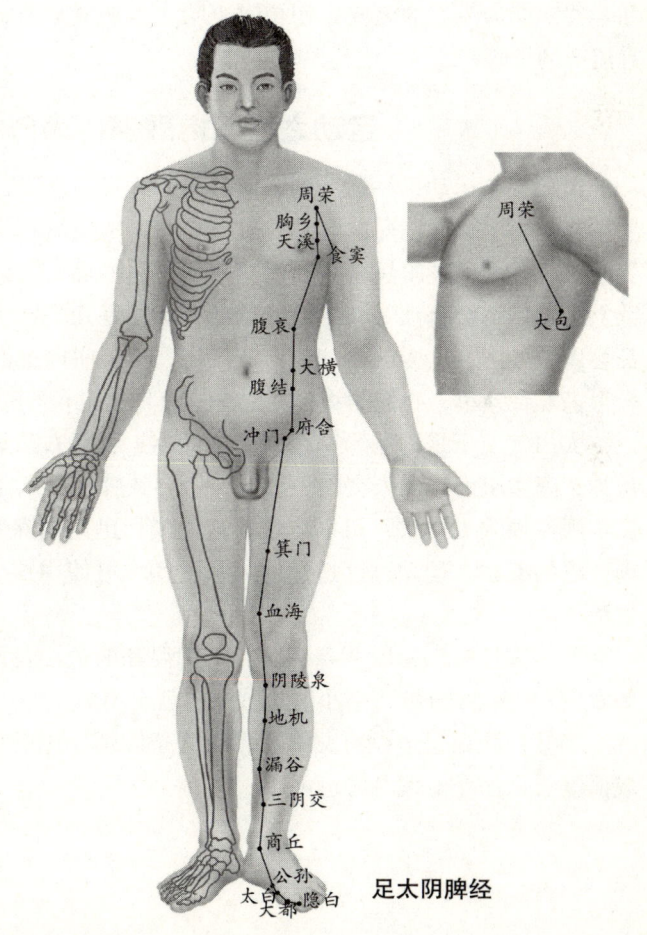

足太阴脾经

另外,《黄帝内经》中说思伤脾。所谓"衣带渐宽终不悔,为伊消得人憔悴",思虑过度就会扰乱脾的正常工作,使其方寸大乱,反映到身体上就是食欲不振、无精打采、胸闷气短。所以,我们要尽量做到思虑有节,这样脾的功能才会正常,脾经也才能通畅。

治疗妇科病的首选大穴——三阴交

"三阴交"是脾经大穴,处在脾经、肾经、肝经三条经络的相交之处,位于脚内踝尖上3寸,就是从内踝向上量4指,胫骨(小腿内侧骨)后缘凹陷处,用手按时比其他部位敏感,有点胀疼的感觉。

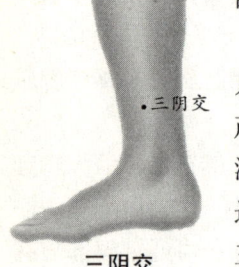
三阴交

三阴交又名"女三里",对中医而言,它是妇科病的万灵丹。只要是妇科病,刺激此穴皆有效。三阴交能够根据个人体质不同,产生对机体有利的作用。它能通利又能收摄,能活血又能止血,能滋阴又能利湿。主治症状包括:痛经、月经不调、更年期综合征、过胖过瘦(减肥增肥)、脚底肿胀、手脚冰冷等多种妇科疾病。对三阴交穴的刺激,用艾条灸也较为有效。月经开始前5~6天起,每天花一分钟刺激本穴,远比生理痛后再刺激来得有效。

另外,孕初期的女性,一定不要刺激三阴交穴,更别和合谷一起刺激。因为三阳交和合谷穴同为流产的名穴,初孕时,胎儿本来就不稳定,如果刺激三阳交和合谷穴,则有流产的危险。

运动之后肌肉酸痛,太白穴解忧愁

很久没有运动,一运动则肌肉酸痛,浑身不舒服,相信很多人都有过类似的经历。这主要是由于突然剧烈的运动导致血液给肌肉供氧不足,使肌肉细胞做无氧呼吸,产生乳酸,乳酸堆积越来越多后你就会感到肌肉酸疼。大部分人对这种症状并不在意,因为歇上几天后就会自动好转,但毕竟还要难受好几天,所以有经验的人士在剧烈运动完后都会做做按摩,这样就会加速血液循环,带走肌肉中的乳酸,肌肉酸痛的感觉也就会减轻很多。在这里,我们为大家提供一个有效的穴位疗法,就是用艾条灸太白穴。

太白穴位于足内侧缘,在第一跖骨小头后下方凹陷处,是足太阴脾经的原穴。中医认为,脾主肌肉,当人突然运动时,会导致脾气一下子耗费过多,使肌肉内部气亏,而艾灸脾经原穴太白穴,可以调理疏通经气,迅速消除肌肉酸痛的症状。运动过度造成的局部受伤也可使用这个方法。

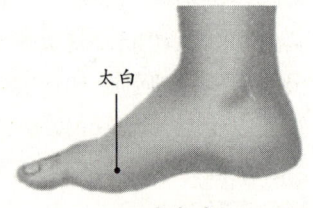
太白穴

具体操作方法:取艾条一段,采用温和的灸法灸两侧太白穴15~20分钟,半小时后酸痛感就全不见了。

当然,如果手边没有艾条或者嫌艾条麻烦,用拳头或保健的小锤敲击太白穴也可以。

第十节
肺经大药房——气顺病自消

正说肺经大药

肺在五脏六腑中的地位很高。《黄帝内经》把它比作"相傅之官",也就是说肺相当于一朝的宰相,一人之下,万人之上。宰相的职责是什么?他了解百官、协调百官,事无巨细都要管。肺是人体内的宰相,它必须了解五脏六腑的情况,所以《黄帝内经》中有"肺朝百脉"之说,就是说全身各部的血脉都直接或间接地汇聚于肺,然后敷布全身。所以,各脏腑的盛衰情况,必然在肺经上有所反映,而中医通过观察肺经上的"寸口"就能了解全身的状况。寸口在两手桡骨内侧,手太阴肺经的经渠、太渊二穴就处在这个位置,是桡动脉的搏动处,中医号脉其实就是在观察肺经。

肺经起始于胃部,向下络于大肠,然后沿着胃上口,穿过膈肌,属于肺脏。再从肺系横出腋下,沿着上臂内侧下行,走在手少阴、手厥阴经之前,下向肘中,沿前臂内侧桡骨边缘进入寸口,上向大鱼际部,沿边际,出大指末端。

肺经上分布着3个很重要的穴位,分别是尺泽穴、孔最穴和太渊穴。

尺泽穴位于肘横纹上肱二头肌肌腱桡侧的凹陷处,是最好的补肾穴。通过降肺气而补肾,最适合上实下虚的人,高血压患者多是这种体质。另外,按压尺泽穴对于肺经引起的咳嗽、气喘、咯血、潮热、胸部胀满等很有效。

按摩孔最穴对风寒感冒引起的咳嗽和扁桃体炎效果不错,还能治疗痔疮。孔最穴在前臂掌面桡侧(大拇指方向),在尺泽穴与太渊穴(腕部动脉搏动处)连线上,腕横纹上7寸(手腕至肘共12寸,按比例取穴)。

有人总觉得气不够用,有吸不上气的感觉,这个时候就可以点揉太渊穴(仰掌、腕横纹之桡侧凹陷处)。此穴为肺经原穴,补气效果尤佳。

我们知道,肺为娇脏,很容易出现问题。当肺的正常功能受损时,就会出现咳嗽、气喘、胸闷等呼吸方面的疾病,以及各种皮肤病。所以,我们要格外爱护肺经。

肺经在寅时当令,也就是凌晨3~5点。这个时候,是按摩肺经的最佳时间。但这个时候应该是人睡得最沉的时候,怎么办呢?由于足太阴脾

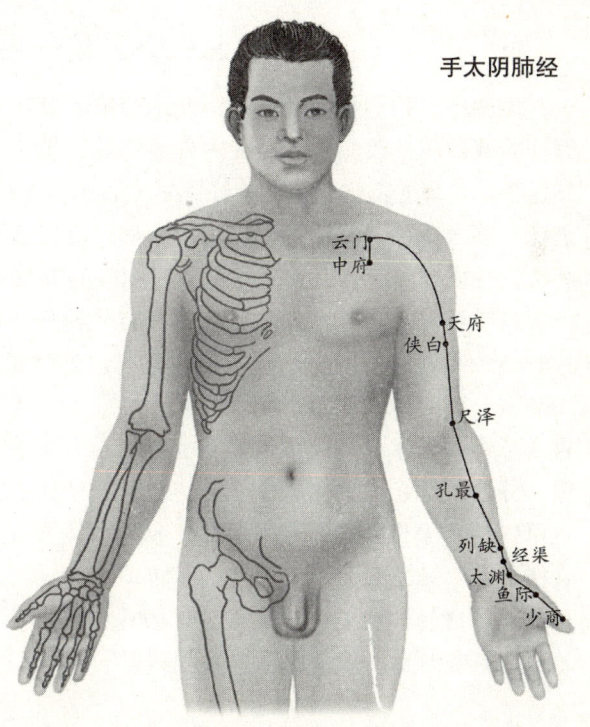

手太阴肺经

经与肺经是同名经,所以按摩足太阴脾经(上午9~11点当令)也能取得同样的效果。

列缺可以让皮肤细腻光滑有弹性

《素问·五脏生成》中这样记载肺的功能:"肺之合皮也,其荣毛也。"意思是说,肺管理汗孔的开合。我们知道,皮毛包括皮肤、汗腺、毫毛等组织,为一身之表,依赖肺宣发卫气和津液温养、润泽,是机体抵抗外邪的屏障。肺的生理功能正常,皮肤得以濡养,毫毛有光泽,抵御外邪的能力就强,故其荣在皮毛。如果肺功能不好,汗孔就不能正常开关,体内代谢的垃圾就不能随着汗液排出体外,而是在毛孔处堆积,渐渐的,就把毛孔堵住了,所以会在那儿起小疙瘩。因此,要想消除这些烦人的小疙瘩,就要想办法调理肺的功能,让汗液顺利排出来,这时列缺穴当然是首选的穴位了。

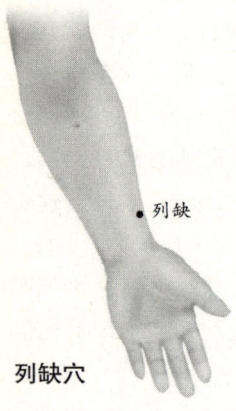

列缺穴

列缺是手太阴肺经上的络穴,又是"八脉交会穴"之一,通于任脉,能同时调节肺经、大肠经和任脉,可以通经络、调肺气。这个穴位也很好找,把两手虎口自然平直交叉,一手食指按在另一手桡骨茎突上,指尖下凹陷中即是。

具体操作方法:每天用食指按压此穴3分钟就可以。时间最好是在凌晨3~5点,当然,如果条件不允许,也可以在上午9~11点脾经旺时来按摩。另外,除了指压法,我们还可以采用艾灸法,或者用热毛巾敷列缺穴,效果也很不错。

除了刺激列缺之外,要想让皮肤柔滑有弹性,我们还可以采用多运动和喝热水的方式达到多出汗的目的,只要汗出来了,小疙瘩也就会慢慢消失了。

打嗝怎么办,用一用少商穴大药

生活中,我们经常会连续不断地打嗝。其实,引起打嗝的原因有多种,包括胃、食管功能或器质性改变。也可能由外界物质,生化、物理刺激引起,比如:进入胃内的空气过多而自口腔溢出,精神神经因素(如迷走神经兴奋、幽门痉挛)、饮食习惯不良(如进食、饮水过急)、吞咽动作过多(如口涎过多或过少时)等,而胃肠神经官能症、胃肠道慢性疾病引起胃蠕动减弱所致时则发病率频繁且治疗时不易改善。

打嗝虽然不是什么大毛病,但在有些场合,打嗝是很尴尬的,但往往又很难控制。这时候,我们不妨用一用手指的少商穴。方法很简单:用指压少商穴,同时配合用意念把上逆之气往下引,至下腹丹田处,再由下吞咽口水,如此数次即可止住,少商穴在大拇指侧距指甲一分处,按压以有酸痛感为度,持续15秒到1分钟即能生效。也可以用右手作剑指,指喉头处,从上往下导引,同时意念配合往下吞,只三两下即止,大家不妨一试。

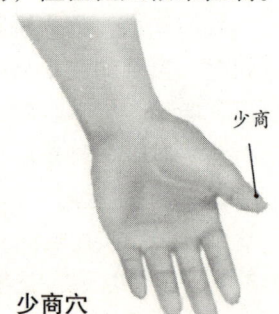

少商穴

除此之外,我们还应当注意,发生打嗝时不要心焦气躁,不要在打嗝时食冷饮,也不要做剧烈运动。

第十一节
大肠经——肺和皮肤的保护神

正说大肠经大药

大肠经起自食指桡侧顶端，即挨着拇指的一侧，沿着食指桡侧上行，经过第一、二掌骨（食指和拇指延伸到手掌的部分）之间，进入两筋之中，向上沿前臂桡侧进入肘外侧，再沿上臂外侧上行，至肩部。其分支从锁骨上窝走向颈部，通过面颊，进入下齿槽，再绕回口唇两旁，在人中出左右交叉，上夹鼻孔两旁。

大肠经值班是在卯时，也就是早晨5~7点。这个时候正是排便的最佳时间。因为一般5~7点天就亮了，也就是天门开了，与天门相对应的是地门，即人的肛门也要开启，所以就需要排便。另一方面，人体的气血走向此时也到达大肠，身体经过一夜的代谢，也已将废物输送到大肠，这时如果不把废物排出体外，又会重新代谢吸收，所以，在这个时候起床排便是最好的。已经养成习惯的人自然不成问题，没有养成习惯的人也可以在这段时间到厕所蹲一会儿，促进便意，长期坚持，肯定会对身体有好处。

现在很多人讲排毒，最重要的就是清除宿便，宿便是由于长期便秘积累起来的毒素。现在便秘的人特别多，那么便秘的原因是什么呢？这就要涉及大肠经，大肠经有一个很重要的功能，就是生"津"，这个津就是一种向外渗透的力量。之所以发生便秘，就是津的力量过于强大，把大肠中的液都渗透出去了，而里面的宿便就变得干硬，形成便秘。相反，如果津的力量很弱，液积存得过多，就会腹泻。现代人经常发生便秘，就是津占了上风，而津的力量为什么那么大呢？这就要说到肺与大肠的关系。

中医里说"肺与大肠相表里"，意思就是肺主内，大肠主外，它们通过大肠经相互联系、相互影响。生活中，人们有时候会咽喉肿痛，同时大便不通畅、便秘，一般我们总会说这是"上火了"，但是究竟是上什么火、上火的原因是什么，却很少有人说得清。其实，这是大肠之火通过经络传到与肺相连的咽喉引起的。治这种病，首先要通便，大便通畅了，

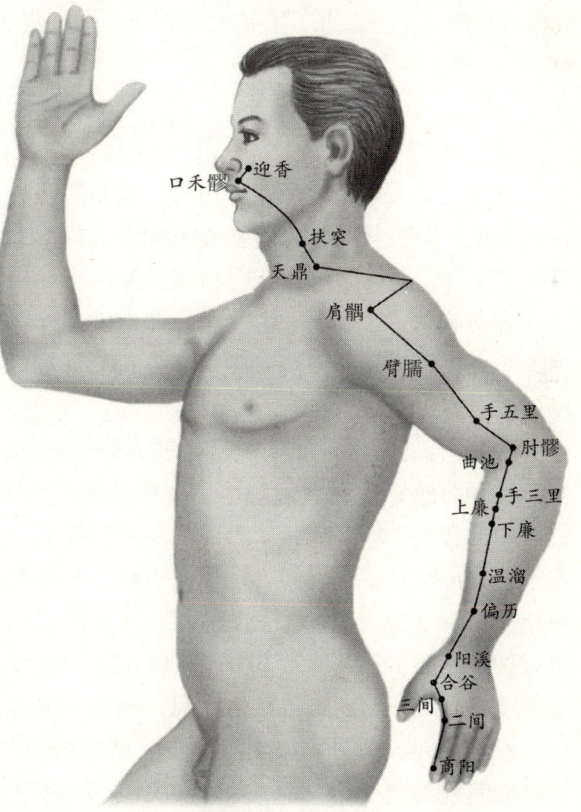

手阳明大肠经

咽喉肿痛也就不治而愈了。

另外，大肠经有问题，面部也会有反映，所以爱长痤疮、雀斑、酒糟鼻等，甚至会牙疼。如果这时候没有采取措施阻止外邪的进攻，外邪就会长驱直入进入人体的内部——肺经，这时就会出现较为严重的肺病。所以，我们要是出现雀斑、酒糟鼻等问题时，要知道按摩大肠经以"治未病"，及时击退疾病的入侵。

大肠经为多气多血之经，阳气最盛，用刮痧和刺络的方法，最能驱除体内热毒，如果平时进行敲打，就可以清洁血液通道，预防青春痘。还能对荨麻疹、神经性皮炎、日光性皮炎、牛皮癣、丹毒等有很好的缓解作用。

那么什么时候按摩大肠经最好呢？同样是大肠经当令的早晨5~7点。大肠经很好找，你只要把左手自然下垂，右手过来敲左臂，一敲就是大肠经，敲时有酸胀的感觉。

大肠经上最主要的穴位是手三里穴、迎香穴和曲池穴。

按摩手三里穴对缓解上肢疲劳、酸痛特别有效。手三里在前臂背面桡侧，在阳溪与曲池连线上，肘横纹下2寸处。

迎香穴可以说是治疗鼻塞的特效穴位。遇到感冒引起的鼻塞、流涕，或者过敏性鼻炎时，按摩两侧的迎香穴一两分钟，症状就可以立刻缓解。此穴位在鼻翼外缘中点，就是挨着鼻孔旁边的地方。

曲池是治痒奇穴，通治各种皮肤病，还能降血压；偏历善水肿；还能泻热，如果你心情烦躁，感觉心里憋着火时就可以用大拇指按在曲池穴，做前后拨动，这时会感觉酸胀或者有点疼，不一会儿，心情就会安宁，火气也能降下来。曲池在屈肘关节时，肘横纹外侧端。

抗击疼痛的自然疗法——刺激合谷穴

合谷穴是大肠经的原穴，俗称"虎口"。在手背，第一、二掌骨间，第二掌骨桡侧的中点处。中医认为，合谷穴能够调节人体生命活动的原动力。坚持按揉刺激合谷穴，可疏风止痛，通络开窍，获得自然治愈疾病的功效。

合谷穴经气旺盛，对治疗牙龈肿痛、头痛以及咽喉炎、扁桃体炎引起的咽喉肿痛等效果很好。此外，现在很多女性都有痛经的毛病，也可试试揉按谷合穴，同时还可以加按三阴交穴等。

另外，合谷穴有宣通气血，促使阳气升发而奏扶正祛邪的功效，可以提高人体免疫力，治疗和预防感冒等外感病。孕妇和婴儿感冒了不能吃药，就可按摩合谷穴缓解症状。用右手的拇指按摩左手合谷穴，左手拇指按摩右手合谷穴，每次按100下，每天按摩3次，很快就会有效果。另外，妈妈感冒了，怕传染给小孩，也可以按摩小孩的合谷穴，以增强他的抵抗力。如果是着凉受寒或者受风了，还可以加上翳风、风池、风府等穴位。

在按摩时，力量可以大些，没有副作用和危险，以感到酸胀且能够忍受为度。然而，对于体质较差的病人，不宜给予较强的刺激。

合谷穴

呼吸疾病，按一按迎香穴就管用

春天是呼吸道疾患的好发季节，做好这类疾病的预防工作十分必要。采用按摩迎香穴的方法，对很多呼吸道疾患都有一定的预防作用，而且十分简便，现与大家分享。

取穴：迎香穴具体位置，大约在鼻翼外缘中点 5~8 毫米处，左右各一个。

方法：双手拇指分别按于同侧下颌部，中指分别按于同侧迎香穴，双手其余手指则向手心方向弯曲，然后使中指在迎香穴部沿顺时针方向按摩 36 圈，每天 3 次，天天坚持。

从医学的角度讲，按摩迎香穴，可有效地改善局部及其临近组织的血液循环，增强局部对天气变化的适应能力和对病邪的抗击能力，如果天天坚持，将对减少呼吸道疾患的发生具有一定作用。

另外，按迎香穴还可以通鼻。如果遇到鼻塞，我们可用右手食、中二指，同时按揉或左右方向轻推迎香穴，通常 10~20 次就可有效，但推揉时要避免摩擦皮肤。如果患者是儿童，则应当轻轻按摩，时间可以长一些，次数多一些。

第十二节
心包经——救人性命

正说心包经大药

《黄帝内经》里说：心者，君主之官。君主就是皇上，我们知道古时候皇上是九五至尊，是受不得半点委屈的。那么，就需要一个东西"代君受过"，而这个东西就是心包。

从名称可以看出，心包与心是有一定关联的，其实中医所说的心包就是心外面的一层薄膜，当外邪侵犯时，心包就要挡在心的前面首当其冲。所以，很多心脏上的毛病都可以归纳为心包的病。如果没有原因的感觉心慌或者心似乎要跳出胸膛，这就肯定是心包受邪引起的，不是心脏的病。

心包经是从心脏的外围开始的，到达腋下 3 寸处，然后沿着手臂阴面中间的一条线，止于中指。经常敲打心包经对于解郁、解压的效果非常好。拨动心包经时，先找到自己腋下里边的一根大筋，然后用手指掐住拨动，这时你会感觉小指和无名指发麻。每天晚上 7~9 点之间拨数十遍，就可以排遣郁闷，排去心包积液，对身体是非常有好处的。

人过了 35 岁以后，敲心包经更是必要。因为长时间的饮食不合理，不健康的生活习惯，使得血液中的胆固醇与脂肪含量增高，而血液中胆固醇太多时，会逐渐粘在血管壁上，造成血管狭窄，弹性变差，继而导致血液流动不畅，诱发心肌梗死及脑中风等严重并发症。敲击心包经就可以使血液流动加快，使附着在血管壁上的胆固醇剥落，排出体外。

心包经上有一个重要的穴位——劳宫穴。这个穴位很好找，把手自然握拳，你的中

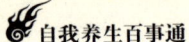

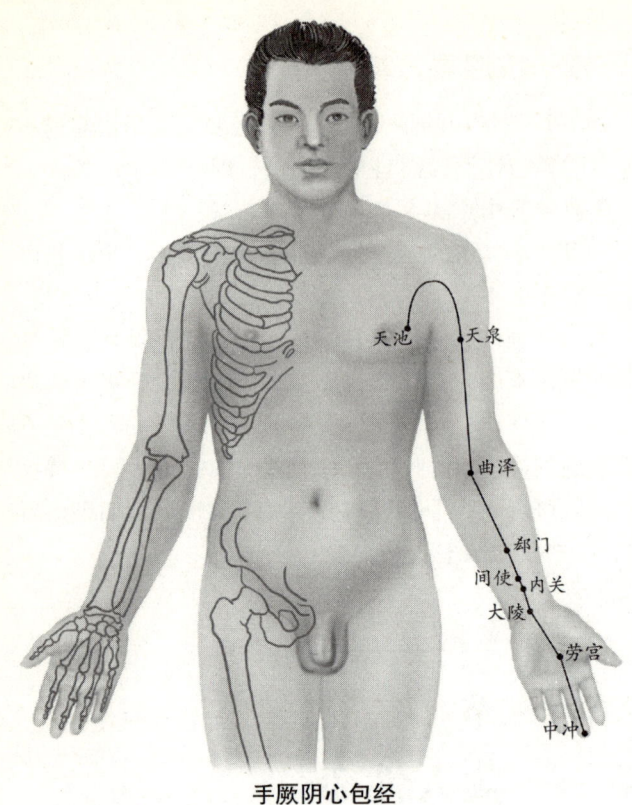

手厥阴心包经

指所停留的那个地方就是,劳宫穴是人体气机最敏感的穴位,通过劳宫穴补养心脏的速度非常快。如果在一些场合觉得紧张,手心出汗、心跳加快、呼吸困难,这时你不妨按按左手的劳宫穴,它可以帮你找回从容自信的感觉。

心包经是沿着我们胳膊前臂一直从中指出去的,所以心脏病就会伴有手指发麻的毛病,如果连小指都发麻那就很严重了,因为小指的外围就是心经,小指发麻表明这已经不是心包的病,而可能是心脏的病。当心脏出现刺痛的时候就是心脏病已经很严重了。因此,很多老人都很注重锻炼手指的灵活度,只要手指灵活,就表明气血还能流到身体的各个部位去,五脏就基本没问题。

心包经上的内关穴有"宁心安神、理气止痛、和胃降逆"的作用。如果你心律失常,可以在工作之余每天花两分钟左右的时间按揉,力量不要太大,有酸胀感即可。经常按揉内关穴可以增加心脏的无氧代谢,增强其功能。

治冠心病并非只靠药,按压内关也有效

冠心病是中老年人的一种常见病,是冠状动脉粥样硬化性心脏病的简称。它是由于脂肪物质的沉积,使冠状动脉管腔变窄或梗死,影响冠状动脉的血液循环,使心肌缺血、缺氧而造成的高血压、高血脂、内分泌疾病,生气、劳累、紧张、失眠、过饥过饱、气候变化等,均可诱发本病,此外也与遗传有关。临床上主要表现为心绞痛、心律失常、心力衰竭,严重时发生急性心肌梗死或突然死亡(猝死)。按摩内关穴对症状的缓解和消除有一定的作用。

具体操作方法:以一手拇指指腹紧按另一前臂内侧的内关穴位(手腕横纹上3指处,两筋间),先向下按,再做按揉,两手交替进行。对心动过速者,手法由轻渐重,同时可配合震颤及轻揉;对心动过缓者,用强刺激手法。平时则可按住穴位,左右旋转各10次,然后紧压1分钟。

按压内关对减轻胸闷、心前区不适和调整心律有帮助,摸胸和拍心对于消除胸闷、胸痛有一定效果。

另外,做两腿下蹲运动,每次5~10分钟,就可以调

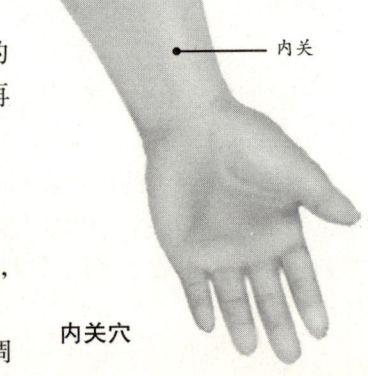

内关穴

动全身经脉；增加腹式呼吸的次数，可降低交感神经兴奋性，减少收缩血管物质的产生，对改善冠状动脉的血液供应和促进侧支循环，有非常重要的作用。

当突发心律不齐时，拇指、食指同时从手掌的正、反两面按住劳宫穴，用力向下压，左右手交替进行，各60~80次，心律会很快恢复正常。

心慌、头晕按劳宫，让心"回家"养养神

《黄帝内经》中说："心痹者，脉不通，烦则心下鼓，暴上气而喘，嗌干善噫，厥气上则恐。"意思是说，心痹的人，血脉不通，容易心烦，气喘，咽喉干燥。中医没有明确的"心悸"一说，但这里的心痹与心悸症状大同小异。引起心痹的原因有很多，但最重要的一点还是离不开心，心情郁闷，心失所养，心气不足，都会导致心痹。这时候应该怎么办呢？

我们知道，心包经是代替心脏主持问题的，心的问题首先就找心包经。《黄帝内经·灵枢·邪客》中说："心者，五脏六腑之大主也，精神之所舍也，其脏坚固，邪勿能容也……故诸邪之在于心者，皆在于心之包络。"意思是说心脏受邪，问题都由心包经来承受。

劳宫

劳宫穴

在心包经上有一个穴位叫劳宫穴，有人将劳宫称作心脏休息的宫殿，确实是简单明确地概括了这一含义。人工作了一天，最想做的事就是回家好好休息。心脏也是这样，日日夜夜不停地运送血液，时间久了也会疲劳，这时候，就应该让它好好休息。所以，古代医家一直将劳宫穴的主治症状放在神志病以及心病方面，是临床解决神志疾病的常用穴、特效穴。

劳宫穴在我们的手心，位置很好找，将手握拳，中指尖所指向的位置就是了。心包经的工作时间是晚上7~9点，也就是我们常说的电视黄金档，这时候最好停下所有的工作，和家人一起看看电视，一边看一边按摩劳宫穴，刺激10分钟是最好的。如果用手觉得很累的话，也可以用钝一点的硬物，如筷子、笔头，但一定不要伤到手。如果这段时间实在抽不开身的话，其他的时间按摩一下，效果也是不错的，只不过打个折扣而已。

几乎所有的养生书都会告诫人们，少动心，保持心境平和。道理谁都知道，可要想做到，对于尘世之人来说几乎是天方夜谭。每天晚上回到家里，好好地按摩一下劳宫穴，就好像为心脏打开了一盏"心灯"，胡思乱想了一天之后，在这温暖的"灯光"之下好好休息一番。

第十三节

三焦经——让内分泌协调

正说三焦经大药

我们知道，十二经络中有一个三焦经，那么究竟什么是"三焦"呢？其实，三焦是

一个找不到相应脏腑来对应的纯中医的概念，用通俗的话来说，三焦就是人整个体腔的通道。古人把心、肺归于上焦，脾、胃、肝、胆、小肠归于中焦，肾、大肠、膀胱归于下焦。按照《黄帝内经》的解释，三焦是调动运化人体元气的器官，负责合理地分配使用全身的气血和能量。具体说来，三焦的功能有两方面：一是通调水道，二是运化水谷。

三焦经主要分布在上肢外侧中间、肩部和侧头部。循行路线是：从无名指末端开始，沿上肢外侧中线上行至肩，在第七颈椎处交会，向前进入缺盆，络于心包，通过膈肌。其支脉从胸上行，出于缺盆，上走颈外侧，从耳下绕到耳后，经耳上角，然后屈耳向下到面颊，直达眼眶下部。另一支脉，从耳后入耳中，出走耳前，与前脉交叉于面部，到达眼外角。

三焦经的终点叫丝竹空，就是我们的眼外角，鱼尾纹就长在这个地方，很多女士这个地方还会长斑，所以经常刺激三焦经就可以减少鱼尾纹和防止长斑；三焦经绕着耳朵转了大半圈，所以耳朵上的疾患，如耳聋、耳鸣、耳痛等都可通过刺激本经穴位得到缓解；三焦经从脖子侧后方下行至肩膀小肠经的前面，可以和小肠经合治肩膀痛，还能治疗颈部淋巴结炎、甲状腺肿等发生在颈部的疾病；此经顺肩膀而下行至臂后侧，又可治疗肩周炎，再下行通过肘臂、腕，因此还可治疗网球肘和腱鞘炎。

那么，什么时候刺激三焦经效果最好呢？最佳时间应是亥时，即晚上9~11点，这时候是三焦经当令，气血在此时达到顶峰，所以这时候按摩效果是最好的。中医还认为，晚上10点是性爱的最佳时间，因为亥时是阴阳和合的时段，这个时候是性爱的黄金时刻，也就是通过男女的交合配合身体完成阴阳和合的过程，达到"三焦通泰"。

中医一直都是讲究保精忌色，房事不能过度。在身体健康的情况下，和谐的性爱会令人身心欢愉，激发生机，只有益处没有害处。不过人的身体在非常健康的状态下，神清气爽、全身通泰，性事反而没有太大的吸引力了，反而是经常有性欲的人，身体比较虚弱。这与我们现代流行的观点是不同的，现在我们经常看到有宣传补肾的药品都是明示暗示，使用了该药品会让你重振雄风之类的，这是一种误导，只是把人们的注意力转移到性爱的欢愉上了，岂不知纵欲对身体有很大的伤害。大家要注意，千万不要为了那一时的快乐，无节制地透支身体，否则你只能是离疾病越来越近了。

西方认为性爱的最佳时间是在晚上10点半，我们传统的中医认为最好是在晚上10点，西医没有给出明确的理由，中医的理由上面已经说了就是为了达到阴阳和

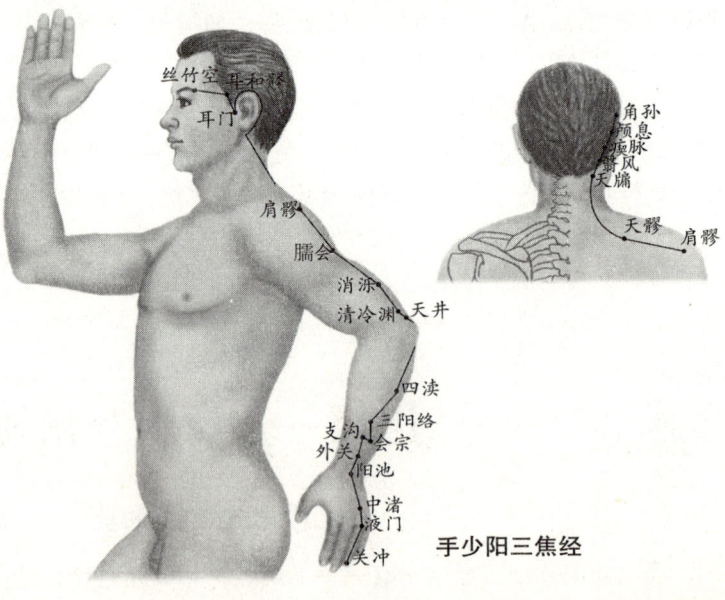

手少阳三焦经

合，而为什么比西方认为的要早半个小时呢？这是因为下一个时辰就是胆经当令，应该是熟睡养阳的时候，如果晚上 10 点半进行性爱，很可能到胆经当令的时候人体还处于兴奋状态，会睡不着，而晚上 10 点进行性爱，到下一个时辰开始的时候，人体就已经处于熟睡状态了，可以养住阳气。这也体现了中医看问题的一种思想，他们不是孤立地看问题，头痛医头、脚痛医脚，而是认为天地、阴阳、万物之间都是相互联系的整体，需要互相配合才能和谐，所以人什么时候该睡觉，什么时候该吃饭，什么时候过性生活也都是有讲究的，不能随着性子乱来，否则就会伤害身体。

内分泌失调，从三焦经寻找出路

很多女性不得不面临这样的问题：好好的皮肤突然出现了黄褐斑，肥胖总在不经意间造访，身体的某些敏感部位会出现肿块……其实，这都是人体生理功能的调控者——内分泌在作怪。

人体有内分泌系统，分泌各种激素，这些激素和神经系统一起调节人体的代谢和生理功能。正常情况下各种激素是保持平衡的，如因某种原因这种平衡被破坏了（某种激素过多或过少）就会造成内分泌失调，引起相应的临床表现，如肌肤干燥、暗淡无光，月经紊乱，带下异常，乳房松弛，局部肥胖，失眠多梦，情绪波动，烦躁忧虑，等等。内分泌失调不仅仅影响容貌，且时刻威胁着女性健康。

如何让内分泌回归平衡状态呢？不妨揉揉自己的三焦经，前面我们已经讲过了，三焦经是人体健康的总指挥，它主一身之气，是调气的一个通道。比如有人内分泌失调，但具体怎么失调说不清楚，到医院检查也得不出确切的结果，这时就可以调一下三焦经，以保证身体正常运行。三焦经的循行路线，是从无名指外侧指甲角旁边 0.1 寸开始，然后顺着手背、顺着胳膊的背部上头，到耳旁绕一圈，最后到眉毛旁边。下面就介绍几个容易操作的穴位。

1. 液门

即津液之门，在无名指、小指缝间。此穴最善治津液亏少之症，如口干舌燥、眼涩无泪。"荥主身热"，液门还能解头面烘热、头痛目赤、齿龈肿痛、暴怒引发的耳聋诸症。此穴还善治手臂红肿、烦躁不眠、眼皮沉重难睁、大腿酸痛疲劳诸症。

2. 中渚

此穴在手背侧，四、五掌骨间。俞主"体重节痛"，木气通于肝，肝主筋，所以此穴最能舒筋止痛，腰膝痛、肩膀痛、臂肘痛、手腕痛、坐骨神经痛，都是中渚穴的适应证。此穴还可治偏头痛、牙痛、耳痛、胃脘痛、急性扁桃体炎。此外，四肢麻木、腿脚抽筋、脸抽眼跳等肝风内动之症，都可掐按中渚来调治。

3. 外关

此穴非常好找，在腕背横纹上 2 寸。外关即与外界相通的门户，胸中郁结之气可由此排出，外感风寒或风热可由此

液门、中渚、外关、支沟4穴的位置

消散。此穴络心包经，因此外关可以引心包经血液以通经活络，可治落枕、肩周炎、感冒、中耳炎、痄腮、结膜炎。此穴更善调情志病，与胆经阳陵泉同用，有逍遥丸之效。与胆经丘墟穴配伍，有小柴胡汤之功。此穴还能舒肝利胆、散郁解忧，可治月经不调、心烦头痛、厌食口苦、胸胁胀满、五心烦热、失眠急躁之症。若脚踝扭伤，用力点按外关穴，可即时缓解症状。平日多揉外关穴，还可以防治太阳穴附近长黄褐斑和鱼尾纹，以及青少年的假性近视。外关穴功效众多，且又是防止衰老的要穴，不可小视。

4.支沟

此穴在外关上1寸，所以与外关穴的功用较为类似，也可舒肝解郁、化解风寒，同时还善治急性头痛、急性腰扭伤、胆囊炎、胆石症、小儿抽动症。古书皆言其善治便秘，但其特效是治疗"肋间神经痛"，俗称"岔气"。当岔气时，用拇指重力点按支沟穴，即时见效。

经常感到胸闷，可敲一敲消泺穴

胸闷是指胸部闷，有堵塞感或气短，伴见心悸、胸痛、情绪不宁、头昏体倦、食少腹胀等症。胸痹、心悸、痰饮、肺胀等病症均可见此症。胸闷形成的原因有三种：

（1）情志失调。忧思恼怒，气机失常，脾不化津，聚湿生痰，肝气郁结，气滞血淤，痰淤交阻，胸中气机不畅，则为胸闷。情绪不好、爱生气的人常有此症。

（2）饮食不当。过食膏粱厚味、肥甘生冷，损伤脾胃，运化失常，聚湿生痰，痰阻脉络，气滞血淤而成胸闷。

（3）其他病所致。冠心病、胸膜炎、肺气肿等疾病可出现胸闷。

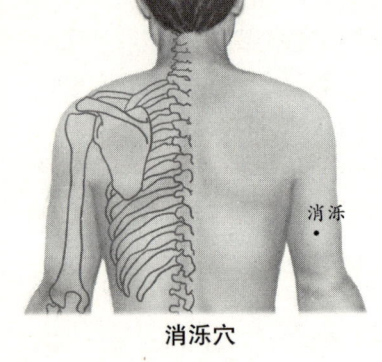

消泺穴

现代的上班族们，由于工作紧张，压力大或者饮食不当，可能会有胸闷、心悸的现象，如果你有这种症状请不用慌，只要你每天坚持敲消泺穴就能治愈。因为胸闷是上焦气郁而成，而消泺穴正是三焦经的一个穴位，所以如果平时感到胸闷，可以按摩或者敲击此穴位，它会使你的胸闷消失。

第十四节

任脉——万毒不侵

正说任脉大药

中医将任脉、督脉、冲脉、带脉、阴维脉、阳维脉、阴跷脉、阳跷脉归纳起来，称为"奇经八脉"，它们与十二正经不同，既不直属脏腑，又无表里配合关系，"别道奇行",故称"奇经"。其中,任脉是人体一极为重要的奇经。

任脉起于中极之下,少腹之内,会阴之分,上行而外出,循曲骨、上毛际、至中极,同足厥阴、太阴、少阴并行腹里,循关元,历石门,会足少阳、冲脉于阴交,循神阙、水分,会足太阴于下脘,历建里,会手太阳、少阳、足阳明于中脘,上上脘、巨阙、鸠尾、中庭、膻中、玉堂、紫宫、华盖、璇玑,上喉咙,会阴维于天突、廉泉,上颐,循承浆与手足阳明督脉会,环唇上至下龈交,复出分行,循面系两目下之中央,至承泣而终,共27穴。

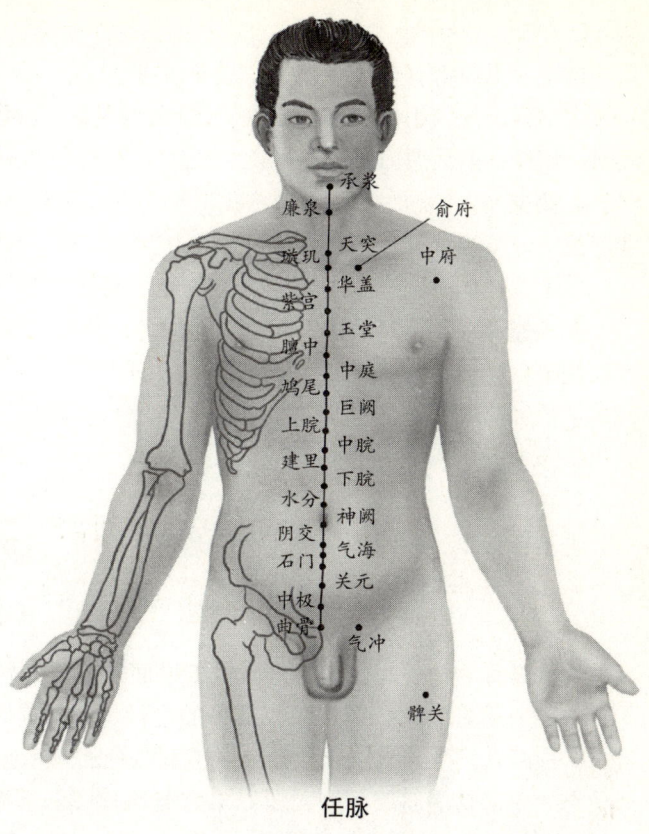

任脉

任脉的"任"字,有担任、任养之意。从其循行分布部位论其功能,任脉主要是"任维诸脉",特别是承任诸阴经,故称为"阴脉之海"。诸阴经通过阴维会合于任脉,它受阴经交会,也受足阳明、手太阳交会。下部会阴为督脉、冲脉之会,头部又于目下交会于足阳明,都可见其任受诸阴和交通阴阳的作用。任脉的另一功能是作为"生养之本"而"主胞胎",即有关妊养、生殖。《素问·上古天真论》说,女性"二七(十四岁)而天癸至,任脉通,太冲脉盛,月事以时下,故有子";"七七(四十九岁)任脉虚,太冲脉衰少,天癸竭,地道不通,故形坏而无子"。杨上善解释"天癸"为"精气",即以肾精与任脉相联系,故称为"生养之本",在成年女性则"主胞胎"。

中医认为,任脉主治关于下腹部、男女生殖器官及咽喉部的疾病,如疝气、阴部肿痛、痞块、积聚、小便不利或遗尿、痔疾等。实证见腹痛,虚证见皮肤瘙痒,气逆则见咽干不利,这均与经络循行相联系。除此之外,还有便泄、痢疾、咳嗽、咽肿、膈寒、脘痛及产后诸疾。

下面,我们再分别介绍任脉几个主要穴位的位置及主治疾病。

1. 鸠尾

位置:上腹部,前正中线上,剑突下1寸。

主治:腹痛,腹胀,癫痫,胸闷,咳嗽,心悸,心痛,呕逆,惊狂。

2. 曲骨

位置:下腹部,前正中线上,耻骨联合上缘中点处。

主治:小便不利,遗尿,遗精,阳痿,月经不调,带下,小便淋沥,阴囊湿疹。

3. 中极

位置：下腹部，前正中线上，脐下 4 寸。

主治：遗尿，小便不利，疝气，遗精，阳痿，月经不调，崩漏，带下，阴挺，不孕，癃闭，痛经，产后恶露不止。

4. 阴交

位置：下腹部，前正中线上，脐下 1 寸。

主治：腹痛，腹满水肿，疝气，月经不调，带下，绕脐冷痛，泄泻，奔豚，血崩。

5. 玉堂

位置：胸部，前正中线上，平第 3 肋间。

主治：咳嗽，气喘，胸痛，呕吐，气短，心烦。

6. 承浆

位置：面部，颏唇沟正中凹陷处。

主治：口歪，齿龈肿痛，流涎，暴喑，癫痫。

运用脐疗，发挥"命蒂"神阙穴的威力

神阙又称为命蒂，就是我们常说的肚脐眼儿。为什么神阙有"命蒂"之称呢？

首先，脐是胎儿从母体吸收营养的途径，向内连着人身的真气真阳，能大补阳气；其次，神阙穴发生异常变化，都可以借刺激神阙穴来调整，达到"阴平阳秘，精神乃治"的状态。中医认为脐腹属脾，所以本穴能治疗脾阳不振引起的消化不良、全身性的阳气不足，包括四肢发凉怕冷，男科、妇科等多种生殖系统疾病。

在古代，关于脐疗的记载有很多，现代医学也证实了脐疗的科学性。脐在胚胎发育过程中，是腹壁最后闭合之处，表皮角质层最薄，屏障功能最弱，药物易穿透扩散，且脐下无脂肪组织，渗透力强，药物很容易被吸收。脐部皮肤除了具有一般皮肤所具有的微循环外，还有丰富的静脉网和腹下动脉分支，药物可以通过脐部直接进入体循环。灸神阙穴就可以提高 NK 细胞（自然杀伤细胞）的活性，从而达到抗病、强身、保健的作用。下面就介绍了用神阙穴治病保健的简单方法。

1. 敷药

小儿腹泻：取云南白药用 75% 乙醇调成糊状，贴敷于神阙穴，24 小时换药一次。

遗尿：用醋调桂枝末，贴敷于神阙穴，24 小时换药一次。

妊娠呕吐：将丁香、半夏、生姜等分别碾成细末，用生姜浓汁调为糊状，敷在脐部，外盖纱布，并用胶带固定，24 小时后取下，连用 3 日。

痛经偏虚寒淤血：这种人一般月经向后错，而且血质发暗，有凝块，怕冷。用艾叶、小茴香、桂枝、香附、干姜填脐。

急性黄疸性肝炎：用瓜蒂、铜绿、冰片研细末填脐，还可以把首乌、延寿丹这些药物装到一个小布袋里，系于神阙穴处，均有益寿保健之功效。

2. 指压保健

中指隔衣压在肚脐上，力度最好是有一定压迫感，又不太难受，然后排除杂念，集中思想在"脐上"，自然呼吸 100 次以上，每天睡前指压一次。这个方法有补脾虚、振

食欲的作用。特别适合老年朋友。

3. 隔盐灸

取少量食盐放在脐窝，上面放钱币大小的生姜片，再拿艾条灸，此法有温脾胃、补肾阳的作用。

另外，现在很多女性喜欢穿露脐装，这对身体是毫无好处的，久而久之，不仅会影响经期的规律，还很容易导致痛经，并影响子宫的结构功能。所以，每个人都要注意脐部保暖，不要为了一时的漂亮，毁掉健康。

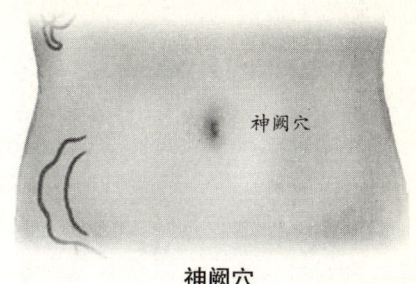

神阙穴

中脘穴——治疗胃病的专家

中脘穴位于上腹部，前正中线上，脐中上4寸处。是4条经脉的会聚穴位，同时号称胃的"灵魂俞穴"。具有健脾和胃，补中益气之功。

中脘穴主治各种胃腑疾患。适宜绝大多数的胃及十二指肠疾病，如胃及十二指肠溃疡、慢性胃炎、萎缩性胃炎、胃下垂等。尤其对缓解胃痛和治疗消化不良十分有效。

中脘穴的常用保健方法是摩揉法，即双掌重叠或单掌按压在中脘穴上，顺时针或逆时针方向缓慢行圆周推动。注意手下与皮肤之间不要出现摩擦，即手掌始终紧贴着皮肤，带着皮下的脂肪、肌肉等组织做小范围的环旋

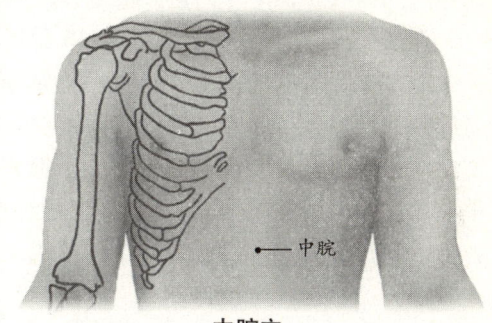

中脘穴

运动，使腹腔内产生热感为佳。操作不分时间地点，随时可做，但以饭后半小时做最好，力度不可过大，否则可能出现疼痛和恶心。

促进体内气血循环的会阴穴

会阴穴位于人体肛门和生殖器的中间凹陷处。顾名思义，会阴就是阴经脉气交会之所。此穴与人体头顶的百会穴为一直线，是人体精气神的通道。百会为阳接天气，会阴为阴收地气，两者互相依存，相似相应，统摄着真气在任督二脉上的正常运行，维持体内阴阳气血的平衡，它是人体生命活动的要害部位。

经常按摩会阴穴，能疏通体内脉结，促进阴阳气的交接与循环，对调节生理和生殖功能有独特的作用。同时还可治疗痔疮、便血、便秘、妇科病、尿频、溺水窒息等症。

会阴穴的保健方法如下：

（1）点穴法：睡前半卧半坐，食指搭于中指背上，用中指指端点按会阴108下，以感觉酸痛为度。

（2）意守法：姿势不限，全身放松，将意念集中于会阴穴，守住会阴约15分钟，久之，会阴处即有真气冲动之感，并感觉身体轻浮松空，舒适无比。

（3）提肾缩穴法：取站式，全身放松，吸气时小腹内收，肛门上提（如忍大便状），

会阴随之上提内吸，呼气时腹部隆起，将会阴肛门放松，一呼一吸共做36次。

按摩任脉三穴，让女人每个月都风调雨顺

一到月经要来的时候，很多女性都会烦恼不已，它不是提前了，就是推后了，要不就是量过多或过少，甚至乳房胀痛、腰酸腿痛，其实，这些都是月经不调的表现。

以指压法治疗月经不调，穴位都集中在小腹。首先是关元穴，其次是气海、中极。从位置上来说，关元等穴靠近阴部，又处在任脉（分布于人体前正中线，起于会阴，止于头部承浆）上，因此，对关元等穴进行按压，就可以作用于阴部，从而对生殖系统产生好的影响。

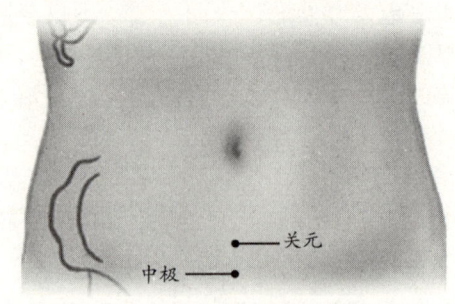
关元穴和中极穴

一般来说，女性的小腹都有较厚的脂肪，内部的子宫也有较强的抗外力结构，因而对关元等穴加以按压，不妨力量大一些，时间长一些，不用担心会对内脏器官造成伤害。

点按关元穴时，每次可达10~15分钟，每日1~2次，气海、中极也可按此法施行。

点按关元等穴的同时，也可用手掌施行旋转推揉，从肚脐开始，由下至上顺时针方向进行，反复进行2~4分钟。

对于缺乏穴位知识，或者不能掌握穴位确切位置的人，可以不管什么穴位，只要用手掌在小腹部反复揉推，也可以治疗月经不调。但要注意的是，手法应由轻至重逐渐进行，力量以透达深处为度，使子宫受到按摩。

第十五节

督脉——人体太阳升起的地方

正说督脉大药

督脉和任脉一样，也是奇经八脉之一。从字的表面含义上看，督脉的"督"字，有总督、督促的意义；从循行路线上看，督脉主要在背部，背为阳。这说明督脉对全身阳经脉气有统率、督促的作用，古人所说的"总督诸阳"和"阳脉之海"就是这个道理。督脉是阳之会，人本阳气借此宣发，是元气的通道。在这里，最能展现人体的精、气、神，我们常说的"挺直你的脊梁"，就是展现我们的精神的意思。

督脉的功能很多，可以概括为两点。其一，督脉多次与手足三阳经及阳维脉相交会，与各阳经都有联系，所以对全身阳经气血起调节作用。其二，它对脑髓与肾的功能有所反映。督脉行脊里，入络脑，又络肾，与脑、髓、肾关系密切，可反映脑、髓、肾的生理功能和病理变化。肾为先天之本，主髓通脑，主生殖，故脊强、厥冷及精冷不育等生殖系统疾患与督脉关系重大。脑是人的高级中枢，脊髓是低级中枢，而督脉的路线与脊

髓有重复的地方。所以，督脉与人的神智、精神状态有着非常密切的关系。

那么，督脉异常的人易发生哪些疾病呢？

督脉气血异常容易导致的主要疾病是关于头脑、五官、脊髓及四肢的，如头风、头痛、头重、颈部发硬、头晕耳鸣、眼花、嗜睡、癫痫、腰背僵痛，还包括手足震颤、抽搐、麻木及中风。所以，神志不清时刺激督脉的穴位很有效，它可以使人苏醒过来。

另外，督脉管理一身的阳气，推督脉就能温肾助阳，使人虚弱的身体变得更加强壮。在生活中，有一些人总是手脚冰冷，有时候还会止不住地打喷嚏，实际上就是督脉的问题，推一推督脉就能缓解。事

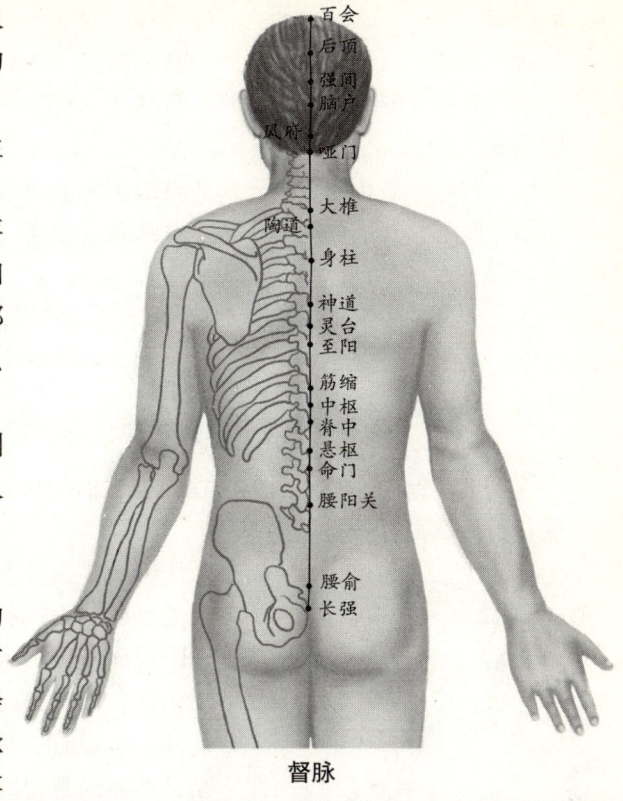

督脉

实上，打喷嚏在中医看来是身体生发阳气的反应。感冒的时候经常打喷嚏就是因为身体里的阳气被邪气封锁在里面出不来，于是便采用打喷嚏的方式来引发阳气，与邪气对抗。

推督脉的方法很简单：自己用手往后伸，推腰部那一段，每天推十来分钟，推到身体发热就行了。

下面，我们再分别介绍督脉几个主要穴位的位置及主治疾病。

1. 长强

位置：尾骨下端与肛门连线中点。

主治：泄泻，便血，便秘，痔疾，脱肛，癫痫，泻泄，大、小便难，阴痒，尾骶骨痛。

2. 腰俞

位置：骶部，后正中线上，适对骶管裂孔。

主治：月经不调，痔疾，腰、脊强痛，下肢痿痹，癫痫，脱肛，便秘，便血。

3. 悬枢

位置：腰部，后正中线上，第1腰椎棘突下凹陷中。

主治：泄泻，腹痛，腰、脊强痛，肠鸣，完谷不化。

4. 筋缩

位置：背部，后正中线上，第9胸椎棘突下凹陷中。

主治：癫痫，脊强，胃痛，黄疸，四肢不收，筋挛拘急，腰、背痛，抽搐。

5. 神道

位置：背部，后正中线上，第5胸椎棘突下凹陷中。

主治：心悸，健忘，咳喘，脊、背强痛，肩、背痛，癫痫。

6. 身柱

位置：背部，后正中线上，第3胸椎棘突下凹陷中。

主治：咳嗽，气喘，癫痫，腰、背强痛，头痛，惊厥。

7. 哑门

位置：项部，后发际正中直上0.5寸，第1颈椎下。

主治：暴喑，舌强不语，癫痫，头痛，颈项强急，脊强反折，中风，癔症。

急救时为什么经常掐人中

有人突然晕倒时，有经验的人往往会先掐他的人中，很多时候，晕倒的人就会苏醒了，这是为什么呢？

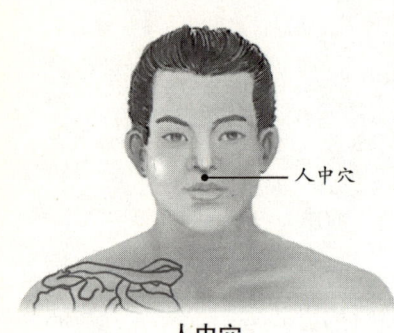

人中穴

人中是人体上一个很重要的穴位，它关涉两个重要的经脉：人体前阴和后阴的中间叫汇阴穴，从汇阴穴的里面延伸出一条经脉，叫督脉，这是人体的一条大阳经，而且是最重要的阳经；从前胸正中线一直到头部，这里有一条重要的阴经的脉，叫任脉。人中就是这两条最重要的任督二脉的交汇处，在古代这个穴位叫"寿宫"，就是说长寿与否看人中；也叫"子停"，就是将来后代的发育情况如何也要看人中，也就是说人中是阴经和阳经的沟渠，从它可以看出阴阳的交合能力如何。

人突然晕倒时掐人中就是通过刺激这个穴位，使其阴阳交合，从而苏醒。

相面时，人中也是一个重要的观察点。人中在古代的相面学中是非常有讲究的，要求长、宽、深。如果人中又平、又短、又浅，好好地休息几天就可以改善，人中的沟渠会慢慢变深。人中的深浅可以修，但是长短不能改变。古代相面时认为，人中特长的人会做官，而且长寿，后代的发育也会比较好。如果人中是歪的，就说明你的阴阳交合出了问题，会出现腿痛或者脊背痛的问题，这也是中医"望闻问切"中的望诊。

第三章
四季养生的诀窍

第一节
养生要顺应四季

养生顺应自然变化，才可达到天人和谐统一

人体的阴阳，是生命的根本。自然界有春夏秋冬四时的变化，即所谓"四时阴阳"。善于养生的人，也要使人体中的阴阳与四时的阴阳变化相适应，以保持人与自然的和谐统一，从而达到祛病强身、延年益寿的目的。

1. 春季养生注重"培本养阳"

春季包括我国的农历正月、二月和三月，此时天气逐渐变暖，养气渐升，草木萌发，万物生长，一派欣欣向荣之象。春天气候多变，乍暖还寒，最易受外邪。所以有"春夏养阳"之说，正所谓"正气存内，邪不可干"。而《医贯·阴阳论》说："阴阳又各互为其根，阳根于阴，阴根于阳；无阳则阴无以生，无阴则阳无以化。"因此，阳不能自立必得阴而后立，故阳以阴为基，而阴以阳为统，而阳为阴之父，根阴根阳，天人一理也。春季万物初长，固护阳气，阳气乃足，补肾为补阳气生化之本，生化之源也。

春季保养人体阳气的方法很多，重要的一点是要"捂"，即俗话中的"春捂秋冻"，即衣着方面不要顿减，正如《寿亲养老新书》里所指出的"春季天气渐暖，衣服宜渐减，不可顿减，以免使人受寒"。而且还特别强调体弱之人要注意背部保暖，此外应当多吃韭菜。韭菜，虽然四季常青，终年可供人食用，但却以春季多吃最好。正如俗话所说："韭菜春食则香，夏食则臭。"中医认为韭菜性温，春季常食，最助人体养阳。

2. 夏季养生注重"滋阴去火"

夏季从立夏至立秋前一日，大约为农历四、五、六月份。此段时节草木茂盛华美，万物长极，阳气达到鼎盛。从朱丹溪的"阳常有余，阴长不足"论来看，此时阴气相对阳气之鼎盛更为不足。《格至余论》云："四月属巳，五月属午，为火大旺，火为肺金之夫，火旺则金衰；六月属未，为土大旺，土为水之夫，土旺则水衰。"故夏季应当滋养阴气，以助阳之化生。丹溪翁云："古人于夏必独宿而淡味，兢兢业业于爱护也。"一些好发于冬天的慢性病，如老慢支等，也常在夏季调养。

在夏季，主要是通过滋阴来达到"去火除烦"的效果。例如在夏季应保证在午夜之前入睡，这是因为晚上11点到凌晨1点是气血回流到肝脏的时间，如果不睡，等于强迫肝脏继续工作，再加上外界气候因素，会导致"肝火旺"，心情更加烦躁。在饮食上夏季应该多喝牛奶，夏饮牛奶不仅不会"上火"，还能解热毒、去肝火。中医就认为牛奶性微寒，可以通过滋阴、解热毒来发挥"去火"功效。而且牛奶中含有多达70%左右的水分，还能补充夏季人体因大量出汗而丢失的水分。需要注意的是不要把牛奶冻成冰块食用,否则很多营养成分都将被破坏。

3. 秋季养生注重"阴阳调和"

秋天天气干燥,气候逐渐转凉。此时阳气始消,阴气初长。此时应及时调和阴阳,使之达到最佳状态。秋气肃杀,五行属金,五脏属肺,若阴津不足,肺气不得敛,则易患咳嗽痰喘之症。秋季寒凉,逐日变冷,养生者必须保持足够的阴津,只有阴足,才能阴生阳长,"阴者,藏精而起亟也;阳者,卫外而为固也"。

在秋季,起居作息要相应调整,早睡,以顺应阴精的收藏,以养"收"气。早起,以顺应阳气的舒长,使肺气得以舒展。秋属肺金,主收。酸味收敛补肺,辛味发散泻肺。秋天宜收不宜散,所以,饮食上要尽可能少食葱、姜等辛味之品,适当多食一些酸味、甘润的果蔬。还应注意的是,夏季过后,暑气消退,人们食欲普遍增加,加之秋收食物品种丰盛,此时不宜过多进补。秋季燥邪易伤人,除适当补充一些维生素外,对于确有阴伤之象,表现为口燥咽干、干咳痰少的人,可适当服用沙参、麦冬、百合、杏仁、川贝等,对于缓解秋燥有良效。

4. 冬季养生注重"固藏为本"

冬季是万物收藏的季节,阳气闭藏,阴寒盛极。养生活动应注意敛阳护阴,养藏为本。朱震亨于《格至余论》中说:"十月属亥,十一月属子,正火气潜伏闭藏,以养其本然之真,而为来春发生升动之本。"《内经》云:"冬不藏精者,春必病温。"

在冬季,应当重视保持精神上的安静,在神藏于内时还要学会及时调摄不良情绪,当处于紧张、激动、焦虑、抑郁等状态时,应尽快恢复心理平静。冬季饮食养生的基本原则应该是以"藏热量"为主,因此,冬季宜多食的食物有羊肉、狗肉、鹅肉、鸭肉、萝卜、核桃、栗子、白薯等。同时,还要遵循"少食咸,多食苦"的原则:冬季为肾经旺盛之时,而肾主咸,心主苦,当咸味吃多了,就会使本来就偏亢的肾水更亢,从而使心阳的力量减弱。所以,应多食些苦味的食物,以助心阳。冬季饮食切忌黏硬、生冷食物,因为此类食物属"饮",易使脾胃之阳气受损。

做健康人,要懂得和大自然同呼吸共命运

人虽然有"万物之灵"的尊称,但在广袤无际的宇宙中,人不过是一个小小的个体而已。这个小小的个体虽然也是一个小宇宙,但它时时刻刻都在受大宇宙的影响。

人类的生命过程是遵循着一定的自然规律而发生发展的,大自然是人类活动的场所,自然界存在着人类赖以生存的必要条件,自然界的变化直接或间接地影响着人体,使之发生相应的生理和病理变化。

人类的生理和病理变化不仅有其自身的规律性,而且与天地自然的变化规律息息相通。因此,顺应人体生理和天地变化来养生治病,应是养生与康复的基本原则。

天地环境的变化和人体生理的相关性,如某些生理现象的四季节律、月节律、日节律、气候差异、地理差异等,已愈来愈多地被现代科学研究所证实。例如:有人结合现代科学研究发现了人体内有多方面的年周期变化,如血浆皮质醇在秋冬季节每日平均浓度和分泌总量高于春夏;血中T3和T4浓度有季节性改变,夏季最低,冬季最高;有学者证实不同的季节手指血流速度不同,对寒冷引起的皮肤温度反应也不同,即使

冬夏保持相同室温，仍表现出反应差异，提示血管运动中枢有四季节律；证明了中医对四时阴阳节律认识的正确性。

在月节律方面，越来越多的资料表明，人体的体液代谢与月球引力的作用密切相关。妇女的月经是体液的一部分，月经的周期受月亮圆缺的影响而变化。在月经周期中，体温、激素、代谢、性器官状态等的生理改变也有月节律变动。研究还发现妇女免疫功能也有月节律；人的出生率也有月节律，在月圆时出生率最高，新月前后出生率最低。一些学者研究表明，人体从诞生时起，直到生命结束，都存在分别为23天、28天、33天的体力、情绪和智力变化的月周期。当人处在体力、情绪和智力高潮时期时，则表现为体力充沛、心情愉快、思维敏捷、记忆力强，具有丰富的创造力，而处于低潮时期时则相反。

其他诸如体内某些激素的昼夜节律变化，气温对人体自主神经系统和内分泌功能的影响，湿度对人体的热代谢和水盐代谢的影响，风对人体的热代谢和精神神经系统的影响，太阳辐射的生物效应等气候变化及环境变化对人体生理病理的影响，更被许多学者所证实。

显然，全部了解这些规律并顺应这些规律来养生治病对普通人不太现实，但你只需要记住一点就够了：做健康人，要懂得和大自然同呼吸共命运。

养生之道在乎顺应四时

关于四时养生，早在《黄帝内经》中就有过论述，如《黄帝内经·灵枢·五癃津液别》篇里说："天暑衣厚则腠理开，故汗出……天寒则腠理闭，气湿不行，水下留于膀胱，则为溺与气。"意思是说，在春夏之季，气血容易趋向于表，表现为皮肤松弛、疏泄多汗等；而秋冬阳气收藏，气血容易趋向于里，表现为皮肤致密、少汗多溺等，以维持和调节人与自然的统一。

连皮肤都在随着季节的变化而做出相应的调整，身体的其他部分就更不用说了。所以，我们一年的养生战略也应随着四季的变化而做出相应的调整，简言之，就是要法时。

法时养生，就是养生要和天时气候同步。说具体一点，就是热天有热天的养生原则，冷天有冷天的养生道理。总的原则就是要顺应天时养生，也就是要按照大自然的阴阳变化来调养我们的身体。

法时养生的精髓是四季养生，按照春、夏、秋、冬四季寒、热、温、凉的变化来养生。

那么，自然界的气候变化又是如何影响人体的呢？

1. 四时对人体精神活动的影响

在医学名著《黄帝内经》里专门有一篇是讨论四时气候变化对人体精神活动影响的，即《素问·四气调神大论篇》。对于此篇，《黄帝内经直解》指出："四气调神气，随春夏秋冬四时之气，调肝、心、脾、肺、肾五脏之神态也。"著名医学家吴鹤皋也说"言顺于四时之气，调摄精神，亦上医治未病也"，所以篇名为"四气调神"。这里的"四气"，即春、夏、秋、冬四时气候；"神"，指人们的精神意志。四时气候变化，是外在环境的一个主要方面；精神活动，则是人体内在脏气活动的主宰，内在脏气与外在环境间取得统一协调，才能保证身体健康。

2. 四时对人体气血活动的影响

祖国医学认为外界气候变化对人体气血的影响也是显著的，如《黄帝内经·素问·八正神明论》里说："天温日明，则人血淖液而卫气浮，故血易泻，气易行；天寒日阴，则人血凝泣而卫气沉。"意思是说，在天热时则气血畅通易行，天寒时则气血凝滞沉涩。

中医认为，气血行于经脉之中，故气候对气血运行的变化会进一步引起脉象的变化，如《黄帝内经·素问·脉要精微论》里说：四时的脉象，春脉浮而滑利，好像鱼儿游在水波之中；夏脉则在皮肤之上，脉象盛满如同万物茂盛繁荣；秋脉则在皮肤之下，好像蛰虫将要伏藏的样子；冬脉则沉浮在骨，犹如蛰虫藏伏得很固密，又如冬季人们避寒深居室内。

以上充分说明了自然界气候的变化对人体气血经脉的影响是显著的。若气候的变化超出了人体适应的范围，则会使气血的运行发生障碍，如《黄帝内经》里说："经脉流行不止，环周不休。寒气入经而稽迟，泣而不行，客于脉外则血少，客于脉中则气不通，故猝然而痛。"这里的"泣而不行"，就是寒邪侵袭于脉外，使血脉流行不畅；若寒邪侵入脉中，则血病影响及气，脉气不能畅通，就会突然发生疼痛。

3. 四时对五脏的影响

《黄帝内经·素问·金匮真言论》明确提出"五脏应四时，各有收应"的问题，即五脏和自然界四时阴阳相应，各有影响。

事实上，四时气候对五脏的影响是非常明显的，就拿夏季来说，夏季是人体新陈代谢最活跃的时期，尤其是室外活动特别多，而且活动量也相对增大，再加上夏天昼长夜短、天气特别炎热，故睡眠时间也较其他季节的少一些。这样就使得体内的能量消耗很多，血液循环加快，出汗亦多。因此，在夏季，心脏的负担特别重，如果不注意加强对心脏功能的保健，很容易使其受到损害。由此可见，中医提出"心主夏"的观点是正确的。

这里需要说明的一点是，在我国古代，对一年中季节的划分，有四季和五季两种方法，因人体有五脏，故常用五脏与五季相配合来说明人体五脏的季节变化。

解读《黄帝内经》中的"四气调神大论"

《黄帝内经》中讲到"四气调神大论"：四气，指春夏秋冬四时的生化特点；调，调理、调摄；神，指精神情志活动。主要告诫人们要顺应四时气候变化以调摄精神情志，保持机体内阴阳的相对平衡，达到身体健康防病的目的。

春季三月，万物复苏，自然界欣欣向荣。为了适应这种自然环境，人们应该晚睡早起，起床后到庭院里散步，披散开头发，穿着宽敞的衣物，不要使身体受到拘束，以便使精神承受春天万物的生发而舒畅活泼，充满生机。对待事物，也要顺应此时的生长之性，不应该抑制其生发。这正是顺应"春生"的养生法则。如果违背了这种规律，则会伤及肝脏，以致夏天容易发生寒性病变，而出现阳气不足的病症。

夏季三月，天气下降、地气上升，天地、阴阳相互交汇，自然界一片繁荣秀丽。此时人们应该晚睡早起，并保持愉快、舒畅的心情。这样能够使阳气充分宣泄。这正是顺应夏天的养生法则。如果违背了这种法则，就会损伤心脏，以致秋天易发疟疾，减少了供养秋天的精气，致使冬季也较易生病。

秋季三月，秋高气爽，暑湿消失，自然界丰收平定。此时人们应早睡早起，大体以与鸡活动的时间一致为宜。精神情绪要保持安定平静，以缓解秋凉对人体的伤害；内敛神气而不外泄，可保持平定，有助于肺的清肃。这就是秋季的养生法则。如果违背，则会对肺脏有损伤，以致冬天容易发生完谷不化所致的泄泻，从而减少了供给冬天贮藏的精气。

冬季三月，水冷成冰，地寒而裂，自然界草木凋零，万物伏藏。这时人们要减少活动，不要扰动体内的阳气。要早睡晚起，到太阳升起的时候再起床，才能避免寒气侵袭。精神情绪要保持平静，同时还应当躲避寒气，注意保暖，不要轻易使皮肤开泄而出汗，以免阳气散失。这就是冬季的养生方法。如果违背了这个原则，就会伤害肾脏，以致春天会发生痿病和厥病，而且供给春天的生发之精气就减少了。

天之气是晴朗光明的，天所隐藏的德行不曾停止，因而不会下显于地。如果天之德行显露于外，那么就会日月不明，就像人体真阳外浮，会导致阳气失去固守之用而使外邪侵入人体。

如果违背了春季的养生原则，那么人体内的少阳之气就不能生发，从而使肝气抑郁发生病变；如果违背了夏季的养生原则，人体内的太阳之气便不能旺盛，就会发生心气内虚的病症；如果违背了秋季的养生原则，体内的太阴之气便不能收敛，就会发生肺热喘息胸闷的病症；如果违背了冬季的养生原则，体内的少阴之气便不能闭藏，就会发生肾气虚惫的病症。

自然界四时阴阳之气的变化，是万物生长收藏的根本。因此圣人才会注重春养生、夏养长、秋养收、冬养藏。如果悖逆了这些原则，那么就会伤伐其根本，会耗损人体的天之真气。养生之道就在于此，顺应四时的阴阳有序变化，就能延年益寿；悖逆它，就会疾病丛生甚至死亡。正因为如此，圣人才不会等到疾病找上门来才去治疗，而是注重防患于未然。这和未雨绸缪是一个道理。

气候变化了，身体也会做出反应

现在，气候对健康的影响已经引起了人们的重视，研究发现77%的心肌梗死患者，54%的冠心病患者，对气候变化的感受性升高。在高气压控制下的气候条件里，特别在冬季寒潮天气里，急性心肌梗死发病最多。这主要是寒冷刺激，使人体血管收缩、周围血管阻力增加、血压升高、心肌需要的指数（心率与血压的乘积）相应增高，加之患者本身的冠状动脉狭窄，导致心肌缺血、缺氧现象加重，所以到了冬初，心肌梗死发病者特别多。

患有慢性支气管炎、支气管哮喘、肺气肿、肺心病等慢性肺部疾病者，在秋末冬初季节气候突变时，容易使旧病复发或加重。这是因为寒冷会降低人体呼吸道的抵抗力，破坏其防疫功能。由于全身受凉、呼吸道温度降低、毛细血管收缩、血液流量减少，加之寒冷使黏膜上皮的纤毛活动减慢，气管排出细菌、异物的功能减弱，因而易引起感染或使原有的疾病复发及加重。

关节炎病人对气候的变化更加敏感。人体各个关节虽然对气候的变化有一定的适应能力，但是这种适应能力由于年龄和健康状况的不同而有明显的差异。若病人关节的功能已遭到破坏，每当风雨到来之前，常常会出现疼痛。研究发现，关节疼痛的诱发并不是个别气象因素的作用，而是气象因素综合影响的结果，其中影响最显著的是气压和温度的变化。如果气压低、温差大，则多数病人的症状会明显加重。

胃及十二指肠溃疡病也具有季节性复发的特征。溃疡并发症常因天气骤变而诱发。病变部位虽在胃及十二指肠，但致病原因往往与神经系统的功能有关。当大脑皮质和自主神经的调节功能因骤冷、雨淋、气压变化而失调时，就可引起胃酸及胃蛋白酶分泌增加、胃壁紧张性收缩及蠕动增强、局部血管痉挛、胃黏膜营养障碍，从而使溃疡加重。医学研究人员分析了345个胃及十二指肠溃疡并发出血或穿孔的病例，发现天气变化越突然越急骤，所引起的生理、病理反应也越大，主要表现是胃酸分泌和黏膜的改变。

气候变化与癌症也有一定的关联。美国科学家克拉斯诺指出："子宫颈癌及肺癌的发生与较高的气温有关，而消化系统的恶性肿瘤往往是在较冷气候下频频发生。"英国研究人员在对大不列颠、瑞典和挪威妇女乳腺癌的发病率进行研究后发现，恶性肿瘤往往在较冷的气候条件下发生更为频繁。一些科学家认为，某些病毒性癌症媒介只有在特定的温度下才能幸存。

许多人都会有这样的体会，即气候阴晴冷热的变化，往往对人的情绪产生一定的影响。每当秋高气爽或风和日丽的时候，人们的精神往往乐观通达、心情舒畅；当寒风阴雨、干燥闷热的天气，人们的心情就会变得烦躁易怒或抑郁低沉。这是因气候的突然变化影响人体的生理功能，生理功能的变化又能影响人的精神状态。

气候的变化对身体健康的人影响也很大，最突出的是不良的气候条件很容易使人着凉感冒。感冒虽然一年四季都会发生，而发病较多的是冬春两季，在这期间又以寒潮袭来时发病最多。寒潮袭来时，气温大幅度下降，如保暖不及时，机体容易着凉感冒，特别是老年人及体弱多病者，由于身体的抵抗力差，更容易发病。另外，如果冬季气候该冷不冷，空气中的多种细菌、病毒就趁机大量繁殖，从而可增加传染病的感染机会。

要减轻气候对健康的影响，注意天气预报是最简便的方法。根据气候变化来增减衣物，调整心态，才能降低气候对自身健康的影响。

天气变化也与我们的健康息息相关

健康与环境密切相关，人生活在大气中，我们时时刻刻都要受到天气变化的影响，人要保持健康就要注意遵行天气的变化来调整自己的起居饮食，达到养生、保健的目的。

一般来说，天气可以通过以下几个方面来影响我们的身体健康。

1. 气压与健康的关系紧密

在高湿环境下，气压每上升100帕（帕为气压单位），多死亡2人，而自然风速每增大1米/秒，少死亡7人。当气压下降、天气阴沉时，人的精神最容易陷入沮丧和抑郁状态，表现为神情恍惚、六神不安，婴幼儿还可能产生躁动哭闹现象。当气压下降配合气温上升、湿度变小时，最容易诱发脑溢血和脑血栓。气压陡降、风力较大，患偏头痛病的人会增多，干燥的热风由于带电，能使空气中的负离子减少，这时候往往心神不安，反应迟钝，办事效率下降，交通事故增多。

2. 气温与健康的关系最为密切

人的体温恒定在37℃左右，人体感觉最舒适的环境温度为20~28℃，而对人体健康最理想的环境温度在18℃左右。人体对冷热有一定的适应调节功能，但是温度过高或过低，都会对人体健康有不良影响。冬季环境温度在4~10℃之间时，容易患感冒、咳嗽、生冻疮；4℃以下时最易诱发心脏病，且死亡率较高。春季气温上升，有助于病毒、细菌等微生物的生长繁殖，增加了被虫咬的机会，传染病容易流行；夏天当环境温度上升到30~35℃时，皮肤血液循环旺盛，人会感到精神疲惫、思维迟钝、烦躁不安。35℃以上时容易出汗，不思饮食，身体消瘦，体内温度全靠出汗来调节。由于出汗消耗体内大量水分和盐分，血液浓度上升，心脏负担增加，容易发生肌肉痉挛、脱水、中暑。

3. 日照对健康也有一定影响

适量的阳光照射，能使人体组织合成维生素D并且促进钙类物质的吸收。生长中的幼儿，如光照不足易导致软骨病。阳光对人的精神状况也有很大影响：阴雨笼罩的日子容易产生烦恼，阳光普照时心情往往比较舒畅。在炎热的夏季，如果阳光照射时间过长，有可能得日射病，发病急骤，头痛头晕、耳鸣眼花、心烦意乱，并可诱发白内障等疾病。太阳光作用于眼睛可影响人的脑垂体，调节抗利尿激素、控制人的排尿量。

4. 风对健康的影响不容忽视

风作用于人的皮肤，对人体体温起着调节作用，决定着人体的对流散热，并影响人体出汗的散热率。当气温低于人体皮肤温度时，风总是产生散热效果；当气温高于人体皮肤温度时，对人体起到加热和散热两个相对的作用。

5. 湿度与健康关系也很密切

夏天湿度大（尤其是我国南方），汗水聚集在人体皮肤表面，蒸发散热困难，造成体温升高、脉搏跳动加快，使人感到闷热难受，食欲下降，容易出现眩晕、皮疹、风湿性关节炎等疾病。当气温在26℃以上，空气湿度大于70%时，人容易发怒。当气温升到30℃时，湿度大于50%时，中暑人数会急剧增加。冬季空气干燥，鼻黏膜、嘴、手、脚皮肤弹性下降，常常会出现许多微小裂口。冬季呼吸道疾病、肺心病发生率最高。

当阴雨天气来临，气压和气温下降，湿度上升时，风湿性关节炎和有创伤的部位会发生与天气相应的变化，这时患者能感觉到隐隐作痛。在阴雨连绵、烟雾笼罩的梅雨和秋雨季节，能使人意志消沉，沮丧抑郁。不过久晴之后遇上一场暴风雨，空气中湿度的负离子大量增加，可使人头脑清晰、情绪安定欢快。

气象环境因素引起的疾病大多具有季节性，天气突然变化时，往往在几天内骤然增加许多感冒、哮喘、胃溃疡穿孔以及咯血的病人。这种现象主要是由于机体难以随气候的变化及时调节而诱发疾病。

医学科学研究不仅已经证实了风湿性关节痛与天气有关，而且还发现高血压、冠心病每到秋冬时节的发病率骤增；哮喘病多发生在阴冷干燥的寒冬季节；偏头痛大多出现在湿度偏高，气压骤降，风力较大之时。

让你终身受益的二十四节气养生要诀

二十四节气是我国古代人民为适应"天时""地利"，取得良好的收成，在长期的农耕实践中，综合了天文与物候、农业气象的经验所创设。

从古人对节气最早的命名，如《尚书》记载的"日中""宵中"等，可知二十四节气的形成与太阳有着密切的关系。"节"的意思是段落，"气"是指气象物候。

每个节气的专名均含有气候变化、物候特点和农作物生长情况等意义，而同在蓝天下，人其实是和农作物一起生长的，所以养生完全可以随着节气走。

1. 立春（2月3~5日）

立春养生要注意保护阳气，保持心境愉悦的好心态。此时生活在北方地区的人不宜太快地脱去棉服，应多参加室外活动，克服倦怠思眠状态。

饮食调养方面宜食辛甘发散之品，不宜食酸收之味，有目的地选择大枣、豆豉、葱、香菜、花生等进食。

2. 雨水（2月18~20日）

雨水节气着重强调"调养脾胃"。

饮食调节：多吃新鲜蔬菜、多汁水果以补充人体水分，少食油腻之物，以免助阳外泄，应少酸多甜，以养脾脏之气。可选择韭菜、百合、豌豆苗、荠菜、春笋、山药、藕等。

3. 惊蛰（3月5~7日）

惊蛰节气的养生要根据自然物候现象、自身体质差异进行合理的调养。

（1）阴虚者：形体消瘦，手足心热，心中时烦，少眠，便干，尿黄，不耐春夏，多喜冷饮。饮食要保阴潜阳，多吃清淡食物，如糯米、芝麻、蜂蜜、乳品、豆腐、鱼等。太极拳是较为合适的运动项目。

（2）阳虚者：多形体白胖，手足欠温，小便清长，大便时稀，怕寒喜暖。宜多食壮阳食品，如羊肉、狗肉、鸡肉、鹿肉等。散步、慢跑、太极拳、五禽戏及日光浴都是适合的锻炼项目。

4. 春分（3月20~22日）

由于春分节气平分了昼夜、寒暑，人们在保健养生时应注意保持人体的阴阳平衡状态。此时人体血液和激素水平也处于相对高峰期，此时易发非感染性疾病，如高血压、月经失调、痔疮及过敏性疾病等。饮食调养应保持机体功能协调平衡，禁忌偏热、偏寒、偏升、偏降的饮食误区，如在烹调鱼、虾、蟹等寒性食物时，必佐以葱、姜、酒等温性调料，以达到阴阳互补之目的。

5. 清明（4月4~6日）

清明乃天清地明之意，是高血压的易发期。在调摄过程中应当减轻和消除异常情志反应，保持心情舒畅，选择动作柔和、动中有静的太极拳作为首选锻炼方式；避免参加带有竞赛性的活动和负重性活动。饮食应定时定量，形体肥胖者，应多食瓜果蔬菜。老年高血压者应特别强调低盐饮食。

6. 谷雨（4月19~21日）

谷雨节气以后是神经痛的发病期，如肋间神经痛、坐骨神经痛、三叉神经痛，等等。肋间神经痛在治疗上离不开疏肝行气、活血通络的原则。坐骨神经痛病因不外乎风、寒、湿邪侵袭经络，应辨证施治，使营卫调和而弊病得解。三叉神经痛常突然发作，呈闪电样、刀割样难以忍受，针灸对此有较好的治疗效果。

7. 立夏（5月5~7日）

在整个夏季的养生中要注重对心脏的特别养护。立夏节气常常衣单被薄，即使体健之人也要谨防外感，一旦患病，不可轻易运用发汗之剂，以免汗多伤心。老年人更要注意避免气血淤滞，以防心脏病的发作。故立夏之季，情宜开怀，安闲自乐，切忌暴喜伤心。清晨可食葱头少许，晚饭宜饮红酒少量，以畅通气血。具体到膳食调养中，我们应以低脂、低盐、清淡为主。

8. 小满（5月20~22日）

在小满节气的养生中，我们要特别提出"未病先防"的养生观点。小满节气是皮肤病的高发期，饮食调养宜以清爽、清淡的素食为主，常吃具有清热、利湿作用的食物，如赤小豆、绿豆、冬瓜、丝瓜、黄瓜、藕等；忌食膏粱厚味、甘肥滋腻、生湿助湿的食物，如动物脂肪、海腥鱼类等。

9. 芒种（6月5~7日）

芒种节气里要注意增强体质，避免季节性疾病和传染病的发生，如中暑、腮腺炎、水痘等。起居方面要晚睡早起，适当地接受阳光照射（避开太阳直射，注意防暑），中午小憩可助消除疲劳，有利于健康。

10. 夏至（6月21~22日）

养生要顺应夏季阳盛于外的特点，注意保护阳气。"心静自然凉"是夏季养生法中的精神调养。

11. 小暑（7月6~8日）

小暑之季，气候炎热，人易心烦不安，疲倦乏力。在自我养护和锻炼时，我们应按五脏主时，夏季为心所主而顾护心阳，平心静气，确保心脏功能的旺盛，故夏季养生重点突出"心静"二字就是这个道理。

12. 大暑（7月22~24日）

大暑是一年中最热的节气，也是养生保健"冬病夏治"的最佳治疗时机，如慢性支气管炎、肺气肿、支气管哮喘、腹泻等阳虚证。

13. 立秋（8月7~9日）

秋内应于肺，肺在志为悲（忧），悲忧易伤肺，所以在进行自我调养时切不可背离自然规律。起居应开始"早卧早起，与鸡俱兴"。早卧以顺应阳气之收敛，早起为使肺气得以舒展。着衣不宜太多。

14. 处暑（8月22~24日）

处暑首先调整的就是睡眠时间。秋季养生之所以强调保证睡眠时间，是因为睡眠有很好的养生作用。

15. 白露（9月7~9日）

白露节气中要避免鼻腔疾病、哮喘病和支气管病的发生。特别是对于那些因体质过敏而引发的上述疾病，在饮食调节上更要慎重。凡是因过敏引发的支气管哮喘的病人，平时应少吃或不吃鱼虾海鲜、生冷炙烩腌菜、辛辣酸咸甘肥的食物，最常见的有带鱼、螃蟹、虾类、韭菜花、黄花菜、胡椒等，宜食清淡、易消化且富含维生素的食物。

16. 秋分（9月22~24日）

秋分是秋季90天的中分点。养生中也应本着阴阳平衡的规律，使机体保持"阴平阳秘"的原则。精神调养最主要的是培养乐观情绪，收敛神气。九九重阳登高观景可使人心旷神怡，也是调节精神的一剂良方。

17. 寒露（10月8~9日）

"金秋之时，燥气当令"，如果调养不当，人体会出现咽干、鼻燥、皮肤干燥等一系列的秋燥症状。所以暮秋时节的饮食调养应以滋阴润燥（肺）为宜，应多食用芝麻、糯米、粳米、蜂蜜、乳制品等柔润食物，少食辛辣之品。

18. 霜降（10月23~24日）

霜降之时乃深秋之季，在五行中属金，五时中为秋，在人体五脏中属肺，根据中医养生学的观点，在四季五补中应以平补为原则。

19. 立冬（11月7~8日）

冬季养生应顺应自然界闭藏之规律，以敛阴护阳为根本。在精神调养上要做到力求其静，控制情志活动，保持精神情绪的安宁，使体内阳气得以潜藏。起居调养强调"养藏"，早睡晚起，日出而作，保证充足的睡眠，有利于阳气潜藏，阴精蓄积。饮食调养要少食生冷，但也不宜燥热，应有的放矢地食用一些滋阴潜阳、热量较高的膳食，同时也要多吃新鲜蔬菜以避免维生素的缺乏。

20. 小雪（11月22~23日）

小雪节气前后，天气时常阴冷晦暗，此时人们的心情也会受其影响，特别是那些患有抑郁症的朋友更容易加重病情。抑郁症的发生多由内因即七情过激所致，七情包括了喜、怒、忧、思、悲、恐、惊七种情志的变化，调神养生对患有抑郁症的朋友就显得格外重要。

21. 大雪（12月6~8日）

大雪节气后，天气越来越凉。雪后的大风使气温骤降，咳嗽、感冒的人比平时多。有些疾病的发生与不注意保暖有很大关系，所以要注意保暖。

22. 冬至（12月21~23日）

冬至是一年中白天最短的一天。养生的重点放在中老年朋友身上，尤其是中年人，静神少虑，应劳而勿过，节欲保精，欲不可纵。

23. 小寒（1月5~7日）

人们在经过了春、夏、秋近一年的消耗后，脏腑的阴阳气血会有所偏衰，合理进补既可及时补充气血津液，抵御严寒侵袭，又能使来年少生疾病，从而达到事半功倍的养生目的。在冬令进补时应食补、药补相结合，以温补为宜。

24. 大寒（1月20~21日）

大寒是一年中的最后一个节气。古有"大寒大寒，防风御寒，早喝人参、黄芪酒，晚服杞菊地黄丸"之法。

四季养生总宗旨：内养正气，外慎邪气

自然界分布着五行（即木、火、土、金、水）之常气，以运化万物。人体秉承着五

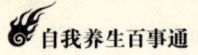

行运化的正常规律，因此才有五脏生理功能。不仅如此，人们必须依赖于自然界所提供的物质而生存。所以，人与自然环境存在着不可分割的联系，自然和人的关系好比"水能浮舟，亦能覆舟"一样，既有有利的方面，也有不利的方面。

可是，人对自然不是无能为力的，疾病是可以预防的，只要五脏元真（真气）充实，营卫通畅（指人的周身内外气血流畅），抗病力强，则正气存内，邪不可干，人即安和健康。

所以四季养生保健的根本宗旨在于"内养正气，外慎邪气"。

"内养正气"是养生的根本，任何一种养生方法的最终目的都是保养正气。保养正气就是保养人体的精、气、神。人体诸气得保，精和神自然得到充养，人体脏腑气血的功能也得到保障，即"五脏元真通畅，人即安和"。

在我国医学古籍《黄帝内经》记载了这样一次谈话：黄帝问养生专家岐伯："为什么先人们能活上百岁身体还很健康，现在的人不到六十就过早衰老了？"岐伯说："古时候的人懂得对于四时不正之气的避让，以便使思想闲静，排除杂念。这样调和好了自身的正气，就不会得病了。"

"外慎邪气"则是警惕外界一切可以致病的因子，主要是从有病要早治、生活要节制等方面来调摄养生。

中医认为，邪气刚入于人体之表，应当即时治之，"勿使九窍闭塞，如此则营卫调和"，病邪就不会由表入里，病势也就不会由轻变重而损害正气，是养生祛病益寿之妙法。

外慎邪气的另一个方面是指对自己的生活注重节制，忌"贪"字。比如：起居有常，起卧有时，从不贪睡，每天坚持锻炼身体，并做一些力所能及的体力劳动；衣着打扮应当以舒适为宜，根据气候的变化而适当增减着装，但不要因为天气寒冷就穿着过暖，也不要因为天热贪凉而过少穿衣；饮食方面则要讲究五味适中，五谷相配，饮食随四时变化而调节，忌贪饮暴食偏食；在心理健康方面，应当注重陶冶情操，坦然怡然地待人接物，不以物喜，不以己悲，良好的心态自然能够改善身体状况，减轻乃至避免机体发生病患的可能。

第二节

春季养生

做好春季养生保健，为健康夯实根基

《黄帝内经》称："春三月，此谓发陈。天地俱生，万物以荣。"春季阳气生发、大地回春、万象更新、生机盎然，是一年中最好的季节。然而，春天不但是流感、流脑等各种传染病的高发季节，而且冠心病、胆结石、肝炎、精神性疾病也常常容易在春天复发。俗话说"一年之计在于春"，因此，我们一定要做好春季的养生保健，为一年的健康打下基础。

一般来说，春季养生当注重以下几点：

1. 养阳气

在春季和夏季，人们应注重对体内阳气的保养。何谓阳气？即通常人们所说的"火力"，也就是人体的新陈代谢能力。若火力不足，就会出现畏寒、肢冷等症状。春季保养人体阳气的方法很多，重要的一点是要"捂"，即俗话中的"春捂秋冻"，衣着方面不要顿减，正如宋代著名病学家陈直所言的"春季天气渐暖，衣服宜渐减、不可顿减，以免使人受寒"。体弱之人要注意背部保暖。

保养阳气，还需多吃韭菜。韭菜，虽然四季常青，终年供人食用，但却以春季多吃最好。正如俗话所说："韭菜春食则香，夏食则臭。"

2. 重养肝

中医学认为，肝脏在五行中对应"木"，春季为草木繁荣的季节，故春季主肝。对此《红楼梦》中的林黛玉就是最好的诠释。

林黛玉每至春分时节，屡发咳嗽、痰血之疾，这是由于黛玉多愁善感，自幼犯有肺痨宿疾。春天生发之际，再加上情怀郁结，易造成肝气郁结，横逆犯肺，引起痰血。

人体五脏之一的肝脏是与春季相应的。因为春天温暖的气候将会使人的活动量日渐增加，促使新陈代谢亦将日趋旺盛。因而，在人体内，无论是血液循环，还是营养供给，都会相应加快、增多，以适应人体各种生命活动的需求。中医认为，这些均与肝脏的生理功能有关。若肝脏功能失常，适应不了春季气候的变化，就会在以后出现一系列病症，特别是精神病及肝病患者，易在春夏之季发病。俗话说"菜花黄，痴子忙"。据统计，精神病发病率以三四月份最高，这也是季节对机体影响的一种反映。中医所说的"春宜养肝"的道理就在于此。

保养肝脏的方法很多，如春天不要过于劳累，以免加重肝脏的负担。肝病及高血压病的患者，也应在春季到来之时，按医嘱及时服药。尤其精神病患者，在春天要注意避免精神刺激，以免病情加重。

3. 防哮喘

春季是鲜花盛开的时节，有些人一接触到花粉就容易过敏，轻者会出现眼痒、鼻塞、打喷嚏、流鼻涕、流眼泪等症状，严重者可诱发支气管哮喘、过敏性皮炎、喉头水肿、荨麻疹、神经血管性水肿等过敏病症。

所以春季应尽量少吃高蛋白质、高热量的饮食，有过敏史的人，尽量少去花草树木茂盛的地方，更不要随便去闻花草；外出郊游时要穿长袖衣裤、鞋袜，并带上脱敏药物。

4. 勤锻炼

春天里，人们常会出现"春困"，表现为精神不振、困乏嗜睡，可以通过运动来予以消除，绝不能贪睡，因为中医认为"久卧伤气"，久睡会造成新陈代谢迟缓，气血循环不畅，筋骨僵硬、脂肪积聚，吸收与运载氧的功能下降，毒素不能及时排出体外，遂致体质虚弱，病患滋生。

《黄帝内经》里还指出："夜卧早起，广步于庭，披发缓形，以使志生。"意谓春天人们应当晚睡早起，披散着头发、舒展着形体，在庭院中信步漫行，可使智慧、灵感生发不息。这些都是古人春天养生的宝贵经验，很值得现代人去认真执行。

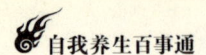

春天清火排毒，这些方法够用了

春天风多雨少，气候干燥，天气变化反复无常，人体很难保持新陈代谢的平衡和稳定，容易导致生理功能失调而致使人体"总管家"———大脑指挥失灵，引起"上火"症候。具体表现为咽喉干燥疼痛、眼睛红赤干涩、鼻腔热烘火辣、嘴唇干裂、食欲不振、大便干燥、小便发黄等。

那么，怎样做才能防止春天上火，为自己的身体清火排毒呢？

中医认为通过各种方法把身体中的毒素排出体外，人才会重新恢复健康活力。

1. 多喝水

排泄是人体排毒的重要方法之一。每天喝够两升水，可以冲洗体内的毒素，减轻肾脏的负担，是排毒最简便的方法。

2. 改变饮食习惯

以天然食品取代精加工食物，新鲜水果是强力净化食物，菠萝、木瓜、奇异果、梨都是不错的选择。如果平时多吃富含纤维的食物，比如糙米、蔬菜、水果等，都能增加肠道蠕动，减少便秘的发生。多吃蔬菜、水果，忌吃辛辣食物，多饮水或喝清热饮料，促进体内"致热物质"从尿、汗中排泄，从而清火排毒。

3. 定期去除角质

肌肤表面的老化角质会阻碍毛细孔代谢毒素，定期去除角质，可帮助肌肤的代谢功能维持正常运作。

4. 蒸桑拿

每周进行一次蒸汽浴或桑拿也能帮助加快新陈代谢，排毒养颜。蒸桑拿时要注意饮水。浴前喝一杯水可帮助加速排毒，浴后喝一杯水补充水分，同时排出剩下的毒素。

春天泡"森林浴"可祛病抗邪

森林中树木散发出来的芳香空气，具有杀菌作用。春天泡泡森林浴，能培养人体的正气，达到祛病抗邪的目的。那么，怎样泡森林浴呢？

（1）散步。当我们在步行时，各个关节会自动替自己"加油"，使各功能发挥它的功能，身体的四肢及五脏六腑等都会自动协调，有韵律地活动着，尤其可以促进细胞的新陈代谢作用。

（2）做体操。在森林中行走、做体操，可以舒展筋骨和肌肉，减缓骨骼的老化过程，从而使人长寿。

（3）推拉运动。用手抓住树木的某个部位，全身随手臂的屈伸做来回运动，可用于治疗腰痛，还能使头、肩、背部得到舒展，消除疲劳。

（4）腹式呼吸。深吸一口气，在15~20秒内将气缓慢全部呼出；用鼻呼吸10~20秒；暂停呼吸5秒钟左右。将上述3个动作连续做10~15次，可以调和五脏六腑。

（5）仰天长啸。在森林中放开喉咙，昂首挺胸，仰望天空，尽情地有节律地发出吼声或呼叫声，每间隔半至一分钟吼叫一声，连吼10~20声为一组，每日一次，顿时就会精神振作、轻松愉快、心平气和、胃口大开。

（6）日光浴。森林中由于树叶的作用，阳光疏密适中，人体能适当地受到紫外线照射且不会灼伤皮肤，从而增强人的体质。

（7）闭目养神。在森林中闭目养神，忘掉周围一切，在幽静的环境中，使大脑极度放松，可调节人的自主神经系统，对治疗神经衰弱、失眠症等，极为有效。

"春捂"有讲究，千万不可盲目

从古至今许多养生者都十分重视"春捂秋冻"，就是早春季节不要急忙把棉衣脱掉，以免感受风寒；初秋来临，也不要一下子穿得太多，以免气候乍冷乍暖，反而易受凉。

由于初春气候多变，乍暖还寒，早晚温差较大，且常有寒潮来袭，加上此时人体代谢功能较弱，不能迅速调节体温，对外界适应抵抗能力较弱，如果衣着单薄，极易感受风寒。特别是老年人，抗病力差，稍受风寒，会使血管痉挛、血液黏稠，血流速度减慢，引起脏器缺血，易发生感冒、肺炎、气管炎、哮喘、中风、冠心病等疾病，危及健康。唐代医家孙思邈就主张"春天不可薄衣，令人伤寒、食不消、头痛"，穿衣宜"下厚上薄"，以养阳收阴。这种防寒保暖方法，能够维护人体正气，抵御邪气。

初春时节，人们应做好防风御寒准备，不要顿减衣物，被褥也不可马上减薄，应时备夹衣，根据气候寒热变化，随时添减，以安度早春。

人体下部的血液循环要比上部差，容易遭到风寒侵袭，因而不能把衣裤鞋袜穿得过于单薄，尤其是老人不要把下身衣服减得太多，还有女性不要过早穿短裙。寒风刺骨入下身，容易生病。

春捂重下身，还要加强下身的锻炼，以促进血液循环。可以采取干洗脚等方法进行锻炼，方法是双手紧抱一侧大腿根，稍用力从大腿根向下按摩直到足踝，再从足踝往回按摩至大腿根。同样方法再按摩另一条腿，重复10~20遍。还可采用甩腿、揉腿肚、扭膝、搓脚、暖足、蹬腿等方法来活动下身以增强抵抗力。

春天让阳气生发

俗话说"一年之计在于春"，春季天气转暖，自然界的阳气开始生发，同时人体内的阳气也开始生发，因此，春天养生应注意保护阳气。

暴怒和忧郁都会伤身，因此要保持心胸开阔、乐观向上、心境恬淡。饮食上最好多吃些扶助阳气的食物，比如面粉、红枣、花生等辛温类食物；新鲜蔬菜如春笋、菠菜等可以补充维生素；酸性食物要少吃，油腻、生冷、黏硬食物最好不吃。体质过敏，易患花粉过敏、荨麻疹、皮肤病者，应禁食如羊肉、蟹之类易过敏的食品，羊肉虽然可以补阳气，但是容易过敏的人还是要少吃为妙。那么用什么来补阳气呢？韭菜是春季最好的选择。

《本草纲目》中记载，韭菜辛、温、无毒，有健胃、温暖作用，常常用于补肾阳虚、精关不固等。经常食用韭菜粥可助阳缓下、补中通络。适合背寒气虚、腰膝酸冷者食用。用韭菜熬粥，既暖脾胃，又可助阳。

除了食补养阳以外，春季要保持阳气生发，还要注意时刻保暖。俗话说"春捂秋冻"。"二月休把棉衣撤，三月还有梨花雪"、"吃了端午粽，再把棉衣送"，这些说法对于

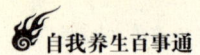

养生保健来说并不够全面。

首先要把握时机。医疗气象学家发现,许多疾病的发病高峰与冷空气南下和降温持续的时间密切相关。比如感冒、消化不良,在冷空气到来之前便捷足先登。而青光眼、心肌梗死、中风等,在冷空气过境时也会骤然增加。因此,捂的最佳时机,应该在气象台预报的冷空气到来之前24~48小时。

注意这样一个温度临界点——15℃。研究表明,对于多数老年人或体弱多病而需要春捂者来说,15℃可以视为捂与不捂的临界温度。也就是说,当气温持续在15℃以上且相对稳定时,则春捂可以结束了。

另外需要注意温差,当日夜温差大于8℃时,春捂就是必不可少的。春天的气温,前一天还是春风和煦、春暖花开,转眼间就有可能寒流涌动,让你回味冬日的肃杀。面对孩儿脸似的春天,你得随天气变化加减衣服。

而捂着的衣衫,随着气温回升总要减下来,但若减得太快,就可能出现"一向单衫耐得冻,乍脱棉衣冻成病"的情况。因为你没捂到位。医学家发现,天气转冷需要加衣御寒,即使此后气温回升了,也得再捂7天左右,减得过快有可能冻出病来。所以,春捂7~14天比较合适。

春季要养肝

《红楼梦》中的林黛玉每至春分时节,就屡发咳嗽、痰血之疾,大家都知道她肺不好,却不知道她的毛病也与肝有关系。肝脏在五行中对应"木",而春季为草木繁荣的季节,是生发的季节,在这种生发之际,自幼多愁善感的林妹妹很容易造成肝气郁结而横逆犯肺,引起痰血。因此,春天一定要注意养好肝。

在饮食保养方面,宜多吃一些温补阳气的食物。《本草纲目》中记载葱、蒜、韭菜是益肝养阳的佳品,菠菜舒肝养血,宜常吃。大枣性平味甘,养肝健脾,春天可常吃多吃。春季除保肝外,还要注意补充微量元素硒,多吃富含硒的动物、植物,如海鱼、海虾、牛肉、鹌鹑蛋、芝麻、杏仁、枸杞子、豇豆、黄花菜等,以提高人体的免疫力,利于保健养生。另外,春天多吃一点荠菜也能够养肝。《本草纲目》中记载,荠菜"利肝和中,明目益胃"。饮用荠菜汤可以补心安神,巩固肝气,和顺脾胃。下面介绍荠菜鸡蛋汤的制法。

材料:新鲜荠菜,鸡蛋,精盐、味精适量。

制法:新鲜荠菜去杂洗净,切成段,放进盘内,将鸡蛋打入碗内搅匀。炒锅上旺火,放水加盖烧沸,放入植物油,接着放入荠菜,再煮沸,倒入鸡蛋稍煮片刻,加入精盐、味精,盛入大汤碗内即成。

除了饮食上的保养,春季养生还应注重精神调摄。肝主升发阳气,如果你精神上长期抑郁的话,就会郁结一股怨气在体内,不得抒发。想要肝气畅通,首先要重视精神调养,注意心理卫生。如果思虑过度,日夜忧愁不解,会影响肝脏的疏泄功能,进而影响其他脏腑的生理功能,导致疾病滋生。春季精神病的发病率明显高于其他季节,肝病及高血压患者在春季病情会加重或复发,所以春季尤应重视精神调摄、心情舒畅,切忌愤然恼怒。按照中医理论,怒伤肝,故春季养生必须戒怒。

此外,还应注意加强运动锻炼。春天阳气生发,风和日丽,树林、河水边的空气中负氧离子较多，对人体很有利，人们应尽量多到这些地方去活动。在睡眠充足的情况下，还要坚持体育锻炼，参加适量的体力劳动，以舒展筋骨、畅通气血，增强免疫力与抗病能力。春天里，人们常会出现"春困"，表现为精神不振、困乏嗜睡，可以通过运动消除，绝不能贪睡，因为中医认为"久卧伤气"，久睡会造成新陈代谢迟缓、气血循环不畅、筋骨僵硬、脂肪积聚，吸收与运载氧的功能下降、毒素不能及时排出体外，导致体质虚弱，病患滋生。所以在春天的时候，应多出去活动。

春养肝，不要"以形补形"

我国民间有很多关于养生的老经验，比如"以形补形"。所谓"以形补形"，是用动物的五脏六腑来治疗人体相应器官的疾病，或者吃一些跟人体某些器官形状类似的食物，以达到补养的目的，比如用动物血来补血，以核桃补脑等。这些都是可取的，但是"以肝补肝"就有些不妥了，尤其是春天，千万不要以肝补肝。

在春天这一肝脏升发的季节，不要以形补形，否则肝火越吃越旺，也就是《金匮要略》中所说的："春不食肝，夏不食心，秋不食肺，冬不食肾。"而且进食动物肝脏并不能直接作用于人体肝脏。尤其是肝病患者，如果寄希望于吃动物肝脏来治病，不仅不能收效，甚至会引起反作用。像脂肪肝是脂肪代谢异常引起的肝病，病毒性肝炎是病毒引起的脏器性损伤，这些疾病吃动物肝脏是无法治好的。

保肝饮食有这样一些原则：多吃蔬菜和水果；少吃动物油和肥肉；腌制食品容易微生物污染，会伤肝。可适当补充B族维生素和矿物质，如谷类食物。千万不要酗酒、空腹喝酒，空腹喝酒更容易吸收乙醛。这里介绍一些《本草纲目》中的养肝方。《本草纲目》中记载了很多护肝的食物，其中有野生姜，性平、味甘，能"补肝明目，常服有延年益寿的作用"。用野生姜炖米汤有很好的补养效果。

材料：野生姜（也叫老虎姜）1000克，蔓菁子500克。

制法：共同九蒸九晒，研为细末。每服10克，米汤送下。

此外，肝脏有解毒功能，因此一些对肝脏好的食品也是优秀的排毒食品，如绿豆、小米，各类富含维生素C的水果，如猕猴桃、鲜枣等。鸡蛋、牛奶、鱼类平时也可多吃一些。

中医认为肝主藏血，一部分血用于滋养肝脏自身，一部分血用于调节全身血量。血液分布全身，肝脏自身功能的发挥也要有充足的血液滋养。如果滋养肝脏的血液不足，人就会感觉头晕目眩、视力减退。凌晨1:00~3:00这段时间是肝经当令，也就是肝的气血最旺的时候，这时人体内部阴气下降，阳气继续上升，我们的一切活动也应该配合这个过程，不要违逆它。也就是说，这个时候我们最好已经入睡，才能好好养肝血。

春季多用食补

春暖花开，我们的身体也从沉寂的冬日苏醒过来，感受春天的气息。春天不仅有美景，更有美食，散发着香气的大葱、独具风味的韭菜、翠绿鲜嫩的菠菜……如果有时间去乡间地头感受一下，更是非常美妙的体验。这些常见的蔬菜能让我们平安地度过春三月。

1. 大葱

李时珍在《本草纲目》中说"正月葱，二月韭"。为什么李时珍告诉我们正月里要

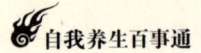

吃葱，二月要吃韭菜呢？这要从春季的气候特征和葱、韭菜的功效讲起。

《本草纲目》里说，大葱味辛，性微温，具有发表通阳、解毒调味的作用。春季是万物生发的季节，各种害虫、细菌也跟着活跃起来，而身体此时处在阳气刚要生发之际，抵抗力较弱，稍不留神就会感冒生病。大葱有杀菌、发汗的作用，切上数段葱白，加上几片姜，以水熬成汤汁服用，再穿上保暖的衣物并加盖棉被，就可以让身体发汗，收到祛寒散热、治疗伤风感冒的效果。

2. 菠菜

菠菜为春天应时蔬菜。中医学认为，菠菜有养血、止血、润燥之功。《本草纲目》中说"菠菜通血脉，开胸膈，下气调中，止渴润燥，根尤良"，对春季因肝阴不足所致的高血压、头晕、糖尿病、贫血等有较好的辅助治疗作用。高血压、便秘、头痛、面红者，可用鲜菠菜洗净放入开水中烫上 3~5 分钟，取出切碎，用少许香油、盐等拌食，一日 2 次当菜食用很有疗效。若是糖尿病，可用菠菜根 60 克洗净，鸡内金 15 克，水煎代茶饮；或将菠菜根切碎，鸡内金研末同米煮粥食用亦可。若是夜盲症，用鲜菠菜 500 克捣烂，榨取汁，每日 1 剂，分 3 次服用，但需常用才有效。

尽管菠菜药蔬俱佳，但不宜过量。因为菠菜含有草酸，草酸进入人体后，与其他食物中含的钙质结合，形成一种难溶解的草酸钙，就不利于人体对钙质的正常吸收。

适合春季常吃的食物还有香椿、荠菜、莴苣、蜂蜜等。

另外，春季饮食要遵循"省酸增甘"的总原则。唐代药王孙思邈就说："春日宜省酸增甘，以养脾气。"意思是当春天来临之时，人们要少吃酸味的食品，多吃甘甜的食品，以补益人体的脾胃之气。故要减少醋等酸味食物的摄入，适度增加山药、大枣等甘味食物的摄入量。山药大枣粥是不错的选择，可取山药 50 克，大枣 20 克，米（粳米、糯米各一半）80 克，将粳米、糯米洗净，与山药、大枣一起放入砂锅里，加水适量，先用大火烧开，然后用文火熬煮至粥稠，每日 1 次。

春天吃荠菜与春捂秋冻的不解之缘

荠菜，广东叫菱角菜，贵州称为地米菜，中药名叫荠菜花。荠菜是最早报春的时鲜野菜。古诗云："城中桃李愁风雨，春在溪头荠菜花。"李时珍说："冬至后生苗，二、三月起茎五六寸，开细白花，整整如一。"荠菜清香可口，可炒食、凉拌、做菜馅、菜羹，食用方法多样，风味特殊。目前市场上有两种荠菜，一种菜叶矮小，有奇香，止血效果好；另一种为人工种植的，菜叶宽大，不太香，药效较差。

在我国，吃荠菜的历史可谓是源远流长。《诗经》里有"甘之如荠"之句，可见大约在春秋战国时期，古人就知道荠菜味道鲜美了；到了唐朝，人们用荠菜做春饼，有在立春这天有吃荠菜春饼的风俗。许多文人名士也对荠菜情有独钟，杜甫因为家贫就常靠"墙阴老春荠"来糊口，范仲淹也曾在《荠赋》中写道："腌成碧绿青黄，措入口中，嚼生宫商角徵。"苏东坡喜欢用荠菜、萝卜、米做羹，命名为"东坡羹"。

为什么说春天要多吃荠菜呢？这与民谚"春捂秋冻"有关系。冬天结束，春季到来，天气转暖，但是春寒料峭。"春捂"就是要人们不要急于脱下厚重的冬衣，以免受风着凉。按照中医的观点，春季阳气生发，阳气是人的生命之本，"捂"就是要阳气不外露。

春天多吃荠菜也是一样的道理，荠菜性平温补，能养阳气，又是在春季生长，春天吃荠菜也符合中医顺时养生的基本原则。

荠菜的药用价值很高，《本草纲目》记载其"性平，味甘、淡；健脾利水、止血、解毒、降压、明目。"荠菜全株入药，具有明目、清凉、解热、利尿、治痢等药效。其花与子可以止血，治疗血尿、肾炎、高血压、咯血、痢疾、麻疹、头昏目痛等症。荠菜临床上常被用来治疗多种出血性疾病，如血尿、妇女功能性子宫出血、高血压患者眼底出血、牙龈出血等，其良好的止血作用主要是其含有荠菜酸所致。

荠菜性平，一般人都可食用，比较适合冠心病、肥胖症、糖尿病、肠癌等患者食用。但荠菜有宽肠通便的作用，便溏泄泻者慎食。另因荠菜有止血作用，不宜与抗凝血药物一起食用。荠菜中含有草酸，吃的时候用热水焯一下对身体比较有益。

【保健食谱】
1. 荠菜粥
材料：粳米150克，鲜荠菜250克（或干荠菜90克）。
制法：
（1）粳米淘洗净，荠菜洗净切碎。
（2）锅内加水烧沸后同入锅煮成粥。
功效：对血尿症有食疗作用。

2. 荠菜饺子
材料：面团，荠菜500克，猪肉馅400克，绍酒1大匙，葱末、姜末、盐、香油各适量。
制法：
（1）荠菜择除老叶及根，洗净后放入加有少许盐的开水内余烫，捞出后马上用冷水浸泡。
（2）猪肉馅剁细，拌入所有调味料后，放入加了油的热锅中煸炒至八分熟。
（3）沥干水分的荠菜切碎，放入晾凉的肉馅中拌匀，加入香油。
（4）饺子皮做好后包入适量的馅料并捏好形状。
（5）水开后下饺子，煮至浮起时，反复点水两次即可捞出食用。
功效：柔肝养肺。

春困解乏用本草

民间有句俗语："春困秋乏夏打盹。"所谓春困，就是春天来临时很多人感觉困倦疲乏，没有精神，一天到晚昏昏欲睡。

为什么春天爱犯困呢？因为春天阳气上升，人体生理功能随气温的上升发生变化，脏腑所需供血量增加，而供给大脑的血与氧就相对减少，这样就影响了大脑的兴奋性，人就变得困倦疲乏。

不过春困也不是不可解。李时珍在《本草纲目》中主张"以葱、蒜、韭、蓼、蒿、芥等辛辣之菜，杂和而食"。这些本草都具有辛甘发散性质，春季适当进食，有助春天阳气生发，而且能够刺激精神，解春困。

此外，现代医学也证明，适当调整饮食对防止春困是很有效果的。除了《本草纲目》提到的以上辛辣本草，我们在春天还可以多吃以下这些食物。

首先是富含钾的食物。人体缺钾，肌肉就会疲乏无力，也容易导致犯困。而海藻类食品一般含钾较多，例如紫菜、海带、羊栖菜等，因此春天应多喝点紫菜汤、海带汤等。此外，菠菜、苋菜、香菜、油菜、甘蓝、芹菜、大葱、青蒜、莴苣（莴笋）、土豆、山药、鲜豌豆、毛豆、大豆及其制品含钾也较多；水果中以香蕉含钾最丰富。随着气温升高，多喝茶也大有好处。茶叶中含钾丰富，多喝茶既能解渴，又可补钾，一举两得。

其次，可以多吃一些碱性食物。酸性体质的人经常会无缘无故出现身体疲劳、精神不振，特别在春天比正常人容易犯困，因此多吃碱性食物，将体内的内环境调至"碱性"是预防春困的好方法。需要注意的是，人们通常会认为酸的东西就是酸性食物，比如葡萄、草莓、柠檬等，其实这些东西正是典型的碱性食物。此外，茶叶、海带，尤其是天然绿藻富含叶绿素，都是很好的碱性食物，不妨多吃点。

总而言之，调理好饮食，然后适当增加一些户外运动，对防止春困都是很有好处的。在这个阳气生发的季节里，我们千万不能把时间都消耗在疲劳的困意里。

第三节

夏季养生

夏日需清补，诸病皆能除

一年四季中，夏季是阳气最盛的季节，气候炎热而生机旺盛。此时是人体新陈代谢旺盛时期，阳气外发，伏阴在内，气血运行亦相应旺盛起来，活跃于机体表面。皮肤毛孔开泄，而使汗液排出，通过出汗调节体温，适应暑热的气候。

中医认为，夏季养生注重"滋阴去火"，那么如何能做到滋阴去火，达到养生的目的呢？具体来说，要注意以下几方面：

（1）晚睡早起。夏季养生要顺应自然界阳盛阴衰的变化。也就是说每天早点起床，以顺应阳气的充盈与盛实；晚些入睡，以顺应阴气的不足。由于夏季晚睡早起，相对睡眠不足，因此夏日午睡是夏季养生健身的重要方法，既能补偿夜间睡眠的不足，更能顺应人体生理特点的养护需要。午睡时间一般以1小时为宜，要注意睡眠姿势，可平卧或侧卧，并在腹部盖上毛巾被，以免胃腹部受寒。

（2）注重调精神。夏季烈日酷暑，腠理张开，汗液外泄，汗为心之液，心气最易耗伤，所谓"壮火食气"。要做到神气调养就必须做到神清气和，快乐欢畅，胸怀宽阔，使心神得养。因此，应多参加一些文娱活动，外出旅游，消夏避暑等，这样既使人心旷神怡，又可锻炼身体。

（3）防晒护肤。夏季阳光照射会对人体产生一系列不良影响，阳光中的紫外线不仅能使皮肤晒黑，而且还导致白内障，晒伤皮肤，引发皮肤癌。此外，长时间在烈日下暴晒易发生中暑。因此夏日外出时要戴遮阳帽、太阳镜，以减少紫外线对皮肤和眼睛的损害。夏天人体容易出汗，应注意选择护肤品。

（4）巧运动。夏天气候炎热，对人体消耗较大，若长时间在阳光下锻炼可能引起中暑，所以，最好在清晨或傍晚天气凉爽时，到公园、河岸、湖边，或庭院，选择合适的项目锻炼，如太极拳、太极剑、广播操、慢跑、散步等。在江河湖海进行游泳锻炼，令人心旷神怡，有利于调节情志，增进健康。

（5）勿贪凉。夏季养生要注意勿贪凉。老年体弱者，阳气不足，如长时间对着电扇吹或久居空调室内，会感到头昏脑胀，四肢疲乏，精神困倦，更容易导致受凉感冒等病症。

（6）防中毒。夏季养生要注意饮食卫生，防中毒、中暑。盛夏细菌繁殖迅速，70%的食物中毒发生在夏季。老人小孩胃肠功能薄弱，抵抗力差，发病后极易发生脱水而危及生命，故应做好预防工作。

健脾益气，让"苦夏"成为轻松之旅

中医学认为，人体五脏之气的衰旺与四时变换相关。夏天中的长夏（阴历6月、阳历7～8月）时期应脾，就是说，此时与人体脾的关系最大。

中医认为长夏属土，人体五脏中的脾也属土；长夏的气候特点是偏湿，"湿"与人体的脾关系最大，所谓"湿气通于脾"，所以，脾应于长夏。因而，长夏是健脾、养脾、治脾的重要时期。

在夏季，我国大部分地区均见持续炎热，雨水偏多，暑湿偏盛，故极易造成脾胃功能下降而厌食困倦。中医认为，夏天人体消耗较大，需要加强脾的"工作"，才能不断地从食物中吸收营养。同时，夏天人们大量食冷饮和瓜果，易损伤脾胃，有很多人容易"苦夏"，表现为不思饮食、乏力。而通过健脾益气则往往能达到开胃增食、振作精神的效果。因此，不仅在酷热的夏季，就是在日常生活中调理好脾胃功能，对养生防病也很有必要。

针对长夏气候的特点，饮食原则宜清淡，少油腻，以温食为主，可适当食用辣椒，缓解燥湿，增加食欲，也帮助人体排汗；同时，要注意空腹少食生冷，切忌冰箱内食物直接食用；另外，在闷热的环境里增添凉爽舒适感，对于脾保健也有很大好处，但是切忌长时间待在密不透风的空调房里，这样反而有害健康。

下面，我们给大家推荐非常有效的"养脾三法"，对于夏季健脾益气极有帮助。

（1）醒脾法。取生蒜泥10克，以糖醋少许拌食，不仅有醒脾健胃之功，而且还可以预防肠道疾病。也可常取山楂条20克、生姜丝50克，以糖、醋少许拌食，有开胃健脾之功用。

（2）健脾法。选用各种药粥健脾祛湿，如莲子、白扁豆、薏苡仁米煮粥食，或银耳、百合、糯米煮粥食，或山药、土茯苓、炒焦粳米煮粥食。

（3）暖脾法。因食生冷过多，容易寒积脾胃，影响日后的消化功能。此时可用较厚的纱布袋，内装炒热的食盐100克，置于脐上三横指处，有温中散寒止痛之功。

当然，无论是夏季还是日常，调理脾胃还要因人而异。脾胃功能正常者，适量冷饮不会影响脾胃功能，但不宜过量。例如"醒脾法"中提倡经常食用生蒜泥、山楂虽可以减少肠道疾病、消食导滞，但若过食，又有伤胃之嫌，尤其胃炎泛酸患者当慎用。

此外，睡眠时还应注意加强脘腹部保暖，炒菜时不妨加点生姜末，饮茶者选喝红茶等，都不失为护脾的养生上策。

总之，无论在什么季节，调理脾胃都应根据自身实际情况而定：胃热者以清降为主，脾虚脾寒者当温补。但无论药补还是食补，均以服后感觉舒适为宜。

夏季远离空调病有妙招

夏季外面的气温高，人衣着单薄，进入空调房间后处在低温环境中，生物钟的运转突然发生改变。当冷的感觉传递到大脑体温调节中枢时，大脑便指令皮肤外周血管收缩，分布在全身汗腺减少分泌，以减少热量的散发来保持体温。同时冷的感觉也促使交感神经兴奋，导致分布在腹腔器官上的血管收缩，胃肠蠕动减弱，因而出现了肢体麻木、皮肤干燥、胃肠不适等相应症状。女性更易发生，因为女性对冷的刺激比较敏感。空调病症状，属中医暑湿症。夏天气候炎热，人体腠理开泄，若长时间处在空调环境中，则容易产生空调病。

以下几种措施对防治空调病很有效：

（1）中药芳香化湿，疏理透达。可选用：藿香、厚朴、柴胡、白芍、郁金、佩兰、苏叶、甘草，水煎服，按体质虚实增减其药与量。此外，每日上班前在家里喝一杯姜枣汤（生姜15克，红枣20克，水煮为汤）亦有预防空调病作用。

（2）恒定空调温度。一般室内外温差不超过7℃，在这个温度范围内，人体的温度调节中枢能灵活自如地进行调节，而温差超过了这个幅度，就会出现失调而产生不适。

（3）定时注入新鲜空气。每隔3~4小时，应关闭空调机，打开门窗，让室内外空气彻底流通，然后再闭门开机，这样可使空气的质量相对得到改善，从而减少疲劳与头痛的发生。

（4）采取保护措施。适当添加衣服，少穿短裙短裤，关节部位可以酌加毛巾，或在座位底下放个垫子。时间久了要起身走动走动，以增加末梢血管的血液循环。

（5）为避免脱水，在空调房内要多喝水。

（6）经常走出空调室，多接受自然界高气温的刺激，能够增强人体的适应能力以及抗病能力。

夏季灭"火"不可一概而论

夏季天气炎热，人容易上火，有人认为上火就应该吃清火药，所以一家老少，不管谁上火都用同一个办法，殊不知，不同的人上火原因是不同的，不可一概而论。对症下药才能除病。

1. 孩子易发肺火

夏天，有些孩子动不动就发热，只要着一点凉，体温立刻就会升高，令妈妈们苦恼不已。中医认为，小儿发热多是由于肺卫感受外邪所致。小儿之所以反复受到外邪的侵犯，主要是由于肺卫正气不足，阴阳失于平衡。

2. 老年易发肾阴虚火

夏天阳气旺盛，容易导致老年人肾阴亏虚，从而出现腰膝酸软，心烦，心悸汗出，失眠，入睡困难，同时兼有手足心发热，阳痿、早泄，盗汗，口渴，咽干或口舌糜烂，舌质红，或仅舌尖红，少苔，脉细数，应对证给予滋阴降火中药，如知柏地黄丸等，饮食上应少吃刺激性及不好消化的食物，如糯米、面团等，多吃清淡滋补阴液之品，如龟板胶、六味地黄口服液等，多食富含 B 族维生素、维生素 C 及富含铁的食物，如动物肝、蛋黄、西红柿、胡萝卜、红薯、橘子等。

3. 妇女易发心火

妇女在夏天情绪极不稳定，特别是更年期的妇女，如突受情绪刺激，则会烦躁不安，久久不能入睡。这主要是由于心肾阴阳失调而导致心火亢盛，从而出现失眠多梦，胸中烦热，心悸怔忡，面赤口苦，口舌生疮，潮热盗汗，腰膝酸软，小便短赤疼痛，舌尖红，脉数，应给予中药对证滋阴降火，如枣仁安神丸、二至丸等。多吃酸枣、红枣、百合或者干净的动物胎盘等，可养心肾。

除此之外，我们再给大家介绍几款简单实用的清火凉茶，你可以选用适合自己的一款：

（1）西瓜皮凉茶。可将外皮绿色的那一层利用起来，洗净后切碎去渣取汁，再加入少量白糖搅拌均匀，有去暑利尿解毒之功。

（2）陈皮茶。将干橘子皮 10 克洗净，撕成小块，放入茶杯中，用开水冲入，盖上杯盖焖 10 分钟左右，然后去渣，放入少量白糖。稍凉后，放入冰箱中冰镇一下更好。

（3）薄荷凉茶。取薄荷叶、甘草各 6 克放入锅内，加 2500 克水，煮沸 5 分钟后，放入白糖搅匀，常饮能提神醒脑。

（4）橘子茶。将橘子肉和茶叶用开水冲泡，可制成橘子茶，它可防癌、抗癌和预防心血管疾病，如果将经过消毒处理的新鲜橘子皮与白糖一同冲喝，还能起到理气消胀、生津润喉、清热止咳的作用。

（5）桑菊茶。将桑叶、白菊花各 10 克，甘草 3 克放入锅中稍煮，然后去渣叶，加入少量白糖即成，可散热清肺润喉，清肝明目，对风热感冒也有一定疗效。

（6）荷叶凉茶。将半张荷叶撕成碎块，与中药滑石、白术各 10 克，甘草 6 克，放入水中，共煮 20 分钟左右，去渣取汁，放入少量白糖搅匀，冷却后饮用，可防暑降温。

（7）淡盐凉茶。开水 500 毫升冲泡绿茶 5 克，食盐 2 克，晾凉待饮，能止渴解热除烦，治头晕恶心。

（8）果汁红茶。锅中加水 750 毫升，加热至沸倒入红茶 40 克，微沸 5 分钟，离火去茶叶，晾凉后放入冰箱。饮用时在杯中倒入红茶 40 毫升，放少许柠檬汁、橘汁、白砂糖，再加冰水 150 毫升，滴入少许白兰地酒，放橘子一瓣，碎冰少许。既可去火，又很爽口。

夏天一碗绿豆汤，解毒去暑赛仙方

在酷热难耐的夏天，人们都知道喝绿豆汤以清热解毒。民间广为流传"夏天一碗绿豆汤，解毒去暑赛仙方"这一健康谚语。其实，早在古代，人们就懂得用绿豆汤清热解毒。

夏季，人体内的阳气最旺，这个时候由于天气炎热，人们往往会吃很多寒凉的东西，损伤阳气。而绿豆虽性寒，可清热解暑，但它同时有养肠胃，补益元气的功效，实在是夏天的济世良谷。

关于绿豆的功效，唐朝孟诜有云："补益元气，和调五味，安精神，行十二经脉，去浮风，益气力，润皮肉，可长食之。"清朝王士雄在《随息居饮食谱》称其"甘凉。煮食清胆养胃，解暑止渴，润皮肤，消水肿，利小便，止泻痢，醒酒弭疫……"。中医认为，绿豆性味甘寒，归心、胃经，具有清热解毒、消暑利尿之功效。《本草纲目》记载，绿豆消肿下气，治寒热，止泻痢，利小便，除胀满，厚实肠胃，补益元气，调和五脏，安精神，去浮风，润皮肤，解金石、砒霜、草木等一切毒。

现代研究认为绿豆的功效主要有以下几种。

（1）绿豆中所含蛋白质、磷脂均有兴奋神经、增进食欲的功能，为机体许多重要脏器增加所必需的营养。

（2）绿豆中的多糖成分能增强血清脂蛋白酶的活性，使脂蛋白中三酰甘油水解达到降血脂的疗效，从而可以防治冠心病、心绞痛。

（3）绿豆中含有一种球蛋白和多糖，能促进动物体内胆固醇在肝脏中分解成胆酸，加速胆汁中胆盐分泌并降低小肠对胆固醇的吸收。

（4）绿豆对葡萄球菌以及某些病毒有抑制作用，能清热解毒。

（5）绿豆含有丰富的胰蛋白酶抑制剂，可以保护肝脏，减少蛋白分解，从而保护肾脏。

虽然绿豆有诸多好处，但是这里还要提醒你，体质虚弱的人，不要多喝绿豆汤。从中医的角度看，寒证的人也不要多喝。另外，由于绿豆具有解毒的功效，所以正在吃中药的人也不要多喝。

【保健食谱】

1. 绿豆薏米粥

材料：绿豆20克，薏苡仁20克，冰糖适量。

制法：

（1）薏苡仁及绿豆洗净后，用清水浸泡隔夜。

（2）薏苡仁加3杯水放入锅内，用大火煮沸后，改用小火煮半小时，再放入绿豆煮至熟烂。

（3）加入冰糖调味即可。

功效：清热补肺、消暑利水、美白润肤。

2. 绿豆排骨汤

准备材料：排骨350克，红枣50克，绿豆50克，姜10克，清水1200克，盐5克，鸡精3克，糖1克。

制法：

（1）将排骨斩件汆水，红枣洗净，姜切片，绿豆洗净待用。

（2）洗净锅上火，放入清水、排骨、姜片、绿豆、红枣，大火烧开转中火煲45分钟，调味即成。

功效：补血、养心、安神。

夏季消暑佳蔬当属"君子菜"苦瓜

盛夏时节，烈日炎炎，用苦瓜做菜佐食能消暑涤热，让人胃口大开，备受人们欢迎。苦瓜因外皮有瘤状突出，又有"葡萄酒"之称。因苦瓜从不把苦味渗入别的配料，所以又有"君子菜"的美名。

苦瓜营养十分丰富，所含蛋白质、脂肪、碳水化合物等在瓜类蔬菜中较高，特别是维生素C含量，每100克高达84毫克，约为冬瓜的5倍，黄瓜的14倍，南瓜的21倍，居瓜类之冠。苦瓜还含有粗纤维、胡萝卜素、苦瓜苷、磷、铁和多种矿物质、氨基酸等。苦瓜的苦味含有抗疟疾的喹宁，喹宁能抑制过度兴奋的体温中枢，因此苦瓜有清热解毒的功效。苦瓜还含有较多的脂蛋白，可促使人体免疫系统抵抗癌细胞，经常食用，可以增强人体免疫功能。

历代医学都认为它有清暑涤热，明目解毒的作用。如李时珍说："苦瓜气味苦、寒、无毒，具有除邪热，解劳乏，清心明目，益气壮阳的功效。"《随息居饮食谱》载："苦瓜青则苦寒涤热，明目清心。熟则色赤，味甘性平，养血滋肝，润脾补肾。"中医认为，苦瓜味苦，性寒冷，能清热泻火。苦瓜还具有降血糖的作用，这是因为苦瓜中含有类似胰岛素的物质。苦瓜也是糖尿病症患者的理想食品。

夏季吃苦瓜可以清热解暑，同时又可补益元气，可贵的是苦瓜还有补肾壮阳的功效，这对于男人来说是不错的选择，当然女人同样也需要补肾。

苦瓜可烹调成多种风味菜肴，可以切丝，切片，切块，做作料或单独入肴，一经炒、炖、蒸、煮，就成了风味各异的佳肴。如把苦瓜横切成圈，酿以肉糜，用蒜头、豆豉同煮，鲜脆清香。我国各地的苦瓜名菜不少，如青椒炒苦瓜、酱烧苦瓜、干煸苦瓜、苦瓜烧肉、泡酸苦瓜、苦瓜炖牛肉、苦瓜炖黄鱼等，都色美味鲜。苦瓜制蜜饯，甜脆可口，有生津醒脑作用。苦瓜泡制的凉茶，饮后消暑怡神，烦渴顿消。

尽管夏天天气炎热，人们也不可吃太多苦味食物，并且最好搭配辛味的食物（如辣椒、胡椒、葱、蒜），这样可避免苦味入心，有助于补益肺气。另外，脾胃虚寒及腹痛、腹泻者忌食。

【保健食谱】

苦瓜粥

材料：苦瓜100克，玉米50克，冰糖适量。

制法：

（1）先把玉米淘净，再将苦瓜洗净，剖开去子和瓤，切成片。

（2）将玉米和苦瓜一起放入锅中加适量水煮粥，粥快好时放入冰糖搅拌均匀即可。

功效：清热祛暑、降糖降脂。

夏吃茄子，清热解毒又防痱

茄子是夏秋季节最大众化的蔬菜之一。鱼香茄子、地三鲜更是许多家常菜馆的必备菜肴，深得人们的喜爱。茄子营养丰富，富含蛋白质、脂肪、碳水化合物、维生素及钙、磷、铁等多种营养成分，特别是维生素P的含量很高，每100克中含750毫克，所以经常吃些茄子有助于防治高血压、冠心病、动脉硬化和出血性紫癜。

《随息居饮食谱》说茄子有"活血、止血、消痈"的功效。夏天常食茄子尤为适宜。它有助于清热解毒，容易生痱子、生疮疖的人，夏季多吃茄子可以起到预防作用。《本草纲目》中说："茄子性寒利，多食必腹痛下利。"所以，这种寒性的蔬菜最适宜的季节应该是夏季，进入秋冬季节后还是少吃为宜。

茄子的吃法有多种，既可炒、烧、蒸、煮，也可油炸、凉拌、做汤，不论荤素都能烹调出美味的菜肴。茄子善于吸收肉类的鲜味，因此配上各种肉类，其味道更加鲜美。

【保健食谱】

1. 清蒸茄子

材料：茄子2个。

制法：把茄子洗净切开放在碗里，加油、盐少许，隔水蒸熟食用。

功效：清热、消肿、止痛，可用于内痔发炎肿痛、内痔便血、高血压、痔疮、便秘等症。

2. 炸茄饼

材料：茄子300克，肉末100克，鸡蛋3个。

制法：

（1）将茄子洗净去皮，切片；肉末内加黄酒、精盐、葱、姜与味精，搅拌均匀；鸡蛋去壳打碎，放入淀粉调成糊，用茄片夹肉，撒少许干淀粉做成茄饼。

（2）锅内放油烧至六成热时，茄饼挂糊，逐个下锅炸至八成熟时捞出。待油温升到八成热时，再将茄饼放入复炸，至酥脆出锅，撒上椒盐末即成。

功效：和中养胃，胃纳欠佳、食欲不振者尤宜服食。

正确用膳，预防三种"夏季病"

感冒、腹泻、中暑是夏季常见的三种高发病。中医把夏季的感冒称为热伤风，多由阳气外泄引起。由于夏季人们出汗较多，消耗较大，容易使人体阳气外泄，而且天热很多人吃饭不规律，造成抵抗力下降，易患感冒。所以夏季人们应多补充营养，多吃一些祛湿防感冒的食品，如绿豆粥。

中医认为，夏季是阳气最盛的季节，天气炎热很多人都不想吃东西，营养容易缺乏。而且夏天人体出汗多，能量消耗较大，如果这时能量补充不足，加上不少人在夏天有贪凉的习惯，就容易导致腹泻的发生。每天吃饭时可以吃一两瓣蒜，对于预防急性的肠道传染病非常有效。

中暑最常见的是突然头冒冷汗、头晕、恶心甚至呕吐或者突然体力不支等症状。

下面是《本草纲目》中推荐的两道夏季防病菜肴。

1. 苦瓜瘦肉汤

夏季吃苦瓜有清热祛暑，提高免疫力的功能，从而可以达到清心火、补肾、预防感冒的目的，而且苦瓜还有明目解毒的作用。

2. 香菇干贝豆腐

香菇中所含不饱和脂肪酸很高，还含有大量的可转变为维生素 D 的麦角甾醇，对于增强免疫力和预防感冒有良好效果。香菇可预防血管硬化，降低血压。另外，糖尿病病人多吃香菇也能起到一定的食疗作用。

第四节
秋季养生

多事之秋，养肺调神缓减肃杀之气

秋季，是一年中阳气渐收、阴气渐长，碧空如洗、大雁南飞、金风送爽、万物成熟的收获季节。宋代大文豪苏东坡曾作诗赞誉："荷尽已无擎雨盖，菊残犹有傲霜枝，一年好景君须记，正是橙黄橘绿时。"

立秋之后天气由热渐凉，进入了"阳消阴长"的过渡阶段，人体的生理活动要适应自然界阴阳的变化，秋季必须注意保养内守之阴气，凡起居、饮食、精神、运动等方面的调摄皆不能离开"养收"这一原则。

1. 调摄精神，远离悲秋

进入秋天之后，从"天人相应"来看，肺属金，与秋气相应，肺主气司呼吸，在志为忧。肺气虚者对秋天气候的变化敏感，尤其是一些中老年人目睹秋风冷雨、花木凋零、万物萧条的深秋景况，常在心中引起悲秋、凄凉、垂暮之感，易产生抑郁情绪。

陈直说："秋时凄风惨雨，草木黄落，年高之人身虽老弱，心亦如壮，秋时思往昔亲朋，动多伤感，季秋之后，水冷草槁，多发宿患。"故秋季养生首先要调摄精神，使人心情愉快，尽享收获硕果的喜悦。正像《黄帝内经·素问·四气调神大论》说的："使志安宁，以缓秋刑。收敛神气，使秋气平。无外其志，使肺气清。此秋气之应，养收之道也。"

因此，我们应有"心无其心，百病不生"健心哲理，养成不以物喜、不为己悲、乐观开朗、宽容豁达、淡泊宁静的性格，收神敛气，保持内心宁静，可减缓秋季肃杀之气对精神的影响，方可适应秋季容平的特征。所以，秋季不妨去野外山乡，登高远眺，饱览大自然秋花烂漫、红叶似火等胜景，一切忧郁、惆怅顿然若失，愉悦和谐的情绪焕发出青春般的活力。

2. 调和饮食，润肺防燥

过了"秋分"之后，由于雨水逐渐少，空气中的湿度小，秋燥便成了中秋到晚秋的主要气候。秋季又是肺金当令之时，稍有疏忽保健，易被秋燥耗伤津液，引发口干舌燥、咽喉疼痛、肺热咳嗽等症。

饮食养生保健的方法对"秋燥"有很好的预防效果，因此，秋日宜多吃清热生津、养阴润肺的食物，如黄瓜、西红柿、冬瓜、汤、粥等。

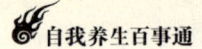

3. 健身锻炼动静和谐

金秋时节，天高气爽，是开展各种健身运动的好时期。面对诸多的锻炼项目，应因人而异，如老年人可散步、慢跑、练五禽戏、打太极拳、做健身操、八段锦、自我按摩等；中青年人可跑步、打球、爬山、洗冷水浴、游泳等。在进行"动功"锻炼的同时，可配合"静功"，如六字诀默念呼气练功法、内气功、意守功等，动静结合和谐，动则强身，静则养神，可达到心身康泰之功效。需注意的是，喜爱耐寒锻炼的人，从秋天开始，与天气变化相应相和，循序渐进，持之以恒，才能增强机体对多变气候的适应能力和抵抗力。

4. 早睡早起，以应秋候

《黄帝内经·素问·四气调神大论》说："秋三月，此谓容平。天气以急，地气以明，早卧早起，与鸡俱兴。使志安宁，以缓秋形，收敛神气，使秋气平，无外其志，使肺气清，此秋气之应，养收之道也。"这就是说，在秋季三个月，秋风清肃，万物收藏，起居调摄应与气候相适应，才能避免秋天肃杀之气对人体的侵害。

早睡以敛肺气：秋季早睡，正合人体需求，又有安睡的条件，天气凉爽，舒心爽身，经过一个少眠的夏天，正好借此以补偿。秋季早睡，对于人体保健是有好处的，符合"养收之道"的。

早起"使肺气清"：秋季，为肺所主。秋季正是肺气旺盛之时，起来练气功，或是锻炼，都将收到良好的效果。此外秋季早起，可接受大自然给予的美的享受，又有益于健康，获得乐趣。

"秋冻"也要适当，否则就会冻坏身体

人们常说"春捂秋冻"，意思是提醒人们春天棉衣要晚脱一段时间，免得受凉生病；秋天则相反，厚衣服要晚些穿，多经受寒冷的刺激，从而增强机体抵抗力。不过，不同的人群、人体的不同部位，都应区别对待，一味地冻就会把身体冻坏。

首先要因人而异：年轻人血气方刚，对外界寒冷的适应及抵御能力都比较强，可以冻一冻；而老年人大多肾阳衰微，禁不起太冷的刺激；还有一部分慢性病患者，如心血管和哮喘病人，他们对寒凉的刺激更加敏感，稍不注意就会引起疾病发作。因此，这些人不仅不能"秋冻"，还应采取一些保暖措施。

其次，对身体的不同部位要区别对待：有4个部位一定要注意保暖。

第一个是腹部，上腹受凉容易引起胃部不适，甚至疼痛，特别是有胃病史的人更要加以注意；下腹受凉对女性伤害大，容易诱发痛经和月经不调等，经期妇女尤其要加以重视。有些女孩爱穿露肚皮的时装，我们建议秋冬季节最好不穿。

第二个是脚部，脚是人体各部位中离心脏最远的地方，血液流经的路程最长，而脚部又汇集了全身的经脉，所以人们常说"脚冷，则冷全身"。全身若冷，机体抵抗力就会下降，病邪就有可能乘虚而入。

第三个是脖子，这个部位受凉，向下容易引起有肺部症状的感冒；向上则会导致颈部血管收缩，不利于脑部供血。

第四个是双肩，肩关节及其周围组织相对比较脆弱，容易受伤。

最后，要领悟"秋冻"内涵。对于"秋冻"的理解，不应只局限于未寒不忙添衣，还应从广义上去理解，诸如运动锻炼，也要讲求耐寒锻炼，增强机体适应寒冷气候的能力。不同年龄可选择不同的锻炼项目。无论何种活动，都应注意一个"冻"字，切勿搞得大汗淋漓，当周身微热，尚未出汗，即可停止，以保证阴精的内敛，不使阳气外耗。

秋季按摩巧养生，养出舒畅好心情

进入秋季以后，天气逐渐凉爽干燥，一方面使人有秋高气爽的舒适感觉，另一方面干燥的气候对人体也会产生一定的危害。在家进行简单的自我按摩，能有效防止"秋燥"对人的侵害。

1. 压揉承浆

承浆穴在下唇凹陷处，以食指用力压揉，口腔内会涌出津液。糖尿病患者用力压揉此处10余次，口渴感即可消失，在不缺水的情况下，可不必反复饮水。这种津液不仅可以预防秋燥，而且含有延缓衰老的腮腺素，可使老人面色红润。

2. 按摩鼻部，以开肺窍

中医认为，肺开窍于鼻。不少人鼻黏膜对冷空气异常敏感，秋天冷风一吹，就会伤风感冒，经久难愈。所以在初秋的时，我们就应坚持用冷水洗脸，并按摩鼻部，这有助于养肺。方法如下：

（1）摩鼻：将两手拇指外侧相互摩擦，有热感后，用手指在鼻梁、鼻翼两侧上下按摩50次，可增强鼻的抗寒力，亦可治伤风、鼻塞等。

（2）浴鼻：每日早、晚将鼻浸于冷水中，闭气不息，换气后再浸入；也可以用毛巾浸冷水后敷于鼻上，坚持至寒冬。

3. 揉腹排便

秋季气候干燥，大便也会干结难排，有许多人甚至数日一解或用药物来维持大便通畅，结果造成习惯性便秘。按摩是一种简单易行的通便方法，这种方法可在晚上睡觉前或清晨起床前进行。具体操作方法是：身体仰卧，先将两手掌心摩擦至热，然后两手叠放在右下腹部，按顺时针方向按摩，共按摩30圈。

4. 咀嚼鼓漱

晨起和睡前，做上下腭运动。然后闭嘴，舌抵上腭，鼓漱100次，使津液满口，徐徐咽下。咀嚼时，胃肠血流量增加，可抵御秋季凉气对胃肠的损伤。

秋天如何预防"五更泻"

进入秋天，天气逐渐转凉，因季节转换和昼夜温差带来的疾病逐渐增多，在这个时节尤其要预防"五更泻"的发生。

"五更泻"是指发生在黎明时分的腹泻。其主要症状是黎明的时候，肚脐周围发生疼痛，肠鸣即泻，泻后则安。中医认为这种慢性腹泻多是肾阳虚的一种表现，所以有"肾泻"之称。

"五更泻"多发于中老年人，主要是肾阳虚衰，命门之火不能温煦脾土，即不能帮助脾胃消化吸收，运化失常就会出现泄泻。五更时分正当阴气最盛、阳气未复之际，

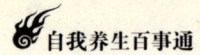

在这种特定环境下，虚者愈虚，因而形成了"五更泻"。若夜晚盖不好肚腹，使之受寒凉所袭，更易发生。

要预防"五更泻"的发生，平时应注意以下几个方面：

（1）注意保暖。由于老年人自身调节功能下降，在季节变换时要当心着凉，注意腹部及下肢的保暖。

（2）饮食要规律。饮食以清淡、易消化、少油腻为原则，避免因无规律饮食而致肠道功能紊乱。

（3）讲究饮食卫生。不吃生冷不洁食物，避免诱发或加重腹泻。

（4）要保持良好的心理状态。心胸宽广，情绪乐观，性格开朗，遇事豁达。平常要注意加强锻炼，如散步、慢跑、打太极拳等，以增强体质。

防秋燥，应季水果要多吃

入秋以后，空气干燥，中医把这种气候特点称为"燥"。秋燥是外感六淫的病因之一，人体极易受燥邪侵袭而伤肺，出现口干咽燥、咳嗽少痰等各种秋燥病症。多吃一些水果，有很好的润燥作用。

这个季节刚好有许多新鲜水果上市，具有滋阴养肺、润燥生津之功效，是秋季养生保健的最佳辅助食品。《本草纲目》中记载了如下最适合秋季的水果。

1. 柑橘

《本草纲目》说柑橘性凉味甘酸，有生津止咳、润肺化痰、醒酒利尿等功效，适用于身体虚弱、热病后津液不足口渴、伤酒烦渴等症，榨汁或蜜煎，治疗肺热咳嗽尤佳。

2. 柿子

柿子有润肺止咳、清热生津、化痰软坚之功效。《本草纲目》说鲜柿生食对肺痨咳嗽、虚热肺痿、咳嗽痰多、虚劳咯血等症有良效。红软熟柿可治疗热病烦渴、口干唇烂、心中烦热、热痢等症。

3. 石榴

《本草纲目》说石榴性温味甘酸，有生津液、止烦渴作用。凡津液不足、口燥咽干、烦渴不休者，可作食疗佳品。石榴捣汁或煎汤饮，能清热解毒、润肺止咳、杀虫止痢，可治疗小儿疳积、久泻久痢等。

4. 葡萄

葡萄营养丰富，酸甜可口。《本草纲目》说葡萄具有补肝肾、益气血、生津液、利小便等功效。生食能滋阴除烦，捣汁加熟蜜浓煎收膏，开水冲服，治疗烦热口渴尤佳。经常食用，对神经衰弱和过度疲劳均有补益。葡萄制干后，铁和糖的含量相对增加，是儿童、妇女和体弱贫血者的滋补佳品。

5. 大枣

枣是《本草纲目》中最常提到的一种水果，具有很好的滋补作用。大枣能养胃和脾、益气生津，有润心肺、补五脏、疗肠癖、治虚损等功效。中医常用其治疗小儿秋痢、妇女脏燥、肺虚咳嗽、烦闷不眠等症，是一味用途广泛的滋补良药。

6. 荸荠

荸荠可煮熟食用，《本草纲目》言其具有清热生津、化湿祛痰、凉血解毒等功效，可治疗热病伤津、口燥咽干、肺热咳嗽、痰浓黄稠等症，与莲藕榨汁共饮效果更佳。

秋令时节，新采嫩藕胜太医

秋令时节，正是鲜藕应市之时。鲜藕除了含有大量的碳水化合物外，蛋白质和各种维生素及矿物质含量也很丰富。其味道微甜而脆，十分爽口，是老幼妇孺、体弱多病者的上好食品和滋补佳珍。

莲藕含有丰富的维生素和矿物质，尤其是维生素K、维生素C、铁和钾的量较高。它常被加工成藕粉、蜜饯、糖片等补品。莲藕的花、叶、柄，莲蓬的莲房、荷花的莲须都有很好的保健作用，可做药材。

中医认为，生藕性寒，甘凉入胃，可消淤凉血、清烦热、止呕渴。适用于烦渴、酒醉、咯血、吐血等症，是除秋燥的佳品。妇女产后忌食生冷，唯独不忌藕，因为藕有很好的消瘀作用，故民间有"新采嫩藕胜太医"之说。熟藕，其性由凉变温，有养胃滋阴、健脾益气的功效，是一种很好的食补佳品。而用藕加工制成的藕粉，既富有营养，又易于消化，有养血止血、调中开胃之功效。

具体说来，莲藕的功效有以下几种。

（1）莲藕可养血生津、散瘀止血、清热除湿、健脾开胃。

（2）莲藕含丰富的单宁酸，具有收缩血管和降低血压的功效。

（3）莲藕含丰富的膳食纤维，对治疗便秘、促进有害物质排出十分有益。

（4）生食鲜藕或挤汁饮用，对咯血、尿血等症有辅助治疗作用。

（5）莲藕中含有维生素B_{12}，对防治贫血病颇有效。

（6）将鲜藕500克洗净，连皮捣汁加白糖适量搅匀，随时用开水冲服，可补血、健脾开胃，对治疗胃溃疡出血效果颇佳。

藕节是一味著名的止血良药，其味甘、涩，性平，含丰富的鞣质、天冬素，专治各种出血，如吐血、咯血、尿血、便血、子宫出血等症。民间常用藕节六个，捣碎加适量红糖煎服，用于止血，疗效甚佳。凡脾胃虚寒、便溏腹泻及妇女寒性痛经者均忌食生藕；胃、十二指肠溃疡者少食。另外，由于藕性偏凉，所以产妇不宜过早食用，一般在产后1~2周后再吃藕可以逐淤。在烹制莲藕时要忌用铁器，以免导致食物发黑。

【保健食谱】

1. 鲜藕茶

材料：鲜莲藕250克，红糖20克。

制法：把洗净的莲藕切成薄片，放入锅中，加水适量以中火煨煮半小时左右，再加入红糖拌匀即可。

功效：清热去火，养胃益血。

2. 藕粉粥

材料：藕粉100克，粳米100克，红糖适量。

制法：将粳米淘洗干净，放入锅中加水煨煮，待粥将稠时，放适量红糖和已经用冷开水拌匀的藕粉，最后搅拌成稠粥即可。

功效：安神补脑、健脾止血。

秋季常食百合，润肺、止咳又安神

夏天是百合的收获季节，采摘下的新鲜百合可以洗净剥开，晾晒风干，制成百合干，既便于保存，又方便食用。可以将百合加工成百合粉、百合精冲剂或者百合饼干食用。在干燥的秋季，百合是老幼咸宜的药食佳品。《本草纲目》中记载，百合有润肺止咳、宁心安神、补中益气的功效。

这里我们着重介绍一下百合的养生保健功效。

1. 润肺止咳

百合鲜品富含黏液质，具有润燥清热作用，中医用之治疗肺燥或肺热咳嗽等症常能奏效。

2. 宁心安神

百合入心经，性微寒，能清心除烦，宁心安神，用于热病后余热未消、神思恍惚、失眠多梦、心情抑郁、喜悲伤欲哭等。

3. 美容养颜

百合洁白娇艳，鲜品富含黏液质及维生素，对皮肤细胞新陈代谢有益。常食百合，有一定美容养颜作用。

4. 防老抗衰

百合中所含的蛋白质、B族维生素、维生素C、粗纤维、多种矿物质以及蔗糖、果胶、胡萝卜素、生物碱等物质，对防止皮肤衰老和治疗多种皮肤疾病都有很好的效果。并且可以舒展皮肤，逐渐消除面部皱纹，治愈一些如皮疹、痱子等皮肤病。

用百合制作羹汤是最常见的食法。百合可以与绿豆、莲子、肉类、蛋类等不同食物同煮成汤，各具风味，可以在一饱口福的同时，获得养颜美容的效果。单用一味百合加糖煮烂制成的百合羹也相当爽口，是既养生又美容的佳肴。

使用百合美容的方法如下：

（1）将鲜百合片漂洗后加糖煨烂，制成百合羹。

（2）百合同瘦肉、鸡蛋制成百合瘦肉汤，不但能美容，还可食补。

（3）将百合同绿豆一起煮，可预防生痱子，亦能治疗痱毒。

（4）鲜百合100克洗净，加水煮烂，加入生鸡蛋2个，等蛋煮熟后加白糖少许即成。

需要注意的是，百合性寒黏腻，脾胃虚寒、湿浊内阻者不宜多食。

【保健食谱】

<u>百合红枣银杏羹</u>

材料：百合50克，红枣10枚，白果50克，牛肉300克，生姜2片，盐少许。

制法：

（1）将新鲜牛肉用滚水洗净，切薄片；白果去壳，用水浸去外层薄膜。

（2）百合、红枣和生姜洗净，红枣去核，生姜去皮。

（3）瓦煲内加入适量清水，烧开后放入百合、红枣、白果和生姜片，用中火煲至百合将熟，加入牛肉继续煲至牛肉熟，加盐少许即食。

功效：润肺益气，补血养阴，滋润养颜。

枇杷，生津、润肺、止咳的良药

枇杷，又称腊兄、金丸等，因外形似琵琶而得名。枇杷清香鲜甜，略带酸味，产自我国淮河以南地区，以安徽"三潭"的最为著名。在徽州民间有"天上王母蟠桃，地上三潭枇杷"之说，枇杷与樱桃、梅子并称为"三友"。

祖国医学认为，枇杷性甘、酸、凉，具有润肺、化痰、止咳等功效。《本草纲目》中说，枇杷"止渴下气，利肺气，止吐逆，主上焦热，润五脏"。"枇杷叶，治肺胃之病，大都取其下气之功耳，气下则火降，而逆者不逆，呕者不呕，渴者不渴，咳者不咳矣"。

此外，枇杷中所含的有机酸能刺激消化腺分泌，对增进食欲、帮助消化吸收、止渴解暑有很好的疗效；枇杷中含有苦杏仁苷，能够润肺止咳、祛痰，治疗各种咳嗽；枇杷果实及叶有抑制流感病毒的作用，常吃可以预防四时感冒；枇杷叶可晾干制成茶叶，有泄热下气、和胃降逆的功效，为止呕的良品，可治疗各种呕吐呃逆。

需要注意的是，脾虚泄泻者忌食；枇杷含糖量高，糖尿病患者也要忌食。另外，枇杷仁有毒，不可食用。

【保健食谱】

1. 枇杷冻

材料：枇杷500克，琼脂10克，白糖150克。

制法：

（1）将琼脂用水泡软；将枇杷洗净，去皮，一剖为二，去核。

（2）锅置火上，放入适量清水、糖和琼脂，熬成汁；将枇杷放入碗中，倒入琼脂汁，晾凉，放入冰箱内冷冻即成。

功效：可增进食欲，帮助消化，提高视力，保持皮肤健康，促进胎儿发育。

2. 秋梨枇杷膏

材料：雪梨6个，枇杷叶5片，蜜糖5汤匙，南杏10粒，蜜枣2颗，纱纸1张。

制法：

（1）先将5个雪梨切去1/5做盖，再把梨肉和梨心挖去。

（2）把枇杷叶、南杏和蜜枣洗净，放进梨内。

（3）余下的1个梨削皮、去心、切小块，将所有梨肉和蜜糖拌匀，分放入每个雪梨内，盖上雪梨盖，放在炖盅里，封上纱纸，以小火炖2小时即成。

功效：生津润肺，止咳化痰。

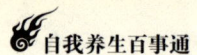

"多事之秋"应多喝蜂蜜少吃姜

入秋以后，以干燥气候为主，空气中缺少水分，人体也缺少水分。为了适应秋天这种干燥的特点，我们必须经常给自己的身体"补液"，以缓解干燥气候对我们人体的伤害。

我们知道秋天进行补水是必不可少的。但对付秋燥不能只喝白开水，最佳饮食良方是："朝朝盐水，晚晚蜜汤"。换言之，喝白开水，水易流失，若在白开水中加入少许食盐，就能有效减少水分流失。白天喝点盐水，晚上则喝点蜜水，这既是补充人体水分的好方法，又是秋季养生、抗拒衰老的饮食良方，同时还可以防止因秋燥而引起的便秘，真是一举三得。

蜂蜜所含的营养成分特别丰富，主要成分是葡萄糖和果糖，两者的含量达70%。此外，还含有蛋白质、氨基酸、维生素 A、维生素 C、维生素 D 等。蜂蜜具有强健体魄、提高智力、增加血红蛋白、改善心肌等作用，久服可延年益寿。蜂蜜对神经衰弱、高血压、冠状动脉硬化、肺病等，均有疗效。《本草纲目》记载，蜂蜜味甘、性平和，有清热、补中、解毒、润燥、止痛的功效。在秋天经常服用蜂蜜，不仅有利于这些疾病的患者康复，还可以防止秋燥对人体的伤害，起到润肺、养肺的作用，从而使人健康长寿。

秋燥时节，尽量不吃或少吃辛辣烧烤之类的食品，包括辣椒、花椒、桂皮、生姜、葱及酒等，特别是生姜。这些食品属于热性，在烹饪中失去不少水分，食后容易上火，加重秋燥对人体的危害。当然，将少量的葱、姜、辣椒作为调味品问题并不大，但不要常吃、多吃。比如生姜，它含挥发油，可加速血液循环；同时含有姜辣素，具有刺激胃液分泌、兴奋肠道、促进消化的功能；生姜还含有姜酚，可减少胆结石的发生。生姜虽有利，但也有弊，因此不可多吃。尤其是在秋天最好少吃，因为秋天气候干燥，燥气伤肺，再加上吃辛辣的生姜，更容易伤害肺部，加剧人体失水、干燥。古代医书有记载："一年之内，秋不食姜；一日之内，夜不食姜。"

当秋天来临之际，我们最好"晨饮淡盐水、晚喝蜂蜜水，拒食生姜"，如此便可安然度过"多事之秋"。

秋季进补，养肺补肝七良方

从传统中医的五行来看，秋季和肺在五行中属金，故肺气最旺，又因金克木，肝属木，故肝气较弱，所以秋季进补应重在养肺补肝。《寿亲养老新书》中说："减辛增酸，以养肝气。"因为秋燥易伤阴，故而应注意少吃辛辣之品，肝气得以补益，则有助于滋养肺脏。下面是《本草纲目》中推荐的几种适合秋季服用的药茶和药膳。

【保健食谱】
1. 芝麻甜杏茶
材料：黑芝麻250克，甜杏仁50克，白糖与蜂蜜各50克。

制法：将黑芝麻炒熟研末，甜杏仁捣烂成泥，与白糖和匀后隔水蒸1~2小时，晾凉后即可。服用时加蜂蜜1~2匙。每次2匙，每日2次。

功效：补益肝肾，润肺止咳。

2. 桑菊薄荷茶

材料：桑叶、菊花、薄荷各10克。

制法：清水适量煮沸，将桑叶、菊花、薄荷一起投入水中煮10~15分钟即成。不拘时饮。

功效：疏风散热，清肝明目，可缓解风热感冒引致的咳嗽。

3. 青果绿茶

材料：青果3枚，绿茶2克，冰糖适量。

制法：将青果洗净后捣破，放入绿茶和冰糖，冲入开水晾凉后即可。在口中含1~2分钟后慢慢咽下。不拘时饮。

功效：清热利咽，净口明目，可缓解口腔溃疡。

4. 蜂蜜藕汁

材料：鲜藕500克，蜂蜜20克。

制法：将鲜藕洗净后绞汁，加蜂蜜即成。在口中含1~2分钟后慢慢咽下。不拘时饮。

功效：清热凉血，利咽通便，可缓解慢性咽喉炎。

5. 生梨粥

材料：生梨2个，粳米50克，冰糖30克。

制法：粳米淘洗干净放适量水煮沸，生梨削皮去核，切成1厘米左右的小块，待粥煮沸后投入梨块煮至粥稠，加冰糖即可。每次一小碗，每日2次。

功效：生津润燥，清热止咳，去痰降火。

6. 百合枇杷羹

材料：鲜百合、枇杷（去皮、去核）、藕粉各30克，白糖50克。

制法：将洗净的百合、枇杷肉共用中火煮熟，放入调好的藕粉成羹，再放入白糖。每次一小碗，每日2次。

功效：滋阴润肺，清热止咳。

金色的秋季是尽享美味水果的时候，还可吃一些柚子、柠檬、猕猴桃、生梨、石榴、柑橘、金橘和葡萄等甘酸兼有的水果。因为酸味入肝，甘味入脾，以上水果可补肝健脾，有滋阴养肺的作用。

远离燥邪，将滋阴贯穿到底

很多人一到秋天，精神就开始萎靡，心情的颜色也灰暗了下去。这种状态就是常说的"悲秋"。秋季，阳气开始收减，阴气初升，天气由暖转凉，因此人在秋季养生应顺应自然界的变化，着眼于"收敛"。到了秋天，春夏的热闹被"落木萧萧"的景象所代替，人难免伤感，表现出抑郁、烦躁等不良情绪。这些消极的情绪会潜移默化地影响人的脏腑功能和气血运行，有损于健康。因此，要培养积极、乐观的正面情绪。

由于在夏季出汗过多，体液损耗较大，身体各组织都会感觉缺水，人在秋季就容易出现口干舌燥、便秘、皮肤干燥等病症。也就是我们常说的"秋燥"。预防秋燥，补水首当其冲。秋季天气干燥，要多吃滋阴润燥的食物，梨、糯米、蜂蜜等都是不错的选择。酸性食物具有收敛、补肺的功能，要多吃些。不要吃辛辣食物。

《本草纲目》里说，麦冬可以养阴生津，润肺清心。用于肺燥干咳，津伤口渴，心烦失眠，内热消渴，肠燥便秘等都有效。而百合归肺经，补肺阴，清肺热，润肺燥而止。对"肺脏热，烦闷咳嗽"有效。所以，要防止秋燥，用麦冬和百合最适宜。

具体如何来滋阴润燥呢？下面介绍一些小窍门。

1. 少说点话补气

少说话是为了保护肺气，当人每天不停地说话时会伤气，其中最易伤害肺气和心气。补气不妨试试西洋参麦冬茶。

西洋参麦冬茶

材料：西洋参10克，麦冬10克。

制法：泡水，代茶饮，每天1次。

2. 多食百合，润肤又润肺

秋天对应人体的肺脏，而肺脏主管人体皮肤，所以皮肤的好坏与人体肺脏有关。食物以多吃百合为最佳，这是因为百合有润肺止咳、清心安神、补中益气的功能。秋天多风少雨，气候干燥，皮肤更需要保养，多食百合有滋补、养颜、护肤的作用。但百合甘寒质润，凡风寒咳嗽、大便溏泄、脾胃虚弱者忌用。《本草纲目》中记载了这样一个润肺的方子。

蜜蒸百合

材料：百合、蜂蜜。

制法：用新百合四两，加蜜蒸软，时时含一片吞津。

除此之外，《本草纲目》中记载，梨肉有清热解毒、润肺生津、止咳化痰等功效。生食、榨汁、炖煮或熬膏，对肺热咳嗽、麻疹及老年咳嗽、支气管炎等症有较好的治疗效果。若与荸荠、蜂蜜、甘蔗等榨汁同服，效果更佳。但梨是寒性水果，寒性体质、脾胃虚弱的人应少吃。香蕉有润肠通便、润肺止咳、清热解毒、助消化和健脑的作用。但胃酸过多者不宜吃香蕉，胃痛、消化不良、腹泻者也应少吃。

总之，秋季，人体内的阳气顺应自然界的变化，也开始收敛，因此不宜添加过多的衣服，但深秋时候天气变冷，应加衣以预防感冒。运动是一个不错的方法，适合在秋季进行的运动有打羽毛球、爬山、慢跑、散步、打篮球、登山等。有种简便的养生方法是：晨起闭目，采取坐势，叩齿36次，舌在口中搅拌，口中液满后，分三次咽下，在意念的作用下把津液送到丹田，进行腹式呼吸，用鼻吸气，舌舔上腭，用口呼气。连续做10次。

第五节

冬季养生

养肾防寒——冬季养生的重中之重

冬三月草木凋零、冰冻虫伏，是自然界万物闭藏的季节，人的阳气也要潜藏于内。

因此,冬季养生的基本原则也当讲"藏"。由于人体阳气闭藏后,人体新陈代谢相应降低,因而要依靠生命的原动力——"肾"来发挥作用,以保证生命活动适应自然界变化。冬季时节,肾脏功能正常,则可调节机体适应严冬的变化,否则,即会使新陈代谢失调而产生疾病。因此,冬季养生重要的一点是"养肾防寒",以下几点是贯彻这一原则的要点。

1. 调养情志动静有度

祖国医学认为,肾主水,藏精,在志为惊与恐,与冬令之气相应。《黄帝内经·素问·六节脏象论》说:"肾者主蛰,封藏之本,精之处也。"心主火,藏神,只有水火相济,心肾相交,方可神清心宁。因此,在冬月闭藏之时,应调养心肾,以保精养神。《黄帝内经·素问·四气调神大论》指出:"使志若伏若匿,若有私意,若已有得。"就是要人们避免各种干扰刺激,处于淡泊宁静状态,方可使心神安静自如,含而不露,秘而不宣,给人以愉悦之美。

由于冬季朔风凛冽,阴雪纷纷,易扰乱人体阳气,变得萎靡不振。现代医学研究表明,冬天易引发抑郁症,使人情绪低落,抑郁寡欢,懒得动弹。这就要求在情志养生方面,应做到:在风和日丽的天气到外面晒太阳,坚持适度锻炼和参加丰富多彩的娱乐活动,注意动静结合,动可健身,静可养神,体健神旺,可一扫暮气,精神振奋,充满朝气。

2. 起居有常心身安康

冬三月,应以敛阳护阴,养"藏"为原则。《黄帝内经·素问·四气调神大论》指出:"早卧晚起必待日光。"清朝石成金在《养生镜》中告诫人们:"冬三月乃水藏闭涩之时,最宜固守元阳,以养真气。"这就要求在起居方面,做到作息有时以顺乎自然规律。早睡以养人体阳气,待日出后起床以养阴气,有利于人体"阴平阳秘,精神乃治"。

在穿戴睡卧上要注意防寒保暖,张仲景在《金匮要略》中有"冬衣伸足卧,则一身俱暖"的名言,穿的内衣、棉袄、棉裤以纯棉布为宜,和暖贴身,再套上外衣,可抵御寒冷;冬季手脚易冻,外出要戴手套;鞋袜宜保暖透气、吸湿性好,鞋底要防滑,脚暖则一身皆暖和舒畅。冬季北方多睡火炕,近些年来用电热毯者日益增多,无论采取哪种,以温度适宜为好。同样,无论是用火炉、暖气或空调,室温宜18~20℃左右,切忌温度过高,以免内扰阳气,使之外泄,或积热于内,形成阴虚火旺,痰热淤血,至春就会发温病、时病,或诱发宿疾复来。此外,冬令养生要特别注意节制房事,以固护阴精。

3. 冬练三九筋骨强健

"冬练三九",是我国劳动人民在长期的锻炼中总结出来的宝贵经验。俗话说:"冬天动一动,少生一场病;冬天懒一懒,多喝药一碗。"实践证明,冬天怕冷,终日紧闭门窗,恋床、睡懒觉,或在空气污染的室内通宵打麻将、玩扑克,极易导致体质迅速衰退,抵抗力下降,容易患感染性疾病。而长期坚持冬季锻炼的人,耐寒力强,不易患感冒、支气管炎、肺炎、冻疮等病,也是预防中老年人骨质疏松的良方。

冬季锻炼,要因人因地制宜,如身体较弱的中老年人或有慢性病不宜外出者,可在室内锻炼,做强身按摩、导引、练气功、保健功、在阳台上打太极拳等;凡是身体好者都应积极到户外锻炼,如长跑、竞走、武术、滑冰、滑雪、做健身操、打球、冬泳等。少年儿童可选择跳绳、踢毽、跳橡皮筋、做游戏等。特别值得一提的是冬泳,这是一项融空气浴、日光浴、冷水浴为一体的锻炼方式,当肌肤受到冷空气、冷水的刺激后,会急剧地收缩，随后又扩张，皮肤变得潮红。请莫小觑这一现象，它是极好的血管体操，对改善和增强血管的弹性，促进血液循环，保护心血管健康大有裨益；能提高中枢神经系统对体温的调节功能，抵御寒冷的侵袭；还可使造血功能得到加强，预防贫血，增强机体的抗病能力。

锻炼时要注重自我保健，冬天早晨外出锻炼，以太阳出升后为宜；不要在寒潮过境时的大风、雨雪、大雾中锻炼。冬季锻炼要注意预防感冒、冻伤，尤其是中老年人、儿童不要在冰雪路滑的场地上跑步、玩耍，以免摔伤和发生骨折。锻炼前应做好准备活动，活动肢体，以防止肌肉、筋腱拉伤和关节扭伤。开始锻炼时不可脱衣服，待运动至身上暖和时再脱去厚衣服，运动后要及时穿上，如内衣被出汗浸湿应更换衣服。外出活动时应戴帽子、耳套和手套，以防皮肤冻伤。

4. 科学饮食、正确进补

冬季饮食上应以保阴潜阳为原则。元代营养学家忽思慧在《饮膳正要》中指出冬气寒，宜食以热性治其寒。主张进热食，并给予温补阳气类膳食，故多选用羊肉、狗肉、虾、韭菜、麻雀蛋、木耳、龟等食物。不可食用生冷食物，宜食用菠菜、豆芽等新鲜蔬菜。冬季饮食宜少咸增苦，以养心气。因为冬季肾水正旺，咸属水，心属火，多食咸味则助水克火，令心受病。心属苦味，多食苦味之品，以保心肾相交。

冬是肾主令之时，要顺应肾主闭藏，藏精及冬至后阳气萌生的自然规律，适度地冬令进补，可滋养五脏，扶正固本，培育元气，以促使体内阳气的升发，增强抵抗力，起到预防开春瘟疫流行的作用。

进补者应根据机体的阴阳盛衰、虚实寒热，因人而补。如偏于阳虚者，以羊肉、鸡肉等温热食物为宜，可起到温中益气、补精填髓之功效。偏阴虚者，以食鸭肉、鹅肉为好。鸭肉性甘寒、有益阴养胃、补肾消肿、化痰止咳作用。鹅肉性味甘平，鲜嫩松软，清香不腻。

冬季阳气"收藏"，与太阳一起起床

冬季寒风凛冽，万物蛰伏，大自然中阳气潜藏，阴气旺盛，因此冬季养生要从养阴藏阳着手。

动物在这个季节大多数都冬眠了，人在这个季节的各种活动也减少了，因此难免有人会产生孤立甚至绝望等负面情绪。因此，我们要像动物那样，寻求一种安静的精神状态，注意调摄七情，这样才能潜藏阳气，养护阴精。

冬季排汗较少，因此不宜吃太咸的食物，多吃新鲜蔬菜和水果可有效补充维生素；热量较高的食物往往是滋阴潜阳的佳品，比如羊肉、龟、鳖等。人们在冬季应保持充足的睡眠，最好早睡晚起。

人是有惰性的，谁也不愿意在天寒地冻的环境里跑步，但是养生贵在坚持，如果不能持之以恒，则会前功尽弃。所以，在冬天也应坚持运动，滑雪、滑冰、冬泳等都是较好的运动项目。但要注意的是，如果地表气温低于上层气温，则空气污染较为严重，此时不宜进行户外锻炼。

冬季由于气温较低，所以人易出现脾胃虚寒、腹泻、腹部疼痛等病症，因此要适当做好保暖工作：要添加衣服但不宜过厚，要升高室内温度但不宜过高，否则出门时易感冒。此外，腮腺炎、麻疹、流感等疾病在这个季节易高发，对付它们的好办法就是注意锻炼身体，提高抗病能力。当然，也可在医生的指导下服用中药来预防疾病，如可用板蓝根来预防流感。

今年冬令进补，明年三春打虎——冬季进补也应讲原则

俗话说"今年冬令进补，明年三春打虎"，这是在强调冬季进补对健康的益处，而传统中医也认为冬季进补助于体内阳气的发生，能为下一年开春直至全年的身体健康打下基础，但是冬季进补也是要讲原则的，如果胡乱进补，不但不能强身健体，还会损害健康。

不要随意服用和滥补。一个人如果身体很好，对寒冷有良好的适应能力，在冬季就不要刻意进补，过多进补不但对健康无益，反而会产生一系列副作用。如服用过多的人参，会出现烦躁、激动、失眠等"人参滥用综合征"。

平素胃肠虚弱的人，在进补时应特别注意。药物入胃全靠胃肠的消化吸收，只有胃肠功能正常，才能发挥补药的应有效应。对于这类病人，可先服用些党参、白术、茯苓、陈皮之类调理胃肠的药物，使胃肠功能正常，再由少至多地进服补药，这样机体才能较好地消化吸收。

在感冒或患有其他急性病期间，应停服补品。尤其是有些体质虚弱的人，应该等急性病治愈后再继续进补，否则会使病症迁延难愈。

在滋补的同时，应坚持参加适当的体育运动，这样可以促进新陈代谢，加快全身血液循环，增强胃肠道对滋补品的消化吸收，使补药中的有效成分能够被机体很好地利用。

冬季寒冷，老年人应防关节炎

关节炎又称增殖性关节炎，俗称老年性关节炎，一般多发生在50岁以上的中、老年人。本病特征为关节软骨变性和唇样骨质增生，常发病于某一关节，尤其是负重大、易于劳损的大关节。

老年性关节炎发病缓慢，虽多发病于某一关节，但也有膝、腰、髋关节同时患病的可能。症状为关节酸痛和关节动作僵硬感，尤其休息后开始活动时最为明显，而适当活动后僵硬感便可减轻或消失，但天气变冷或着凉、受潮湿、持物过多劳累时均可使关节酸痛症状加重。加重时关节活动时常可听到摩擦音，关节局部有轻度压痛，但常无肿胀。

患有骨关节炎的老年人，应特别注意天气变化，因冬季气候寒冷可使关节疼痛症状加重，使你活动困难。此时应避免关节的过分活动或持重物以免造成关节劳累再损伤。急性发作期剧烈疼痛时应限制活动，适量运动或卧床休息，局部热敷、按摩、理疗均可减轻症状，再加上通络片、活络片（丸）等药物治疗，一定会取得较满意的效果。

冬食萝卜，温中健脾

民间有句养生俗语"冬吃萝卜夏吃姜，不劳医生开处方"，可见冬天多吃点萝卜，是有利于健康的。

为什么提倡冬天多吃萝卜呢？冬季气温低，人们经常待在室内，饮食上常进补。进

补加上运动少，人的体内易生热生痰，尤其是中老年人，症状就更明显。《本草纲目》中记载，萝卜可消积滞、化痰、下气宽中、解毒，所以萝卜可以用来消解油腻、去除火气、利脾胃、益中气。多吃一些萝卜，温中健脾，对健康大有裨益。

萝卜肉多汁浓，味道甘美，有多种烹调方法。萝卜炖羊肉就是一家老小的养生大餐。

将羊肉去筋膜，洗净，切成小方块，将萝卜去皮，切成滚刀块。将羊肉块放入开水锅中，用微火煮20分钟后放入萝卜块，加入少许精盐、料酒、味精，煮5分钟后，撒上香菜末即成。

不过需要注意的是，吃萝卜也有一些禁忌。现代医学研究证明，萝卜不能与橘子、柿子、梨、苹果、葡萄等水果同食。因为萝卜与这些水果一同摄入后，产生的一些成分作用相加形成硫氰酸，会抑制甲状腺，从而诱发或导致甲状腺肿。此外，萝卜性凉，脾胃虚寒者不宜多食。

萝卜也经常用做食疗，以下是一些萝卜食疗方。

（1）扁桃腺炎：萝卜汁100毫升（用鲜萝卜制成），调匀以温开水送服，每日2~3次。

（2）哮喘：萝卜汁300毫升，调匀以温开水冲服，每次服100毫升，每日3次。若与甘蔗、藕汁同饮，则效果更佳。

（3）偏头痛：鲜萝卜捣烂取汁，加少许冰片调匀滴鼻，左侧头痛滴右鼻孔，右侧头痛滴左鼻孔。

（4）咳嗽多痰：霜后萝卜适量，捣碎挤汁，加少许冰糖，炖后温服，每日2次，每次60毫升。

（5）治咽喉痛：萝卜300克，青果10个，共煎汤当茶饮，每日数次。

大白菜让你健康快乐过寒冬

大白菜又称结球白菜、黄芽菜，古称菘菜，是冬季上市最主要的蔬菜种类，有"菜中之王"的美称。由于大白菜营养丰富，味道清鲜适口，做法多种，又耐贮藏，所以是人们常年食用的蔬菜。

冬季天气寒冷，人们长时间待在温暖的室内，人体的阳气处于潜藏的状态，需要食用一些滋阴潜阳理气之类的食物，于是大白菜就成了这个季节的宠儿。

大白菜的营养价值很高，含蛋白质、脂肪、膳食纤维、水分、钾、钠、钙、镁、铁、锰、锌、铜、磷、硒、胡萝卜素、尼克酸、维生素 B_1、维生素 B_2、维生素 C 以及微量元素钼等多种营养成分。

大白菜营养丰富，对人体有很好的保健作用。《本草纲目》中说大白菜"甘渴无毒，利肠胃"。祖国医学认为，大白菜味甘，性平，有养胃利水、解热除烦之功效，可用于治感冒、发热口渴、支气管炎、咳嗽、食积、便秘、小便不利、冻疮、溃疡出血、酒毒、热疮。由于其含热量低，还是肥胖病及糖尿病患者很好的辅助食品；含有的微量元素钼，能阻断亚硝胺等致癌物质在人体内的生成，是很好的防癌佳品。

大白菜含有丰富的纤维素，不仅可以促进肠蠕动，帮助消化，防止大便干燥，还可用来防治结肠癌。特别值得推崇的是，大白菜中维生素 E 的含量比较丰富，可防治黄褐斑、老年斑，是一种经济健康的美容美颜蔬菜。因为维生素 E 是脂质抗氧化剂，能够抑制过氧化脂质的形成。皮肤出现色素沉着，老年斑就是由于过氧化脂质增多造成的。所以，常吃大白菜能抗皮肤衰老，减缓老年斑的出现。

需要注意的是，白菜在凉拌和炖菜时最好与萝卜分开来，不要混杂在一起，那样可能会产生一些相互破坏营养成分的不利影响。

北方地区的居民还经常把大白菜腌制成酸菜，但是专家提醒，经常吃酸菜会对健康不利，特别是大白菜在腌制9天时，是亚硝酸盐含量最高的时候。因此腌制白菜至少要15天以后再食用，以免造成亚硝酸盐中毒。

有的人在食用大白菜时喜欢炖着吃，实际上各种蔬菜都是急火快炒较有营养，炖的过程中各种营养素尤其是维生素C会损失较多。

另外，有慢性胃炎和溃疡病的人，大白菜要少吃一些。

寒冬至吃狗肉，养好身体第一位

民间有"寒冬至，狗肉肥""狗肉滚三滚，神仙站不稳""吃了狗肉暖烘烘，不用棉被可过冬""喝了狗肉汤，冬天能把棉被当"的俗语。由于狗肉味道醇厚，芳香四溢，有的地方又叫香肉，它与羊肉都是冬至进补的佳品。

狗肉味甘、咸、酸，性温，具有补中益气、温肾助阳之功效，非常符合冬季进补之要义。《本草纲目》说狗肉："安五脏，补绝伤，轻身益气，宜肾，补胃气，壮阳道，暖腰膝，益气力。补五劳伤，益阳事，补血脉，厚肠胃，实下焦，填精髓。"故此，中医历来认为狗肉是一味良好的中药，有补肾、益精、温补、壮阳等功用。现代医学研究证实，狗肉对人体的内分泌、消化、神经、生殖系统等疾病有一定的治疗作用。它可以强壮人体，提高人体的免疫力和消化功能，增强性能力等。

但是狗肉性温热，多食易生热助火，故凡发热病、阴虚火旺炎症、湿疹、痈疽、疮疡等患者忌食；因狗肉含嘌呤类物质，故痛风患者忌食，孕妇亦忌食。另外，狗肉与鲤鱼相克，不宜共食，更不宜同烹。吃完狗肉后千万不要再喝茶。狗肉也不能与大蒜同食，否则易助火损人，火热阳盛体质的人更应忌食。

【保健食谱】
沛县狗肉
材料：狗肉750克，甲鱼1只约650克，葱、姜片各50克，绍酒50克，酱油20克，精盐10克，味精2克，白糖5克，八角5克，花椒10克（用纱布包好），硝水15克，汤800克。

制法：
（1）将狗肉切块，用绍酒、葱、姜各半、精盐6克及硝水拌匀腌渍约2小时，再用清水泡约1小时，甲鱼宰杀洗净，剁成块。
（2）将狗肉块下入沸水锅中焯透捞出。
（3）将甲鱼入沸水锅内焯透捞出，放入砂锅内，加入余下调料（不含味精）、狗肉块及汤，盖严盖，炖至熟烂，去掉葱、姜，加入味精即成。

功效：温肾散寒，壮阳益精。

鲫鱼，"冬月肉厚子多，其味尤美"

鲫鱼又名鲋鱼，另称喜头，为鲤科动物，全国各地均产。《吕氏春秋》载："鱼火之美者，有洞庭之鲋。"可知鲫鱼自古为人崇尚。鲫鱼肉嫩味鲜，尤其适于做汤，具有较强的滋补作用。冬季是吃鲫鱼的最佳季节。明代著名的医学家李时珍赞美冬鲫曰："冬月肉厚子多，其味尤美。"民谚也有"冬鲫夏鲤"之说。

鲫鱼所含的蛋白质质优、齐全、易于消化吸收，是肝肾疾病、心脑血管疾病患者的良好蛋白质来源，常食可增强抗病能力。

《本草纲目》中记载："鲫鱼性温，味甘，健脾利湿、和中开胃、活血通络、温中下气。"对脾胃虚弱、水肿、溃疡、气管炎、哮喘、糖尿病患者有很好的滋补食疗作用；产后妇女炖食鲫鱼汤，可补虚通乳；先天不足，后天失调，以及手术后、病后体虚形弱者，经常吃一些鲫鱼都很有益；肝炎、肾炎、高血压、心脏病、慢性支气管炎等疾病的患者也可以经常食用，以补营养，增强抗病能力。另外，鲫鱼子能补肝养目，鲫鱼脑有健脑益智的作用。

吃鲫鱼时，清蒸或煮汤营养效果最佳，若经煎炸则上述的功效会大打折扣。冬令时节食之最佳。鱼子中胆固醇含量较高，故中老年人和高血脂、高胆固醇者应忌食。

春节要健脾理气、消积化滞

大家应该都有这样的经验，每年春节过后，经常会觉腹胀，食欲也大减。其实这是因为节日里吃了太多油腻之物，损伤了脾胃，造成了积滞。所以，春节过后一定要健脾理气、消积化滞。

哪些食物有这样的功效呢？《本草纲目》言，山楂有"消肉积之功"，所以"凡脾弱食物不克化，胸腹酸刺胀闷者，于每食后嚼二三枚，绝佳"。柚子能"去肠胃中恶气，解酒毒，治饮酒人口气，不思食口淡，化痰止咳"。此外，还有砂仁等。

【保健食谱】

1. 山楂玉米胡萝卜汤

材料：生山楂15克，玉米150克，胡萝卜150克，猪瘦肉200克。

制法：将猪瘦肉洗净，切小块，山楂洗净，玉米、胡萝卜洗净切块，与猪瘦肉一同放入砂锅，加适量水，武火煮沸，再用文火煮1.5小时即成。有清热健脾、养阴生津的功效。

2. 芹菜煲大枣

材料：芹菜200克，大枣50克。

制法：将芹菜洗净切成小段，与大枣一起放入砂锅内，加清水适量，大火煮沸，小火煮成汤，佐餐食用。有健脾疏肝、清热和胃的功用。

3. 山药百合内金麦芽粥

材料：山药30克，鸡内金10克，百合20克，麦芽15克，粳米150克。

制法：将鸡内金、麦芽一同放入砂锅加适量清水，大火烧开，小火熬煮30分钟，去渣留汁。将山药、百合、粳米洗净，放入砂锅，加药汁及适量清水，大火煮沸，小火煮成粥，有健脾养阴、益气开胃的功效。

4. 砂仁鲫鱼汤

材料：鲜鲫鱼一条，砂仁10克，陈皮5克，生姜、葱、精盐各适量。

制法：将鲜鲫鱼刮去鳞、鳃，剖腹去内脏，洗净，将砂仁放入鱼腹中，然后与陈皮共同放入砂锅内，加适量水，用大火烧开，放入生姜、葱、精盐，煮至汤浓味香即可。有醒脾开胃利湿的功效。

除了吃一些能够消食补脾的食物，节后饮食调养还要注意调整食法。过节总是吃得很多，三餐过后也会吃很多零食。而调养时则应当按照平常一样三餐饮食，做到饮食有节。其次，要进食热食，少吃黏硬、生冷食物。家中的老人及小孩要多吃松软、易消化的食物，注意避免一次进食过饱或进食过多煎炸黏硬的食物。好好调理，才能舒心过一个好年，也就不会因为饮食不当而影响身体健康了。

热汤——冬天里的一盆火

在寒冷的冬季里喝上一碗精心烹制的好汤，不仅可以暖胃、暖身，还能预防各种疾病。下面为大家介绍几种适宜冬季喝的汤。

1. 多喝鸡汤抗感冒

冬季喝鸡汤对感冒、支气管炎等防治效果独到，它可加快咽喉部及支气管黏膜的血液循环，增加黏液分泌，及时清除呼吸道病毒，促进咳嗽、咽干、喉痛等症状的缓解，特别有益于体弱多病者。

2. 常喝骨汤抗衰老

50~59岁这个年龄段是人体微循环由盛到衰的转折期，老化速度加快。如果中老年人不注意保养，皮肤就会变得干燥、松弛、弹性降低，出现皱纹，常有头晕、胸闷、神经衰弱等不适。骨汤中的特殊养分以及胶原蛋白等可疏通微循环，从而改善上述老化症状。

3. 多喝面汤可增强记忆

乙酰胆碱是一种神经传递介质，可强化人脑记忆功能。补充脑内乙酰胆碱的最好办法就是多吃富含卵磷脂的食物，面条即其中之一。卵磷脂有一个特点，极易与水结合，故煮面条时，大量的卵磷脂溶于汤中，因此多喝面汤可补脑并增强记忆力。

4. 喝鱼汤可防哮喘

鱼汤中含有一种特殊的脂肪酸，具有抗炎作用，可阻止呼吸道发炎，防止哮喘病发作。每周喝2~3次鱼汤，可使因呼吸道感染而引起的哮喘病发生率减少75%。喝鱼汤可防哮喘，用大马哈鱼、金枪鱼、鲭鱼等多脂鲜鱼熬汤，防哮喘的效果更好。

5. 喝菜汤可增强人体抗污染能力

各种新鲜蔬菜中都含有大量碱性成分，并易溶于汤中。喝蔬菜汤可使体内血液呈弱碱性，并使沉积于细胞中的污染物或毒性物质重新溶解，随尿排出体外，《本草纲目》中称蔬菜汤为"最佳的人体清洁剂"。

6. 喝海带汤可使人体新陈代谢增强

海带是一种含碘非常高的食物。碘元素有助于甲状腺激素的合成，此种激素具有产热效应,通过加快组织细胞的氧化过程,提高人体的基础代谢,并使皮肤血流加快,从而促进人体的新陈代谢。

冬日餐桌不可缺少腊八粥

每到腊八这天,几乎家家户户都会熬上一锅温软香甜的腊八粥。关于腊八粥的来历,有很多种说法,但不管怎样,这个习俗还是一直承袭下来。腊八粥的材料没有定规,所有的五谷杂粮都可以入粥。《本草纲目》中说:"冬天喝腊八粥可畅胃气、生津液,温暖滋补,可以祛寒。"可根据各人的口味和身体状况不同,做成各种各样的腊八粥。

1. 补脾健胃的薏米腊八粥

主要材料为粳米、糯米和薏米等。粳米含蛋白质、脂肪、碳水化合物、钙、磷、铁等成分,具有补中益气、养脾胃、和五脏、除烦止渴、益精等功用。糯米具有温脾益气的作用,适于脾胃功能低下者食用,对于虚寒泻痢、虚烦口渴、小便不利等有一定辅助治疗作用。薏米具有健脾、补肺、清热、渗湿的功能,经常食用对慢性肠炎、消化不良等症也有良效。

2. 养心补肾的果仁腊八粥

主要材料为花生、核桃、莲子、枸杞子、大枣、松子、栗子、粳米等。花生有"长生果"的美称,具有润肺、和胃、止咳、利尿、下乳等多种功能。核桃仁具有补肾纳气、益智健脑、强筋壮骨的作用,还能够增进食欲、乌须生发,核桃仁中所含的维生素E更是医药学界公认的抗衰老药物。对于经常失眠的患者,如果在粥里加点桂圆肉、酸枣仁将会起到很好的养心安神的作用。莲子可补气健脾。枸杞子具有延年益寿的作用,对血脂有辅助调节作用,是老年人的食疗佳品。大枣是一种益气养血、健脾的食疗佳品,对脾胃虚弱、血虚萎黄和肺虚咳嗽等症有一定疗效。松子能滋润心肺,通调大肠。栗子能补肾益气,治腰酸腿软。

3. 降糖降脂的燕麦腊八粥

主要材料是燕麦、大麦、黑豆、红豆、绿豆、芸豆、粳米等。燕麦具有降低血中胆固醇浓度的作用,对于糖尿病以及糖尿病合并心血管疾病的患者很有好处。腊八粥中的各种豆能使蛋白互补,而且纤维素较高。糖尿病人喝腊八粥最好不要放糖,如果想吃甜食,可以放些甜菊糖、木糖醇。

4. 滋阴益肾的黑米腊八粥

主要材料是黑米、枸杞子、大枣、黑豆、糯米、葡萄干等。许多黑色食品都是绝好的美容食品。黑米含有多种维生素和锌、铁、硒等营养物质,能滋阴益肾,明目活血。黑豆蛋白质含量高,质量好,还含有丰富的不饱和脂肪酸和钙、铁、胡萝卜素及B族维生素。

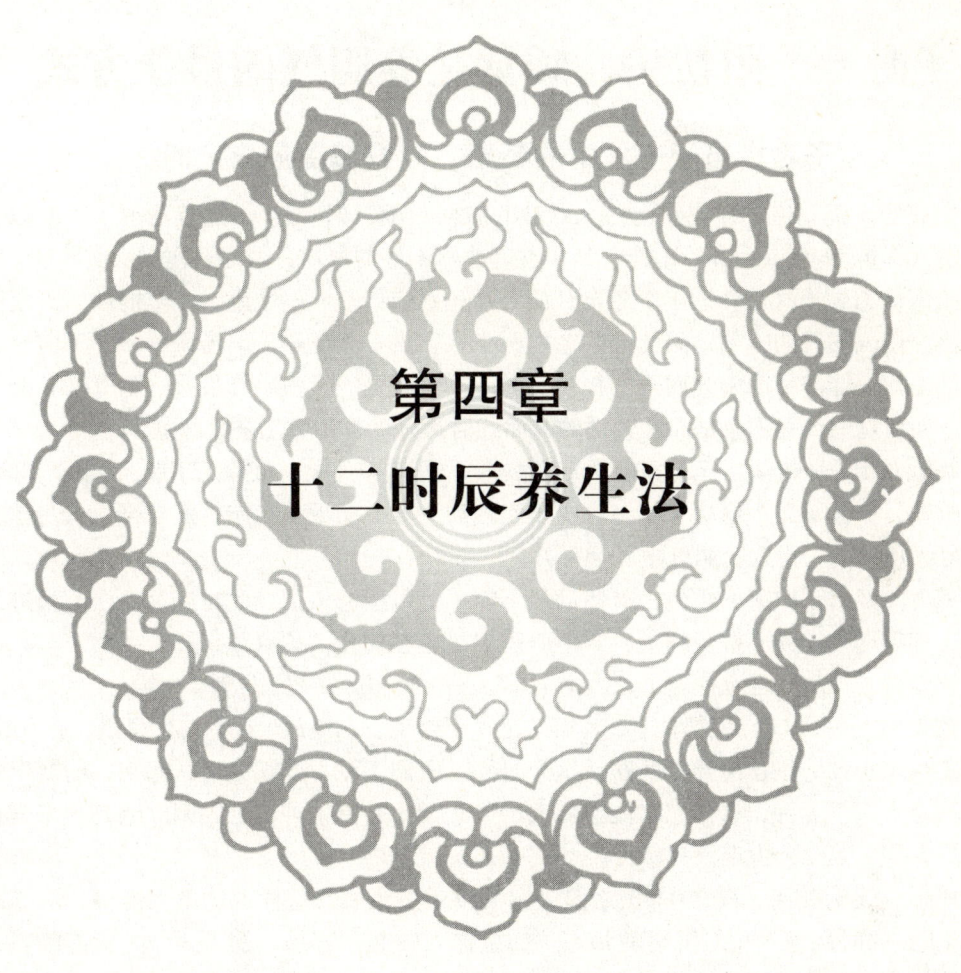

第四章
十二时辰养生法

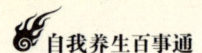

第一节

子时：一阳初生，睡觉是养胆气的最佳方式

子时相当于一年中的冬至，睡觉养藏最应天时

熬夜的人都知道，即使晚上八九点钟的时候很困，但一过 11 点就清醒了，所以现在很多人都是 11 点以后开始工作，其实这是非常不好的习惯，因为这样做极其伤胆。

中医认为，子时是和一年里冬至日那天是相对应的。一般来说，冬至的前一天是阴气最盛、阳气初升的时刻，因此一些老中医主张在这一天里喝羊肉汤来养阳。羊肉是助生发的东西，能够帮助阳气回升。相对应的，子时就是一天中阴气最盛、阳气初长升的时刻，所以这时候养阳也是非常关键的，而此时最好的养阳方法就是睡觉。

睡眠对于养阳气来讲至关重要，《黄帝内经》里有"凡十一藏取决于胆"之说。"藏"即"脏"，其他脏器都取决于胆，取决于胆气的生发，如果胆气能生发起来，人身体就会很好，所以人一定要让胆气生发起来并把它养好。

另外，经过了白天的忙碌，身体已经不能承受过度的负荷，此时应该放松心情进入梦乡。如果这个时候不好好睡觉，其他脏腑迟早也会向你"抗议"，甚至"罢工"，那个时候就算"补牢"也有些晚了，因为"羊"——脏腑已经"亡"了。

熬夜的人一到 11 点就精神了，其实这也是胆经生发的缘故。在十二生肖里，子为鼠，这时阳气虽小如老鼠，但异常活跃。这个时候，我们千万不要就此活跃起来，而要尽量把这一点点阳气养好，这样它才能够变大，第二天才会有精神，否则阳气刚升起来就把它耗尽，那么第二天肯定没有精神。

所以，无论如何，夜里 11 点之前一定要睡觉。当然，这样说还不太准确，应该是得在 11 点的时候进入相对沉睡的状态。如果你入睡非常容易，倒下 3 分钟就能睡着，那么不妨在 22：55 上床；而如果你需要半个小时才能睡着，那么就得在 22：30 上床了。有的人觉得夜里工作质量是最高的，知道了上面的道理，你还会用人体最宝贵的东西——健康来换工作吗？如果你曾经有熬夜的习惯，而知道其中的危害之后想要改正，不妨根据自己的情况定一个固定时间，每天一到这个时间就上床，慢慢就会把这个坏毛病调整过来了。

挠头其实是刺激胆经做决断

生活中，我们经常会看到这样一个现象：有事情想不清楚，或者不知道该怎么回答别人的问题，决断力不够的时候，经常会做"挠头"的动作。

那么，为什么人在决断力不够的时候会习惯性挠头呢？其实，这和胆经有关。

中医认为，胆具有决断功能，胆气充实，则行事果断，脏腑气血功能发挥正常。反之，胆气不足的时候，人就会挠头。我们知道，胆经的循行路线是从人的外眼角开始，沿着头部两侧，顺着人体的侧面向下，一直到达脚的第五趾和第四趾。而人挠头的地方正是胆经经过的地方，挠头就是刺激胆经而帮助决断。

另外，我们在疲劳的时候，喜欢手臂高举，这是在拉伸胆经以振奋阳气的一个动作。我们打一个哈欠以后，人就显得精神一些，这也是胆气生发起来的象。

不过，值得注意的是，孩子有时候也会经常挠头，这就要区别对待了。一种情况下，可能是胆经不通。和成年人一样，孩子有事情想不清楚、决断力不够的时候，也经常会做挠头的动作。孩子挠的地方正好是胆经经过的地方，这也是孩子在刺激胆经而帮助决断。如果孩子经常挠头，家长想要改掉孩子这个毛病，帮他拍一拍胆经就可以了。具体方法，我们会在后面介绍。

另外，孩子挠头还可能是缺钙，如果孩子爱挠头，同时伴有囟门闭合迟，出牙迟，不听话，爱哭闹，不易入睡、出汗多，肌肉松软无力等症状时，就说明孩子缺钙，父母要及时给孩子补钙，光拍胆经是不起作用的。

眼角"小突起"，从胆经上找原因

爱美的女性可能会有这样的体会，有时候眼眶周围会长一些小疙瘩，在眼角部位特别密集。每次"大姨妈"来之前，下巴、嘴巴两边还要长痘痘，过后退是退下去了，可是退不干净，还有小黑印。这是怎么回事？有办法解决吗？

其实，眼角是胆经经过的地方，眼睛周围出现"小突起"，可能是胆经排毒排到这里了。这时候，也可采用我们上面的方法拍一拍胆经。

《本草纲目》中记载："白菜亦名菘，甘温无毒。通利肠胃、除胸中烦、解酒渴、消食下气、治瘴气、止热气咳，冬汁尤佳，和，利大小便。"经常食用大白菜可以起到很好的美容功效。另外，用大白菜做面膜，还可以祛痘。制作方法如下：

（1）取下新鲜大白菜整片菜叶洗净。

（2）甩干水后放在菜板上摊平，用酒瓶轻轻碾压10分钟左右，直到叶片呈网糊状。

（3）将网糊状的菜叶贴在脸上，每10分钟更换1张叶片，连换3张。每天做一次。

另外，长痘的地方不一样，引起原因也不同，修护方法也就有所区别。

（1）额头长痘。可能是压力大，脾气差，造成心火和血液循环有问题。应早睡早起，多喝水。另外，额头长痘也可能是肝内积累了过多的毒素所致，必须减少食用含糖分过高的食物。

（2）鼻头长痘。可能是胃火过盛，消化系统异常。应少吃冰冷食物。

（3）右边脸颊长痘。可能是肺功能失常。注意保养呼吸道，尽量不要吃芒果、芋头、海鲜等易导致过敏的食物。

（4）左边脸颊长痘。可能是肝功能不顺畅，有热毒。注意作息正常，保持心情愉快，该吹冷空气就吹，不要让身体处在闷热的环境中。

（5）唇周边长痘。便秘导致体内毒素累积，或是使用含氟过量的牙膏。应多吃高纤维的蔬菜水果，调整饮食习惯。

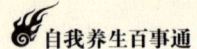

（6）太阳穴。太阳穴附近出现小粉刺，显示你的饮食中有过多的加工食品，造成胆囊阻塞，需要赶紧进行体内大扫除。

（7）鼻子两侧。鼻子两侧出现黑头、粉刺、轻微干燥脱皮现象，表示血液循环不良，可以适度进行按摩，加强这部分皮肤的血液循环。

第二节

丑时：深度睡眠让肝血推陈出新

丑时睡得越深，肝净化血液的效率越高

凌晨1点到3点是肝经值班的时间，这个时段是肝脏修复的最佳时间，我们的思维和行动都要靠肝血的支持，废旧的血液需要淘汰，新鲜血液需要产生，这种代谢通常在肝脏气血最旺的丑时完成，而且这个时候人体的阴气下降，阳气上升，所以我们一定要配合肝经的工作，好好地休息，让自己进入深度睡眠的状态，只有这样才能够使肝气畅通，让人体气机生发起来。另外，虚火旺盛的人在这个时候熟睡，还能够起到降虚火的作用。

在十二生肖中，丑对应的是牛，牛是一种很有力量、很有韧性的动物，我们开玩笑时就经常说一个人"很牛气"，但牛也很温和谦虚，这就是丑时的特征。这个时段体内的阳气比子时更加壮大，但并不会一味地生发上去，此时当令的肝经有主藏血的功能，能起到收敛的作用。这也是中国文化的精妙所在，所谓一物降一物，有生发就要有收敛，有生长就要有收藏，不会出现过犹不及的情况。同样的道理，人在丑时也一定要休息好，最好处于熟睡状态，这样才能好好养肝血。

虽然睡觉养肝是再简单不过的事，但是对于很多经常应酬的人来说，这个时候可能正在兴头上，一笔生意就要谈成了，精神正处于很兴奋的状态，根本不可能睡觉，这就使得肝脏不得不继续输出能量来支持人的思维和行动，导致新陈代谢无法完成，这是非常伤肝的。所以丑时不睡觉的人通常面色黄灰，神情倦怠并且急躁。现在有很多得乙肝、脂肪肝的人，就是因为在丑时不注意养肝造成的。

因此，无论如何，我们一定要在丑时进入深度睡眠，否则就会影响肝净化血的功能。

第三节

寅时：日夜交替之时，好好娇惯我们的肺经

寅时肺经当令，分配全身气血

凌晨3点到5点，也就是我们所说的寅时，这时候肝经已经"下班"了，轮到肺经当

令了。在中医当中，肺经是非常重要的，人体各脏腑的盛衰情况，必然在肺经上有所反映。另外，我们身体的经脉是从肺经开始的，正月也是从寅时开始的，这就告诉我们一年真正的开始是寅时。我们知道，人体的气机都是顺应自然的，所以寅时也正是阳气的开端，是人从静变为动的一个转化的过程，此时需要深度的睡眠。

《黄帝内经》中说："肺者，相傅之官，治节出焉。"也就是说，肺是人体内的宰相，它必须了解五脏六腑的情况，所以《黄帝内经》中有"肺朝百脉"，就是说全身各部的血脉都直接或间接地汇聚到肺，然后敷布全身。那么，肺在什么时候开始对全身进行气血分配的呢？当然就是在肺经当令的寅时。这个时候，如没有一个深度的睡眠，就会干扰肺对身体气血的输布。

人在深度睡眠的时候，身体的各个器官是比较平衡的，这样一来，气血就会比较均衡地分布全身，维持人体这一天正常的气血运营。而如果在这个时候，人体的某个器官异常活跃，比如大脑比较活跃，那么肺就只好多分配一些气血给大脑，那么第二天人就会感到四肢乏力，非常疲惫，这就是由于气血虚弱造成的。长此以往，就有可能造成重大疾患。

总之，凌晨3点到5点，应该是人睡得最沉的时候，即使迫不得已要熬夜，也不要超过这个时间。

寅时醒来睡不着，大口咽津补气血

早上3点到5点是肺经当令的时段，是需要深度睡眠的，但总有些人经常会在这段时间莫名其妙地醒来，然后很长一段时间翻来覆去睡不着，一直要过了5点才能疲惫地入眠。这是怎么回事呢？

事实上，这是身体在告诉你，气血已经不足了，需要补一补气血了。因为在寅时的时候，肺经正在布输气血，如果气血不足的话，就会影响到某些器官气血的正常流通。而身体是有自愈功能的，为了使这个器官不至于因气血不足而受到损伤，只好让你清醒过来了。

那么，这个时候我们应该怎么办呢？当然，我们不可能去医院找医生补一补气血，也不可能马上去吃一些东西来补充气血。这时候，我们只要大口地咽几口唾液就能起到补气血的作用。可能有的人会疑问了，几口唾液就有这么大的功效吗？我们可千万别小瞧了自己的唾液。

中医认为，唾液是由人体精气上升而形成的，它处在不断的运动变化之中——溢、聚、散、降。这就像自然界一样，水由下而上，溢成气，聚成雾，散为云，降为雨露，滋润大地万物。唾液也像自然界的雨露一样，升降循环，滋润着人的五脏六腑。其实中医认为唾和液是两个不同的东西。《黄帝内经》中说："脾为涎，肾为唾。"脾液为涎，就是我们平时说的口水、哈喇子，肾液为唾。肾是先天之本，脾是后天之本，而唾液就来源于人的这两个根本。

《本草纲目·水部》转录了其他医书对唾液的功能之说："《瑞应图》说：常饮醴泉，令人长寿。《东观记》说：常饮醴泉，可除痼疾久病。"这也就是古人的养生方法中的"咽津"一法，诸养生学家称其有"令人躯体光泽，津润力壮，有颜色"的作用，

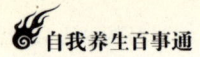

并有诗赞曰:"津液频生在舌端,寻常嗽咽入丹田。于中畅美无凝滞,百日功灵可驻颜。"可见古时的养生学家对"咽津"多么推崇。

举一个生活中的例子,糖尿病在中医里叫"消渴症"。为什么叫"消渴症"呢?糖尿病是因为脾肾功能不好,不能产生足够的津液,脏腑得不到灌溉和滋润,虚火上升,患者就会经常感觉口干、口渴,所以又叫消渴症。而唾液是与生命密切相关的天然补品,你吐掉一口不要紧,但却需要你买好几盒善存或蜂胶才能补回来。

所以,当我们早早地就醒来睡不着的时候,不妨就咽几口唾液,这个方法非常有效。另外,我们在平时也不要随地乱吐口水,这与现代文明格格不入,还是养生之大忌。正确的做法是经常咽咽口水,这不仅可以治病,还可以延年益寿。

寅时猛然惊醒,警惕肺部问题

有些人在早晨3点到5点这段时间会莫名其妙地醒来,但还有一些人,他们醒来不是莫名其妙的,而是被惊醒的。而且,醒来之后还会发现自己已经汗流浃背了,这时候可能就是肺部出问题了。我们知道,如果晚上燥热出汗,白天畏寒怕冷,根源就是肺气不足,无力助心火以驱散风寒,所以寅时肺气盛才能发汗解表,所以,这段时间除了惊醒,还会流汗。如果你几乎每天都是如此,那么可能症状已经相当严重了,建议你去医院检查一下。如果情况并不是非常严重,那么你可以进行自我调理。

1. 以食养肺

《本草纲目》中记载:甘蔗、秋梨、百合、蜂蜜、萝卜、黑芝麻、豆浆、豆腐、核桃、松子等食物,都有滋养润肺的功能,因此可以通过食疗来养肺。口鼻皮肤干燥的朋友,秋季可以多吃上述食物,也可以根据喜好做成药膳使用。

2. 以药养肺

《本草纲目》记载南沙参、北沙参、麦冬、五味子、冬虫夏草、燕窝等,都有养肺的功能,可以在医生指导下选用。肺阴虚者,在秋冬季节用中药膏方进补,也是不错的选择。

3. 以气养肺

肺主气,司呼吸。清气和浊气在肺内进行交换,吸入气体的质量对肺的功能有很大影响。要想使你的肺保持清洁,首先要戒烟,并避免二手烟的危害,不要在空气污浊的地方长期逗留。闻到有异常气味时,要迅速用手绢或纸巾把鼻子保护起来。有条件的,可以经常到草木茂盛、空气新鲜的地方,做做运动,做做深呼吸,并通过深长呼气,将体内的浊气排出。定期到森林、草原、海边散散步、吹吹风,更有利于肺的调养。

4. 以水养肺

肺是一个开放的系统,从鼻腔到气管再到肺,构成了气的通路。肺部的水分可以随着气的排出而散失,特别是秋冬干燥的空气,更容易带走水分,造成肺黏膜和呼吸道的损伤。这就是中医所说的,燥邪容易伤肺。因此,及时补充水分,是肺保养的重要措施。

一般而言,一个健康的成年人,每天至少要喝1500毫升的水,而在秋天,喝水2000毫升以上才能保证肺和呼吸道的润滑。因此,建议大家每天最好在清晨和晚上临睡之前各饮200毫升水，白天两餐之间再各饮水800毫升左右。

除了以上养肺方法，我们平常保持愉快、积极的心情也对肺有好处。因为肺主悲，悲伤忧愁的情绪容易损伤肺，肺病的人也容易悲伤忧愁。另外适当运动，可以增进肺的功能。大家可以根据自身条件，选择合适的运动，如慢跑、爬山、踢毽、跳绳、练功、舞剑等。

第四节
卯时：太阳升起，大肠经也兴奋起来

黎明同房，瘫倒一床——清晨不宜性生活

一个人对性的需要，就像对饮食的需要一样，是自然的、本能的需要。人类的两性关系，是"人和人之间直接的、自然的、必然的关系"，如果没有性欲望，没有男女两性之间的性来往，就不会有人类历史。性欲望，深深地扎根在每一个发育正常的男女体内，并构成日常思想感情中的一个重要部分；性欲望，全面地渗透在人们的渴望、憧憬、恐惧或挫折之中。正常、适度地满足人的性欲望，是确保个人身心健康的重要条件。

一般来说，性生活的时间最好在夜晚入睡之前，一旦完成了性交活动便可安然入睡，这样能使体力得到恢复。可有的人喜欢在清晨过性生活，这就弊多利少了。

俗话说："男人头上三把刀，早酒晚茶黎明色"。其中，"黎明色"就是指在黎明起床前过性生活。我们知道，在性生活过程中，全身许多脏器和组织都处于紧张的工作状态，神经系统高度兴奋。性生活结束后，需要一个养息和调整过程。清晨醒来，不但宁静的室内外环境被打破了，而且还要筹划当天的事务，此时要行房事，性生活的质量未必理想，而且对身体也是有害的。特别是在寒冷的季节，由于性交后机体御寒能力较差，起床后很容易招致病邪。当然，有些中老年人为了提高性欲，把性生活安排在星期天的清晨，就是另一码事了。

虽然男人在黎明时都会出现一次性欲高潮，但千万不能纵情，要加以节制。在一天之中，以晚上10点左右过性生活为最佳，因为这时是性激素分泌的高潮时期，男性比女性更明显。此时交合不仅快感强，而且于身体无损，因为性交后可以得到充分的休息。夜半为阴，夜半后为阴衰，早旦阴尽，这时交合时肾阴损伤最大。

由此可见，清晨是不宜过性生活的。一般说来，爱的浪漫是在昏昏烛光下，是在淡淡芳香中，而早晨的时间是属于孩子们和夫妇干家务的。

避开清晨"魔鬼时间"，谨防猝死

我国早有闻鸡起舞的习惯，在晨曦朦胧的清晨，湖边、公园、林荫道上到处都是晨练的人们。但从医学、保健学的角度看，清晨并不是锻炼身体的最佳时间。其主要原因

是，夜间植物吸收氧气，释放二氧化碳，清晨阳光初露，植物的光合作用刚刚开始，空气中的氧气相对较少，二氧化碳的浓度较高。在大中城市里，清晨大气活动相对静止，各种废气不易消散，是一天中空气污染较严重的时间。

另一方面，从人体的生理变化规律来看，人经过一夜的睡眠，体内的水分随着呼吸道、皮肤和便溺等丢失，机体的水分入不敷出，使全身组织器官以至细胞都处于相对的失水状态。当机体水合状态不良时，由于循环血量减少，血液黏稠度增加，轻者会影响全身血液循环的速度，不能满足机体在运动时对肌肉组织的供血供氧，因而运动时易出现心率加快、心慌气短、体温升高现象，严重时，特别是在身体有疾患的情况下，突然由静止状态转为激烈运动状态易诱发血栓及心肌梗死。如对于冠心病患者来说，每天的6~11点是一天中最危险的时段，这段时间也被人们称为"魔鬼时间"。因此，我们在每天运动过程中，一定要警惕这些"魔鬼时间"。

那么一天中运动的最佳时间是什么时候呢？是傍晚。因为一天内，人体血小板的含量有一定的变化规律，下午和傍晚的血小板量比早晨低20%左右，血液黏稠度降低6%，早晨易造成血液循环不畅和心脏病发作的危险，而下午以后这个危险的发生率则降低很多。傍晚时分，人体已经经过了大半天的活动，对运动的反应最好，吸氧量最大。另外，心脏跳动和血压的调节以下午5~6点最为平衡，机体嗅觉、触觉、视觉也在下午5~7点最敏感。

不过，说运动的最佳时间在傍晚，不是说大家只能在傍晚活动。运动是人性化的活动，融合了人的生理、心理、习惯等多方面的因素，而这些都会对身体活动的效果产生影响，我们上面所说的一天中的最佳运动时间是指对一般生理因素而言的。

每个人的性情、作息习惯及工作性质有别，不能要求人人都能在这个时间锻炼。运动的关键是能形成习惯，如果能根据自己的心理和作息规律，选择一天中固定的时间进行运动，并形成运动的习惯，持之以恒，都会对身体有益。如果条件许可，形成在傍晚锻炼的习惯，将是最佳的选择。

清晨起床，"先醒心后醒眼"防心脑血管病

老年人易得脑出血、心脏病，往往发生在早上，仔细调查发现，清晨醒来起得过猛，是最重要的诱因。如何避免呢？

先醒心后醒眼！即早上醒来的时候不要急着睁眼起床，先闭眼躺上一两分钟，待心完全醒来后再起床。为什么呢？早上，你人是醒来了，但心还处于混沌状态，还没有完全清醒过来，这时你猛然间起床就会诱发脑出血、心脏病。

明朝养生学家冷谦在《修龄要旨》中说："平明睡觉，先醒心，后醒眼，两手搓热，熨眼数遍，以睛左旋、右转各九遍，闭住少顷，忽大睁开，却除风火。"早上醒来的时候，不要急着睁开眼睛，先养养神醒醒心，把双手对搓搓热后用手心捂住眼睛，如此多做几遍，然后转眼，左右各九遍，这时候再把眼睛突然睁开。

此外，对于心脑血管病的高发人群——老年人，还要注意做到三个"半小时"：即早上起来运动半小时，打打太极拳、散散步，或者进行其他运动，要因人而异，运动适量；中午睡半小时，符合人生物钟的需要，下午上班精力充沛，老年人更是需要补充睡

眠，因为晚上老人睡得早，早上起得早，中午非常需要休息；晚上6点至7点慢步行走半小时，可使老年人晚上睡得香，降低心肌梗死、高血压发病率。

清晨叩齿三百下，虚火再不致牙疼

俗话说"牙疼不是病，疼起来真要命"，牙疼主要是由风热侵袭、胃炎上蒸、虚火上炎等多种原因造成的。前面我们说过，邪气之所以致病，是因为正气不能制服它。人的口腔是人体吐纳的主要通道，属于正气比较薄弱的环节，故而火邪常常会在口腔肆虐。因此，我们的日常保健千万不能忽略了口腔。

古人认为齿健则身健，身健则长寿。唐代名医孙思邈主张"清晨叩齿三百下"。明代百岁寿星冷谦在谈长寿秘诀时，也强调"齿宜常叩"。可见，叩齿对牙齿保健确实能起到很大的促进作用，经常叩齿可增强牙齿的坚固，使牙齿不易松动和脱落，加强咀嚼力，促进消化功能。

叩齿要先静心聚神，轻微闭口，然后上下牙齿相互轻轻叩击数十次，所有的牙都要接触，用力不可过大，防止咬舌。

具体做法是：晨起先叩臼（后）齿36下，次叩门（前）齿36下，再错牙叩犬齿各36下，最后用舌舔齿周3~5圈。早、中、晚各叩齿一次，多做更佳。早晨叩齿最重要，因为人经过一夜休息，牙齿会有些松动，此时叩齿，既巩固牙龈和牙周组织，又兴奋了牙神经、血管和牙髓细胞，对牙齿健康大有好处。

即使我们一直在做着保健工作，人老了也免不了要掉牙。这是为什么呢？中医认为肾主骨，牙齿是肾精的外现，也是骨头的表象，一个人牙齿好不好和肾精是否充足有关。随着年龄的增长，人的肾精越来越少，超过一定的限度后，牙齿就会慢慢脱落。所以，平时我们一定要注意节情控欲，戒除不良生活方式，以防阴精暗耗。

介绍了牙齿的日常保健方法，我们再回到开头提到的牙疼问题上。叩齿虽然功效不错，但只能作为日常保健和预防措施，一旦火邪已经导致牙疼，那还是远水救不了近火。那该怎么办呢？这里就教大家一个快速简单的治疗牙疼方法：取10克花椒，加入适量的水，约煮5分钟，加入100毫升左右的白酒，完全凉后，将花椒过滤掉，再把白酒花椒水倒入洁净玻璃瓶中备用。牙痛时，用洁净棉签蘸此水后放入牙疼的部位咬住，很快就能止疼。

第五节

辰时：赐一点食物吧，胃经正"嗷嗷待哺"

胃经当令，怎么吃都不会胖的特殊时刻

胃经在辰时当令，就是早晨的7点到9点之间，一般这段时间大家都非常忙碌，赶着去上学、上班，但是不管怎么忙，早饭都一定要吃好，而且最好是在这段时间吃。因为

这个时候，太阳一般都升起来了，天地之间的阳气占了主导地位，人的体内也是一样，处于阳盛阴衰之时，所以，这个时候人就应该适当地补充一些阴气，食物属阴，也就是说应该吃早饭。

另外，就是早餐应该吃"热食"。一些人贪图凉爽，尤其是夏天，早餐喝蔬果汁代替热乎乎的豆浆、稀粥，这样的做法短时间内也许不觉得对身体有什么影响，但长此以往会伤害胃气。

从中医角度看，吃早餐时是不宜先喝蔬果汁、冰咖啡、冰果汁、冰红茶、绿豆沙、冰牛奶的。早餐应该吃"热食"，才能保护胃气。因为早晨的时候，身体各个系统器官还未走出睡眠状态，这时候你吃喝冰冷的食物，会使体内各个系统出现挛缩、血流不畅的现象。也许刚开始吃喝冰冷食物的时候，不会觉得胃肠有什么不舒服，但日子一久或年龄渐长，你会发现皮肤越来越差，喉咙老是隐隐有痰、不清爽，或是时常感冒，小毛病不断。这就是因为早餐长期吃冷食伤了胃气，降低了身体的抵抗力。

因此，早饭应该是享用热稀饭、热燕麦片、热羊乳、热豆花、热豆浆、芝麻糊、山药粥等，然后再配着吃蔬菜、面包、三明治、水果、点心等。牛奶容易生痰，导致过敏，不适合气管、肠胃、皮肤差的人及潮湿气候地区的人饮用。

第六节
巳时：脾经正在尽职尽责地分解食物

脾经当令，消化食物的关键时刻

上午9点到11点，这个时候是脾经当令。脾主运化，指早上吃的饭在这个时候开始运化。如果把胃比作一口锅，吃了饭要消化，那就靠火，把脾胃里的东西一点点消化掉。那么脾是什么呢？脾的右边是一个"卑"，就像古代的一个烧火的丫头，在旁边加点柴，扇点风，食物就会补充到人的身体里。

比如有的人得了糖尿病，就是脾脏不好，因为胰岛素和脾是相关的。又比如重症肌无力，不要小瞧它，到了老年的时候，每个人都有一些这样的症状，都有点肌无力。有些人年轻的时候是大三角眼，老了就是小三角眼了，这就是脾虚弱的现象。

前面说到吃早餐不会发胖，这也和脾主运化有关，如果人体脾的运化功能好的话，就可以顺利地消化和吸收。"巳"在月份对应四月，阳气已出，阴气已藏，山川万物一片葱茏，这是一个利于吸收营养和生血的时刻。

脾主一身的肌肉，很多思虑过度的人特别瘦，所以古代人讲心宽体胖，人心特别宽的话，就特别放松，浑身长的都是肉，因此不要思虑过度。现在小孩子老被逼着学习，不让他活动，就变成虚胖，有的小孩身体越来越差，这也和脾有关。

人体自身的脾需要运动，而我们的肌肉也需要运动。在属相里，巳和蛇相对应，蛇在古代就是大蚯蚓，它有钻土的能力，它能够把土地疏松，所以脾就是具有这种功能的。脾经当令时，适合理家或读书，如果不需要上班，那么到户外去晒晒太阳也是不错的选择。

口水太多，可能是脾经出了问题

在中医名著《黄帝内经》中有这样的记载"五脏化液，心为汗，肺为涕，肝为泪，脾为涎，肾为唾"。也就是说，如果一个人出汗异常可以从心脏上找毛病，鼻涕多了要看肺是不是出现了问题，眼泪不正常要从肝上找根源，口水和唾沫多了就要从脾肾上找原因。

在生活中，很多小孩子特别爱流口水，如果年龄很小那也算是正常现象，但是假如已经七八岁了还在流口水，就说明孩子脾虚，因为脾是主肉的。因为脾虚，所以嘴角不紧，不能抑制口水外流，这时候家长就要抓紧时间给孩子补脾了。

孩子口水多了不行，那么口水少了是不是就健康了呢？答案是否定的，如果孩子的嘴里总是干干的，就说明孩子的津液不足，这是内燥的表现。这时候家长应该让孩子多喝水，多吃酸味的食物和水果，苹果、梨子、葡萄等都是不错的选择，只要水分多就可以了。

如果孩子的唾液特别多、很黏稠，而且口中还伴着苦味，则说明是脾热，这时候父母一定不要让孩子吃辛辣的食物，牛羊肉也要尽量少吃，但可以让孩子吃一些清脾热的药物，如栀子、连翘等。

脾还有统血的作用，就是统摄、约束血液行于脉内而不外逸。但是如果脾气虚弱，失去了约束血的力量，就会出现一些出血病症，如皮肤紫癜、产后出血不止、呕血、便血、尿血等。治疗脾虚引发的出血症状重点在于补脾气，中成药"归脾丸"就是治疗这类出血症的有效药物。

当然，也并不是说，所有喜欢流口水的人都是脾虚，我们还得根据实际情况辨证施治。除了脾虚之外，以下情况也可能引发口水不止的症状：

（1）口腔卫生不良。口腔里的温度和湿度最适合细菌的繁殖。牙缝和牙面上的食物残渣或糖类物质的积存，容易发生龋齿、牙周病。口腔内的炎症会促进唾液分泌。如口腔被细菌感染，疼痛明显，容易流口水，就需要局部用药促进溃疡愈合。睡觉时流口水，有咸味，枕巾呈淡黄色，很可能是由于卫生不良，积存食物残渣，天长日久牙石较多，引起牙龈发炎，乃至牙龈少量出血所致。

（2）神经调节障碍。有些全身性疾病也可能引起睡觉时流口水。唾液分泌的调节完全是神经反射性的，所谓"望梅止渴"，就是日常生活中条件反射性唾液分泌的一个例子。所以神经调节发生障碍，也会产生睡觉时流口水的情况。一些神经官能症或其他可能引起自主神经错乱的全身疾病患者，睡觉时可能出现副交感神经异常兴奋的情况，会使大脑发出错误信号，引起唾液分泌增加。

（3）药物因素。服用某些抗癫痫类药物的副作用之一，就是流口水。因此，在选择药物时需引起注意。

巳时不起床，会降低免疫力

有些人天生是有惰性的，如果时间充裕，很喜欢睡一个懒觉，尤其是在周末的时候，往往一睡就是一上午，一睁眼已经中午12点了。然而，事实上，睡懒觉是一种极不健康的习惯，尤其是过了9点以后还没起床，可能就会降低人体免疫力了。

中医学认为，睡懒觉使大脑皮质抑制时间过长，天长日久，可引起一定程度人为的大脑功能障碍，导致理解力和记忆力减退，还会使免疫功能下降，扰乱机体的生物节律，使人懒散，产生惰性，同时对肌肉、关节和泌尿系统也不利。另外，血液循环不畅，全身的营养输送不及时，还会影响新陈代谢。由于夜间关闭门窗睡觉，早晨室内空气混浊，恋床很容易造成感冒、咳嗽等呼吸系统疾病的发生。

处于发育期的青少年睡眠充足，有益于脏器的发育及身心健康。然而经常赖床迟起，非但不会增添精神，而且常常会造成以下六种"并发症"。

（1）肥胖。贪睡又摄入多量的肉食和甜食，加上不爱运动，三管齐下，能量的储备大于消耗，以脂肪的形式堆积于皮下，增加了心脏负担和患病的机会。

（2）手淫。青少年的手淫，往往发生在早晨似醒非醒的朦胧状态，醒后赖床不起，最容易产生手淫欲望，影响正常学习和生活。

（3）破坏生物钟效应。如果平时生活较有规律，逢节假日却睡懒觉，就会扰乱体内生物钟的时序使激素水平出现异常波动，节假日后夜间睡不着，白天心绪不宁，疲倦，打呵欠等。

（4）影响胃肠道消化功能。一般来说，晨7时左右胃肠按照机体的"饥饿"信息开始活动起来，准备接纳和消化新的食物，可是赖床者因为舒适睡意湮没了食欲，不愿起床进餐。长此以往，胃肠经常发生饥饿性蠕动，容易发生胃炎等病症。

（5）肌张力低下。早晨时肌肉和骨关节通常变得较为松缓。如果醒后立即起床活动，一方面可使肌组织张力增高，以适应日间的活动。另一方面，通过活动，肌肉的血液供应增加，将夜间堆积在肌肉中的代谢物排出。这样有利于肌肉纤维增粗、变强韧。只顾赖床的人，因肌组织错过了活动良机，动与静不平衡，起床后时常会感到腿软、腰骶不适、肢体无力，动作反应迟缓。

（6）对呼吸道的"毒害"。卧室的空气在早晨时最污浊，含有大量细菌、霉变和发酵颗粒、二氧化碳水汽和灰尘等物。那些闭窗贪睡的人因此经常会感冒、咳嗽、咽喉痒及头昏脑胀等，记忆力和听力可能会有下降。

人们常把"心脏停止跳动""停止了呼吸"和生命的终结联系在一起，可见心肺健康对人体之重要。但增强心肺之道是锻炼，尤其是跑，而不是睡。从小关在笼子里从未奔跑过的兔子，心脏功能低下，在回到广阔田野时突然地急剧奔跑跳跃，竟能导致心脏破裂而丧命。统计表明，善跑的野生动物比家养动物的心脏重3倍以上。经常进行晨跑锻炼的学生比一般爱睡懒觉不常锻炼的学生肺活量明显增大。这说明，晨跑远比睡懒觉对健康有益。

有人说：睡懒觉"长肉"总是事实吧。那也不见得。靠多睡觉长的不是"肉"，而是"膘"，也就是说体重的增加主要不是由于肌肉的结实粗壮，而是由于体内多余脂肪的堆积。体内脂肪堆积得多绝不是健壮的标志，而恰是影响健康导致疾病的一个因素。科学研究表明：体内增加1磅脂肪，就要增多1英里长的毛细血管，而加重心脏的负担；体内脂肪过多，也增加了日后患冠心病、血管硬化的机会，而影响健康和长寿。据有人调查，百岁以上老人没有一个是肥胖的。

第七节

午时：短暂的休息让心经神清气爽

午时吃好午餐，就能多活十年

午时，到了吃午餐的时间了，吃什么好呢？困惑之中，我们通常都是随便解决，其实午餐是很重要的，有着"承上启下"的作用，既要补偿早餐后至午餐前约4~5个小时的能量消耗，又要为下午3~4个小时的工作和学习做好必要的营养储备。如果午餐不吃饱吃好，人往往在下午3~5点钟的时候出现明显的低血糖反应，表现为头晕、嗜睡，甚至心慌、出虚汗等，严重的还会导致昏迷。所以，对于我们来说，午餐绝对是养生的关键点，午餐的选择也大有学问。

1. 健康为先

吃午餐时可以有意识地选择食物的种类，尽量保持营养均衡。

（1）选择不同种类、不同颜色的蔬菜。

（2）食物应以新鲜为主，因为新鲜食物的营养价值最高。

（3）多进食全麦食品，避免吸收过多饱和脂肪。

（4）应尽量少食盐。

如果长时间坚持上述健康的饮食方式，不仅患疾病的概率降低，而且还有可能比预期寿命延长15年。

2. 午餐的"三不主义"

（1）辣椒不过量。现在最火的菜系要属川菜和湘菜了，麻辣鲜香，怎么吃怎么有味，很受大家的青睐。不过，辣椒有好的一面也有坏的一面，好的一面就是辣椒中含有充足的维生素C，含有丰富的纤维，热量较低，而且辣椒中还含有人体容易吸收的胡萝卜素，对视力有好处，而且适量食用辣椒能开胃，有利于消化吸收。但辣椒不能过量，太辣的食品会对口腔和食道造成刺激，吃得太多，还容易令食道发热，破坏味蕾细胞，导致味觉丧失。

（2）食物不单一。中午如果仅仅吃一碗牛肉面，对蛋白质、脂肪、碳水化合物等三大营养素的摄入量是不够的，尤其是一些矿物质、维生素等营养素更易缺乏。再说，由于面食会很快被身体吸收利用，饱得快也饿得快，很容易产生饥饿感，对于下午下班晚，或者下午工作强度大的人来说，它们所能提供的热量是绝对不够的。所以，中午最好是主食、蔬菜、肉类、水果都吃一点，这样才能保证营养的均衡和体力的充足。

（3）吃饭不过快、过饱。吃工作餐求速度快也不是一件好事，这不利于机体对食物营养的消化吸收，还会影响胃肠道的"加工"负担。如果吃饭求速度，还将减缓胃肠道对食物营养的消化吸收过程，从而影响下午脑力或体力工作能力的正常发挥。一般来说，午餐的用餐时间不宜少于20分钟。

3. 理想的六种午餐食物

（1）抗衰老抗癌食品——西蓝花。西蓝花富含抗氧化物维生素C及胡萝卜素。科学研究证明十字花科的蔬菜是最好的抗衰老和抗癌食物之一。

（2）最佳的蛋白来源——鱼肉。鱼肉可提供大量的优质蛋白，并且消化吸收率极高，是优质蛋白的最佳选择。同时，鱼肉中的胆固醇含量很低，在摄入优质蛋白时不会带入更多的胆固醇。

（3）降脂食品——洋葱。洋葱可清血，有助于降低胆固醇。

（4）抗氧化食品——豆腐。豆腐是良好的蛋白质来源。豆类食品含有一种被称为异黄酮的化学物质，是一种有效的抗氧化剂。请记住，"氧化"意味着"衰老"。

（5）保持活力食物——圆白菜。圆白菜也是十字花科的蔬菜，维生素C含量很丰富，同时纤维能促进肠胃蠕动，让消化系统保持年轻活力。

（6）养颜食物——新鲜果蔬。新鲜果蔬中含有丰富的胡萝卜素、维生素C和维生素E。胡萝卜素是抗衰老的最佳元素，能保持人体组织或器官外层组织的健康，而维生素C和维生素E则可延缓细胞因氧化所产生的老化。此外，这些富含纤维的新鲜蔬果还能保持肠道健康，帮助排毒。

吃一顿丰盛的午餐来犒劳自己劳累了一上午的身体吧。记住，午餐不仅要美味还要健康啊，这样才能保证下午工作所需的营养，不要对自己的胃吝啬。

午时阴长阳消，午睡一刻值千金

11点到13点，这个时候是心经值班。一上午的运化全是阳气，午时则开始阴生。因此，午时是天地气机的转换点，人体也要注重这种天地之气的转换点。对于普通人来说，睡午觉非常重要，因为天地之气在这个时间段转换，我们不应干扰天地之气，而应好好休息，以不变应万变。

明朝太医刘纯说："饭后小憩，以养精神。"午睡对消除疲劳、增进健康非常有益，是一项自我保健措施。尤其在夏天，日长夜短，晚上往往又很闷热，使人难以入睡，以致睡眠时间不足，白天工作常常会感到头昏脑胀、精神不振，容易疲劳，午睡能起到调节作用。

午睡虽然可以帮助人们补充睡眠，使身体得到充分的休息，增强体力、消除疲劳、提高午后的工作效率，但午睡也需要讲究科学的方法，否则可能会适得其反。

第一，午饭后不可立即睡觉。刚吃完饭就午睡，可能引起食物反流，使胃液刺激食道，轻则会让人感到不舒服，严重的则可能产生反流性食管炎。因此，午饭后最好休息20分钟左右再睡。

第二，睡前不要吃太油腻的东西，也不要吃得过饱，因为油腻会增加血黏度，加重冠状动脉病变；过饱则会加重胃消化负担。

第三，午睡时间不宜过长。午睡实际的睡眠时间达到十几分钟就够了；习惯睡较长时间的，也不要超过一个小时。因为睡多了以后，人会进入深度睡眠状态，大脑中枢神经会加深抑制，体内代谢过程逐渐减慢，醒来后就会感到更加困倦。

第四，午睡最好到床上休息，理想的午睡姿势是平卧，平卧能保证更多的血液流到消化器官和大脑，供应充足氧气和养料，有利大脑功能恢复和帮助消化吸收。不少人习惯坐着或趴在桌上午睡，这样会压迫身体，影响血液循环和神经传导，轻则不能使身体得到调剂、休息，严重的可能导致颈椎病和腰椎间盘突出，现在越来越多二三十岁的年轻人，因为睡眠习惯不佳而导致这方面的疾病。专家建议，应该养成在需要休息时上床睡觉的习惯。对于实在没有条件又需要午睡的白领，至少也应该在沙发上采取卧姿休息。

此外，午睡之后，要慢慢起来，适当活动，可以用冷水洗脸，唤醒身体，使其恢复到正常的生理状态。午睡之后要喝果汁，这是补充维生素的时候。这就是刘纯说的："小憩之后喝果汁，以滋血脉。"不要图省事买果汁喝，要自己动手压榨水果。最安全的好喝的水果汁，是梨和苹果等量压榨而成。

午睡是非常重要的，我们提倡午睡，但对于那些没有午睡习惯的人，顺其自然是最好的方式。午睡是一种需求和享受，享受午睡可以充分休息和放松心情，但午睡并非必需。对于没有这种需求的人，强迫自己午睡，反而可能扰乱生物钟，导致疲劳和困倦。

第八节

未时：营养调整，就看小肠经辨清浊的功能

未时不是"未事"，小肠不是小事

午后13点到15点，是小肠当令。在前一个时辰，要把午饭吃好，但是如果吸收不好的话，就会在人体形成垃圾，这就是小肠的问题了。

小肠是食物消化吸收的主要场所，盘曲于腹腔内，上连胃幽门，下接盲肠，全长3~5米，分为十二指肠、空肠和回肠三部分。

十二指肠位于腹腔的后上部，全长25厘米。它的上部（又称球部）连接胃幽门，是溃疡的好发部位。肝脏分泌的胆汁和胰腺分泌的胰液，通过胆总管和胰腺管在十二指肠上的开口，排泄到十二指肠内以消化食物。

空肠连接十二指肠，占小肠全长的2/5，位于腹腔的左上部。回肠位于右下腹，占小肠全长的3/5。空肠和回肠之间没有明显的分界线。

中医理论认为，小肠的主要生理功能是受盛、化物和辨别清浊。小肠与心相为表里。受盛即接受或以器盛物的意思。化物，具有变化、消化、化生的意思。小肠接受由胃初步消化的食物，并对其做进一步消化，将水谷化为精微。《黄帝内经·素问》说："小肠者，受盛之官，化物出焉。"小肠这一功能异常，可导致消化吸收

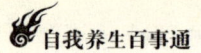

障碍，表现为腹胀、腹泻、便溏等。

生活中，由于多种原因，可引起小肠消化功能与吸收功能分别或同时减损，以致肠腔内一种或多种营养物质不能顺利透过肠黏膜转运进入组织而从粪便中过量排泄，引起营养缺乏的一系列症状群，被称为小肠吸收不良。它分原发性和继发性两类，临床表现以慢性腹泻、消瘦、乏力、腹胀、胃炎、贫血为特征。粪质稀薄油腻多脂者，称为脂肪泻。

在重度腹泻时，应卧床休息，勿食生冷、硬滑、油腻食物。寒证腹泻不忌姜、椒、蒜等辛辣之品，但也不宜多食，热证脂泻则不宜食这类食品。饮食宜少渣，易消化，高热量高蛋白低脂肪。

对于营养不良、失水等引起精气亏虚的症状相对比较突出者，要合理地安排工作和学习，作息有时。劳逸结合，注意防寒保暖。防止中暑受热；适当进行体育锻炼、气功、太极拳；根据胃肠消化吸收功能的病种性质，增加饮食营养，改善全身情况。食物以松软可口、易消化为宜，瘦肉、鲜鱼、猪肝、豆制品及炖至极烂的猪肚、蒸蛋花，均可食用。

心脏健康的"晴雨表"——小肠经

为什么说小肠经是心脏健康的"晴雨表"呢？我们先来了解一个生活现象，现在很多人工作时要整天守在电脑旁，经常会肩膀酸痛，如果不知道休息和保养，发展下去，就是后背痛，接下来是脖子不能转动、手发麻。通常医院会将这些症状诊断为颈椎病，其实，这大多数是心脏供血不足，造成小肠气血虚弱导致的。有人可能会奇怪：心脏供血不足，怎么会影响小肠呢？这是因为心与小肠相表里，这种表里关系是通过经络通道联系起来的。心脏有问题，小肠就会有征兆。比如西医所说的颈椎病，开始只是肩膀酸，这就是告诉你：这里的气血已经不足了；然后是酸痛，酸痛是因为血少，进而流动缓慢而淤滞，不通则痛。后来发展到僵硬疼痛也是由于血少，血流缓慢，再加上长期固定姿势，血液就停滞在那里；如果心脏持续供血不足，那么停滞的血液就会在原地形成淤血，没有新鲜血液的供应，肌肉、筋膜就会变得僵硬，而且极易遭受风寒的侵袭。所以，睡觉时哪怕是一点点风也会落枕。

想知道自己的心脏供血是否充足，有一个简单的方法：在我们胳膊肘的略下方有一根"麻筋"，小的时候打闹玩耍经常会碰到它，总会过电般一麻到手指头。这条"麻筋"就是小肠经的线路。你可以用拳头打一下这条"麻筋"，看看能不能麻到小手指去。如果一麻到底，证明你的心脏供血能力还是不错的；如果只痛不麻，那你的心脏已经存在供血不足的情况了。另外还有一个更简单的测试法，只要行个军礼，看看上臂靠近腋下的肌肉是不是很松弛，松弛就是此处气血供应不足了。这里正是小肠经，而小肠经是靠心经供应气血的。

所以，我们说小肠经是心脏健康的"晴雨表"，一定要多加关注。通过小肠经，我们可以预测心脏的功能状况，还能够用调节小肠经的方法来治疗心脏方面的疾患。

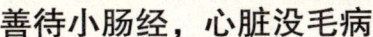

善待小肠经，心脏没毛病

在中医里，心脏为君主之官，是没有什么过错的，于是总有人要代君受过。如果你是一个臣子，你就要明白，有事的时候就要担当，要代君受过。一到下午两点多就脸红、心跳的人应该去看一下心脏，但是不要去找西医而要去找中医，因为西医和中医诊病的观点是不同的，西医在很大程度上是靠数据和指标说话，他们相信仪器超过相信自己。而中医非常在乎病人的个人感觉，他有可能在给你把脉的时候，从脉象上看出癌症的现象，可是西医就看不出来。如果下午两三点出现脸红心跳的问题，实际上是心脏在示警了，因为脸红就是一个心火外散的现象。

刚刚出生的婴儿，皮肤基本上是黄里偏红的那种，因为小孩的光是被细毛含在里面的，所以小孩不会出现红光满面。老人红光满面是因为脸上那一层细毛退掉了，没有东西含着它，所以才出现了光。所以，千万别以为红光满面是什么好事。尤其是出现了红色桃花状，就好像化妆了一样，这是很危险的。特别是在眉毛的正中间，如出现红如灯花状的相是非常不好的。因此13点到15点的时候，若出现了这些症状，要往心脏那里想。

未时对应的生肖是羊。"羊"字下面加"大"字就是"美"，在中国传统文化里，美的概念首先是要满足口腹之欲，因此未时是主滋味的，这个时间有助于吸收和消化。

从养生角度讲，此时最好能午睡一觉，为食物在身体里的吸收和消化提供良好的环境保证。当然，如果实在睡不着或没有条件，也可以选择练气功、邀友弈棋、看看报纸，或者做点家务。

第九节

申时：多喝水，膀胱经才能保持青春活力

膀胱经——学习、工作，效率不高就找它

在中医里，膀胱经号称太阳，是很重要的经脉，它从足后跟沿着后小腿、后脊柱正中间的两旁，一直上到脑部，是一条大的经脉。

膀胱经上有几个穴位很好用，例如睛明穴能治打嗝，打嗝时可以用双手拇指加大力气点按穴位，使其有强烈的酸胀感，能起到很好的抑制作用。睛明穴位于内眼角稍靠上的凹陷处。还有承山穴主要用来治疗痔疮和缓解肌肉疲劳以及腰痛等，对便秘也有一定的效果，尤其对治疗登山或长时间运动之后引起的小腿酸困、抽筋效果很好。这个穴位位于小腿的后方正中线上，当提脚尖时就能看到或摸到小腿后方肌肉的交角凹陷处。

欲驱体内之毒，膀胱经必须畅通无阻

毒素进入人体内，如不能及时排出去，就等于给身体埋下了健康隐患。现在的人们也认识到了毒素的危害，所以，正在利用一切办法进行排毒，如吃各种各样的保健品，

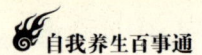

去洗肠,甚至洗血,听起来就很恐怖,可以说为了排毒,可谓是"八仙过海,各显神通"。

其实,在我们每个人的身体内部,就有一套属于自己的排毒系统,只要把它利用好了,毒素也就能够顺利排出去了。在这套排毒系统中,足太阳膀胱经的作用最为明显。

膀胱经是人体经脉中最长的一条,起于内眼角的睛明穴,止于足小趾尖的至阴穴,交于足少阳肾经,循行经过头、颈、背部、腿足部,左右对称,每侧67个穴位,是十四经中穴位最多的一条经,共有一条主线,三条分支。

正因为如此,膀胱经也就成了人体最大的排毒通道,它无时无刻不在传输邪毒。我们不妨打个比喻,膀胱经就好比一个城市形形色色的排污管道,集合各个企业、民宅的污水,最后汇集去膀胱排出。所以,要想去驱除体内之毒,膀胱经必须畅通无阻。

在臀下殷门穴至委中穴这段膀胱经至关重要。因为此处是查看体内淤积毒素程度的重要途径,有两条膀胱经通路在此经过,此处聚毒最多。若聚毒难散,体内必生淤积肿物;若此处常通,则癌症不生,恶疾难成。所以此处实安身立命之所,不可不知。而委中穴是膀胱经上的要穴,此穴可泄而不可补,可针而不可灸,为什么呢?因为这个穴位是泄毒的出口。所以它通常成为刺血的首选。

那有什么简单易行的方法可以帮助打通这段经络呢?

我们可以采用从上到下的按摩法来疏通这段经络。按摩时穴位有痛感效果好,通常是越接近足部时痛感越小,所以要反复按摩这条经络。当用指甲轻掐小脚趾外侧的至阴穴痛如针刺时,膀胱经就算是打通了。然后经常按摩,让这条经经常保持通畅。

刺激膀胱经的最佳时间应该是下午3~5点,这时是膀胱经当令,膀胱经的气血最旺的时候,这时如果能按摩一下,把气血疏通了,对人体是很有保健作用的。尤其膀胱经还是一条可以走到脑部的经脉,所以气血很容易上输到脑部,因而这个时候不论是学习还是工作,效率都是很高的。

申时是人体最适宜运动的黄金时间

我们知道运动有利于增强有机体的适应能力,调节人体紧张情绪,陶冶情操,保持健康的心态。所以我们要运动,那么该怎么运动呢?

散步、游泳、太极、武术……都是很好的运动项目,但什么是最好的运动时间呢?

明朝太医刘纯说:"申时。动而汗出。喊叫为乐。"每天下午大约16点的时候,是人体新陈代谢率最高的时候,此时锻炼身体不容易受伤。

现代科学家也发现,下午3~6点是人体生理周期最适宜运动的黄金时间,因为受脑部生理周期节律的指挥,此时的人体体温处于最高点,肌肉最暖和且最有弹性,人的反应快,力气大,不易受伤,而脉搏跳动与血压则最低。一般人下午2~4点体温最高,之后就开始下降,反之,体温在早晨起床前3小时之内是最低的。如果运动,达不到最好效果。

不过健康专家们认为,用不着斤斤计较体温的差别,更重要的是抓紧自己能调配的时间去运动。

晨练族如果喜欢早上运动,最好继续坚持下去,而不是改成下班后,因为很显然你是个会被工作拖磨得找不到时间运动的人。你需要注意,运动前应做足伸展与暖身运动,因为早上体温还在低点,易受伤且不利心脏血管;下午锻炼族从生理科学角度而言,无疑时机最佳，身体反应最好，肌肉最柔软；放松族如果运动是为了舒缓压力，那么任何时间做舒缓运动都适宜；夜猫族尽量在睡前3小时之前运动。太靠近睡觉时间运动，可能对心脏不利，也可能因兴奋反而不易入睡。

练气功、练武术、练健美操都很好。但不管你采取什么方式锻炼身体，必须全身出汗，必须大声喊叫，只有这样才能让清气上升，浊气下降，才能强身健体。

第十节
酉时：休息调养，让肾经从容贮藏脏腑精华

肾经当令，保住肾精至关重要

"酉"在月份对应八月。如果说卯时代表一天或一年的开门，那么酉时则代表一天或一年的关门。人体同自然天地一样，从这一时刻起开始进入秋冬的收敛收藏时机，此时身体所表现出来的病变则是肾的收藏功能出现了问题，而酉时发低热则是肾气大伤，尤其是青春期或新婚后的男子要注意这一点。

酉时是肾经当令。肾主藏精，因此中国人对肾最为关注。什么是精呢？打个比方，精就像"钱"，什么都可以买，什么都可以变现。人体细胞组织哪里出现问题，精就会变成它或帮助它。精是人体中最具有创造力的一股原始力量，它是支持人体生命活动一种最基本的物质。

从另外一个角度讲，元气藏于肾。元气是我们天生带来的，也就是所谓"人活一口气"。所以大家到一定年龄阶段都讲究补肾，而身体自有一套系统，经脉要是不通畅的话，吃多少补品都没用，不是想补就能补进去的，一定要看自己的消化吸收能力。

肾精足的一个表现就是志向。比如，老人精不足志向就不高远，小孩子精足志向就高远。所以人要做大事，首先就是要保住自己的肾。

酉时适宜吃晚餐，晚餐宜少，可饮一小杯酒，但不可醉。用热水洗脚，可以降火、活血、除湿。晚餐后漱口，涤去饮食之毒气残物，对牙齿有好处。

吃过了饭最好在适当的时候活动一下，而不是立即睡觉或者一动不动地看电视。俗话说"饭后百步走，能活九十九"，但这个"走"是有讲究的，否则起不到养生的作用。

饭后的胃正处于充盈状态，需要足够的血液才能保证消化，如果饭后立即活动，血液就会分散一部分，用于满足其他部位的需要，胃肠得到的血液就会减少，不利于消化。因此，饭后最好休息半小时再走动。

特别要注意的是，冬季室内外温差较大，在外进餐后不宜立即出去，否则容易引起风寒头痛，还会增加心脏的供血负担。因此，饭后应坐下来休息一下，20~30分钟以后再开始活动。

除此之外，饭后不要立即饮水。许多人在喝酒之后会马上喝几杯水或茶，以为可以稀释酒精的浓度，其实这对身体危害更大。因此，最好饭后半小时再饮水。

利用好肾经，激发身体的无限潜能

肾经的具体循行路线是：由足小趾开始，经足心、内踝、下肢内侧后面、腹部，止于胸部。

肾经出现问题的时候，人体一般会表现出如下症状：口干、舌热、咽喉肿痛、心烦、易受惊吓；另外还有心胸痛，腰脊、下肢无力或肌肉萎缩麻木，脚底热、痛等症状。

针对这些问题，有两个方法可以解决。一种方法是沿着肾经的循行路线进行刺激，因为肾经联系着很多脏腑器官，通过刺激肾经就可以疏通很多经络的不平之气，还能调节安抚相连络的内脏器官。另一种方法则是刺激分布在肾经循行路线上的重点穴位，如太溪穴、涌泉穴。

太溪穴在内踝高点与跟腱之间的凹陷中，如果感觉腰酸膝软、头晕眼花，按按太溪穴，当时就会见效，比吃补肾的药还管用，太溪穴几乎对各种咽炎都有效，尤其是那种常觉得咽喉干燥、肿痛，属于中医上讲的肾阴不足原因引起的咽症。

涌泉穴对于治疗口腔溃疡、高血压、心绞痛、白发、过敏性鼻炎、糖尿病、皮肤粗糙等都有很好的疗效。涌泉穴的正确位置是在足底：正坐或者仰卧，翘足，在足底部，当足趾向下卷时足前部的凹陷处，约相当于足底二、三趾趾缝纹头端与足跟连线的前三分之一与后三分之二的交界处。

肾阳虚者，可在下午五六点练点护肾功

中医认为，适宜的运动能改善体质，强壮筋骨，活跃思维，有利于营养物质的消化和吸收，从而使肾气得到巩固。因此，保护肾气就要适当地运动。以下专为肾虚患者介绍几种运动。

（1）缩肛功。平卧或直立，全身放松，自然呼吸。呼气时，做排便时的缩肛动作，吸气时放松，反复进行30次左右。早晚均可进行。本功能提高盆腔周围的血液循环，促进性器官的康复，对防治肾气不足引起的阳痿早泄、女性性欲低下有较好的功效。

（2）强肾操。两足平行，足距同肩宽，目视前端。两臂自然下垂，两掌贴于裤缝，手指自然张开。脚跟提起，连续呼吸9次不落地。再吸气，慢慢曲膝下蹲，两手背逐渐转前，虎口对脚踝。手接近地面时，稍用力抓成拳（有抓物之意），吸足气。憋气，身体逐渐起立，两手下垂，逐渐握紧。呼气，身体立正，两臂外拧，拳心向前，两肘从两侧挤压软肋，同时身体和脚跟部用力上提，并提肛，呼吸。以上程序可连续做多次。

（3）刺激脚心。中医认为，脚心的涌泉穴是浊气下降的地方。经常按摩涌泉穴，可益精补肾。按摩脚心对大脑皮质能够产生良性刺激，调节中枢神经的兴奋与抑制过程，对治疗神经衰弱有良好的作用。方法是：两手掌对搓热后，以左手擦右脚心，以右手擦左脚心。每日早晚各1次，每次搓300下。

（4）自我按摩腰部。两手掌对搓至手心热后，分别放至腰部，手掌分别上下按摩腰部，至有热感为止。早晚各一次，每次约200下。这些运动可以健运命门，补肾纳气。

酉时吃枸杞子，男人最好的补养

枸杞子，性味甘、平。归肝、肾经。功能滋阴补血，补肝益肾，养血，益精明目，润肺。主治肝肾阴虚及精血不足所致的眩晕、眼目昏花、视力下降、耳鸣、遗精、腰膝酸软等，善治消渴症。具有补虚、明目、降糖、延年益寿功效，对糖尿病体虚、目涩者有效。尤其是酉时吃，可以说是对男人最好的补养。

枸杞子的营养十分丰富，每100克中含有蛋白质4克、脂肪0.8克、糖类19.3克、钙55毫克、磷86毫克、胡萝卜素8.6毫克，以及各种维生素。

枸杞子肉丝具有滋阴补肾，明目健身之功效。适用于体弱乏力、肾虚目眩、视物模糊等症。

材料：枸杞子、青笋、猪油各100克，猪瘦肉500克，白糖、酱油、食盐、味精、香油、料酒各适量。

做法：将猪瘦肉洗净，切成长丝；青笋切成细丝；枸杞子洗净待用。

炒锅加猪油烧热，再将肉丝、笋丝同时下锅，烹入料酒，加入白糖、酱油、食盐、味精搅匀，投入枸杞子，翻炒几下，淋入香油，炒熟即成。

枸杞子芽，又名枸杞子苗，为枸杞子的嫩茎叶。春季采摘其嫩叶，老者不堪食用。枸杞子芽性味苦、甘、凉，入肝、肾经，有清退虚热、补肝明目、生津止渴之功，适用于肝肾阴虚或肝热所致的目昏、夜盲、目赤涩痛、视力减退、热病、津伤口渴等。

枸杞子芽煎鸡蛋可养肝明目，适用于肝虚血少，眼目昏花干涩，或夜盲等症。

材料：鸡蛋2个，鲜枸杞子苗30克。

做法：将枸杞子苗洗净切碎，加入打散的鸡蛋中，再入食盐少许调匀，以食油煎熟服食。

另外，枸杞子芽的其他做法如下。

凉拌杞芽：初春嫩茎叶，开水焯烫凉拌，按口味喜好调味后咀嚼食用。

油炒杞苗：急火热炒，加水焖煮片刻，调味起锅即食。

杞芽豆腐：两者热油拌炒，加水焖煮片刻，勾芡调味起锅，做汤、羹皆可。

需要注意的是，最适合吃枸杞子的是体质虚弱、抵抗力差的人。枸杞子温热身体的效果相当强，正在感冒发热、身体有炎症、腹泻的人最好别吃。

此外，使用枸杞子不能过量，一般来说，健康的成年人每天吃20克左右的枸杞子比较合适；如果想起到治疗的效果，每天可以吃30克左右。

第十一节
戌时：快乐起来，看心包经护心强身

戌时少看电视

晚上7点到9点是心包经当令。什么是心包呢？心包是心脏外膜组织，主要是保护

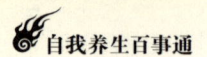

心肌正常工作。中医认为在戌时人体的阴气正盛,阳气将尽,而心包经上的膻中穴又主喜乐,通常人们会在这时进行晚间的娱乐活动。

从养生角度,这个时候正是睡前准备阶段,我们可以做一些轻微的活动,然后安眠。至于那些令人兴奋的狂欢活动或应酬活动,以及让人兴奋不已的电视节目,都应尽量避免。

另外,吃完晚饭之后,有的人喜欢舒舒服服地躺在床上看看书读读报,虽然在这个时候静养是正确的,但躺着看书读报却不利于健康。

经常躺在床上看书阅报的人,容易造成近视眼和不同程度的神经衰弱。躺在床上看书阅报的人,一般是侧卧。这样,两只眼睛都是斜视,而两只眼睛和书本的距离又不一样,容易感到疲劳。躺着看书阅报,书报距离眼睛较近,长期这样看书报,容易形成近视,而且两只眼睛近视的度数也不同。人躺在床上看书阅报结束后入睡,会使神经活动发生紊乱,久而久之,就会引起失眠、睡不熟等一系列神经衰弱的症状。

当然,躺着看电视也会影响健康。人躺着的时候,大脑的血液供应远不如坐着或站着的时候充足。人躺着时,眼睛无论仰视或侧视,都与电视机屏幕的角度有所偏斜,使眼睛的晶体调节过度,容易导致近视,并容易导致思维和记忆力减退,引起失眠、神经衰弱和腰酸背痛等不良后果。

总之,在戌时是我们工作一天之后放松的时间,我们必须选择正确的娱乐方式与方法,才能够真正起到健康的养生效果。

戌时养生操,把卧室变成健身房

上班族虽然很需要运动,但忙了一天,回家也披星戴月了,户外运动根本不现实,去健身房更没精力。那么,就向大家推荐一些在家里就可轻松进行的养生操,对脊骨及全身的养护大有裨益。

(1)躺在床上,双手抱住右腿,将右膝盖往胸部方向靠近,头往右膝盖靠近,停5秒,换另一侧,重复10次。

(2)躺在床上,双手抱住双腿,将膝盖往胸部方向靠近,头往膝盖靠近,停5秒,重复5次。

(3)盘坐,身体前倾,上臂往前伸展,直到感觉拉到背部的肌肉,停5秒,要恢复坐姿前,可先将手肘放在膝盖上,再慢慢将身体撑起,重复5次。

(4)坐姿,两腿弯曲抱在胸前,下巴弯向胸部,再缓缓向后躺,前后滚动,放松,重复5次。

(5)四肢跪在地板或床上,往胸部收紧下巴,使背部弓起,停5秒,放松,重复10次。

戌时打坐,以静制动的养生功

大道至简,《黄帝内经》里一个简简单单的养生方式就是打坐,也可以称为静坐。《黄帝内经》中讲"恬淡虚无,真气从之;精神内守,病安从来"。如何"真气从之",怎么就能够"病安从来"?静坐!

打坐和瑜伽都强调静,以静制动。《黄帝内经》中说:"呼吸精气,独立守神。"

这里的神气内收，即是静功的结果。打坐可以安定思虑，保持健康，是修养身心的一种重要方法。很多佛家高僧都把打坐当成每日的必修课，并在打坐中领悟佛法，修养身心。现代科学研究已证实，打坐可以增强肺功能，提高心肌功能，调整神经系统功能，协调整体功能，并对多种疾病均有良好的防治作用，比如神经官能症、头痛、失眠、高血压和冠心病等。此外，静坐能有效地排除心理障碍，治疗现代极易多发的心身性疾病。静坐尤其适合脑力劳动者，能够缓解他们因用脑过度而造成的神经衰弱、心悸、健忘、少寐、头昏、乏力等症状。

对于现代人来说，沉重的生活压力，激烈的职场竞争，让现代社会的人们都像一个个上紧了发条的钟，每天从早到晚不停地运转，一直处于紧张状态，如果长期如此，必然会损伤机体，对身心健康非常不利。因此，我们在一天中要安排一定时间松弛一下，因为有张有弛才是真正的生活之道，更是养生之道。而打坐就是松弛身体、调整五脏六腑功能的有效办法。通过打坐，能够使人体阴阳平衡，经络疏通，气血顺畅，从而达到益寿延年之目的。

打坐养生，要注意以下几点：

（1）端正坐姿。端坐于椅子上、床上或沙发上，面朝前、眼微闭、唇略合、牙不咬、舌抵上腭；前胸不张，后背微圆，两肩下垂，两手放于下腹部，两拇指按于肚脐上，手掌交叠捂于脐下；上腹内凹，臀部后凸；两膝不并（相距10厘米），脚位分离，全身放松，去掉杂念（初学盘坐的人往往心静不下来，慢慢就会习惯的），似守非守下丹田（肚脐眼下方），慢慢进入忘我、无为状态，步入空虚境界。这时候你会感觉没有压力，没有烦恼，全身非常轻松舒适。

（2）择清幽的环境。选择无噪声干扰，无秽浊杂物，而且空气清新流通的清静场所。在打坐期间也要少人打扰。

（3）择最佳时间。打坐的最佳时间是在睡前，时间以半小时为宜。不过工作繁重的上班族可以不拘泥于此，上班间隙，感到身心疲惫，可以默坐养神。

（4）坐后调适。打坐结束后，打坐者可将两手搓热，按摩面颊、双眼以活动气血。此时会顿感神清气爽，身体轻盈。

第十二节

亥时：天地归于安静，三焦通则百病不生

三焦经当令，性爱的黄金时刻

晚上21点到23点（亥时），这段时间是三焦经在我们体内当令。什么是"三焦"呢？"焦"字的意思是用小火烤小鸟，因此，三焦无论是指人体上中下，还是里中外，都是指生命处于一团温暖的气息中，中国人形容它为氤氲。中医把这氤氲交融的状态归属于少阳，故而"亥"这个字就像一男子搂抱一怀孕女子。《说文解字》的第一个字是

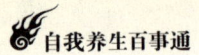

"一",最后一个字就是"亥",如果说"一"在古代文化中代表先天的混沌,那么"亥"字则表示又回到初始的混沌状态,生命的轮回重又开始。人类的生命与生活,也会沿着其本来的秩序运动和发展,结束的时刻也是重新开始的时刻。这个时刻人们应该安眠,让身体得到休息和休整,并从这种彻底的休整中孕育新的生机。也就是说,三焦通百脉,人进入睡眠状态,百脉休养生息。

三焦:人体健康的财务总管

华佗说"三焦者,总领五脏、六腑、荣卫、经络、内外左右上下之气也,三焦通,则内外左右上下皆通也,其于周身灌体,和内调外、荣左养右、导上宣下,莫大于此者……三焦之气和则内外和,逆则内外逆",虽然文字古奥,但对三焦的这段阐述倒是通俗易懂。

三焦就是装载全部脏腑的大容器,也就是整个人的体腔。古人将三焦分为三部分:上焦、中焦、下焦。上焦是指横膈以上的部位,包括胸、头部、上肢和心肺两脏,是以心肺之气的"开发"和"宣化",将气、血、津液和水谷精微等"若雾露之溉"布散于全身为其主要生理特点,故称"上焦如雾"。中焦是指横膈以下,脐以上的上腹部,是以脾胃的运化水谷,化生精微,"泌糟粕,蒸津液"为其主要生理特点,故称"中焦如沤"。下焦是脐以下的部位和有关脏器,如小肠、大肠、肾和膀胱等,其主要生理特点是传化糟粕和尿液,故称"下焦如渎"。

三焦就像是一场婚礼的司仪,一台晚会的导演,一个协会的秘书长,一个工程的总指挥。它使得各个脏腑间能够相互合作,步调一致,同心同德为身体服务。对于它的具体形状,现代有的医家把它等同于淋巴系统、内分泌系统,以及组织间隙、微循环等,但都不能涵盖三焦实际的功用。按中医经典《黄帝内经》的解释,三焦是调动运化人体元气的器官。这时它更像是一个财务总管,负责合理分配使用全身的气血和能量。简而言之,三焦有两大主要功用——通调水道和运化水谷。

睡前一杯水,预防脑血栓

脑血栓是老年人的一种常见疾病,它的发生同高血压、动脉硬化以及老年人的血液黏度增高密切相关。睡前喝杯水可在一定程度上防止脑血栓。

脑血栓的发病时间多在清晨至上午之间,而人的血液黏度在早晨4点至8点达到最高,以后逐渐降低,这说明血黏度增高同脑血栓的发生有一定关系。

所以,人们在深夜入睡前,特别是老年人,喝下约200毫升水,这样第二天早晨人体的血黏度不仅不上升,反而会有所下降。医学专家也普遍认为,晚上饮水的确可以降低血黏度,维持血流通畅,防止血栓形成,当然,脑血栓发生的原因是多方面的,血黏度增高只是众多因素之一,但至少可以肯定,养成睡前饮水的习惯对预防脑血栓的发生会起到一定的作用。

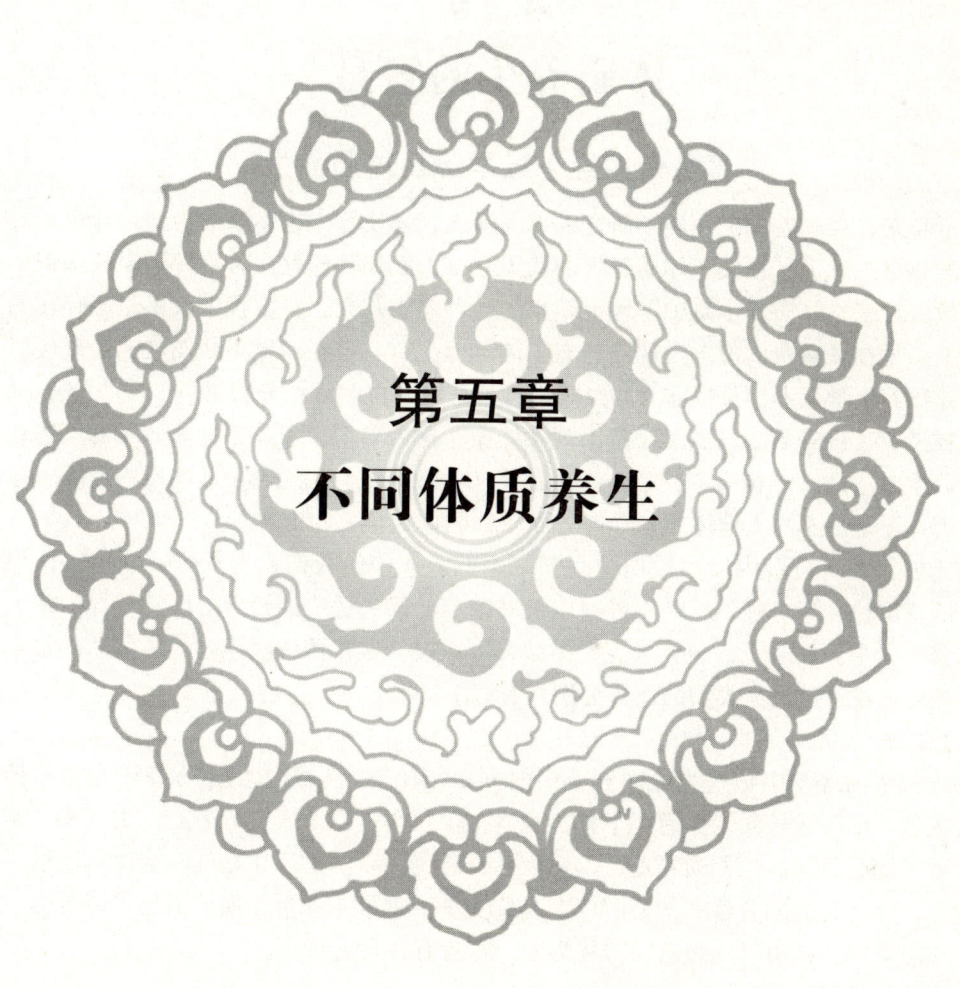

第五章
不同体质养生

第一节
体质养生的智慧

《黄帝内经》最早涉及体质养生

近年来,伴随着中医体质学研究的不断深入,体质养生也逐渐成为众多养生爱好者追捧的热点。然而,在关于体质养生的认识上,人们却普遍存在着一种错误的认识。在大多数人看来,体质养生是中医理论新兴的一种养生观念,在古代中医里是不存在的。事实上,早在《黄帝内经》中便已经有了体质养生,并且在后世不断发展,而现代意义上的体质养生学只不过是把前人的经验进行了总结并重新细化分类罢了。

在《黄帝内经》中,虽然没有出现"体质"这个名词,但其中有关体质的论述、介绍和养生方法却已经相当广泛了。我们翻开《黄帝内经》,无论是从体质的形成、体质的分类,还是从不同人群体质差异等方面,都能找到相关的论述。

比如,在《黄帝内经·灵枢·阴阳二十五人》中便根据人的形体、肤色、认识能力、情感反映、意志强弱、性格静躁以及对季节气候的适应能力等方面的差异,将人的体质分为了木、火、土、金、水五大类型,可以说,这是传统医学对人体体质的最早分类。具体来说,这五大类型的体质分别具有以下特征。

1. 木形体质人

《黄帝内经》中把这类人同五音中的上角相比类,与天上的东方苍帝相似。他们一般苍色、小头、长面、大肩、平背、直身、手足小、有才气、好劳心、力气小,常为各种事务忧心劳神。他们耐春夏,不耐秋冬,感受了秋冬的不正之气就会生病。这一类型的人,属于足厥阴肝经,他们的体态是优美的。另外,木形体质的人还可以分为"太角""左角""钛角""判角"四种类型,各自有各自的特点。

2. 火形体质人

《黄帝内经》把这类人同五音中的上徵相比类,与天上的南方赤帝相似。他们一般赤色、齿本宽,尖脸、小头、肩、背、胸、腹各部发育都好,手足小,脚步稳,走路快而且摇晃肩膀,背部肌肉丰满,好使气,轻钱财,不轻易相信他人,多疑虑,见事明白,容颜美好,心急,不能长寿,往往暴亡。耐春夏,不耐秋冬,秋冬时容易感受不正之气而得病。这一类型的人,属于手少阴心经,其情态为诚实可信的样子。另外,火形体质的人还可以分成"质徵""少徵""右徵""判徵"四种类型,各自有各自的特点。

3. 土形体质人

《黄帝内经》把土形体质的人同五音中的上宫相比类,与天上中央一方的黄帝相似,他们一般黄色,圆脸,大头,肩背发育好,大腹,大腿、小腿长得好,手足小,身体多肉,上下匀称,走路脚步稳,举足轻,安心,爱做对别人有利的事,不喜好权势。耐秋冬,不耐春夏,春夏时常感受不正之气而得病。这一类的人,属于足太阴脾经,其表现是诚实厚道。另外,土形体质的人还可以分为"太宫""加宫""少宫""左宫"四种类型,各自有各自的特点。

4.金形体质人

《黄帝内经》把金形体质的人同五音中的上商相比类,与天上的西方白帝相似。他们一般方脸,白色,头小,肩背小,腹小,手足小,足跟处骨头像是要露出来,骨轻,为人清廉,办事不拖沓,外表柔静而内实悍勇。耐秋冬,不耐春夏,春夏时常感受不正之气而得病。这一类的人,属于手太阴肺经,其特点是自带果敢决断。另外,金形体质的人还可以分为"右商""钛商""左商""少商"四种类型,各自有不同的特点。

5.水形体质人

《黄帝内经》把水形体质的人同五音中的上羽相比类,与天上的北方黑帝相似。他们一般黑色,面部不平整,大头,面颊宽,肩小,腹大,手足小,行走时身体摇摆,自腰至尻距离较长,背部也比较长。耐秋冬,不耐春夏,春夏时常感受不正之气而得病。这一类的人,属于足少阴肾经,他们的身上常常是汗津津的。另外,水形体质的人还可以分为"大羽""少羽""桎羽""众羽"四种类型,各自有各自的特点。

总之,五种类型的人有二十五种变化,彼此各有长短。由此可见,《黄帝内经》关于体质的分类是非常严谨的,这就为现代体质专家进行体质划分提供了很好的依据。诚然,现代体质养生学已经发展得比较完善了,并且也适应现代人的体质现状,但是想一想在数千年前《黄帝内经》中便已经有如此完备的体质理论了,我们也就没有什么值得骄傲的了。

事实不仅如此,在《黄帝内经·灵枢·通天》篇中,还根据人的个性品质及人体的阴阳偏重,将人分为"太阴之人,少阴之人,太阳之人,少阳之人,阴阳平和之人"五大类型。这也是当代体质养生学的重要理论基础。在此,我们便不再赘述。总之,只要我们认真阅读《黄帝内经》,就能从中找到很多有关体质养生智慧的论述。

体质受先天、后天因素共同制约

薯条、麻辣烫、羊肉串、狗肉煲……在某些人口中是美味佳肴,可在另一些人口中却如同"砒霜",会给身体带来诸多不适。《伤寒赋》中也有这样的记载:"桂枝下咽,阳盛则毙。承气入胃,阴盛则亡。"意思是说阳盛之人如果误服了桂枝这样的热药,就有可能造成危险;而阴盛之人如果误服了大承气这样的寒药,也可能导致恶果出现。

同样的食物或药材缘何在不同人身上有如此大的反差?追根溯源是因为体质有差异。那么,到底什么是"体质"呢?所谓"体质",就是指机体素质,是指人体秉承先天(指父母)遗传、受后天多种因素影响,所形成的与自然、社会环境相适应的功能和形态上相对稳定的固有特性。它反映机体内阴阳运动形式的特殊性,这种特殊性由脏腑盛衰所决定,并以气血为基础。

体质的形成是机体内外环境多种复杂因素共同作用的结果，主要关系到先天因素和后天因素两个方面，并与性别、年龄、地理等因素有关。

1. 先天因素

在体质形成过程中，先天因素起着决定性的作用。先天因素，又称禀赋，是指小儿出生以前在母体内所禀受的一切特征。中医学所说的先天因素，既包括父母双方所赋予的遗传性，又包括子代在母体内发育过程中的营养状态，以及母体在此期间所给予的种种影响。同时，父方的元气盛衰、营养状况、生活方式、精神因素等都直接影响着"父精"的质量，从而也会影响到子代禀赋的强弱。

但是，先天因素、遗传性状只对体质的发展提供了可能性，而体质强弱的现实性，则有赖于后天环境、营养和身体锻炼等。

2. 后天因素

人的体质在一生中并非是一成不变的，而是在后天各种因素的影响下变化着的。良好的生活环境，合理的饮食、起居，稳定的心理情绪，可以增强体质，促进身心健康。反之则会使体质衰弱，甚至导致疾病。随着人类物质生活及文化生活的不断改善，人们对于健康与长寿的要求变得日益迫切。因此，如何增强体质越来越成为人们关心的课题。改善后天体质形成的条件，可以弥补先天禀赋之不足，从而达到以后天养先天，使弱者变强而强者更强的目的。

（1）饮食营养：饮食营养是决定体质强弱的重要因素。合理的膳食结构，科学的饮食习惯，保持适当的营养水平，对维护和增强体质有很大影响。由于人的体质不同，其对营养物质的新陈代谢功能也不一样。因此，科学、合理的饮食营养应包含必需和适当两层含义。长期营养不良或低下，或营养不当，以及偏食、偏嗜等都会使体内某些成分发生变化，从而影响体质，乃至于引起疾病。《黄帝内经》中曾多次谈到饮食偏嗜对机体的危害。诸如"肥者令人内热，甘者令人中满""膏粱之变，足生大丁"，以及五味偏嗜会引起人体脏气偏盛偏衰而产生病变等。

（2）劳动和运动：劳动的性质和条件，对人们的体质强弱有着深刻的影响。劳动一般分为体力劳动和脑力劳动两大类。在现代社会，随着科学技术的高度发展，体力劳动和脑力劳动的关系也越来越密不可分。劳逸适度，劳而不倦，可增强体质。一般来说，适当的体力劳动对体质的增强有积极的作用。但是，过于繁重的体力劳动，在严重污染环境下的体力劳动，精神情绪经常处于紧张状态下的劳动，操作分工过细，促使身体局部片面发展的劳动，等等，对人的体质都将产生不利影响。反之，过度安逸又可使机体气血运行迟缓，气机阻滞，脏腑功能减弱，正气不足，而致体质虚弱多病。故当有劳有逸，劳逸适度。

（3）年龄：年龄也是影响体质的重要因素之一。人体的结构、功能与代谢随着年龄的增长而发生规律性的变化。

这里应当强调两个环节，一是青春期，二是更年期。青春期是人体内功能、代谢与结构急剧变化的时期，是人生中第一个转折时期，体内各种生理活动进行着整体性的调整。更年期则是从成年期转入老年期时，全身各系统的功能与结构渐进性衰退的过渡阶段，是一生中第二个转折时期。若能处理好这两个时期，则可达到强身健体，延缓衰老

第五章 不同体质养生

的目的。

（4）性别：男为阳，女为阴。男性多禀阳刚之气，体魄健壮魁梧，女性多具阴柔之质，体形小巧苗条。

除此之外，影响人们体质的还有地理环境和心理等因素。

一方水土养一方人，环境造成体质差异

中国人的饮食习惯大致分为"南甜、北咸、东辣、西酸"，造成东西南北的口味的差距原因是什么呢？这是跟气候和环境有关的。各地气候不同，人们只有在调整日常饮食中来应对不利于身体健康的气候。如，广东人的靓汤很出名，因为广东有夏无冬，一年四季人们就像常绿植物一样，只有足够的营养，才能维持生命的平衡。事实上，这正是由于不同的环境造成了不同的体质。

所谓"一方水土产一方物，一方水土养一方人"，你在什么地方住着，就要吃什么地方的食物，按照这个地方的基本环境和气候去调养身体，这样才能达到体质的平衡。大家都知道，四川、湖南一带的人爱吃辣椒，那么他们为什么爱吃辣呢？其实这跟他们的生活环境有很大关系。我们知道四川、湖南一带多雨，气候比较潮湿，而寒、湿属于六淫，是致病的一个因素，所以得想办法把体内的寒湿排出来。辣椒味辛性热，能除寒湿、逐冷痹，为了适应多寒多湿这种自然环境，身体就会产生一种祛寒湿的欲望，于人表现出来的就是爱吃辣椒。

而北方气候寒冷，降水少，比较干燥，所以北方人就不如南方人那样爱吃辣，而且也不能吃太多的辣椒，否则就会上火长痘。虽然是这样，但是很多人还是没有辣椒吃不下饭，这在中医上是怎么解释的呢？一般有两个原因：一是人的脾胃功能越来越弱了，对味道的感觉越来越弱，所以要用浓的东西来调出自己的肾经，用味道厚重的东西帮助自己把元气调上来，帮助运化。另外一个原因就是现在人压力太大，心情太郁闷了，因为厚重的东西有通窜力，而吃辣椒就能让人胸中的淤滞散开一些。这也正说明了，只要特别想吃浓的东西，就说明你的身体虚了。

另外，每个地区因气候、地理位置的不同会长着不同的食物，最明显的就是炎热之地多盛产寒冷性质的水果，如香蕉、甘蔗等，而寒冷地区多生长洋葱、大蒜、大葱等性平温的食物，这是老天爷给人们准备好了的，是完全适合身体本身的东西，那么我们就要接受自然界给我们的这份礼物，因时、因地地选择食物，这样我们才能不生病或者少生病。

体质影响疾病的产生与发展

我们注意到，在同样的环境和条件下，猝然遇到外邪，有的人生病，有的人则不生病，这是为什么呢？《黄帝内经》认为，这种现象与体质的强弱有关。在《黄帝内经·灵枢·寿夭刚柔》中曾讲过"人之生也，有刚有柔，有弱有强，有短有长，有阴有阳"，意思是说，人生在世，由于各人禀赋不同，性格有刚强、柔弱之分，体质有强壮、瘦弱之别，身形有长、短之分，体质及生理功能活动有偏阴、偏阳之别。

我们可以这样描述体质与疾病的关系：病是一张画面上的特异性图像，或称"花

样",而体质是画面后的"底色"。换句话,病是"前景",体质是"背景"。各种特异性病变这个"前景"的"时空花样",是在体质因素这个背景的基础上发生的,两者相互影响。

体质对疾病发生的根本影响有两个方面,一是影响到疾病是否发生,二是影响到所发生疾病的性质(证候)。因为体质是机体固有的一种特性,它在发病前就已存在,它直接导致了疾病的发生,在所发生的疾病状态中体质的影响就像影子一样时刻跟随着疾病,并渗透在整个疾病中。

一般地说,体质强健的人是不易发生疾病的。但是,这种"强健"总是相对的。因为真正完美无缺的体质几乎是不存在的,即使是所谓"阴阳平和"体质,也是相对的,而不是绝对的。作为一个常人,最好的体质也只是少病而不是无病。所谓"少病",就是说在大多数情形下可以不病,而在某一特定的条件下必然会发病。也就是说,人群中的个体将因其体质类型的不同,在各自特定条件下发病。这样,就形成了不同体质类型对不同疾病的易感性的差异。阴虚或偏热体质的人易受温热之邪而生阳热病证,阳虚或偏寒体质的人易受寒湿之邪而生阴寒病证等,这已是众所周知的事实。伤寒与温病是两类性质不同的疾病,其实就是不同的体质类型对环境因素所作出的不同的反应而已。

不同的个体,虽然感受同一病邪,也可能发生不同性质的疾病,这也是由体质类型所决定的。为了说明不同体质类型对所发生疾病的性质的影响,中医学提出了一个"质化"(或称"从化")的理论。名医章虚谷在《外感温热篇》注中说:"六气之邪,有阴阳不同,其伤人也,又随人身之阴阳强弱变化而为病。"意思是说,不管感受何种病邪,都有一个随着体质偏倾的性质而转化的趋向。这样一来,体质的因素实际上就成了诱导证候形成的主导因素。

从一般意义上说,疾病的发展有向好和向坏两种不同倾向,也是由体质因素所决定的。体质相对较强者,正气能够胜邪,疾病将逐步好转痊愈;体质相对较弱者,正气不能胜邪,邪气若乘势深入,疾病将变得复杂难疗,预后不佳。也就是说,在疾病的走向上,体质牵着疾病的鼻子走路。

具体地说,疾病的发展可有不同的方向,中医学叙述这一过程的理论就是关于"传变"的学说。人体有五脏六腑、十二经脉等不同组织器官,传变的一般规律是病邪向相对虚弱的部位转移,并形成新的疾病状态。这样,不同的体质类型(如脾虚质、肾虚质等),在初病相同的情形下可有不同的传变形式。虽然传变也有善恶之分,但一般以未传状态为单纯性疾病,视为易治。所以,在临床"既病防变"的过程中,必须首先掌握的重要信息就是病人的体质。《金匮要略》和《难经》都曾说过,肝病可以传脾,应预先采取防范措施,也就是补脾;但是对于身体脾气旺盛的病人,就不需要补了,这便是"四季脾旺不受邪,即勿补之"的理论依据。

不同体质易患不同的疾病

养生保健,要视人体质之阴阳强弱,分别采用不同的方法,才能有所收益。人之体质阴阳强弱与患病情况有很大关系。"人之形有厚薄,气有盛衰,脏有寒热,所受之邪,每从其人之脏气而化,故生病各异也。是以或从虚化,或从实化,或从寒化,或从热化……物盛从化，理固然也。"这段话是说人的形体有胖瘦、体质有强弱、脏腑有偏寒偏热的不同。所受的病邪，也都根据每人的体质、脏腑之寒热而各不相同。或成为虚证，或成为实证，或成为寒证，或成为热证。就好比水与火，水多了火就会灭，火盛了则水就会干涸，事物总是根据充盛一方的转化而变化。也就是说，不同的体质偏爱不同的疾病。

阴虚阳盛体质：多形体偏瘦，肤色显得苍劲。底气较足，双目有神采，虽进食不多，却能胜任劳作。患病多为热性，常易有火，治疗时需用滋阴清火药物。但也不可完全拘泥，也有阳旺阴弱之人，而损伤阳气者，宜先抚阳，而后滋阴。

阴阳俱盛体质：除上面阳旺表现外，还应兼身体丰满，肌肉厚实，皮肤略粗，进食偏多。平时很少生病，若患病常常较重。由于病邪积累已经深久，治疗需用重药，而且寒热之药俱能接受。

阴盛阳虚体质：形体丰满，肤色较白，皮肤娇嫩，肌肉松弛，进食虽多，易变化为痰涎。如果目有神采，尚且无妨；如目无神采，就要注意了，有的未到中年，即得中风之病。患病虽热象，用药则不可过寒，以防更伤其阳。

阴阳俱弱体质：有上述阳虚症状，还兼有形体偏瘦，饮食不多。倘目有神采，耳廓肉厚端正，为先天禀赋较强，头脑聪明；若目无神采，脑筋混沌，身体糟糕。凡阴阳俱弱体质，虽病患多，却不太重，服药也不能耐受大补、大泻、大寒、大热之药，只适宜和平之药，缓慢调养。

以上说的只是大概情况，人们常说"瘦人多火""肥人多痰""阳盛体质的人，感邪后易热化；阴盛体质的人，感邪后易寒化"，即是指阴虚阳旺及阴盛阳虚两种体质。

判断体质，从辨别阴阳开始

"阴阳"一词相信大家都不陌生，其实在中医养生学里，处处体现着阴阳的思想，不仅用阴阳思想来说明人体的组织结构、生理功能、病理变化，还用阴阳指导疾病的诊断和治疗，指导人的养生保健。

就人体而言，左眼睛为阳，右眼睛为阴；上半身为阳，下半身为阴；后面腰背部为阳，前面胸腹部为阴；左半身是阳，右半身是阴；脏是阴，腑是阳。

很多人不理解为什么会这样划分，其实这是从功能上分的。例如，五脏的"脏"，在《黄帝内经》里面就写作"藏"，是收藏的意思，所以五脏是属阴的。六腑是通道，是不收藏的，是往外泄的，所以六腑属阳。只要是内敛的就属阴，只要是开放的就属阳。

中医把所有的疾病都分为阴阳、表里、虚实、寒热，这叫"八纲辨证"，实际上就是分阴阳。所谓阴证，指舌淡、气短懒言、口不渴、面色暗淡、脉沉细无力、精神萎靡、身倦肢冷、尿清便溏。所谓阳证，指苔黄、脉数有力、神烦气粗、声大多言、口渴饮冷、面红身热、尿赤便干。

根据《黄帝内经》，从阴阳角度划分我们的体质，主要有3类：一类体质是偏阴的，一类是偏阳的，还有一类是既不偏阴也不偏阳的阴阳平和体质。区别是偏阳还是偏阴，关键要看这个人的体质特征是偏热还是偏寒，偏热是偏阳体质，偏寒是偏阴体质。

偏阳体质的人，往往偏热、偏燥、偏动、偏亢奋。其中，偏热是最重要、最明显的，即体温较正常偏高，怕热，喜欢喝冷水。这类人，阳盛了，阴往往就不够，所以易患阳亢的热性病，如大便干燥、易上火、头晕、失眠、心悸、心慌等。平时就应该多动少静，避免操劳过度、思虑不节、纵欲失精，否则很容易发展演化为临床常见的阳亢、阴虚、痰火等。

偏阴体质的人，往往偏寒、偏湿、偏静、偏低沉。其中，偏寒、怕冷是最主要的特征。这类人阳气偏弱，易致阳气不足，脏腑功能偏弱，水湿内生，从而发展为临床常见的阳虚、痰湿、痰饮等。

当然了，在作自我判断的时候要注意，不是说每一个人每一条都符合，因此需要抓主要矛盾，注意自身所有的表现中，是偏热较多还是偏寒较多，这一点是最重要的判断标准。

男性疾病无一不和体质有关

女人是水做的，相对娇弱，男性则不同了，铁骨铮铮，一身正气，似乎上帝造人时就多了一份别有用心，让男人们个个都很阳刚。所以，女人对男人自然多了一份期待：好男人不哭。其实，男人也很脆弱，他们的体质并不像想象的那样完好。

祖国传统医学将男性的体质分为寒性体质、热性体质和抑郁体质三种类型。一般来说，男性疾病都会与各自的体质相关。

1. 寒性体质

寒性体质包括阳虚性体质和痰湿性体质。属于寒性体质者，多形体肥胖，形盛气衰，容易疲劳，精神不振，多汗，多痰，小便清长，大便多溏，畏寒怕冷，肢冷体凉，喜食热物等。

寒性体质的男性易于发生性欲淡漠、性欲低下等男科疾病。在调摄上当避免感寒受湿，宜顾护阳气，可服用性温平和之药食如鹿茸、人参、枸杞子等。

2. 热性体质

热性体质包括阴虚性体质和湿热性体质。属于热性体质者，多形体消瘦，精神易于激动，小便短少或黄，大便干燥或秘结，畏热喜凉，喜食冷物或冷饮。

属于热性体质的男性性欲要求较强；易患过敏性疾病和生殖系结核等男科疾病。热性体质的男性平时饮食应清淡，忌食煎炒炙爆及辛辣之物；忌用鹿茸、鞭类等辛温燥热之品。可服用性平缓和之滋补药物和食物如沙参、麦冬、百合、冬虫夏草等。应注意节制性欲。

3. 抑郁性体质

抑郁性体质是指有性格内向、多思易郁的性格倾向。这类体质的男性多具有一定文化素养，性格不稳定，情志变幻无常，遇事疑虑重重。凡遇到婚姻、家庭、事业诸事不顺或社会压力时，难以承受，抑郁不乐，且非常敏感，易受自我暗示或他人暗示的影响。

属于抑郁性体质者，平素善叹息，胸闷不舒，情绪易波动，烦躁易怒，多愁善悲，失眠多梦等。易发生阳痿、遗精、早泄、不射精等性功能障碍以及乳房异常发育、男性更年期综合征、输精管结扎术后并发症等男科疾病。

具有抑郁性体质者,应移情易性,开朗豁达,适当参加文娱活动和体育运动,多学习一些性生理、性心理等性知识,以利于养生保健。治疗上以舒肝解郁、畅达气机为主,慎用补益,忌用辛燥壮阳之品,同时辅以精神心理调护。

摩腹、捏脊,可以有效增强体质

一个人爱不爱生病、身体状况如何,是由体质决定的。体质分先天和后天,先天的体质是父母赋予我们的,我们无法改变,但后天体质却是由我们自己掌握的。

《黄帝内经》里说,脾胃是后天之本。补益脾胃是改善体质的关键和前提,除了饮食外,摩腹和捏脊也可以增强脾胃功能。

唐代著名医学家孙思邈在其巨著《千金要方》中说:"摩腹数百遍,可以无百病。"摩腹,实际上就是对肚脐的一种按摩。肚脐附近的"丹田",是人体的发动机,是一身元气之本。经常按摩肚脐,能刺激肝肾之经气,达到祛病的目的。具体方法如下:

每次进食以后30分钟开始摩腹,绕脐顺时针进行,注意力量一定要轻柔,稍微带动皮肤就可以了,速度不要太快,每分钟30圈就可以了。如果腹泻,那么就要改变摩腹的方向,要做逆时针方向的按摩。

《黄帝内经》里说,督脉是诸阳之会,人体阳气借此宣发,是元气的通道。我们常说"挺直你的脊梁",就是因为那里最能展现人的精气神,所以打通督脉可以增强体质,祛除许多疾病。怎么打通呢?捏脊就是其中方法之一。捏脊能很好地调节脏腑的生理功能,特别是对胃肠功能有很好的调节作用,可提高身体的抵抗力。但需要得到家庭其他成员的帮助。具体操作方法如下:

取俯卧位,然后让家庭成员用双手的拇指、中指和食指指腹,捏起你脊柱上面的皮肤,然后轻轻提起,从龟尾穴开始,边捻动边向上走,至大椎穴止。从下向上做,单方向进行,一般捏3~5遍,以皮肤微微发红为度。

在给家庭成员捏脊时,一定要注意以下几点。

(1)应沿直线捏,不要歪斜。

(2)捏拿肌肤松紧要适宜。

(3)应避免肌肤从手指间滑脱。

打通督脉还有一个方法就是暖脊功,这其实是瑜伽的功法,这里借用一下。很简单,就是抱成团,在地上打滚。不是真的滚,而是脊椎受力,以头臀为两头,像小船似的两边摇,很有效的,大家可以试试。另外在地板上做效果才好,在床上,特别是床垫上则没什么效果。

看一看,自己属于哪种体质

中医很重视体质,任何食疗如果没有依照个人体质进行,就可能导致虚不受补,反而会愈补愈糟糕。不同的个体,其身体素质有很大的差别,在考虑养生方案的时候,就应当根据其不同体质的特殊需要"辨体施养",选择与之相适的方法来调养,恢复身体的健康。

2009年4月9日，《中医体质分类与判定》标准正式发布，该标准是我国第一部指导和规范中医体质研究及应用的文件，旨在为体质辨识及与中医体质相关疾病的防治、养生保健、健康管理提供依据，使体质分类科学化、规范化。

该标准将体质分为平和质、气虚质、阳虚质、阴虚质、痰湿质、湿热质、血淤质、气郁质、特禀质九个类型，应用了流行病学、免疫学、分子生物学、遗传学、数理统计学等多学科交叉的方法，经中医临床专家、流行病学专家、体质专家多次论证而建立的体质辨识的标准化工具，并在国家973计划"基于因人制宜思想的中医体质理论基础研究"课题中得到进一步完善。

1. 平和体质

总体特征：阴阳气血调和，以体态适中、面色红润、精力充沛等为主要特征。

形体特征：体形匀称健壮。

常见表现：面色、肤色润泽，头发稠密有光泽，目光有神，鼻色明润，嗅觉通利，唇色红润，不易疲劳，精力充沛，耐受寒热，睡眠良好，胃纳佳，二便正常，舌色淡红，苔薄白，脉和缓有力。

心理特征：性格随和开朗。

发病倾向：平素患病较少。

对外界环境适应能力：对自然环境和社会环境适应能力较强。

2. 气虚体质

总体特征：元气不足，以疲乏、气短、自汗等气虚表现为主要特征。

形体特征：肌肉松软不实。

常见表现：平素语音低弱，气短懒言，容易疲乏，精神不振，易出汗，舌淡红，舌边有齿痕，脉弱。

心理特征：性格内向，不喜冒险。

发病倾向：易患感冒、内脏下垂等病；病后康复缓慢。

对外界环境适应能力：不耐受风、寒、暑、湿邪。

3. 阳虚体质

总体特征：阳气不足，以畏寒怕冷、手足不温等虚寒表现为主要特征。

形体特征：肌肉松软不实。

常见表现：平素畏冷，手足不温，喜热饮食，精神不振，舌淡胖嫩，脉沉迟。

心理特征：性格多沉静、内向。

发病倾向：易患痰饮、肿胀、泄泻等病；感邪易从寒化。

对外界环境适应能力：耐夏不耐冬；易感风、寒、湿邪。

4. 阴虚体质

总体特征：阴液亏少，以口燥咽干、手足心热等虚热表现为主要特征。

形体特征：体形偏瘦。

常见表现：手足心热，口燥咽干，鼻微干，喜冷饮，大便干燥，舌红少津，脉细数。

心理特征：性情急躁，外向好动，活泼。

发病倾向：易患虚劳、失精、不寐等病；感邪易从热化。
对外界环境适应能力：耐冬不耐夏；不耐受暑、热、燥邪。

5. 痰湿体质

总体特征：痰湿凝聚，以形体肥胖、腹部肥满、口黏苔腻等痰湿表现为主要特征。
形体特征：体形肥胖，腹部肥满松软。
常见表现：面部皮肤油脂较多，多汗且黏，胸闷，痰多，口黏腻或甜，喜食肥甘甜黏，苔腻，脉滑。
心理特征：性格偏温和、稳重，多善于忍耐。
发病倾向：易患消渴、中风、胸痹等病。
对外界环境适应能力：对梅雨季节及湿重环境适应能力差。

6. 湿热体质

总体特征：湿热内蕴，以面垢油光、口苦、苔黄腻等湿热表现为主要特征。
形体特征：形体中等或偏瘦。
常见表现：面垢油光，易生痤疮，口苦口干，身重困倦，大便黏滞不畅或燥结，小便短黄，男性易阴囊潮湿，女性易带下增多，舌质偏红，苔黄腻，脉滑数。
心理特征：容易心烦急躁。
发病倾向：易患疮疖、黄疸、热淋等病。
对外界环境适应能力：对夏末秋初湿热气候，湿重或气温偏高环境较难适应。

7. 血淤体质

总体特征：血行不畅，以肤色晦暗、舌质紫黯等血淤表现为主要特征。
形体特征：胖瘦均见。
常见表现：肤色晦暗，色素沉着，容易出现淤斑，口唇黯淡，舌暗或有淤点，舌下络脉紫暗或增粗，脉涩。
心理特征：易烦，健忘。
发病倾向：易患癥瘕及痛证、血证等。
对外界环境适应能力：不耐受寒邪。

8. 气郁体质

总体特征：气机郁滞，以神情抑郁、忧虑脆弱等气郁表现为主要特征。
形体特征：形体瘦者为多。
常见表现：神情抑郁，情感脆弱，烦闷不乐，舌淡红，苔薄白，脉弦。
心理特征：性格内向不稳定、敏感多虑。
发病倾向：易患脏躁、梅核气、百合病及郁证等。
对外界环境适应能力：对精神刺激适应能力较差；不适应阴雨天气。

9. 特禀体质

总体特征：先天失常，以生理缺陷、过敏反应等为主要特征。
形体特征：过敏体质者一般无特殊；先天禀赋异常者或有畸形，或有生理缺陷。
常见表现：过敏体质者常见哮喘、风团、咽痒、鼻塞、喷嚏等；患遗传性疾病者有垂直遗传、先天性、家族性特征；患胎传性疾病者具有母体影响胎儿个体生长发育及相

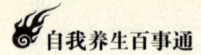

关疾病特征。

心理特征：随禀质不同情况各异。

发病倾向：过敏体质者易患哮喘、荨麻疹、花粉症及药物过敏等；遗传性疾病如血友病、先天愚型等；胎传性疾病如五迟（立迟、行迟、发迟、齿迟和语迟）、五软（头软、项软、手足软、肌肉软、口软）、解颅、胎惊等。

对外界环境适应能力：适应能力差，如过敏体质者对易致过敏季节适应能力差，易引发宿疾。

根据以上九大类型体质的表现特征，你可以测一测，你是属于哪种体质，这样才可以为自己制订相匹配的养生保健方案。

第二节

平和体质：养生要采取"中庸之道"

顺四时，调五味，平和体质这样养护

对于平和体质的人，养生保健宜饮食调理而不宜药补，因为平和之人阴阳平和，不需要药物纠正阴阳之偏正盛衰，如果用药物补益反而容易破坏阴阳平衡。对于饮食调理，首先，"谨和五味"。饮食应清淡，不宜有偏嗜。因五味偏嗜，会破坏身体的平衡状态。如过酸伤脾，过咸伤心，过甜伤肾，过辛伤肝，过苦伤肺。其次，在维持自身阴阳平衡的同时，平和体质的人还应该注意自然界的四时阴阳变化，顺应此变化，可保持自身与自然界的整体阴阳平衡。再则，平和体质的人可酌量选食具有缓补阴阳作用的食物，以增强体质。

平和体质的人春季阳气初生，宜食辛甘之品以发散，而不宜食酸收之味。宜食韭菜、香菜、豆豉、萝卜、枣、猪肉等。夏季心火当令，宜多食辛味助肺以制心，且饮食宜清淡而不宜食肥甘厚味。宜食菠菜、黄瓜、丝瓜、冬瓜、桃、李、绿豆、鸡肉、鸭肉等；秋季干燥易伤津液，宜食性润之品以生津液，而不宜食辛散之品。宜食银耳、杏、梨、白扁豆、蚕豆、鸭肉、猪肉等。冬季阳气衰微，故宜食温补之品以保护阳气，而不宜寒凉之品。宜食大白菜、板栗、枣、黑豆、刀豆、羊肉、狗肉等。

另外，南瓜蒸百合是平和体质者的佳品。准备南瓜250克，百合100克，罐装红樱桃1粒，白糖、盐、蜂蜜各适量。将南瓜切成菱形块，百合洗净；南瓜、百合装盘，撒上调料，装饰红樱桃，上笼蒸熟即可。

戒烟少酒，别让烟酒毁了你的好体质

我们都知道，平和体质是世界上最好的体质，也是健康长寿的根基。然而，拥有了平和体质还要尽心维护，否则就有可能把自己的好体质毁掉。比如吸烟、酗酒，就是伤害体质最大的两种恶习。在生活中，这样的情形是很常见的：有的人小时候身体很好，其家人也都长寿，但是由于染上了吸烟、酗酒的恶习，结果把自己的身体给毁了。

烟草燃烧后产生的烟气中92%为气体，如一氧化碳、氢氰酸及氨等，8%为颗粒物，内含焦油、尼古丁、多环芳香羟、苯并芘及β-萘胺等，已被证实的致癌物质约40余种，其中最危险的是焦油、尼古丁和一氧化碳。吸烟对人体的危害是一个缓慢的过程，需经较长时间才能显示出来，尼古丁又有成瘾作用，使吸烟者难以戒除。吸烟可诱发多种癌症、心脑血管疾病、呼吸道和消化道疾病等，是造成早亡、病残的最大病因之一。

另外，大量事实证明，少量饮酒可活血通脉、助药力、增进食欲、消除疲劳、使人轻快，有助于吸收和利用营养，而长期过量饮酒能引起慢性酒精中毒，对身体有很多危害。

1. 引起体内营养素缺乏

蛋白质、脂肪、糖的缺乏，其主要原因是由于长期饮酒的人约有一半以上进食不足。酒能使胃蠕动能力降低，造成继发性恶心，使嗜酒者丧失食欲，减少进食量。

2. 损害肝脏

酒精的解毒主要是在肝脏内进行的，90%~95%的酒精都要通过肝脏代谢。因此，饮酒对肝脏的损害特别大。酒精能损伤肝细胞，引起肝病变。连续过量饮酒者易患脂肪肝、酒精性肝炎，进而可发展为酒精性肝硬化或肝硬化腹水，最后可导致肝癌。

3. 损害消化系统

酒精能刺激食道和胃黏膜，引起消化道黏膜充血、水肿，导致食道炎、胃炎、胃及十二指肠溃疡等。过量饮酒是导致某些消化系统癌症的因素之一。

4. 导致高血压、高脂血症和冠状动脉硬化

酒精可使血液中的胆固醇和三酰甘油升高，从而发生高脂血症或导致冠状动脉硬化。血液中的脂质沉积在血管壁上，使血管腔变小引起高血压，血压升高有诱发中风的危险。长期过量饮酒可使心肌发生脂肪变性，减小心脏的弹性收缩力，影响心脏的正常功能。

5. 导致贫血

酒精等毒性物质被吸收入血液后，能刺激、侵蚀红细胞及其他血细胞的细胞膜，会引起血细胞萎缩、破裂、溶解，从而不断减少。贫血患者体内往往缺乏制造血液的营养物质，而酒精等毒性物质又会破坏摄入的营养素。这样，就会进一步导致血细胞制造障碍，还可使红细胞、白细胞及血小板等越来越少，从而造成严重贫血。酒精还能干扰骨髓、肝、脾等造血器官的造血功能。

6. 降低人体免疫力

酒精可侵害防御体系中的吞噬细胞、免疫因子和抗体，致使人体免疫功能减弱，容易发生感染，引起溶血。久而久之，就可能改变整个人的体质。

事实上，酒精不但是慢性杀手，也可以直接夺人性命。酒精与其他有毒物质不同，它无须经过消化系统就可以通过肠胃直接进入血管，饮酒后几分钟，它就可以迅速扩散到人体的全身。酒精对大脑和神经中枢影响最大，这也是酒精杀人的最快手段。

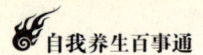

平和体质来自平和的生活环境

虽然人的体质受先天因素影响很大，但也并不意味着它是不可改变的。其中，家居环境就是影响体质重要的后天因素之一。好的体质，在恶劣的环境下生存，也可能变成差的；差的体质，经过适宜环境的调理，也会变成平和体质。那么，什么样的家居环境才能造就平和体质呢？很多人都提出了这样的疑问。其实答案很简单，清新舒适、健康宜人的环境当然是最好的了。那么，怎样才能达到这样的环境要求呢？包括以下三点。

（1）室温要适中。人体对生活环境的温度是有一定要求的，不能太高，也不能太低。一般情况下，人体最舒适的环境温度，夏季为25~27℃，冬季则为18~20℃。如果室内温度过高，就会影响人的体温调节功能，由于散热不良而引起体温升高、血管舒张、脉搏加快、心率加速；反之，如果温度过低的话，则会使人体代谢功能下降，脉搏、呼吸减慢，皮下血管收缩，皮肤过度紧张，呼吸道黏膜的抵抗力减弱，容易诱发呼吸道疾病。

（2）空气湿度要适中。在生活中，大多数人都是关心室内的温度够不够，而很少有人关注室内空气的湿度。其实，空气湿度与人体健康的关系也是非常密切的。一般情况下，最利于生活的相对湿度应该是在45%~65%之间。因为夏天湿度过大，人会感到闷热、烦躁，冬天人则会觉得阴冷、抑郁。湿度太小，空气过于干燥，则会使人体的水分流失，导致皮肤粗糙、皲裂，还会降低人体的抵抗力，容易感染疾病。所以说，不干不湿的空气湿度才是最利于日常养生的。

（3）室内植物摆放有讲究。很多人喜欢在家里摆放一些花或者绿色植物，不仅可以美化居室环境，还可以增加活力、清洁空气，但是植物花草是不能胡乱摆放的，比如，针叶植物属"阳"，可放置在朝南的房间内；低垂圆叶植物属阴，可放置在朝北的房间；多刺的植物要放在人不易碰到的位置。在高血压患者的卧室里放一些艾叶和银花，有降血压的功效；失眠的人则可以在床头放一些薰衣草，可以加速睡眠等。

平和体质的最佳运动方式——太极拳

平和体质者养生宜采取中庸之道，在运动方面也要尽量选择平和一些的方式，不能过激，其中在传统的运动方式中，太极拳可以说最适合于平和体质者。

太极拳是我国的国粹，经常练习太极拳，对于身心健康有意想不到的收获，集练气、蓄劲、健身、养生、防身、修身于一体，是一种适合经常锻炼的养生功法。

太极拳对人体健康的促进作用是综合而全面的，长期坚持练习太极拳，对于防病抗衰、益寿延年有着不可估量的作用。著名中医吉良晨就说："太极拳是个宝。养生保健，我向人们首推太极拳。"

练太极拳，不是一般的学习拳式，必须懂得很多基本功，做到"放松""气道通畅"。肺主一身之气，肺气调则周身气行，故练功必须令肺气顺，不可使气道结滞，所以说练拳不可闭气、使力，要以放松、沉气为主，并配合呼吸、配合开合等。这些要求使得练太极拳的人们在练拳过程中注意放松并调整呼吸，每次练拳下来心情舒畅、精神饱满，而且身体微微出汗，促进体内新陈代谢，起到祛病强身的健身功效。

第五章 不同体质养生

目前流行的各式太极拳都有几十个动作,对一般人来说,练习有一定难度,而十二式方位太极拳和二十四式简化太极拳适合于普通人练习。

另外,平和体质的人清晨起来也可以做一组保健操,这对保健健身也非常有帮助。

(1)深呼吸:直立,挺胸收腹,做深呼吸3次。

(2)摆臂:双臂用力后摆,同时顺势弯腰,使面部尽可能靠近膝部,随即直身,双臂前摆并举过头顶,然后再次弯腰并向后摆臂,快速做4~8次。

(3)踢手:分腿直立,两臂向前平伸,先踢右腿,用脚踢左手,还原后换左腿踢右手。注意双腿不要弯曲且身体保持直立。左右各做8次。

(4)下蹲:两腿并拢站好,挺胸,收腹,紧腰,随即吸气,两臂向前平伸,身体下蹲,臀部紧靠脚跟上。重复练习8~16次。

(5)前倾:立正站好,向前迈出一条腿,略为弯曲。双手十指交叉,两臂向上伸直,然后上身前倾,另一条腿绷直,向上伸拉脊柱。完成1次后换腿再做。重复练习8~16次。

(6)起跑姿势:做起跑姿势,两腿一前一后绷直,双臂前伸手指着地,身子尽可能向前弯至膝部,呼气,然后慢慢抬起身子。两腿交替重复练习8~16次。

(7)抬腿:立正站好,双手叉腰,收腹,紧腰,挺胸,同时一腿向后抬,稍停。然后将后抬的腿放下还原。两腿交替重复练习8~16次。

(8)摸脚摸背:蹲下,左手向后摸自己的右脚,右手从上面向后摸自己的背部。换另一只手再做,重复练习8~16次。

(9)抬头:站好,两腿稍分开,左臂向上伸直,左膝弯曲,同时抬头看举在上方的手。两腿交替各做8~16次。

(10)转体:两脚开立,与肩同宽,上体前屈与下肢呈90°,两手交叉放在头后,然后上体向右侧转,再慢慢侧转回来。重复练习8~16次。

(11)触踝:立姿,两腿稍分开,身体前倾,右手掌触摸左脚踝,同时高举左手,换另一侧练习。重复8~16次。

(12)弯腰:两脚开立,大于肩宽,向前弯腰,两臂在身前交叉,然后再分开。自然呼吸,让身体在这一姿势中放松,然后慢慢起身,结束动作。

平和体质宜食补,不宜药补

"养生之道,莫先于食。"饮食养生首先指的是应用食物的营养来防治疾病,促进健康长寿的。尤其是对于平和体质的人来说,食补就可以了,不必进行药补。古人云"是药三分毒",我们平时之所以用药,就是要借助药性,对"病"进行矫枉过正,使身体达到平和,而对于平和体质来说,本身就已经平和了,就不必再用什么"补药"对身体进行补益了,因为这样一来,不仅达不到强壮体质的效果,甚至还会造成意想不到的危害。

那么,平和体质的人应该怎样进行食补呢?我们要认识到,饮食是人类维持生命的基本条件,而要使人活得健康愉快、充满活力和智慧,则不仅仅满足于吃饱肚子,还必须考虑饮食的合理调配,保证人体所需的各种营养素的摄入平衡且充足,并且能被人体充分吸收利用。除此之外，我们还应注意以下四个原则：

1. 饮食有节

这一点对于中老年人尤为重要，因为随着年龄的增长，生理功能逐渐减退，机体的新陈代谢水平逐渐减弱，加之活动量减少，体内所需热能物质也逐渐减少。因此，每日三餐所摄入的热能食物也应减少，这样才能更好地维持体内能量的代谢平衡。

如果到了中老年阶段饭量仍不减当年，摄入能量食物过多，势必造成体内能量过剩，多余能量就会转化为脂肪，使身体发胖，并影响心脏功能。这也是诱发高血压、冠心病、动脉粥样硬化等心血管疾病的主要原因。所以，中老年人应适当地节制饮食，饮食应当少而精，富于营养又易于消化，多吃新鲜蔬菜、水果，限制高脂肪、高热能食物的摄入量。每餐的食量应适可而止。一般以七八分饱为宜。

2. 三餐有别

这主要指两点，在食物选择方面，早餐应选择体积小而富有热量的食物，午餐应选择富含优质蛋白质的食物，晚餐则应吃低热量、易消化的食物。在摄入量上，应做到"早饭吃好，中饭吃饱，晚饭吃少"，现在很多年轻人习惯于早餐吃得很少或不吃早餐，晚餐吃得很多，这对健康是有害的。

3. 合理搭配

饮食合理搭配就是要做到粗细粮混食，粗粮细做，干稀搭配；副食最好荤素搭配，忌偏食或饮食单调。

4. 饮食清淡

古代医学家和养生学家都强调，饮食宜清淡，不宜过咸。正常人一般每天摄入盐要控制在6克以下。如患有高血压、冠心病或动脉硬化者，必须控制在3克以下。不过饮食清淡也不应该绝对化，比如盛夏季节，人体因大量出汗，会令体内盐分丢失过多，这时就应注意及时补充盐分。

另外，养成良好的饮食习惯也是饮食养生的一个重要方面。比如吃饭时细嚼慢咽，不可狼吞虎咽，以利于消化吸收；吃饭时要专心，不要一边吃饭，一边想其他的事情，或看书、看电视，既影响食欲，也影响消化液的分泌，久之可引起胃病；吃饭时要有愉快的情绪，才能促进胃液分泌，有助于食物的消化。如果情绪过于激动、兴奋、愤怒等情绪之下勉强进食，会引起胃部的胀满甚至疼痛；饭后不要立即躺卧和剧烈运动。

平和体质者也要"未病先防"

很多人可能会认为，既然平和体质这样优秀，那么平和体质的人一定是从来不得病的。这种观念是非常有害的。要知道，人生病主要有两个原因，一个是内邪，一个是外邪。对于平和体质的人来说，一般自身不容易生病，但如果不注意生活习惯，感受了外邪，虽然可能比一般人的抗病能力更强，但还是会生病的。

事实上，每个平和体质的人正常情况下都能活到百岁，但往往因饮食不节、起居失常、寒暑之变、情志所伤等原因造成体弱早衰，甚至夭亡。一般来说，保养方式欠佳是诱发平和体质者患病和缩短寿命的根本原因，人们欲延年益寿，首先应在疾病预防上下工夫。如果疾病已经形成才用药治疗，这时候已略显晚矣。因此，平和体质的人也要加

第五章 不同体质养生

强"未病先防"的思想。在日常生活中，除了我们前面提到的，还要注意以下六点：

（1）劳逸结合。劳动和休息是调节人体各器官生理功能的必要条件，过劳则伤气损血，过逸则滞气涩血。因此，平素要注意劳逸结合，保证气血充沛、运行无阻，才能体健身强。

（2）勤动脑。大脑如同机械，用之才能灵活，不用则易生锈。

（3）保养眼部。利用春秋之季，每日早晚到室外望远、看近，并在休息时闭目使眼球上下左右转动，大约10分钟即可。这有利于气血通畅而使眼不花，已花者亦可减轻症状。

（4）调整呼吸。每天早晨起床后到室外，深深吸入外界的清气，缓缓呼出体内的浊气，约10分钟为宜。这对增强肺的功能活动，防止气管炎和肺气肿的发生都是简单有效的方法。

（5）注意气候变化。冷热是调节人体各器官阴阳平衡的重要因素之一，如寒热失调、阴阳不和，则产生偏寒或偏热之病，因此要时刻注意寒暑之变，以防外邪侵袭。

（6）适当运动。工作之余适当进行肢体活动，有利于气血运行，使关节滑利而动作不衰。

总之，长寿是通过养生来实现的，养生的目的就是调养生命功能，有效地预防疾病的发生，从而保持身体功能旺盛不衰，这是延年益寿行之有效的措施。即使是平和体质的人，也必须外避寒暑、内扬正气、饮食有节、起居有常、勿妄劳作，才能有效地预防疾病。反之，若违背养生之道，则易使百病加身。延年益寿需要理论和实践相结合，切忌空谈理性的认识，而不去施行。

第三节

气虚体质：养生重在益气健脾，慎避风邪

硬熬伤正气，别因好强毁了健康

许多人因为工作的缘故，即使身体已经很疲劳了，还在硬撑着。其实，疲劳是身体需要恢复体力和精力的正常反应，同时，也是人们所具有的一种自动控制信号和警告。如果不按警告立即采取措施，那么就容易损害人体正气，最终积劳成疾，百病缠身。尤其是对于气虚体质的人来说，本身就经常会感到周身乏力、肌肉酸痛、头昏眼花、思维迟钝、精神不振、心悸、心跳、呼吸加快等症状，如果再不注意休息，"硬熬"下去，可能就离"过劳死"不远了。这绝对不是危言耸听。

一般来说，在日常生活中，我们应该注意在以下几个方面不要"硬熬"。

（1）身体患病时不可硬熬。事实上，气虚体质者的大脑、心脏、肝肾等重要器官生理功能已经在不知不觉中衰退了，细胞的免疫力、再生能力和机体的内分泌功能也在下降。如果再对头痛发热、咳嗽、乏力、腰酸、腿痛、便血等不适症状不重视，听之任

之，强忍下去，终将拖延耽误，酿成重症。

（2）如厕时不可硬熬。对于气虚体质的人来说，大小便硬熬也是致命的。大便硬憋，可造成习惯性便秘、痔疮、肛裂、脱肛，除此之外还可诱发直肠结肠癌。憋尿引起下腹胀痛难忍，甚至引起尿路感染和肾炎的发生，对健康均十分有害。因此，要养成定期大便和有了尿意就应立即小便的良好习惯。

（3）起居上不可硬熬。气虚体质的人，一般到了晚上就会感到头昏思睡，这时千万不要硬撑，不可强用浓咖啡、浓茶去刺激神经，以免发生神经衰弱、高血压、冠心病等。

（4）肚子饿时不可硬熬。对于气虚体质者来说，也不要随便推迟进食时间，否则可能引起胃肠性收缩，出现腹痛、严重低血糖、手脚酸软发抖、头昏眼花，甚至昏迷、休克。经常饥饿不进食，易引起溃疡病、胃炎、消化不良等症。

（5）口渴时不可硬熬。水是人体最需要的物质，气虚体质者必须养成定时饮水的习惯，每天饮水6~8杯为宜。渴是人体缺水的信号，表示体内细胞处于脱水状态，如果置之不理，硬熬下去则会影响健康。

过度运动不是养生，而是在伤"气"

运动，是健康生活的必要条件之一。但有些人急于求成，希望快点看到运动的成果，或者误以为运动越多身体越好，因此过于频繁运动，或进行过度剧烈的运动，结果往往适得其反。因为运动不是越多越好、强度越大越好，过度的运动反而会伤害身体的正气。

1. 过度运动将导致未老心"衰"

对于高血压和心衰病人，医生是主张积极运动的，但要避免运动过度，因为这些人本来气就已经虚了，如果过度运动超出了心脏的负荷范围，就必将加重心脏损伤，致使血压升高和心衰。只有适量锻炼才有助于血压和心脏功能的恢复。只要先用药物将血压控制在正常范围之内，然后完全可以进行大量运动，比如打球、游泳、跑步，都可以有效地减轻体重、增强血管弹性，尤其是早期高血压患者更应该及早进行这种治疗性生活改变。至于心衰病人，除非实在起不来床，否则力所能及的锻炼都是有益无害的。

2. 过度运动会影响孩子智力

运动神经专家指出：运动对人体的健康无疑是有益的，但也应该把握一个适当的度，否则会对大脑功能造成损害。特别是孩子，他们的气还不足，大脑功能尚未发育完善，更容易受到影响。

专家表示：过度运动时会耗竭能源物质ATP，这可能是引起大脑功能下降的主要原因。另外，过度运动还会造成血液重新分配，自由基大量堆积，因血流加速造成血管内皮损伤而使脑的血液和氧供应减少。因此，很多人常会在剧烈运动后注意力不集中、失眠、健忘，长此以往将会对人体健康造成很大伤害。

因此，专家建议，对于儿童来讲，最好多做一些机械运动，如摆放积木等。这些运动表面上看起来简单，其实能大大促进孩子的大脑发育和手眼协调能力。

3.过度运动不能达到减肥的目的

运动能提高身体的基础代谢率，消耗热量，因此有助减肥瘦身。但是，强度大的运动并不会消耗更多的脂肪，尤其在无氧运动时，肌糖原无氧酵解过程中产生的代谢产物是乳酸，乳酸在有氧条件下在肝脏中大部分分解为二氧化碳和水，一部分重新合成肝糖原，但也有少量乳酸通过代谢合成脂肪。这就是为什么过度运动不能减少脂肪的原因。为此，运动医学专家建议想瘦身减肥者，一般运动半小时到一小时，心跳达到每分钟130~175下左右，可算是运动适度，这样可达到瘦身效果。

规律运动是不会使人生病的，不规律的生活才最危险。所以，我们一定要合理制订自己的运动计划，给身体充分恢复的时间。一般说来，肌肉稍有酸胀感，并能在两三天内恢复，是比较理想的。如果运动锻炼给你带来的是愉快和活力，那才是达到了最佳的效果。

气虚体质养生重避风邪

自然界有风、寒、暑、湿、燥、火（热）这些正常的气候现象，而当它们发生异常之时就会侵入人体而致病，称为"六邪"。中医借用"风邪、寒邪、暑邪、湿邪、燥邪、热（火）邪"之名，概括所有的由外界因素干扰人体所致的疾病原因。

对于气虚体质的人来说，在日常生活中尤其要注重避风邪。由于气虚的人免疫力低下，体内已经没有或者很少有能力来抵御风邪，一遇到大风，或者人体出汗后受风，就会使风邪在人体内长驱直入，造成疾病。

那么，对气虚体质的人来说，风邪致病有哪些特点呢？归纳起来有这些：

（1）浮越：风有上浮外越的特性，所以病在表上，易于散泄。通常感冒引起的头痛、鼻塞、咽痒、咳嗽、恶风、发热、汗出等，就属于感受了风邪。病初起可以用"姜汤"这些普通方剂，对早期感冒有很好的疗效。

（2）善行数变：善行，是说风邪致病，病位行无定处。表现为肌肉、关节的游走性疼痛，痛无定处的风湿性关节炎等。数变，则是说风邪致病的变化多，如荨麻疹的皮肤瘙痒，疹块时隐时现，此起彼伏。因蛇肉有很好的祛风作用，故而常为中医用来治疗这些关节与皮肤疾病。

（3）善动：意思是风邪致病，病症表现有摇动的特性，所以人体不由自主地晃动，如突然晕倒、眩晕、手抖、抽搐、面肌痉挛等，都属于风邪致病。高血压引起的脑出血、脑血栓等，表现为发病突然，昏厥不省人事，口眼歪斜等"动摇"的特征，故称为"中风"。治疗时也要用祛风药。

（4）兼邪致病：风邪经常与其他外邪一起致病，如风与寒、风与湿、风与热、风与燥等，形成复合致病因素，病症表现则兼有两种外邪的特点。

风邪的这些致病特点让人们对它防不胜防，所以气虚体质者更应提高警惕，谨慎应对。其实，日常生活中防风邪的办法简单易行。比如春夏风邪最盛的时候，不在阳台、树下、露天或有穿堂风的厅堂、凉滑的水泥地上睡觉；而无肩、无领、露背的衣服也会给风邪以可乘之机；紧身衣和透气性差的衣服因为不能散汗，所以汗出当风可能引发肌肉关节酸痛或四肢僵硬而致病。

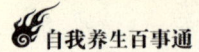

如果不慎感受风寒，引发感冒等症，在症状初期可以采取这种祛风方案：侧卧在床上，左侧或右侧均可。全身放松，手握拳，屈膝。用鼻吸气，直到不能再吸时闭气。坚持片刻直到忍耐不住时，缓缓吐气。然后调匀呼吸，重复前面的动作。如此反复呼吸，至出汗时翻身，姿势同前，重复前面的动作，到身出大汗时停止。

这种呼吸方法可以祛除体内风寒之气，不过在运作中，要保持室内温暖，不可受凉。

补气血，千万别陷入误区

对于气虚体质的人来说，补气血固然重要，主动调养气血本来也是好事，但由于人云亦云，方法不对，也因此导致了不少啼笑皆非的笑话。

人和人之间的体质不同，气血水平不同，补气血怎么可以整齐划一呢？生活中，人们的气血养生误区比比皆是。

1. 只有女人需要养气血

在90%以上的人眼里，补气血是女人的事，甚至更无知一点说是产后妇女的事。虽然由于生理的原因，女人比男人更容易血虚，但并不能因此说补气血是女人的专利。

在临床上，男人得虚证的也不少。老年多虚证，久病多虚证，其他如先天不足、烦劳过度、饮食不节、饥饱不调等，皆能导致虚证，所以男人也要注意补气血。

2. 运动能增加气血能量

运动会打通经络，强化心脏功能，提高清除体内垃圾的能力，但是不会增加人体的气血能量。运动对健康的影响，主要是加快血液循环的速度，可以使一些阻塞的经络畅通，特别是对于心包经的打通有很好的效果。心包经的通畅，可以强化心脏的能力，提升人体的免疫功能，也会加快人体的新陈代谢，加快人体废物的排除。

如果只是单纯的运动，完全不改善生活习惯，增加或者调整睡眠的时间，则运动只是无谓的消耗血气能量而已。

现代许多繁忙的都市人都利用夜间进行运动，人体经过了一整天的体力消耗，到了晚上必定已经没有多余的能量可供运动。因此运动时身体必定是调动储存的肝火，加上运动的激发，精神处于亢奋状态，在夜间九、十点钟停止运动后，至少需要两三个小时让这种亢奋状态消除，才可能入睡。由于肝火仍旺，这一夜的睡眠必定不安稳。这种运动对身体不但没有任何益处，如果形成长期的习惯，反而会成为健康的最大杀手。有的人以为运动可以创造能量，所以才能在运动之后精神特别好，殊不知完全是透支肝火的结果。

3. 寒凉的食物不能吃

并不是所有的寒凉食物进入肚子里都会对身体产生负面影响，只要与人的体质、吃的季节相适宜，能起到中和、平衡的作用，就可以吃。比如夏天，人体大量出汗，而适量吃些大寒的西瓜，它能除燥热，又能补充人体内因出汗过多而丢失的水分、糖分，这时的西瓜对身体来讲就能起到协调、补血的作用，而天冷时吃西瓜就容易导致血亏。

寒、热食物要搭配着吃，比如吃大寒的螃蟹时，一定要配上温热性质的生姜，用姜去中和蟹的寒凉，这样就不会对身体有任何的伤害，还利于蟹肉的消化、吸收。

4. 黑色食物一定能补血

我们经常看到这样的宣传——黑色食物补肾、补血，如黑芝麻、黑豆、黑米、黑木耳、海带、紫菜、乌鸡等。其实并不尽然，温热是补、寒凉是泻。黑米、乌鸡性温，补血、补肾效果明显；黑芝麻，性平，补肾、补肝、润肠、养发；黑豆，性平，补肾、活血、解毒；黑木耳性凉，海带、紫菜性寒，夏天可以经常吃，冬天尽量不要吃。

所以，任何食物补还是不补，一定要看食物的属性，而不是根据颜色排资论辈。

常念"六字诀"，可补脏腑之气

对于气虚体质者来说，补气有很多方法，但如果是补脏腑之气，那么念"六字诀"可以说是一种非常简单有效的方法了。

首先做好预备功：头顶如悬，双目凝神，舌抵上腭，沉肩垂肘，含胸拔背，松腰坐胯，双膝微屈，双脚分开，周身放松，大脑入静，顺其自然，切忌用力。

1. 念"嘘"字补肝气

本功法适用于肝气虚，对肝郁或肝阳上亢所致的目疾、头痛以及肝风内动引起的面肌抽搐、口眼歪斜等有一定疗效。

练功时，两手相叠于丹田，男左手在下，女相反；两瞳着力，足大拇指稍用力，提肛缩肾。当念"嘘"字时，上下唇微合，舌向前伸而内抽，牙齿横着用力。呼吸勿令耳闻。当用口向外喷气时，横膈膜上升，小腹后收，逼出脏腑之浊气，大凡与肝经有关之脏器，其陈腐之气全部呼出；轻闭口唇，用鼻吸入新鲜空气。吸气尽后，稍事休息，再念"嘘"字，并连做6次。

2. 念"呵"字补心气

本功法适用于心气虚，对心神不宁、心悸怔忡、失眠多梦等症有一定疗效。

练功时，加添两臂动作，这是因心经与心包经之脉都由胸走手。念"呵"字时，两臂随吸气抬起，呼气时两臂由胸前向下按，随手势导引直入心经，沿心经运行，使中指与小指尖都有热胀之感。应注意念"呵"字之口形为口半张，腮用力，舌抵下颌，舌边顶齿。亦要连做6次。

3. 念"呼"字补脾气

本功法适用于脾气虚，对脾虚下陷及脾虚所致消化不良有效。

练"呼"字功时，撮口如管状，唇圆如筒，舌放平，向上微卷，用力前伸。此口形动作，可牵引冲脉上行之气喷出口外，而洋溢之微波则侵入心经，并顺手势达于小指之少冲穴。循十二经之常轨气血充满周身。需注意的是，当念"呼"字时，手势未动之先，足大趾稍用力，则脉气由腿内侧入腹里，循脾入心，进而到小指尖端。右手高举，手心向上，左手心向下按的同时呼气；再换左手高举、手心向上，右手心下按。呼气尽则闭口用鼻吸气，吸气尽稍休息做一个自然的短呼吸，再念"呼"字，共连续六次。

4. 念"丝"字补肺气

本功法适用于肺气虚，对于肺病咳嗽、喘息等症有一定疗效。

练"丝"字功时，两唇微向后收，上下齿相对，舌尖微出，由齿缝向外发音。意念由足大趾之尖端领气上升，两臂循肺经之道路由中焦健起，向左右展开，沿肺的经脉直达拇指端的少商穴内。当呼气尽时，即闭口用鼻吸气。休息一会儿，自然呼吸一次，再念"丝"字，连续做6次。

5. 念"吹"字补肾气

本功法适用于肾气虚，对早泄、滑精等症有效。

练"吹"字功时，舌向里，微上翘，气由两边出。足跟着力，足心之涌泉穴，随上行之脉气提起，两足如行泥泞中，则肾经之脉气随念"吹"字之呼气上升，并入心包经。同时两臂撑圆如抱重物，躯干下蹲，并虚抱两膝。呼气尽，吸气之时，横膈膜下降，小腹鼓起，如上述四个字吸气时之动作，连续做6次。

6. 念"唏"字理三焦之气

本功法对由于三焦气机失调所致耳鸣、耳聋、腋下肿痛、齿痛、喉痹症有效。

练"唏"字功时，两唇微启，稍向里扣，上下唇相对不闭合。舌平伸而微有缩意，舌尖向下，用力向外呼气。两手心向上经由膻中向上托，过头顶，一边托一边呼气后，再由面前顺势下降至丹田。当念"唏"字之时，四肢稍用力，少阳之气随呼气而上升，与冲脉并而悬通上下，则三焦之气获理，脏腑之气血通调。

一觉闲眠百病消，补气不忘睡眠好

对于气虚体质的人说来说，在所有的补气方式中，睡眠是最理想的一种。在日常生活中，人们常有这样的体会，当睡眠不足时，第二天就显得疲惫不堪，无精打采，工作效率低；若经过一次良好的睡眠，这些情况就会随之消失。这正是元气得到了补充。

科学研究证明，良好的睡眠能消除身体疲劳，使脑神经、内分泌、体内物质代谢、心血管活动、消化功能、呼吸功能等得到修整，促使身体完成自我修补，提高对疾病的抵抗力，所以说"一觉闲眠百病消"。

人们很早发现，睡眠是人体恢复元气、体力的主要方式。但对于这种方式的研究，特别是作为内部调理修复系统来研究比较少。

现在人们知道，人体进入睡眠状态，就是与外界联系为主的系统暂时停止（吸氧除外），以内部调理为主的系统开始启动。这一系统运行的功能包含解除疲劳、祛除病气、修复损坏的肌体、分泌人体所需的腺体激素等。

解除疲劳功能不用赘述。一觉醒来，精气复原，这是人人皆知的常识。但多数人认为这是由于经过休息，肌体处于相对静止状态，这个认识是不全面的，准确地说应是修整，是转换为另一种以平衡为主要特征的运行状态——平衡供氧、平衡电位、平衡血压……

祛除病气功能也是显而易见的。感冒病人大汗淋漓的排毒现象往往出现在病人熟睡时段。重症病人出现昏睡进而从昏睡中醒来，也是睡眠能够祛病的证明，前者是人体自身的复原功能提出睡眠祛病的需求，后者是祛病功能发挥作用的效果显现。

修复损坏的肌体功能也是这样——事实上，人们正是通过深呼吸达到充足的供氧，通过与清醒时不同的生物电刺激和含氧量充足的血液回流一次又一次地对疲倦和损伤的肌体、神经和器质进行抚摩、修复，不仅能使肌体复原，还能使损伤部位较快愈合。我们还发现，人在清醒时由大脑指挥肢体，生物电是一种走向，睡眠时这一动作电位肯定要变化,这时得服从修复系统工作的需要。这就如同我们维修信号系统,维修时的电流走向和正常运行时的电流走向会有所不同一样。

可见,充足、安稳的睡眠对保持身体的健康是必要的,尤其是生病的人,更需要睡眠来恢复精神和体力。白居易就很重视睡眠,他认为充足的睡眠对养生是非常有好处的。他多次情不自禁地赞美睡眠的作用和带给他的好心情,"一觉闲眠百病消""一饱百情足,一酣万事休"等,对于酣睡后的舒适畅快,诗人是有切身体会的。

第四节

湿热体质:养生重在疏肝利胆,祛湿清热

湿热体质宜重"四养"

湿热体质者常见面部有不清洁感,面色发黄、发暗、油腻。牙齿发黄,牙龈比较红,口唇也比较红。湿热体质的大便异味大、臭秽难闻。小便经常呈深黄色,异味也大。湿热体质的女性带下色黄,外阴异味大,经常瘙痒。舌红苔黄。

形成湿热体质一方面是先天因素,后天也很重要。如果一个人抽烟、喝酒、熬夜三者兼备,那注定是湿热体质;滋补不当也促生湿热体质;肝炎也容易导致湿热体质;长期的情绪压抑也会形成湿热体质,尤其情绪压抑后借酒浇愁者。湿热体质者易感皮肤、泌尿生殖、肝胆系统疾病。

一般来说,湿热体质应当从下面四个方面进行调养。

(1)饮食调养:少吃甜食,口味清淡。湿热体质者要少吃甜食、辛辣刺激的食物,少喝酒。比较适合湿热体质的食物,如绿豆、苦瓜、丝瓜、菜瓜、芹菜、荠菜、芥蓝、竹笋、紫菜、海带、四季豆、赤小豆、薏苡仁、西瓜、兔肉、鸭肉、田螺等;不宜食用麦冬、燕窝、银耳、阿胶、蜂蜜、麦芽糖等滋补食物。

(2)家居环境:避免湿热环境。尽量避免在炎热潮湿的环境中长期工作和居住。湿热体质的人皮肤特别容易感染,最好穿天然纤维、棉麻、丝绸等质地的衣物,尤其是内衣更重要。不要穿紧身的。

(3)药物调养:适当喝凉茶。祛湿热可以喝王老吉之类的凉茶,但也不能喝得过多。也可以吃些车前草、淡竹叶、溪黄草、木棉花等,这些药一般来说不是很平和,不能久吃。

(4)经络调养:肝俞、胃俞、三阴交。湿热明显时首选背部膀胱经的刮痧、拔罐、走罐,可以改善尿黄、烦躁、失眠、颈肩背疲劳酸痛。上述穴位不要用艾条灸,可以指压或者毫针刺,用泻法,要针灸医生才能做。

脚臭其实是脾湿造的"孽"

"脚臭"似乎是男人的通病,很多人上一天班回到家,一脱鞋,那脚简直是臭不可

闻。人们通常认为，脚臭的人是天生的"汗脚"，没有办法改变。其实，这种想法是错误的，汗脚和臭脚多是由脾湿造成的，只要将脾湿调养好，脚臭的问题也就解决了。

中医认为，阳加于阴谓之汗，比如人们在运动的时候，运动生阳，阳气蒸腾阴液，就形成了汗，跟烧水时产生的蒸汽是一个道理。适度出汗是正常现象，对人体有好处。但"汗为心之液"，如果出汗过多就容易损伤心阳，成为许多疾病的征兆。如果胸部大汗、面色苍白、气短心慌，这是"亡心阳"的兆头，亡心阳就是西医上的水电解质紊乱症，以脱水为主；如果额头出汗，汗珠大如豆，形状如同油滴，这是虚脱或者要昏倒的先兆，体质虚弱或者有低血糖病史的人尤其要当心；如果偶尔手心脚掌出汗，尤其是在公共场合，这多半是精神紧张造成的，调整一下心态就可以了；如果手脚常年多汗，说明脾胃功能有些失调；如果脚汗特别臭的话，就说明体内湿气很重。

中医上讲"诸湿肿满，皆属于脾"，汗脚就属于"湿"的范畴，脚特别臭的人是因为脾大，而脾大则是由于脾脏积湿，脾湿热的时候，脚就会出又黄又臭的汗，就形成了"汗臭脚"。想告别汗臭脚就应该吃一些清热祛湿的药，然后每晚都用热水或者明矾水泡脚，明矾具有收敛作用，可以燥湿止痒。还可以适当多吃些健脾祛湿的扁豆。另外，民间有一些土方子治疗脚臭的效果也不错，比如，把土霉素药片压碎成末，抹在脚趾缝里，就能在一定程度上防止出汗和脚臭，因为土霉素有收敛、祛湿的作用。

湿热体质易生"痘"，平衡火罐可防治

对于湿热体质的人来说，脸上生痘可能是一个极大的困扰，尤其是对年轻的女孩来说，原本干净光洁的皮肤上时不时冒出一两个黑头、粉刺，严重影响了美观。还有的年轻女孩，胸背部惨遭痘痘"毒手"，夏天连漂亮的吊带衫都不敢穿。这可怎么办呢？没有关系，拔罐就可以帮你祛除这些讨厌的家伙。

湿热体质祛"痘"，一般采取的是刺络拔罐法，方法如下。

取穴：大椎、肺俞、脾俞。

治疗方法：先用三棱针快速点刺各穴，至微出血为止，针刺后拔罐，留罐15~20分钟，起罐后用酒精棉球在针刺处消毒。

疗程：3天1次，7次为一个疗程。

除此之外，我们再向大家介绍几个外搽治疗此病的方药，花钱不多，效果也很显著。

（1）白芷水冰片液：白芷、藁本、当归、山柰、冰片各4克。除冰片，余药共制成粗粉，置适量（约150毫升）65%的酒精中，密闭浸泡一周，每天震荡几次，加速有效成分的浸出。此时药液呈棕红色，过滤至清，弃渣滓。另将冰片研细粉（在乳钵中滴2滴水加入冰片轻研即可成粉）加入滤液中，充分搅拌加速溶解（有少量的不溶解），待冰片大部溶解，添加65%的酒精至200毫升，即可。用棉签蘸本品，涂患处，一日数次（涂后保持一小时，再洗去）。

（2）何首乌姜汁疗法：何首乌末，姜汁二味调膏，付帛盖以大灸或热熨之。

（3）碘酒疗法：粉刺令青年们苦恼，可用碘酚（即碘酒）涂抹患处。碘酒有极强的杀菌和消炎作用，可用棉球蘸之擦患部，每日早晚各一次，两天即可痊愈。

（4）维生素疗法：用维生素B₆针液涂搽患处，每日3~4次，痊愈后不留痕迹，效果颇佳。

（5）白附子白面浆：白附子30克，研细粉，每取1克，和白面2克，用水调成浆，晚间反复涂搽面部，干后再涂蜂蜜1次，次晨洗去，坚持用。

（6）黑牵牛疗法：黑牵牛30克，焙干，研细末，用70克面脂调匀，每日用之涂搽面部若干遍，随后洗去。

（7）香油使君子疗法：香油、使君子适量，使君子去壳取仁，放入铁锅内文火炒至微有香味，晾凉，放入香油内浸泡1~2天，每晚睡前吃仁3个（小儿酌减），7天为1疗程。

另外，值得注意的是，脸上长了痘痘，切忌用手挤压局部。经常用温水肥皂洗涤面颊，后在清水中滴几滴纯甘油，洗涤面颊，保持皮脂腺通畅，因为甘油具有溶解皮脂的作用。尽量少吃油腻厚味及辛辣之品，多食蔬菜和水果。可以经常泡麦冬、双花、生地黄代茶饮。

第五节
阳虚体质：调养重在扶阳固本，防寒保暖

阳虚体质与阳气不足的差别

《黄帝内经·素问·生气通天论》中说过"阳气者，若天与日，失其所则折寿而不彰，故天运当与日光明"。所谓阳气不足，只是一种现象，它本身是由于短期内阳气过度的损耗所造成的，如果运用科学的方法进行调养，很快就可以调整过来。而阳虚体质就不同了，它已经让这种现象形成了身体内部的一种常态，一旦遇到情志失调或外邪入侵，很容易产生疾病。而且，一旦形成了阳虚体质，短时间内是很难调整过来的。

从中医角度来说，阳虚体质的典型症状就是怕冷，且常尿频、腹泻，严重者吃进去的食物不经消化就拉出来，有的还伴有头发稀疏、黑眼圈、口唇发暗、性欲减退、白带偏多等症状。这类人，有的是先天禀赋；有的是长期熬夜，慢慢消耗阳气所致；有的是长期用抗生素、激素类药物、清热解毒中药所致；有的是喝凉茶所致；有的是性生活过度或经常在冷气下性交所致。

在日常起居方面，阳虚体质的人要注意关节、腰腹、颈背部、脚部保暖。燥热的夏季也要少用空调；不要做夜猫子，保证睡眠充足，通常晚上不要超过12点睡觉，冬天应该不超过晚上11点钟。

同时，这种体质的人平时可选择些安全的中药来保健，如鹿茸、益智仁、桑寄生、杜仲、肉桂、人参等。如果是阳虚腰痛和夜尿多，可以用桑寄生、杜仲加瘦猪肉和核桃煮汤吃。

此外，任脉肚脐以下的神阙、气海、关元、中极这四个穴位有很好的温阳作用，可

以在三伏天或三九天，就是最热和最冷的时候，选择1~2个穴位艾灸，每次灸到皮肤发红热烫，但是又能忍受为度。

现代人的阳虚体质，多是冰箱"冻"出来的

事实上，除了部分人属于先天阳气不足，我们大部分的阳虚体质都是后天造成的。而且，在现代社会，大多数的阳虚体质都是冰箱造成的。自从有了冰箱之后，我们的生活就改变了，各种冰镇食品纷纷往肚子里装，直接降低了我们胃部的温度，这不是身体内的自然调节，而是从外面强行侵犯。在中医理论中，寒属阴，阴盛伤阳，直接攻击了位于中焦的脾阳，久而久之，就形成了阳虚体质。

以冰西瓜为例。在夏天吃西瓜前，很多人喜欢把它放在冰箱里，冻得凉凉的再拿出来食用。这样虽然嘴上舒服了，却会对脾胃和咽喉造成很大的伤害。西瓜本来就是生冷性寒的食物，一次吃得过多容易伤脾胃，如果贪凉吃冷藏时间过长的冰西瓜，对脾胃的伤害就更大。此外，西瓜中有大量水分，会冲淡胃液，从而引起消化不良，使胃肠道抗病能力下降，容易导致腹胀、腹泻。特别是在劳动、剧烈运动之后，如果大量吃冰西瓜，会引发胃痛或加重胃病。胃肠虚弱的婴幼儿和平时就有脾胃虚寒、消化不良等肠胃道疾病的人，最好少吃。

最近，有一个奇特的名词叫作"冰箱综合征"，恰好说明了冰箱对人体健康的重要影响。那么，究竟什么是"冰箱综合征"呢？不知道你有没有这样的经验，在盛夏的时候，吃上凉凉的冷饮和可口的冷食，会感到一时的舒服，可紧接着就是难忍的头痛、胃肠道不适，这就说明你已经患上了"冰箱综合征"。

所谓"冰箱综合征"，就是由于食用冰箱内的食物而导致的各种疾病，如头痛、肺炎、胃炎、肠炎等。下面我们逐一分说。

1. 头痛

烈日炎炎的夏天，人们免不了吃一些冷冻食物来消渴解暑。当快速食用刚从冰箱冷冻室取出的食品时，常常会出现头痛，持续20~30秒。这是怎么回事呢？刚从冰箱取出的冷冻食品和口腔内的温度形成较大反差，口腔黏膜受到强烈的刺激，引起头部血管迅速收缩痉挛，产生头晕、头痛甚至恶心等一系列症状。有偏头痛毛病的人，更易引起刺激性头痛。

2. 肺炎

许多人因发热、咳嗽、呼吸困难被紧急送入医院，经诊断，确定为过敏性肺炎。找寻病因，却是冰箱惹的祸：电冰箱下方的蒸发器中，发现有真菌——"黑曲霉菌"污染，原来是电冰箱里的真菌引起的过敏性肺炎。

在电冰箱门上的密封条上的微生物达十几种，在冷冻机的排气口和蒸发器中同样容易繁殖真菌。如果冰箱平时不经常擦洗，在室温25~35℃，相对湿度70%左右时，就为真菌生长繁殖创造了最佳条件。

当真菌随尘埃散布至空气中，被体质较敏感的人吸入后，就可能出现咳嗽、胸痛、寒战、发热、胸闷以及气喘等症状。

3.胃炎

这种胃炎的症状为：在食入过多的冷食半小时至1小时后，突然出现上腹部阵发性绞痛，有时会窜至背部，严重时伴有恶心、呕吐、冷战、精神疲惫，一般不腹泻。老年人发生冰箱胃炎后，常可引起反射性的应激性冠状动脉缺血，从而引起心绞痛和心肌梗死。这种胃炎不是真正的炎症，而是由于冰箱内所储存的食物或冷饮与人体胃内温差太大，引起的非炎症性胃痉挛。

4.肠炎

如果说引起冰箱肺炎的原因之一是由于冰箱外部不洁净所致，那么冰箱性肠炎则更多是因为冰箱内环境受到污染使然。人们习惯于把食品存放在冰箱里慢慢享用。一般的加工食品只要在保质期内，放入冰箱中储存是比较安全的，如在0~4℃的低温下储存保质期内的罐头、饮料、调味品等，一般没有问题，但实际情况又并非绝对如此。

冰箱内的冷冻温度使微生物的繁殖机会大大减弱，但是冷冻不同于杀菌消毒，如果食品放置不当或时间过久，仍可出现发霉、干枯、变色等腐败变质现象。即使已冷却或冷冻的食品，仍会有少数低温微生物在活动。

从某种程度上来说，"冰箱综合征"还没有到影响体质的程度，但如果长此以往，形成阳虚体质是在所难免的。因此，我们在日常生活中，要尽量避免使用冰箱，即使食用冰箱里的食物，最好也要加热后再食用。

大量出汗非健康，损津就是损阳气

不少人认为，锻炼时就要运动到大汗淋漓，否则就达不到健身的目的，那么真的是这样吗？

我们知道，汗为心之液，在人体属阴，适度的宣泄可以使身体处于阴阳平衡的状态，而如果出汗过多，就会导致阴液亏损过多，阴不足以涵阳人体健康就会出轨，由此可见运动时不可过度。

中国古人锻炼也不主张大量出汗，而以微微汗出为宜，这叫"沾濡汗出"，出一层细汗，对人体是最有好处的。所以在锻炼时，我们一定注意保持这个原则，不要过度出汗。

有时候几个人进行同样的运动后，有人出汗多，有人出汗少，这是因为出汗的多少是因人而异的。

（1）汗液取决于汗腺的分泌，而汗腺的数量，不仅有性别差异，还有个体差异。

（2）出汗多少还取决于体液含量。有些人体液较多，运动时出汗就多；反之，运动时出汗就少。体液的多少由体脂的含量决定，因为脂肪组织中含水量比较少，所以胖人的体液相对比瘦人少。尽管运动时胖人出汗多，但耐受水分丢失的能力却比较差，也就是说，运动时间不长，胖子就会因代谢失调而过早出现疲劳。

（3）运动前是否饮水对出汗也有影响，如果运动前大量饮水，会导致体液增多而增加出汗量。

（4）还要看个人的身体素质。体质强壮的人，肌肉与运动器官都比较健康，即使进行强度较大的运动，也毫不费力，出的汗自然就少；相反，体质差的人稍稍活动，就会大

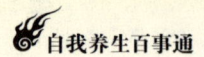

汗淋漓。

因此,出汗越多并非锻炼效果越好。一些无汗运动,如散步、瑜伽、骑自行车等,同样可以起到预防或减少各种慢性疾病的作用,还能帮助降低患中风、糖尿病、痴呆、骨折、乳腺癌和结肠癌的危险。

第六节
阴虚体质:养生重在滋阴降火,镇静安神

阴虚体质是妇科疾病的发源地

你连续第三天失眠了,躺在床上数羊数到9999头仍然无法入睡,心里祈祷着明天的谈判万事顺利。你又一次满心愧疚地拒绝了老公的昂扬斗志,因为实在心有余而力不足,都是由于这一阵工作太忙,熬过了就会好的,你安慰他也安慰自己。你经期渐短、脾气却渐长,一定是最近的频繁出国导致月经紊乱引起的……

你专业地给自己做了诊断。是的,你当然可以赋予失眠、性欲降低、月经紊乱、脸色苍白、眼圈黑黑、眼睑肿胀等以各种理由:精神压力、过度疲劳、环境不适……但也许还有一个重要的原因你忽略了,那就是长期肾虚形成的阴虚体质!

其实,"男怕伤肝,女怕伤肾",这句俗语早在千年前就揭示出女性补肾的重要性。肾是女人健康与美丽的发动机,女人的年龄就刻在自己的腰部两侧。

传统医学认为"肾藏精"(不要一提到"精"就认为是男人的专利,此"精"非彼"精",这里所说的精气是人体生长发育及各种生理活动的基础),是"先天之本",影响人体的生长发育、生殖、水液代谢、免疫力强弱、大脑发育、血液循环等各项生理活动,也就是说,你外在的颜色枯荣、内在的生命活力都受控于肾脏的虚实,而"肾虚"正是导致衰老的主要原因。再加上女性在特有的经期、孕期、哺乳期容易因"肾中精气"不足导致"肾虚",所以做足预防保护措施非常必要。今天我们就来细数女性肾虚七宗罪:

罪状一:让更年期提前

这是所有女性最关注的问题。所谓更年期,无需更多解释,是连上天都无法改变的女性生理过渡期。一般女性在50岁左右出现更年期,而"肾虚"女性则早早表现出闭经、性欲低下、烦躁、焦虑、多疑等更年期症状。

罪状二:眼睑水肿、黑眼圈加重、面色苍白

很多女人在清晨起床后照照镜子,都会发现一个完全陌生的自己:眼睑水肿(有时候波及下肢,不知你是否注意到),出现难看的黑眼圈,面色苍白无光。千万不可简单认为是由于没有化妆,所以看起来不习惯!现在就提醒你,原因也许还是在于肾虚。

罪状三:怕冷

办公室里别人觉得合适的温度是否总让你直打哆嗦,使得你与同事在空调温度问题

上难以达成一致。还有你穿的衣服是否总是比别人多，你是否一受凉就拉肚子。中医认为这些都是肾阳虚造成的。

罪状四：失眠、浑身燥热、注意力难以集中

肾阴虚的女性心情容易烦躁，注意力难以集中，且常常失眠、做梦。此外还常常感到腰膝酸软。（肾阴虚与肾阳虚，一寒一热，无论占到哪个，都够让人大大头疼的。）

罪状五：也许还会破坏女性的"妈妈之梦"

由于肾的不合作，极有可能影响女性的生育能力，造成不孕！

罪状六：变胖、变胖、再变胖

胖不胖？这几乎是每个女人面对穿衣镜时要反复诘问自己的问题，可是却很少有人会把体胖和肾虚联系到一起，问自己一句：虚不虚？但事实是，发胖的罪魁祸首之一，就是肾虚。

罪状七：血压升高

很难想到高血压也与肾虚有关，但事实的确如此。因肾虚而引起的高血压称为肾性高血压，占成人高血压的5%~10%，是继发性高血压的主要组成部分。

作为女性，我们响应了"拯救乳房"的号召，我们听从了爱护子宫的建议，现在我们要像关爱乳房、子宫一样关爱肾脏。否则，我们就只能成为"肾虚"黑手下的另一个牺牲品。

阴虚了，身体会发出警告

任何一种疾病到来之前，都会客气地和你打招呼，而并不是我们惯常所说的"不速之客"。我们的身体就像是一台机器，设有"故障警告器"，当机器运行时，有故障发生时，就会产生"警告信号"。那么什么是我们身体里的警告信号呢？当我们的身体出现阴虚的症状时，身体又是如何提醒我们的呢？

（1）年纪轻轻头发就白了好多。走在大街上我们会发现，好多年轻人就已经有了白头发，这是怎么回事呢？中医认为，发为肾之华。华，就像花朵一样，头发是肾的外现，是肾的花朵。而头发的根在肾，如果你的头发花白了，就说明你的肾精不足，也就是肾虚了。这时候就要补肾气了。

（2）老年人小便时头部打激灵。小孩和老人小便时有一个现象，就是有时头部会打一下激灵。但是老人的打激灵和小孩的打激灵是不一样的。小孩子是肾气不足以用，肾气、肾精还没有完全调出来，所以小便时气一往下走，下边一用力上边就有点空，就会激灵一下；而老人是肾气不足了，气血虚，所以下边一使劲上边也就空了。所以，小便时一定要咬住后槽牙，以收敛住自己的肾气，不让它外泄。

（3）下午17点~19点发低热。有些人认为发高烧不好，实际上发高烧反而是气血充足的表现。气血特别足的话，才有可能发高烧。小孩子动不动可以达到很高的热度，因为小孩子的气血特别足。人到成年之后发高烧的可能性就不大了，所以，发低热实际上是气血水平很低的表现，特别在下午17点到19点的时候发低热，这实际上是肾气大伤了。

（4）成年人了还总流口水。我们知道，小孩子特别爱流口水，中医认为，涎从脾

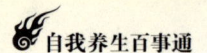

来，脾液为"涎"，也就是口水。脾属于后天，小孩脾胃发育尚弱，因此爱流口水。但是如果成年人还总是流口水，那就是脾虚的象，需要对身体进行调养了。

（5）迎风眼睛总是流眼泪。很多人都有迎风流泪的毛病，但因不影响生活，也就不在意。在中医里，肝对应泪，如果总是迎风流泪的话，那就说明肝有问题了。肝在中医里属厥阴，迎风流泪就说明厥阴不收敛，长时间下去，就会造成肝阴虚，所以遇到这种情况，要及时调理，以免延误病情。

（6）睡觉时总出汗。睡觉爱出汗在医学上称为"盗汗"。中医认为，汗为心液，盗汗多由于气阴两虚，不能收敛固摄汗液而引起，若盗汗日久不愈，则更加耗伤气阴而危害身体健康。尤其是中青年人群，面临工作、家庭压力较大，体力、精力透支明显，极有可能导致人体自主神经紊乱，若在日常生活中不注意补"阴"，则必然受到盗汗症的"垂青"。

（7）坐着时总是不自觉地抖腿。有些人坐着的时候总是不自觉地抖腿，你也许会认为这是个很不好的毛病，是没有修养的表现，但其实说明这个人的肾精不足了。中国古代相书上说"男抖穷"，意思是男人如果坐在那儿没事就抖腿，就说明他肾精不足。肾精不足就会影响到他的思维；思维有问题，做事肯定就有问题；做事有问题，就不会成功；做事总是不成功，就会导致他的穷困。所以，中国文化强调考查一个人不仅要听其言，还要观其行。

（8）春天了手脚还是冰凉的。有很多人到了春季了手脚还是冰凉的，这主要就由于人体在冬天精气养得不足造成的。我们知道，春季是万物生发的季节，连树枝都长出来了，人的身体也处于生发的阶段，但是人体肾经循行的路线是很长的，人的手脚又处于身体的末端，如果冬天肾精藏得不够的话，那么供给身体生发的力量就少了，精气到不了四肢，所以也就出现四肢冰冷的症状了。这时候，就需要我们补肾了。

以上所说的这些现象，都是阴不足的表现，都是在警告我们要对身体状态做出改变了，否则情况就会进一步恶化，疾病也就会乘"虚"而入了。

女人滋阴从来月经那天开始

"妇人以血为本，血属阴，易于亏欠，非善调摄者不能保全也。"女性从来月经那天开始，就面临着血液亏损、阴精耗减的问题。在生育时更是如此，孩子在母亲的腹中是完全依靠母亲的精血喂养大的，整个孕期就是一个耗血失阴的过程。

中医把血液视为生命之"海"，是因为人体一时一刻也离不开它。《黄帝内经》里说：肝得到血液营养，眼睛才能看到东西（肝开窍于目）；足得到血液营养，才能正常行走；手掌得到血液营养，才能握物；手指得到血液营养，才能抓物……人体从脏腑到肢体各个层次的组织都离不开血液的营养，血液是维持人体生命活动的基本物质。

如果说生命是烛光，那么血液就像蜡烛。当一根蜡烛的蜡油减少并耗尽时，烛光将随之变得微弱以至熄灭。人的生命也是一样，随着人体血液的消耗，生命也将枯萎。血液对人体正常的生命活动至关重要，是人生下来活下去的保证。所以，女性朋友平时要加强营养，多吃高质量的补血食物，要把滋阴补血提上日程。

第五章 不同体质养生

阴虚体质养生一定要睡好子午觉

阴虚体质的人很容易失眠，对他们来说，把子午觉睡好就成了非常重要的养生原则。那么什么是子午觉呢？就是要求在每天的子时、午时按时入睡，并且要"子时大睡，午时小憩"。

中医认为，子时是晚11时至凌晨1时，是阴气最盛，阳气衰弱之时。这个时刻休息睡眠效果最好，睡眠质量也最高，可以起到事半功倍的效果。

午时是中午11时到下午1时，此时阳气最盛，阴气衰弱，所以午时也应睡觉。不过，阳气盛时通常工作效率最高，所以午休以"小憩"为主，只要半个小时即可。因为午睡时间太长，会扰乱人体生物钟，影响晚上睡眠。

子午觉虽好，但应注意以下几个问题：

（1）不要在有穿堂风的地方休息。

（2）天气再热也要在肚子上盖一点东西。

（3）睡前最好不要吃太油腻的东西，因为这样会增加血液的黏稠度，加重心血管病变。

（4）不要坐着或趴在桌子上睡，这会影响头部血液供应，醒后会头昏、眼花、乏力。应该舒服地躺下，平卧或侧卧，最好是头高脚低、向右侧卧。

第七节

痰湿体质：养生重在祛除湿痰，畅达气血

腰带越长，寿命越短——大肚腩是痰湿体质的标志

在《黄帝内经》中，把肥胖的人分成了三类，分别是脂人、膏人和肉人。其中脂人一般四肢匀称，脂肪多，肉很松软，走起路来富有弹性，属于我们前面提到的阳虚体质；肉人一般皮肉紧凑，气血充盛，肌理致密，大多属于平和体质；而膏人则专指肚子很大的胖人，这种人一般都是痰湿体质。

中医理论认为，正是由于"膏人"体内的津液代谢不够畅通，容易产生痰湿，泛溢肌肤或停滞体内，从而形成肥胖。因此，可以说大肚腩是痰湿体质最明显的标志。

中医有句话"津液不归正化"。脾主运化，喝进来的水、吃进来的食物，如不能转化为人体可以利用的津液，就会变成"水湿"，"水湿"停聚过多就成了饮，饮积聚过多，又受热邪煎炼，就成了痰。所以，这类人往往是脾出现了问题。

痰湿体质的人在饮食调理方面宜少食肥甘厚味，酒类也不宜多饮，且勿过饱。多吃些蔬菜、水果，《本草纲目》上记载了一些具有健脾利湿、化痰祛痰的食物，如荸荠、紫菜、海蜇、枇杷、白果、大枣、扁豆、红小豆、蚕豆等。

痰湿体质的人宜食味淡、性温平之食物，如薏苡仁、茼蒿、洋葱、白萝卜、薤白、

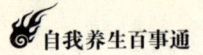

香菜、生姜等，不要吃豌豆、南瓜等食物。

痰湿体质，养生宜重"祛痰除湿"

痰湿体质人群多是多吃、少动的一类人群，比较容易出现在先贫后富、先苦后甜、先饿后饱成长经历的人群中。痰湿体质的人易患肥胖、高血压、糖尿病、脂肪肝等病。

痰湿体质的人，在生活中除了前面提到的饮食之外，还可从以下几个方面进行调理：

（1）家居环境：多晒太阳。痰湿体质的人起居养生要注意多晒太阳，阳光能够散湿气，振奋阳气；湿气重的人，经常泡泡热水澡，最好是泡得全身发红，毛孔张开最好；痰湿体质的人穿衣服要尽量宽松一些，这也利于湿气的散发。

（2）药物调养：健脾胃，祛痰湿。痰湿体质者也可以用一些中药草来调理。祛肺部、上焦的痰湿可用白芥子、陈皮；陈皮和党参、白扁豆合在一起，是治中焦的痰湿；赤小豆主要是让湿气从小便而走。

（3）经络调养：中脘、水分、关元。改善痰湿体质的主要穴位有：中脘、水分、关元等，最适合用艾条温灸，一般灸到皮肤发红发烫。每次腹部、背部、下肢各取1个穴位灸。如果灸后有口苦、咽喉干痛、舌苔发黄、大便干结、梦多或失眠，症状明显的停灸即可。

痰湿体质，最受糖尿病的青睐

我们知道，大肚腩是痰湿体质最直观的体现，但与此同时，不知道大家注意到没有，糖尿病总是与大肚腩脱不了关系。这个道理很简单，糖尿病患者绝大部分其实就是痰湿体质。因此，在糖尿病治疗方面，还得从体质上来着手，而不是一味地服用降糖药物。

当我们逛街的时候，只要稍加留意，就会发现许多产品都打上了一个标签——糖尿病患者专用。这就说明，大多数糖尿病患者都会采取药物降糖的方法，虽然他们也知道降糖药物会对身体产生毒副作用，但又苦于找不到更好的疗法，所以只能一边忍受疾病的折磨一边提心吊胆地吃药。而如果我们从改变体质着手，那么就可以运用一些非药物疗法来进行调治。

非药物疗法就是通过自我按摩达到调整阴阳，调和气血，疏通经络，益肾补虚，清泄三焦燥热，滋阴健脾等功效。具体手法如下：

（1）抱腹颤动法：双手抱成球状，两个小拇指向下，两个大拇指向上，两掌根向里放在大横穴上（位于肚脐两侧一横掌处）；小拇指放在关元穴上（位于肚脐下4个手指宽处）；大拇指放在中脘穴上（位于肚脐上方一横掌处）。手掌微微往下压，然后上下快速地颤动，每分钟至少做150次。此手法应在饭后30分钟，或者睡前30分钟做，一般做3~5分钟。

（2）叩击左侧肋部法：轻轻地叩击肋骨和上腹部左侧这一部位，约2分钟，右侧不做。

（3）按摩三阴交法：三阴交穴位于脚腕内踝上3寸处，用拇指按揉，左右侧分别做

2~3分钟。

泡脚和泡腿配合按摩效果会更好，可以增强按摩的作用，每天做1~2次。只要长期坚持就能有效防治糖尿病。

另外，糖尿病患者平时要注意控制饮食，忌暴饮暴食，忌高糖、油腻、辛辣之品，适当减少碳水化合物的进食量，增加蛋白质进食量。另外还要保持良好的情绪，切忌情绪波动，反复无常。

有痰咳不出，就找瓜蒂散

痰湿体质的人可能都会遇到这样的情形：嗓子里经常有痰堵着，无论怎么用力就是咳不出，感觉非常难受。这时候，大多数人会选择服用药物来止咳，这种做法虽然是暂时缓解了咳嗽的症状，但是却会导致大量的毒素滞留在肺部，当这些"垃圾"越积越多的时候，我们的肺功能就会受到影响，影响我们的健康。

所以，我们不但不应该利用药物来制止咳嗽，还应该主动咳嗽咳嗽，借助主动咳嗽来"清扫"我们的肺部，每天到室外空气清新的地方做深呼吸运动，深吸气时缓缓抬起双臂，然后主动咳嗽，使气流从口、鼻中喷出，咳出痰液，从而保证我们肺部的清洁。

但是，还有一种情况很令人烦恼，就是当你感觉喉咙有痰的时候，却怎么也咳不出，想咽还咽不下去，非常难受。这种情况是非常不利于毒素的排出的，这时怎么办呢？

朱丹溪在《丹溪心法》中为大家推荐了一种非常有效的方法，就是"瓜蒂散"。

瓜蒂散是将甜瓜蒂（炒黄）和同样重的赤小豆研成细末，每次用一钱匕（钱匕就使用五铢钱做匙抄药。一钱匕就是抄满一五铢钱或与钱大小相等的匙勺）和香豆豉一合同煎，可以吐出壅塞在膈上的痰涎和食滞。

药方：瓜蒂二钱，母丁香一钱，黍米四十九粒，赤小豆半钱。把这几种药材碾成末，水煎分两次服下。但是如果服一次后就吐尽痰液了，就不要再服了。

这种方法主要是通过催吐，宣发胸中阳气，自然邪去人安。假如是老年人或者体质虚弱的人，必须要用涌吐剂时，可用人参芦一二钱研末，开水调服催吐。这是元代吴绶的一张方剂，叫参芦散，朱丹溪加入竹沥和服，叫作参芦饮。

假使服瓜蒂吐不止的，可用少许麝香冲服即止。

用刮痧板刮掉你的痰湿体质

痰湿体质的人多数容易发胖，而且不喜欢喝水。小便经常浑浊、起泡沫。痰湿体质的人舌体胖大，舌苔偏厚；常见的还有经迟、经少、闭经；痰湿体质的人形体动作、情绪反应、说话速度显得缓慢迟钝，似乎连眨眼都比别人慢。经常胸闷、头昏脑胀、头重、嗜睡，身体沉重，惰性较大。进入中年，如果经常饭后胸闷、头昏脑胀，是脾胃功能下降，是向痰湿体质转化的兆头。

痰湿体质的女性比较容易出现各种各样的美容困扰，比如容易发胖、皮肤经常油腻粗糙、易生痤疮等，因此女性美容一定要有六通：月经通、水道通、谷道通、皮肤通、血脉通、情绪通。

对于痰湿体质，如果采用刮痧疗法进行调治，可以采用以下方式：

（1）用平刮法沿肋骨走形从正中向左刮拭胁肋部脾脏体表投影区。用面刮法从上向下刮拭中府穴，上脘穴至下脘穴，石门穴至关元穴，章门穴。

（2）用面刮法刮拭下肢胃经足三里穴、丰隆穴至脾经阴陵泉穴、三阴穴、公孙穴。

（3）用面刮法刮拭肺俞穴、脾俞穴、三焦穴、肾俞穴、膀胱俞穴。

一般来说，刮痧对痰湿体质具有以下两点保健作用：

（1）可以振奋阳气，健脾益气，促进代谢，利湿化痰。改善痰湿体质因水湿内停积聚而引起的水湿内盛的症状。

（2）经常刮痧，健脾强壮阳气，预防痰湿体质好发疾病，促进痰湿体质的改善。

不过值得注意的，痰湿体质不易出痧，只要局部毛孔微张或局部有热感即可停止刮拭。

第八节

血瘀体质：养生重在活血散瘀，疏经通络

血瘀体质者的日常调理法则

有些人身体较瘦，头发易脱落、肤色暗沉、唇色暗紫、舌呈紫色或有瘀斑、眼眶黯黑、脉象细弱。这种类型的人，有些明明年纪未到就已出现老人斑，有些则常有身上某部分感到疼痛的困扰，如女性生理期时容易痛经，此种疼痛在夜晚会更加严重。这种人属于血瘀体质。

血瘀体质就是全身性的血液流畅不通，多见形体消瘦，皮肤干燥。血瘀体质者很难见到白白净净、清清爽爽的面容，对女性美容困扰很大。血瘀体质者舌头上有长期不消的瘀点。经常表情抑郁、呆板，面部肌肉不灵活。容易健忘、记忆力下降。而且因为肝气不舒展，还经常心烦易怒。

血瘀体质是由于长期七情不调、伤筋动骨、久病不愈而造成的。血瘀体质易感肥胖并发症、消瘦、月经不调、抑郁症等。

如果你是血瘀体质，在生活中可以从以下几个方面加以调养：

1.饮食调养：忌食凉食

血瘀体质的人多吃些活血化瘀的食物。如山楂、韭菜、洋葱、大蒜、桂皮、生姜等适合血瘀体质者冬季吃；如生藕、黑木耳、竹笋、紫皮茄子、魔芋等，适合血瘀体质人夏天食用；适合血瘀体质的人食用的海产品有螃蟹、海参等。

这里有一道特别适合血瘀体质人的佳肴：糯米酒炖猪脚。具体做法：把猪脚洗干净，斩块，先用开水焯一下去血水。锅中放糯米甜酒半瓶，起皮生姜若干块、去皮熟鸡蛋若干个、猪脚，然后加入清水。放在火上炖上三四个小时。每天可以吃1~2小碗，喝酒吃猪脚、鸡蛋。阳虚、血瘀体质有痛经、月经延后、经血紫暗、乳腺增生、子宫肌

瘤、黄褐斑的女性，吃一冬天，到春天你会发现脸红扑扑的，痛经也会明显减轻。

2. 家居环境：多运动

血淤体质的人，要多运动。少用电脑。工作期间要每过1小时左右走动走动。适量的运动能唤起心肺功能，被振奋，非常有助于消散淤血。

3. 药物调治：桃红四物汤

血淤的人可以适当地补血养阴，可以少量吃阿胶、熟地黄、白芍、麦冬等。用田七煲猪脚或鸡肉，如果还想补血，可以放红枣。取一只鸡大腿，放在炖盅里，放三粒红枣，再放一点田七，一起炖，一星期吃上一次，有非常好的活血作用。

血淤体质常见于女性，女性情感细腻，容易不开心，如果不开心，郁闷，不想吃东西，可以服用逍遥丸、柴胡疏肝散等。

4. 经络调养：神阙、肝俞、太冲、曲池

血淤体质的调养，很适合针灸推拿。

如果想改善体质，常用的穴位有神阙、肝俞、太冲、曲池。它们的作用有点类似当归、益母草、田七、山楂等。

如果有妇科月经问题，常用的穴位有太冲、维道、血海、三阴交等。

如果有心胸肝胆慢性病，用膈俞、肝俞、内关、日月、曲泉等穴位。

青筋暴突正是气血淤滞的结果

在生活中，我们偶尔会看到这样一些人，在他们的四肢上会暴露出一条条可怕的青筋。事实上，这些所谓的"青筋"并不是什么筋，而是人体内废物积滞过多的产物，这一条条的"青筋"正是我们的静脉血管。而这类青筋暴突的人，可能绝大部分都是血淤体质。

人体的血管有静脉和动脉之分，人体通过动脉把心脏的血液输送到全身，通过静脉把血液回收到心脏。当静脉血液回流受阻，压力增高时，青筋常常在人体表面出现凸起、曲张、扭曲变色等。如果身体中有各种淤血、痰湿、热毒、积滞等生理废物不能排出体外，就会导致全身各个系统都会发生障碍，此时在脸部、腹部、脚部，特别在手掌和手背的青筋就非常明显。所以，青筋就是人体的积滞。身体内的废物积滞越多，青筋就越明显。

事实上，根据青筋的分布，我们还可以判断出不同的病情：

1. 手部青筋

（1）手背青筋。手背青筋提示腰背部有积滞，容易导致腰肌劳损，疲劳乏力，常见腰酸背痛，甚至出现肌肉紧张、硬结节。

（2）手指青筋。小孩手指青筋，提示肠胃积滞消化不良。成人手指青筋，不但提示消化系统有问题，且还反映了头部血管微循环障碍，脑血管供血不足，头部不适，严重者会出现头晕、头痛、中风等。

（3）手掌青筋。手掌到处可见青筋，表示胃肠积滞，血脂高，血黏稠，血压高，血液酸性高，含氧量低，血液容易凝聚积滞，则容易出现头晕、头痛、疲倦乏力、身体虚弱等。

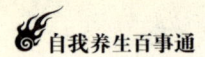

2. 头部青筋

（1）当太阳穴青筋凸起时，往往提示头晕、头痛；当太阳穴青筋凸起、扭曲时，表示脑动脉硬化；紫黑时，则容易中风。

（2）鼻梁有青筋，提示肠胃积滞，容易胃痛、腹胀、消化不良、大便不利，紫色时则情况更加严重。

（3）嘴角腮下有青筋，往往提示妇科疾病，带下湿重，疲倦乏力，腰膝酸软，下肢风湿。

3. 胸腹部青筋

（1）胸腹部青筋，多注意乳腺增生。

（2）腹部青筋，即俗话说的"青筋过肚"，这已经是比较严重的积滞，一般是肝硬化的标志。

4. 下肢青筋

（1）膝部青筋提示膝关节肿大、风湿性关节炎。

（2）小腿有青筋多是静脉曲张，此病严重者往往发生腰腿疾病、风湿关节痛。

总之，人体任何地方出现青筋，不但影响外表美观，更重要的是身体废物积滞的反映，也是血淤体质的征象。青筋的清除关键是平时要学会清血净血。一般来说，消除青筋的凸现，达到清血净血的效果，最好是平常就运用拍打和刮痧疗法。

活血通脉，改变血淤体质的全身按摩法

在现代社会，许多人不知不觉中体质就变得很差，血液流通也会减慢，如果此时多活动活动手脚，没事时多做做按摩，就可以保证血液流通顺畅。在《黄帝内经》三十六卷一百六十二篇中《素问》有九篇、《灵枢》有五篇论及按摩。由此也可以看出按摩对养生，尤其是老年人养生的重要性。下面介绍一套全身按摩法。此按摩法通常从开始按摩到最后结束，从整体中分出若干节来进行。既可分用，也可合用。操作顺序由下而上，即从足趾到头部。老年人则可从上到下。

具体方法如下：

（1）搓手。用两手掌用力相对搓动，由慢而快，到搓热手心。摩擦能调和手上血液，使经络畅通，十指灵敏。

（2）梳头。十指微屈，以指尖接触头皮，从额前到枕后，从颞颥到头顶进行"梳头"20次左右。

（3）揉按太阳穴。用两手食指指端分别压在双侧太阳穴上旋转运动，按时针方向顺、逆各10次左右。

（4）揉胸脯。用两手掌按在两乳上方，旋转揉动，顺逆时针各10次左右。

（5）抓肩肌。用手掌与手指配合抓、捏、提左右肩肌，边抓边扭肩，各进行10次左右。

（6）豁胸廓。两手微张五指，分别置于胸壁上，手指端沿肋间隙从内向外滑动，各重复10次左右。

（7）揉腹。以一手五指张开指端向下，从胃脘部起经脐右揉到下腹部，然后向右、

向上、向左、向下,沿大肠走向擦揉。可以牵拉腹内脏器,使肠胃蠕动加大,促进胃液、胆汁、胰腺和小肠液的分泌,增加消化吸收作用。

(8) 搓腰。用手按紧腰部,用力向下搓到尾间部,左右手一上一下,两侧同时搓20次左右。

(9) 擦大腿。两手抱紧一大腿部,用力下擦到膝盖,然后擦回大腿根,往来20次左右。

(10) 揉小腿。以两手掌挟紧一侧小腿腿肚,旋转揉动,左右各20次左右。腿是担负人上体重负的骨干,是足三阳经和足三阴经的必经要路,浴腿可使膝关节灵活,腿肌增强,防止肌肉萎缩,有助于减少各种腿疾。

(11) 旋揉两膝。两手掌心各紧按两膝,先一起向左旋揉10次,再同时向右旋揉10次。膝关节处多横纹肌和软性韧带组织,恶温怕冷,经常揉膝,可促进皮肤血液循环,增高膝部温度,驱逐风寒,从而增加膝部功能,有助防止膝关节炎等难治之症。

(12) 按摩脚心。两手摩热搓涌泉穴,快速用手搓至脚心发热,先左后右分别进行。

依上各法进行全身按摩可祛风邪,活血通脉,解除腰背病。如果能够长期坚持,就可坐收强身健体之功效。

导引,让气血畅行无阻

我国古代中医学家一般认为,导引是一种肢体、筋骨、关节的活动,能够引导体内气机趋向平和,活动肢体使其柔软,最终使人"骨正筋柔,气血以流"。尤其是对于血淤体质的人,具有很好的保健效果。

"导引"是一项以肢体运动为主、配合呼吸吐纳的养生方式,源于上古的舞蹈动作。春秋战国时期,出现了"熊经""鸟伸"等术势。如《庄子·刻意篇》里记载:"吹呼吸,吐故纳新,熊经鸟伸,为寿而已。此导引之士,养形之人彭祖寿考者之所以好也。"马王堆三号汉墓出土《导引图》的40多种姿势,便是先秦导引术的总结。早期的导引实际上包括了气功和按摩,隋唐以后,气功、按摩逐渐从导引中分离出来。导引作为一种独具特色的养生方法,历代皆有发展,代表流派如周代王子乔始创的赤松子导引法、唐代高僧鉴真所创的鉴真吐纳术、宋代高僧广渡始创的广渡导引术和清代曹廷栋创设的老人导引法等。

导引属于中国传统的养生运动,它不同于现在的某些以展示人体极限能力为目的的竞技体育项目。竞技必须竭尽全力,因而在运动中难免会受到损伤。因此,竞技体育与养生锻炼并不相同。中国传统的养生原则,讲究"闲心"(精神要悠闲)、"劳形"(形体要运动)。

导引正是为"闲心""劳形"而设。就"劳形"而言,又必须"常欲小劳,但莫大疲",也就是说要轻微运动,不要精疲力竭。在这一点上,导引锻炼与印度瑜伽等锻炼方法有一定的相似之处,两者都是通过缓慢平静的动作,使身体各部分的肌肉、关节得到充分锻炼。高明的瑜伽师,其肢体柔软如婴儿,这完全符合中国古代老子的养生思想,"人之生也柔弱,其死也坚强,万物草木之生也柔弱,其死也枯槁"。可见,柔软意味着生命力旺盛,僵硬意味着机体趋向老化。人体衰老的先兆之一就是关节僵直、活动欠佳,甚至步履蹒跚、老态龙钟。因此,中国的导引、印度的瑜伽,都是为柔筋软体而设,并不追求肌肉发达,力量强大。

至于"骨正",是为了纠正人们日常生活中形成的躯体"不正"现象。人体就好比一栋房屋,骨骼就是这栋房屋的梁柱,而脊柱就相当于房屋的大梁。人们在日常生活中,常因各自的生活习惯,或外力的因素而产生一些特殊动作。久而久之,人体骨骼就会出现歪斜而导致某些疾病的发生,导引则是最好的矫正骨骼的运动方法。导引的正骨作用,是通过自我舒缓的动作实现的,不需要强大外力的参与。许多民间喜闻乐见的体育活动,如八段锦、易筋经等,都属于导引的范畴。

这些锻炼方法的共同特点是动作和缓自如,可以最大限度地活动筋骨、肌肉、关节而不易造成损伤;可以促使血液循环平稳和缓(而非处于兴奋状态)、组织器官大量吸收氧气,却不会使心脏跳动剧烈,血压突然升高,新陈代谢突然加快。因此,导引是老幼皆宜的运动良方,只要按一定的方法和缓地运动肢体关节,使全身气血流畅,就能够达到导引的效果。

第九节

气郁体质:养生重在行气解郁,疏肝利胆

气郁体质多吃行气解郁的食物

气郁体质者会经常莫名其妙地叹气,较容易失眠,气郁者大多大便干燥。气郁者性格内向,一般分为两种:一种是内向的同时,情绪平稳,话不多,所谓的"钝感力",让人感觉比较温和迟钝;一种是内向话少,但是心里什么都清楚,而且非常敏感,斤斤计较。

气郁体质的女性月经前会有比较明显的乳房胀痛和小腹胀痛。有的月经前特别明显,不小心碰到那里的皮肤都感觉疼。

气郁体质经常出现在工作压力比较大的白领阶层、行政工作人员、管理人员中。有的也可能跟幼年生活经历有关,比如说父母离异、寄人篱下等。气郁体质者易患抑郁症、失眠、偏头痛、月经不调等。

气郁的人应多吃一些行气解郁的食物,如佛手、橙子、柑皮、香橼、荞麦、韭菜、大蒜、高粱、豌豆等,以及一些活气的食物,如桃仁、油菜、黑大豆等,醋也可多吃一些,山楂粥、花生粥也颇为相宜。忌食辛辣、咖啡、浓茶等刺激品,少食肥甘厚味的食物。

畅达情志为气郁体质者的养生准则

对于气郁体质来说,最重要的莫过于畅达情志了。清代医学家吴尚曾经说过:"七情之病,看花解闷,听曲消愁,有胜于服药者也。"近代养生家丁福禄也曾说:"欢笑

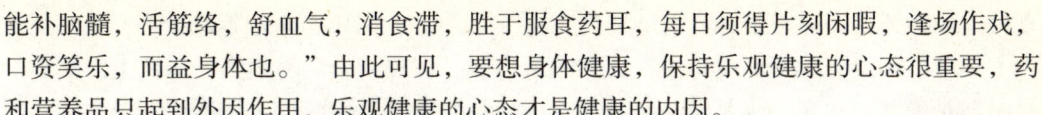

能补脑髓，活筋络，舒血气，消食滞，胜于服食药耳，每日须得片刻闲暇，逢场作戏，口资笑乐，而益身体也。"由此可见，要想身体健康，保持乐观健康的心态很重要，药和营养品只起到外因作用，乐观健康的心态才是健康的内因。

那么，我们如何才能做到乐观呢？自古以来许许多多的仁人志士、文人墨客给我们做出了榜样。

曹操的"老骥伏枥，志在千里"的吟唱，岳飞的"三十功名尘与土，八千里路云和月"的豪情，范仲淹的"先天下之忧而忧，后天下之乐而乐"的忧国忧民思想，让我们感受到旷达者的欢快与潇洒、热情和豪放。扬州八怪之一的郑板桥在削官为民、两手空空、穷困潦倒之时，忍受了常人无法忍受的打击，向人们展示了"宦海归来两袖空，逢人卖竹画清风"的坦荡，表现出乐观者的豁达。同是扬州八怪之一的汪士慎不幸一目失明，但是他却专门刻了一枚"尚留一目看梅花"的闲章，以极大的热情去对待生活。

心理学家指出，以下6种方法可以帮助气郁体质者保持乐观的心态：

（1）豁达法。人有很多烦恼，心胸狭窄是主要原因之一。为了减少不必要的烦恼，一个人应该心胸宽阔，豁达大度，遇到事情不要斤斤计较。平时要开朗、合群、坦诚，这样就可以大大减少不必要的烦恼了。

（2）松弛法。具体做法是被人激怒以后或感到烦恼时，应该迅速离开现场，进行深呼吸，并配合肌肉的松弛训练，甚至还可以进行放松训练，采用以意导气的方法，这样就可以逐渐进入佳境，使全身放松，摒除内心的私心杂念。

（3）制怒法。要有效地制止怒气是不容易的。就一般情况而言，克制怒气爆发主要依靠高度的理智。比如在心中默默背诵传统名言"忍得一日之气，解得百日之忧""将相和，万事休""君子动口不动手"，等等。万一克制不住怒气，就应该迅速离开现场，在亲人或朋友面前发泄一番。倾诉愤愤不平的怒气之后，自己应该尽快地平静下来。

（4）平心法。一个人应该尽量做到"恬淡虚无""清心寡欲"，不要被名利、金钱、权势、色情等困扰，要看清身外之物，还要培养广泛的兴趣爱好，陶冶情操，充实和丰富自己的精神世界。应该经常参加一些有益于身心健康的社交活动和文体活动，广交朋友，促膝谈心，交流情感，也可以根据个人的兴趣和爱好来培养生活乐趣。每个人都应该做到劳逸结合，在工作和学习之余，常到公园游玩或到郊外散步，欣赏一下乡野风光，体验一下大自然的美景。

（5）心闲法。有一句话这样说，"眼底无私天自高"，一个人只要有闲心、闲意、闲情等，就可以消除身心疲劳，克服心理障碍，保持健康的心态。

（6）健忘法。忘记烦恼，可以轻松地面临再次的考验；忘记忧愁，可以尽情地享受生活所赋予的种种乐趣；忘记痛苦，可以摆脱纠缠，体味人生中的五彩缤纷。忘记他人对你的伤害，忘记朋友对你的背叛，忘记你曾被欺骗的愤怒、被羞辱的耻辱，你就会觉得自己已变得豁达宽容，活得精彩。

气郁与阳痿的恶性循环

生活在现代社会中的人们，每天要面对各种压力性问题。在不安、焦虑中生活，是现代人的特征，而神经衰弱可说是现代病的一种。精神性阳痿就是典型性例子。

精神性阳痿有以下一些特点：夫妇感情冷淡、焦虑、恐惧、紧张，对性生活信心不足，精神萎靡、性交干扰及过度疲劳等。患精神性阳痿者，城市人数远比农村中要多，三四十岁的人更易患此病，但是现在连二十几岁的青年人也有很多患精神性阳痿的。人类为何会患精神性阳痿？这是因为，在生活中的各种压力之下，造成人们气郁、气滞，于是在进行性生活过程中，血液便无法聚集起来，从而造成阳痿。与此同时，男人在阳痿之后，更易产生失败感，反过来更抑郁，久而久之便形成气郁体质。先是因郁致痿，然后又因痿致郁，对于男人来说，这的确是一个恶性循环。那么，怎样才能消除这种恶性循环呢？首先，就要除去焦躁，使身体气血畅通无阻，使身体和精神都舒畅。一般来说，指压肩外俞和手三里就可奏效。

除此之外，我们再向大家推荐几则治疗阳痿的古方，希望能对大家有所帮助：

（1）赞育丹。熟地黄250克，肉苁蓉、巴戟天、淫羊藿、杜仲各120克，蛇床子60克，韭菜子120克，当归180克，仙茅120克，附子60克，白术250克，枸杞子180克，山茱萸120克，肉桂60克。上药研成细末，炼蜜为丸，如梧桐子大。每次10克，温开水送下，一日两次。治疗房事过度，命门火衰，肾精不足，阳痿早泄，面色苍白，精神萎靡，头晕耳鸣，腰膝酸软，畏寒怕冷，舌淡苔薄白，脉沉细，亦治阳虚精少所致的不育。

（2）秃鸡丸。肉苁蓉、五味子、菟丝子、远志各3份，蛇床子4份。用法：上药捣筛为散，或作蜜丸，如梧桐子大。散剂，每次1克，空腹温酒调下，每日2~3次；丸剂，每次5丸，每日两次。这味药可以补肾助阳，固精安神。治疗肾衰精亏，心神失养所致的阳痿不起，性欲低下，心悸怔忡，失眠多梦，舌淡脉细。

（3）二地鳖甲煎。熟地黄、生地黄、菟丝子、茯苓、枸杞子、金樱子各10克，鳖甲（先煎）、牡蛎（先煎）各20克，丹皮、丹参、天花粉、川断、桑寄生各10克。水煎。每日1剂，分两次服用。这味药可以滋阴降火，治疗阴虚火旺所致的阳痿。症见阳物能举，但临事即软，腰膝酸软，心悸出汗，精神紧张，口渴喜饮，溲黄便干，舌红苔少，脉细数。

顺利度过更年期气郁综合征

对于女性更年期综合征，我们都不陌生，然而很多人并没有意识到，所谓的更年期综合征恰恰就是气郁体质造成的。

女性性腺卵巢，大约35岁即开始生理性退化，使雌激素的分泌逐渐减少，这一时期医学称作围绝经期。在随后时期，女性开始进入更年期，并出现更年期综合征，主要表现是妇女因卵巢功能逐渐衰退或丧失，以致雌激素水平下降所引起的以自主神经功能紊乱代谢障碍为主的一系列症候群，例如易激动、易流泪、焦虑、消沉、抑郁、多疑、失眠、记忆力减退、注意力不集中等，而这些正是气滞、气郁的结果。

花开花谢自有期，新陈代谢是不以人的意志为转移的客观规律，更年期是人生中的一站，宛如列车的一次转弯，发生点颠簸、不够平衡是不足为怪的，没有必要害怕更年期出现的种种变化。只要在心理上做好充分的准备，就能顺利地度过更年期。

要注意乐观开朗、情绪疏导、动静结合。同时，对更年期的生理与心理异常反应，要及时就医，求得答案，在医生指导下进行调整。否则，郁郁寡欢，疑心重重，可能会削弱机体的抵抗力，影响身心健康。对于更年期的人，家人的关怀和理解非常重要。做儿女的，不妨用自己的青春气息感染父母的情绪，帮助缓解其心中的抑郁情绪。在某件小事上遇到矛盾，或者老人唠叨的时候，千万别顶嘴，不妨让着点，或者避开矛盾的锋芒，说点高兴的事情转移一下其注意力。

另外，值得注意的是，更年期综合征并不是所有更年期人们所共有的，而仅是在一部分人身上出现。对于这些人最重要的就是要正确认识更年期所出现的这些情绪变化和心理问题。更年期的某些情志、生理与心理的失调是暂时性的、功能性的，因此不要惊恐不安。精神乐观、情绪稳定是顺利度过更年期最重要的心理条件。心理决定生理，当你的心理健康了，发生疾病的机会也就少了。

第十节
特禀体质：养生重在益气固表，养血消风

过敏体质，健康的危险信号

人类几十万年已经形成的和环境相容的基因组成已经面临着生存环境骤变的巨大挑战。在近50年中，人类面临的各类疾病——癌症、心血管疾病、呼吸道疾病、消化道疾病……都呈现出异常的增长。现在变态反应，即过敏——这个能够发生在人体各个器官、累及人体各种组织的疾病已经越来越频繁地出现在我们面前。

现代中医体质学把过敏作为一种独立的体质（即特禀体质），足见其对人类健康的影响有多么严重。那么，过敏能让人体有什么样的症状呢？根据每个人不同的调节状况，过敏原内源性和外源性的不同，过敏能够导致不同的病症。

（1）过敏性鼻炎常年或者季节性发作，一连几十个喷嚏，鼻黏膜分泌物不断、鼻塞，不仅严重影响工作、学习、休息，还有可能发生癌变。

（2）过敏性哮喘。

（3）荨麻疹和湿疹也是让人觉得痛苦的一类疾病，能让人无法正常地工作、休息。

（4）食物性过敏原能让人的肠道长期受过敏原刺激，改变肠道黏膜组织结构，使人体处于长期的免疫负担下，极易导致人体各种慢性疾病的发生。

（5）过敏性紫癜也是近年常见病了，多见于儿童、妇女。

（6）牛皮癣也是和变态反应关联十分紧密的疾病。

除此之外，小儿多动症、部分癫痫病人、长期偏头痛、各种慢性肠道疾病、各种慢性口腔疾病都和过敏有着直接的关系！对内源性过敏原，常能够导致人体的自身免疫性疾病，也就是风湿病，包括系统性红斑狼疮、皮肌炎、多发性肌炎、强直性脊椎炎、干燥综合征等疾病。现在常见的变态反应疾病有50多种。

如果你本身是过敏体质，那么就必须知道一些有关过敏的常识。当然，最主要的还是要认识什么是致敏原。在医学上来讲，可以引起过敏反应的物质就叫致敏原。常见的致敏原主要有食物、化学物质或是环境中的某些成分。

（1）食物。任何食物都可能是诱因，但最常见的是：牛奶、鱼、虾、肉、蛋、豆子和干果，因为这类食物中含有丰富的蛋白质。

（2）化学物质。服用了青霉素、阿司匹林、巴比妥、抗抑郁药、疫苗等药物，或食用了被药物污染的肉类，可引起过敏症状。此外，由于食品加工业的发展，大量食品中含有添加剂、保鲜剂、食物色素、抗氧化剂，这些也是不容忽视的致敏原。

（3）环境成分。空气中的花粉、柳絮、尘螨或农田中的农药挥发物可被吸入鼻腔，引起强烈的刺激、流涕、咳喘等症状。

（4）皮肤接触物。某些内衣纤维材料、有刺激性的化妆品、各种射线，包括过强的阳光中的紫外线照射。

虽然过敏的症状变化莫测，来去无常，但许多有过敏症的人都有类似的经历：休假、旅游时心情轻松愉快，经常发作的过敏就会放你一马，即使偶尔来拜访一下，症状也很轻微，而且很快就会好转。但如果赶上考试、出差、工作忙碌，过敏症就缠上你了，会十分严重而且迟迟不愈。人的情绪变化与免疫系统有着非常密切的联系，因而也会对过敏症状有影响。所以，当过敏症发作的时候，还是好好休息一下，让自己情绪放松，早点痊愈。

特禀体质者慎用寒性食物

《本草纲目》里说，寒性食物有助于清火、解毒，可用来辅助治疗火热病证。所以面红目赤、狂躁妄动、神昏谵语、颈项强直、口舌糜烂、牙龈肿痛、口干渴、喜冷饮、小便短赤、大便燥结、舌红苔黄燥、脉数等实火病症，都可以选用一些寒性食物，有助于清火祛病。但脾胃虚弱的人不宜多食寒性食物。此外，还有一种人群也不适合寒性食物，那就是过敏性体质的人。一位过敏性鼻炎患者一次多吃了一些猕猴桃，结果早上一起床就不停地打喷嚏及流鼻水，浑身不适，鼻炎又犯了。而让他犯病的原因，就是多吃了一些猕猴桃。

《本草纲目》记载猕猴桃性味甘酸而寒，是典型的寒性食物。台湾中医曾经做过一个寒性食物对过敏性体质人的影响的研究。通过观察197名患者，发现吃太多凉寒性食物的人，体内过敏免疫球蛋白数值都会比较高，鼻炎状况也相对比较严重。由此说明，过敏性体质要慎用寒性食物。

《本草纲目》中常见的寒性食物有苦瓜、番茄、荸荠、菱肉、百合、藕、竹笋、鱼腥草、马齿苋、蕨菜、荠菜、香椿、莼菜、黑鱼、鲤鱼、河蟹、泥螺、海带、紫菜、田螺、河蚌、蛤蜊、桑葚、甘蔗、梨、西瓜、柿子、香蕉等。如果你是过敏性鼻炎患者，或者属于过敏性体质，经常产生一些过敏性反应，就一定要少吃或者忌吃这些寒性食物。

这个人群想改善体质可以多吃鸡和鸭等温补类食物，水果方面像桂圆、荔枝等，都对过敏性鼻炎的患者有滋补功效。

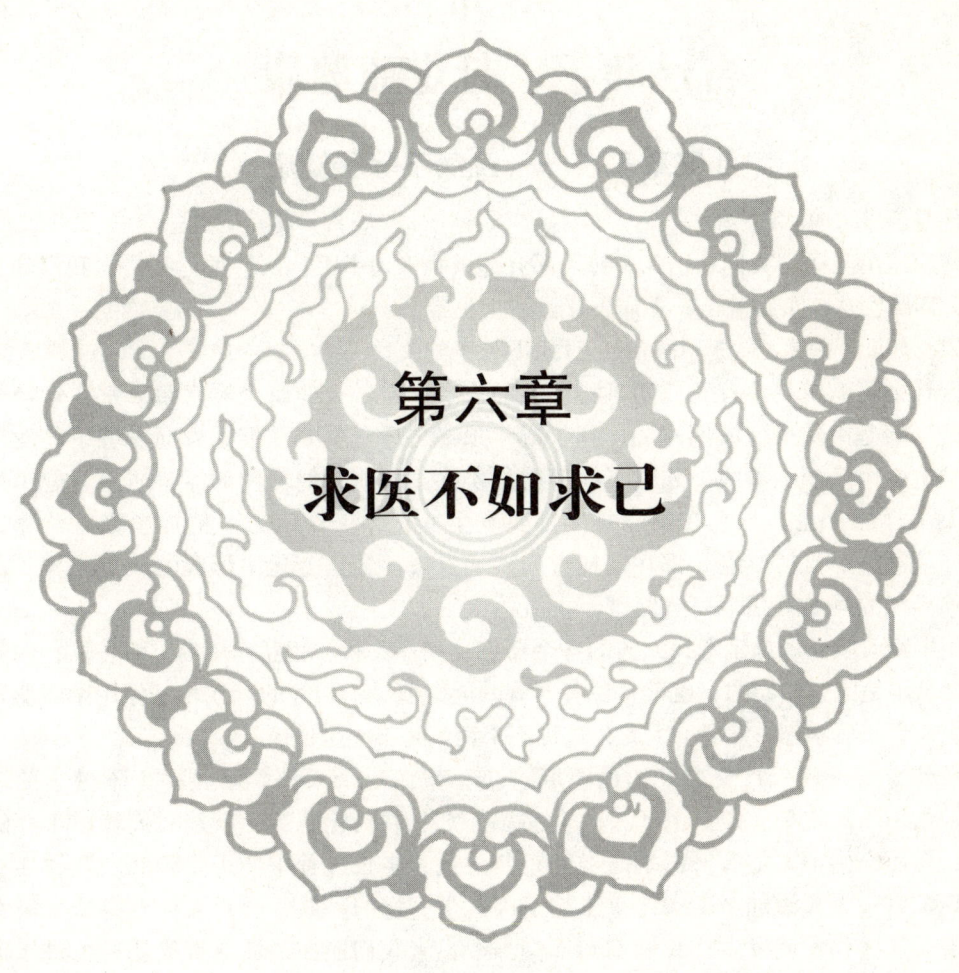

第六章
求医不如求己

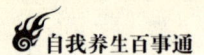

第一节

自己动手,赶走亚健康

亚健康来袭——没病不等于健康

你是健康人吗?

回答这个问题,我们相信90%的人都会毫不犹豫地举手,回答说:我是。我没什么毛病,四肢发达,头脑健全,不痛不痒,一切正常。

果真如此吗?未必。理由如下:没病不等于健康!

为什么这么说呢?首先,用事物发展的观点来看,人体每个器官每天都在运动变化中,开始是由幼小往成熟发展,到了成年顶峰之后它就要往衰老方向发展了。发展过程中有一个病变临界线,超过了线值就是疾病。然而,线值内的器官质量、健康程度是不一样的,尤其是它在每时每刻都要发生变化,工作压力、精神紧张、营养失衡、环境污染、自然衰老,都在促使它向疾病发展。器官变化中形成的质量差异、往疾病临界线的发展就是不完全健康。

用事物关联性观点来看,人体的各个器官是相互关联、相互作用的,而各器官的质量程度又不是完全相同的,也就是说各器官的健康值是不相等的。在相互作用中弱器官要影响、牵制强器官的发展。因此,这种不平衡就是不完全健康。

另外,随着现代社会生产力的不断进步,我们每个人都生活在一个不健康的环境里。饮用水的污染、空气的污染、食品添加剂、农药化肥等,就连我们赖以生存的大米、白面当中都添加有漂白剂之类的东西。蔬菜生长过程中使用化肥、农药,牛、猪、鸡饲料中大量添加激素,严重影响了肉、蛋、奶的品质,会对人体本身造成极大的伤害。这些伤害就发生在我们不知不觉当中,当我们还在沾沾自喜享受科技进步带来的生活时,我们也在不知不觉中走向了疾病。结果就是,我们当中约75%的人处于亚健康状态,英年早逝的案例层出不穷。

亚健康状况的特征是:到医院检查查不出任何疾病,但总有身体乏力、烦躁、失眠、心悸等不适之感,不用吃药这些感觉也能自行消失,但不能彻底消失,总是时隐时现。这是怎么回事?这就是常为人们所称道的"亚健康"。不要不把它当回事,其实其潜在的威胁是不容忽视的,它往往是一些慢性病如糖尿病、心血管病、癌症等的前兆。一些学者也把这样的人叫作"半健康人"。

尽管没有"病",依然活着,但"亚健康"表明身体健康已不"完美",如不及时调解,可引起病变。健康不"完美"来自身体的方方面面,这很难从医院现有的仪器查出问题。一个人可能各项化验都正常,但却总是感到浑身无力,头晕眼涩,吃饭没有食欲。如果在旧的医疗模式下，我们就会把其当作一个健康人而不予重视，而现代医学则要关注人的生活习惯、工作方式、饮食情况等，并帮助亚健康人摆脱亚健康。

中医眼中的"健康人"

目前，世界上关于亚健康的区分，实际上与中医对于健康的定义不谋而合。中医认为，健康实际上有一定的标准，有的人虽然没有明显的生病状况，但不符合这个标准也不能划入健康状态。

下面，我们就告诉大家中医关于"健康人"的标准，你看看自己是否可以成为健康之人。

（1）两眼有神。中医认为："神藏与心，外候在目。"视觉的好坏，不仅可以反映心脏功能是否良好，同时也反映五脏六腑的状况。因此，两眼睛炯炯有神体现了脏腑功能强盛，是健康的一大标志。

（2）面色红润。面色是人体五脏气血的外在反映。脏腑气血旺盛面色就红润，若气血虚亏，则面色枯槁无泽。

（3）语声洪亮。人的声音由肺气所发，故声音洪亮，说明肺的功能良好。

（4）呼吸微徐。健康人的呼吸要从容不迫，不急不缓。"呼出心与肺，吸入肝与肾。"说明呼吸与人体的五脏功能密切相关。

（5）情绪稳定。中医历来认为情志过于激烈是致病的重要因素。人若精神恬静，大脑皮质的兴奋与抑制作用就能保持正常状态而自能内外协调，心理疾病就不易发生。

（6）牙齿坚固。中医学讲过"齿为骨之余"，"肾主骨"。牙齿坚固，反映肾气、肾精充足。

（7）腰腿灵便。中医认为，腰为肾之府，"肾虚则腰惫矣"。腰腿灵便，步履从容，说明筋肉经络、四肢关节都很强壮，有独立生活能力。

（8）胖瘦适宜。过胖过瘦皆为病态。中医认为，胖人多气虚，多痰湿；瘦人多阴虚，多火旺。都容易患中风、糖尿病或咳喘，痰火等病症。前者反映营养摄入储存太多，后者说明机体营养不足，或消耗太大。

（9）头发润泽。中医认为，"发为血之余"，"肾者，其华在发"。头发是否润泽，反映了肝的藏血功能和肾的精气盛衰。因此，从头发的生长、脱落、黑白、润泽，能体现一个人的健康状况。

（10）记忆良好。人的记忆全依赖于脑，脑为元神之府，脑为髓之海。髓海充盈，是保证精力充沛，记忆力强，理解力好的物质基础，同时也反映了肾精、肾气的强盛。

随时都能心明眼亮——视疲劳的自我防治法

从事办公室工作的人，工作时间长了容易产生眼睛疲劳、视物模糊、视力下降、眼睛干涩发痒、酸胀疼痛、头晕，有的形成近视、心情烦躁和容易疲劳。怎么办呢？很多人都选择点眼药水，其实这并不是一个好方法，因此眼药水可能会对眼睛造成伤害，我们还是调动身体的自愈功能，让眼睛自己来健康吧！

下面介绍几招帮助你避免眼睛过度疲劳：

（1）注意光线。在微暗的灯光下阅读，不会伤害眼睛，但若光线未提供足够的明暗对比，将使眼睛容易疲劳。使用能提供明暗对比的柔和灯光（不刺眼的光线）。不要使用直接将光线反射入眼睛的电灯。

（2）中断你的工作。一般来说长时间的用眼都会产生视疲劳，我们应当适当地中断工作来达到缓解的效果，一般应每2~3小时休息一次。喝杯咖啡、上个厕所，或只是让眼睛离开电脑10~15分钟。

（3）闭眼休息。缓解眼睛疲劳的最佳方式是让眼睛休息。你可以一边讲电话，一边闭着眼睛。你若无须读什么或写什么，那么，大可在聊天时闭上眼睛休息。在通电话时练习此方法的人都说，眼睛的确舒服了许多，而且有助于消除眼睛疲劳。

（4）泡茶。这里的泡茶不是用来喝的，而是敷在眼部。将毛巾浸入茶中，躺平，将温热的毛巾敷在眼部，闭眼10~15分钟。这将使你消除眼睛疲劳。注意不要将茶倒入眼睛，同时在浸毛巾前，先让茶冷却一会儿。

（5）伸出援手。摩擦双手，直至它们暖和为止。然后，闭上双眼，用手掌盖住眼圈。勿压迫双眼，盖住即可。深缓地呼吸。每天这样做20分钟。

（6）眨眼按摩。每天特意眨眼300下，有助于清洁眼睛，并给眼睛小小的按摩。

伏案工作引起背部酸痛，三招四式就搞定

对于上班族而言，坐在电脑前，一整天不动可谓家常便饭，天长日久脊椎变形，压迫下背部肌肉，背痛在所难免。为此，下面就给大家介绍三招缓解背痛的方法。

第一招：背后双手合十

前面我们讲了双手合十可以排郁解闷，修身养性，这里给大家说的是背后的双手合十，每天做两次，每次5分钟可以有效地缓解背部疼痛。刚开始做时，也许我们会觉得非常吃力，做不到位，没关系，只要坚持，很快你会觉得它越来越容易，而且缓解背痛的效果也变得明显起来。

第二招：双手相握

你也许会觉得惊讶，双手相握怎么可以治背痛呢？当然，我们这里所说的双手相握，不是简单的一只手握另一只手，而是一只手在上，一只手在下，从背后相握，试试看你能做到吗，它可是缓解背痛的好方法，一定要尝试着去做。

第三招：背部撞墙

我们可能有过这样的感受：感到腰酸背痛疲劳时，如果有人帮你捶捶背部、推拿、按摩一下背部，会感觉轻松许多。背部有很多穴位，经常刺激它可以保健治背痛。所以空闲之余我们可以利用办公室的墙锻炼一下。具体做法是：离墙15~20厘米站立，全身自然放松，用背部向后撞击墙壁，待身体撞击弹回后，再撞击，约一秒钟撞一下，随着撞击的节奏自然呼吸，撞击时动作有力但不可过猛，要协调均匀。碰撞的顺序可以是背上部、下部、腰、左右肩胛、左右侧背部，争取整个背部全部撞到。

另外，下面还有瑜伽4式，每天只需坚持一分钟，就能轻松缓解背痛。

第一式：冰山式

（1）上身挺直，盘腿坐下。

（2）吸气3秒钟，同时向左右伸直双臂，掌心向上，从侧边上抬，直达头顶。

（3）呼气3秒钟，上半身向右旋转90°后屏住呼吸6秒钟。然后吸气3秒钟，上身转回原位。

（4）呼气2秒钟，掌心向下，手臂从头顶放至身体两侧。

注意：本动作不适合有严重心脏问题的人。

第二式：手部抬升式

（1）双脚合并站立，或分开半脚宽，双手于身体前方交叉，放松全身。

（2）吸气3秒向上抬臂过头，保持双手交叉。头稍微后仰，向上看手，停6秒。（不要求一定要屏气。

（3）展开双臂与肩同高，停6秒。

（4）吸气3秒恢复双手交叉过头的姿势，停3秒。

（5）呼气3秒放下手臂还原至起始位置。重复5次。

第三式：野兔式

（1）小腿与大腿成90°跪坐，上身挺直，在吸气的同时向上高抬双臂，然后向前弯腰，提臀，手臂和头与躯干保持在一条直线上，直至手能平放在地面上，前额触地。

（2）几秒钟后前额微抬，并保持几分钟。

（3）然后再慢慢吸气，挺直上身，还原至起始位置。

第四式：猫伸展式

（1）小腿与大腿成90°跪下后，上身前弓与地面平行，双手垂直够在地面上，后一只手抬起伸直，与肩同高。

（2）吸气，尽量向上抬头，挺直脊椎。

（3）尽量完全扩张腹部，最大限度地往肺里吸入足量的空气，屏住呼吸6秒。

（4）呼气，低头（不要太低），向上弓起身体，伸展脊椎，保持6秒。

酒后身体不适，1个小时内就能解除

人生在世，免不了喝酒应酬，但是我们又知道，喝酒太多对身体是非常有危害的，尤其是对肝脏危害极大，而很多人在刚喝完酒之后身体就会出现不适，这时应该怎么办呢？有什么快速解酒的办法，既能缓解酒后身体不适，又能保肝强身呢？

下面，为大家介绍几种简单的解酒小妙招，保你在1个小时之内解酒。

1. 喝清水

酒精有改变机体细胞内外水分平衡的作用。通常，体内水分的2/3都在细胞内，但是酒精增加后，细胞内的水分会移动到血管中，所以虽然整个身体的水分不变，但因细胞内的水分减少了，也会觉得干渴。"醒酒水"是缓解酒后不适的方法之一。在满满的一杯水中混入三小撮盐并一口喝下去，会刺激胃使食物易吐出。

2. 饮用运动型饮料和果汁

含无机盐和糖分的饮料，除了有水分补给作用之外，还有消除体内酒精的作用。运动型饮料和果汁效果就很好，特别是运动型饮料，其成分构成接近人的体液，易被人体吸收，不仅对酒后身体不适有效，饮酒时如果一起喝，也可防止醉得太厉害。

此外，用含有茶多酚和维生素C的茶，或者用柠檬和蜂蜜做成的蜜汁柠檬水，对于解酒也很有效。但要注意饮料不要喝冰凉的，而要喝温热的。

3. 吃柿子

柿子是富含果糖和维生素C的水果，古时即被用作防止醉酒和消除宿醉的有效食品。甜柿中所含的涩味成分，可以分解酒精；所含的钾有利尿作用。

柿子叶也含有相当于柑橘数十倍的维生素C，其鲜嫩的幼芽可以炸着吃，或者干燥后做柿叶茶喝。

4. 多食贝类

以蚬贝为例，它的营养成分中，蛋白质的含量可以与鸡蛋相提并论，而且，由于含有均衡必需的氨基酸，不会对肝脏造成负担，能够促使肝脏恢复功能。

贝类食物通常含有丰富的维生素B_{12}、牛磺酸和糖原；维生素B_{12}和糖原对于促进肝脏的功能也发挥着重要作用；而氨基酸中的牛磺酸与胆汁酸结合后，可以活化肝脏、增加肝脏的解毒作用。

5. 喝芦荟汁

芦荟带刺的绿色部分和其内部的胶质中含有多糖体、糖蛋白等物质，能降低酒精分解后产生的有害物质乙醛在血液中的浓度。因此，在饮酒之前，如果喝些芦荟汁，对预防酒后头痛和恶心、脸红等症状很有效。

此外，芦荟中的苦味成分芦荟素有健胃作用，可治疗宿醉引起的反胃和恶心等。

6. 吃富含蛋白质的食物

蛋白质和脂肪在胃内停留的时间最长，所以最适合作为下酒菜。为避免摄入过多高蛋白质食物导致发胖，最好选择鱼贝、瘦肉、鸡肉、豆制品、蛋、奶酪等。含有优质蛋白质的牛奶和奶酪等乳制品、鸡蛋、豆腐、扇贝，以及用这些食物制成的汤，对肝脏功能有益，且不会对胃造成负担。

有人喝酒后喜欢吃口味重的食物，如油分多的拉面，这些食物会给胃肠带来负担，延长醉酒的不适感。因此，应选择水果、加蜂蜜的牛奶、酸奶、鸡蛋等易消化且能提高肝脏功能的食品。

手脚冰凉，就从肾上找原因

一到冬天，许多人白天手脚冰凉，穿得再厚身上都暖和不起来；晚上睡觉，被子盖得比别人多，被窝却通宵冷冰冰的。这种怕冷的感觉让人整个冬天都显得缩手缩脚，感冒不断，老病也易复发和加重。这是肾虚的症状。

人体肾阴、肾阳是相互依存、相互制约的，不是一成不变的。到了冬天过度怕冷说明身体当中阳气不足，也就是我们说的肾阳不足。造成肾阳不足的原因首先是脾虚，脾气虚弱之后，消化食物的功能必定降低，我们体内没有足够的食物运化之血来滋养五脏六腑，致使肢体末端血流不畅、血运不足、失其温运，导致手脚冰冷。

要改善脾、胃功能，首先要补足肾阳。肾阳不足，人体就像没有汽油的汽车一样，无论外观怎样，也不能发挥功能。肾的阴阳是会变化的，病人不能根据一种症状断言是肾阴虚还是肾阳虚，所以在治疗和调节中很容易把肾阳虚当成肾阴虚来治疗，或是把肾阴虚当成肾阳虚来治疗，结果越治症状越严重。

俗话说"寒从脚起"，脚离心脏最远，足部脂肪薄，保温能力差，而脚掌与上呼吸道黏膜有密切关系，肾虚者一旦脚着凉，容易引起上呼吸道黏膜内毛细血管收缩，导致感冒、腰腿疼等临床症状。晚上睡觉前用热水（不低于45℃，最好是60~70℃）烫烫脚，既能御寒，又能有效地促进局部血液循环，解除全身疲劳。

消除水肿，让你体会瘦身的健康

办公室一族坐在一张椅子上消磨掉自己的青春，久坐而缺乏运动有可能导致水肿。水肿是一种常见的亚健康症状，它并不是因为摄取了过多的水分造成的，而是因为静脉回流不畅造成的静脉曲张问题。选择适当精油，可以缓解水肿症状。

（1）适用精油。防止水肿要选择具有提高身体新陈代谢功能，起到净化体内等功效的精油。杜松、莱姆、天竺葵、薰衣草、迷迭香、茴香、柠檬草、欧芹、丝柏、黑胡椒、葡萄柚等都是不错的选择。

（2）科学配方。局部水肿按摩配方：天竺葵3滴+葡萄柚2滴+柠檬草1滴+荷荷芭油10毫升。

全身水肿沐浴配方：薰衣草3滴+迷迭香2滴+杜松2滴。

（3）使用方法。局部按摩，按照配方将精油调配好，在水肿部位及其四周仔细按摩。全身沐浴，将调好的精油倒入放好温水的浴缸中，全身浸泡约20分钟，有利于缓解水肿，也可瘦身。

（4）注意事项。严重的水肿不止有碍美观，更是一种病症。如果感觉水肿非常严重，就应该寻医就诊，遵医嘱治疗，辅以精油疗法效果更佳。

第二节
留住记忆力——开启现代人的健脑工程

别让你的大脑提前进了养老院

很多步入中年的人们会抱怨自己的记忆力大不如前了。的确，人到中年后身体各器官的代谢能力逐渐呈下降趋势，大脑也不例外，其记忆程度往往不如青年时期那样快捷和清晰。然而科学家发现，人的大脑受训练越多则衰老越慢。

研究发现，智力的发展更多地取决于脑细胞之间建立的复杂联系，而不只是取决于细胞数量。而这种脑细胞间网络联系的发展，其平均速度在成年时期要超过脑细胞减少的平均速度，即使按这样的速度递减，到80岁时丧失的脑细胞数量也还不到脑细胞总数的3%。可见，脑细胞随年龄而减少，并不是智力下降的主要原因。

为了保持旺盛的精力，延缓大脑早衰，你可以尝试以下10种方法：

（1）情：善于控制自己的情绪，任何不良情绪都会破坏大脑皮质兴奋和抑制的平衡，遇事冷静、豁达大度、宽以待人，是预防脑衰的首要原则。

（2）食：注意营养平衡，不要过量食入动物脂肪及含胆固醇的食物，而应多食蛋、鱼、豆、水果及蔬菜，防止大脑动脉硬化。

（3）氧：大脑是人体耗氧量最多的器官，脑细胞缺氧易导致思维能力、智力下降。因此要多呼吸新鲜空气，切忌用脑时门窗紧闭。

（4）动：注意锻炼身体，如散步、慢跑、体操、逛街、打太极拳等，做到劳逸结合，有利于消除大脑疲劳。

（5）睡：保持睡眠的时间和质量，以消除大脑疲劳，保证充沛的精力。失眠者要及时治疗，同时要防止对安眠药的依赖。

（6）思：保持好奇心，留心观察、分析周围的事物，强化自己的记忆力、理解力、创造力，是锻炼大脑、防止脑衰的有效方法。

（7）读：读书学习是智慧的源泉，知识面越广，思路越开阔，大脑的工作效率越高。然而读书学习，一次性用脑时间不宜过长。

（8）手：经常活动手腕，做精细的手工活，可以保持大脑的灵活性、敏锐性，延缓脑细胞的衰老。

（9）乐：充分享受生活的乐趣，看电视、看电影、听音乐、听戏或周末郊游等可以提高大脑的生理功能。

（10）医：有身心疾病要及时就医治疗，尤其要警惕冠心病、神经衰弱、脑动脉硬化、头痛、视力和听力障碍，以减少对大脑的影响。

中医健脑，保卫我们的元神之府

我国传统医学认为"脑为元神之府"，脑是精髓和神经高度汇聚之处，人的视觉、听觉、嗅觉、感觉、思维和记忆力等，都是受到脑的控制，这说明脑是人体极其重要的器官，是生命要害的所在，所以我们在生活中一定要学会健脑的方法，这样才能健康长寿。

（1）颐神养脑。脑藏神，精神愉快则脑不伤；如果精神紧张，心境不宁，神乱神散，那么脑就会受到损害。颐神养脑，须重道德修养。如豁达大度，恬淡寡欲，不患得患失，不追名逐利，悠然自得，助人为乐，就利于养脑；如胸襟狭窄，凡事斤斤计较，七情易动，引起脏腑气血功能失调则易致病。

（2）节欲健脑。中医认为，肾主骨，生髓，通于脑。肾与脑有密切关系，节欲可养精，养精才能健脑全神，推延大脑的衰老。反之，纵欲过度，则会伤精耗神，未老先衰，百病丛生。

（3）气功强脑。练气功得法，可充分发挥意念的主观能动性，大大激发健脑强脑的自调功能。气功功法很多，有不少以补脑强脑为目的的功法，具体练习以有气功师指点为好。

（4）"浴脑"锻炼。每日清晨起床后，宜到公园、江滨、郊外、庭院等地，进行太极拳、跳舞、散步等活动。清晨空气清新，能唤醒尚处于抑制状态的各种神经、肌肉的活动，使大脑得到充分的氧气，提高脑功能。

（5）饮食补脑。分析古今健脑药方，一般是以补肝肾、益精血（如山萸肉、地黄、首乌、枸杞子、菟丝子、五味子、川杜仲、牛膝、当归等)、益元气、活血脉(如黄芪、人参、丹参等)为主,化浊痰、开清窍(如石菖蒲、远志、茯苓、泽泻等)为辅,临床应用时应当以辨证论治为原则,有针对性地配制较好。此外,如芝麻、动物脑等食补亦可取。

(6)手脑结合。手脑关系最为密切,手托两个铁球或核桃,在手中不停地转动。可以使手脑协调,从而起到健脑的作用。

头部按摩健脑操——健脑必知小动作

经常做头部按摩,能促进脑神经细胞功能活化,可以获得全身血液活络与脑循环顺畅的双重效果。

(1)叩头、揉头发。先以双手十指轻轻叩击整个头部十余次,继而以十指稍用力揉擦整个头皮十余次。

(2)搓擦脑额。以掌心搓擦两眉上脑额十余次。

(3)干擦脸。以两手掌根从眉眼开始向下稍用力地捋擦至下颏十余次。

(4)"梳头",按太阳穴、按百会穴。太阳穴在两眼外旁两指处,百会穴位于头顶正中,分别各按摩十余次。两手十指从前发际到后发际,做"梳头"动作12次;然后两手拇指按在两侧太阳穴,其余4指按住头顶,从上而下,由下而上做直线按摩12次;最后,两拇指在太阳穴,用较强的力量做旋转按动,先顺时针转,后逆时针转,各12次。

大脑不喜欢的坏习惯

脑为人体"元神之府",精神意识、记忆思维、视觉器官,皆发于脑。脑对于人的重要性可见一斑,科学用脑显得尤为重要。为了保持年轻而充满创造力的头脑,你就必须摒弃不良的生活习惯。

1. 长期饱食

研究发现,进食过饱后,大脑中被称为"纤维细胞生长因子"的物质会明显增多。纤维细胞生长因子能使毛细血管内皮细胞和脂肪增多,促使动脉粥样硬化。长期饱食,势必导致脑动脉硬化,出现大脑早衰和智力减退现象。

2. 嗜酒、嗜甜食

酒精使大脑皮质的抑制减弱,故酒后人觉得头重脚轻、举步不稳、反应迟钝等。酗酒对大脑的损害尤其严重。

甜食会损害胃口,降低食欲,减少对高蛋白和多种维生素的摄入,导致机体营养不良,影响大脑发育。

3. 不愿动脑

思考是锻炼大脑的最佳方法。多动脑、勤思考,人会变得更聪明。反之,越不爱动脑,大脑退化得越快,人也会变得更愚笨。

4. 带病用脑

在身体不适或患疾病时,勉强坚持学习或工作,不仅效率低下,而且给大脑带来很大的损害。因此，在生病时，不妨轻松自在地休息一下。

5. 蒙头睡觉

用被子蒙头，里面的二氧化碳浓度就会升高，氧气浓度不断下降。长时间吸进潮湿的二氧化碳浓度高的空气，对大脑危害极大。

6. 不注意用脑环境

大脑是全身耗氧量最大的器官，只有保证充足的氧气供应才能提高大脑的工作效率。因此用脑时，要特别讲究工作环境的空气卫生。

7. 轻视早餐

不吃早餐会使机体和大脑得不到正常的血糖供给。大脑的营养供应不足，久而久之，对大脑有害。此外，早餐质量与思维能力也有密切关系。据研究，一般吃高蛋白早餐的人最佳思维时间普遍相对延长，而吃素的人精力下降相对较快。

8. 睡眠不足

大脑消除疲劳的主要方式是睡眠。长期睡眠不足或睡眠质量太差，会加速脑细胞的衰退，聪明的人也会变得糊涂起来。

9. 少言寡语

大脑有专司语言的功能区，经常说话尤其是多说一些内容丰富、有较强哲理性或逻辑性的话，可促进大脑这些功能区的发育。整日沉默寡言、不苟言笑的人，这些功能区会退化。

10. 长期吸烟

吸烟会破坏大脑细胞合成蛋白质，造成记忆力衰退。常年吸烟引起脑动脉硬化，导致大脑供血不足，神经细胞变性，继而发生脑萎缩，导致老年痴呆。

提高记忆力，10个小习惯要牢记

在生活中，你是否常常忘记别人的名字或电话号码？你有时会忘记一些常用的字怎么写吗？如果你的答案是肯定的，那么，告诉你一个坏消息：你得了健忘症。但是不要担心，只要你平时在生活中做一些简单的练习，就会让你远离健忘。

1. 用手指照相法增强记忆力

你可以将经常会拿错或忘记拿的东西都放在桌子上，比如钥匙等。在看清楚之后，用双手拼成照相机的样子，假装按下快门，把它们的影像存下来，下次就能很轻松地找到了。

2. 经常将容易忘记的事念出来

将自己容易忘记的事大声地念出来，如果身边有人，大声念出来的同时，不仅是在提醒自己，对身边的人也是一种提醒。也许在你忘记的时候，他会帮你记着。

3. 喝下午茶增加营养

一顿营养均衡的下午茶不仅能赶走下午的瞌睡虫，还有助于恢复体力。研究表明，常喝下午茶的人，其记忆力和应变能力都较常人要高。

4. 将信息分门别类

例如当你临时决定去超市买东西，而手边没有纸笔时，只好将清单列在脑海中，但切勿杂乱无章地记忆，应试着分类。例如你要买10样东西，你要提醒自己：买5种蔬菜、3种水果、2种纸类用品，等等，这样就算忘记某一样，但记着总数，在买东西的过程中也会慢慢记起来。

5. 随时编个故事助记忆

将你所需要的各种东西编成故事，也有助于记忆。例如，你要去买纸、笔和墨水，不妨告诉自己，拜伦又用鹅毛笔蘸着墨水在纸上写情诗呢！再想想情景，相信很快就会记住。

6. 咬牙切齿

咬牙的动作可以使头部的肌肉得到活动，这样会促进头部血液循环，进而起到清醒大脑、增强记忆力的功效。反复紧咬牙齿，还能促进唾液分泌，唾液中含有腮腺素，而腮腺素有延缓衰老的作用。所以，经常咬牙切齿可使大脑清醒，增强记忆力。

7. 寻找标记物

如果当你忘记某件事情时，你可以多回忆一些当时的其他标记物。如你忘记了曾经去过的一个地方，可以想想那个地方周围的环境，有什么明显建筑物等。

8. 将腿高高抬起

有机会时，将双腿跷起高于心脏，这样脚和腿部的血液会回流到肺部及心脏，不仅可以减轻脚部和腿部静脉的压力，还可使头部的供血量大大增加。

9. 嚼口香糖增强记忆力

英国科学家调查发现，嚼口香糖能增强人的记忆力。这可能是和嚼口香糖有助于集中注意力有关。同时还有另一种解释，就是嚼口香糖的动作会使头部血液循环加快，促进脑部的新陈代谢。

10. 记忆时保持平和的心态

记忆时需要头脑清醒，紧张及焦虑会阻碍记忆。

张嘴闭嘴就可强身健脑

据研究，张嘴闭嘴有一定的强身健脑作用。方法是每天早晨到空气新鲜的地方，将嘴最大限度地张开，先向外哈一口气，然后将嘴闭起来，深吸一口气。这样有节奏地张嘴闭嘴，并进行深呼吸运动，连续做100~200下。

张嘴闭嘴为何能强身健脑呢？

一是张嘴与闭嘴的动作能使面部40多块肌肉有节奏地进行收缩运动，这些肌肉在运动中得到锻炼，逐渐发达变粗，于是面部显得饱满，可防止中老年人因面部肌肉逐渐萎缩形成的"猴尖脸"。

二是向外哈气和用力深吸气能扩张肺脏和胸腔，增大肺活量，可使肺脏吸进较多氧气，增强身体的新陈代谢，从而提高全身各器官的功能，使人的衰老过程减缓，有利于健康长寿。

三是早晨起床后大脑还没有完全清醒，嘴的一张一闭，通过面部的神经反射刺激大脑，使大脑尽快清醒，思路敏捷，工作效率提高。

四是张嘴闭嘴，能使咽喉部得到活动，耳咽管保持通畅，中耳内外的压力维持平衡，

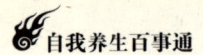

防止出现老年性耳聋、耳鸣等现象。

五是张嘴闭嘴时,牙齿得到叩击,增强了牙齿的坚固性,可防止牙齿过早脱落。

据观察,长年坚持张嘴闭嘴锻炼的人,身体强壮、头脑灵活、耳聪目明、老当益壮。而且此法简单易行,无副作用,不妨一试。

核桃——不可或缺的天然脑黄金

核桃又名"胡桃",与扁桃、腰果和榛子一起,并列为世界四大干果,素有"万岁子""长寿果""养人之宝"的美称。其卓著的健脑效果和丰富的营养价值,已经被越来越多的人所推崇。

祖国医学认为核桃性温、味甘、无毒,有健胃、补血、润肺、养神等功效。《神农本草经》将核桃列为久服轻身益气,延年益寿的上品。唐代孟诜著《食疗本草》中记述,吃核桃可以开胃、通润血脉,使骨肉细腻。明代李时珍著《本草纲目》记述,核桃有"补气养血,润燥化痰,益命门,处三焦,温肺润肠,治虚寒喘咳,腰脚重疼,心腹疝痛,血痢肠风"等功效。

专家指出,核桃最适合脑力工作者,因为这部分人往往用脑过度,很耗伤心血,常吃核桃能够补脑,改善脑循环,增强脑力。同时还有乌发、使皮肤光润的作用,因为"发者血之余",血旺则发黑,而且核桃中富含多种维生素,可以提高人体皮肤的生理活性,所以对女性而言是美容佳品。

现代营养学研究认为,核桃除去约50%的壳等废弃物后的净仁,含有63%的亚油酸、16.4%的亚麻酸,以及丰富的蛋白质、磷、钙和多种维生素,含有大量的不饱和脂肪酸,能强化脑血管弹力和促进神经细胞的活力,提高大脑的生理功能。而且,核桃含磷脂较高,可维护细胞正常代谢,增强细胞活力,防止脑细胞的衰退。

可见,吃核桃对健脑具有不可低估的作用,的确是一种天然的脑黄金。

多吃鱼头,健脑又增寿

有人对"砂锅鱼头豆腐汤"做过这样的评析:常饮"砂锅鱼头豆腐汤"能健脑,关键在于鳙鱼头和豆腐均为高蛋白、低脂肪、高维生素食物,两者均含有丰富的健脑物质——卵磷脂。该物质被机体代谢后能分解出胆碱,最后合成乙酰胆碱。乙酰胆碱是神经之间化学物质传递信息的一种最主要的"神经递质",可增强记忆、思维和分析能力,让人变得聪明。营养师曾对鳙鱼头做过化学分析,结果表明鳙鱼头含有比任何其他食物都丰富的不饱和脂肪酸,对脑的发育极为重要,可增进大脑细胞活跃。常吃"砂锅鱼头豆腐汤"确实不仅可以健脑,而且还可延缓中老年的脑力衰退。

营养专家对鱼头汤的好处分析归纳为四条:

(1)鱼眼和鱼脑富含DHA(二十二碳六烯酸)和EPA(二十碳五烯酸)。这两种不饱和脂肪酸是人体必需的不饱和脂肪酸。由于其高度不饱和及容易氧化变质,故烹调时应专用含维生素E高的大豆油。英国脑营养化学研究所教授认为:DHA和EPA摄取不足会导致脑功能障碍。

鱼眼和鱼脑中含有现成的DHA和EPA,根本不必要花高价去买"脑黄金"或"补脑营养液"。DHA 和 EPA 对脑神经传导和神经突触细胞的生长发育有重要生理功能,有助于提高大脑的推理、理解、判断和记忆能力。

(2)鱼脑中有很多物质如脑磷脂、卵磷脂、胆固醇等均为人脑营养所必需。鱼头汤集鱼脑营养之最,其健脑效果之快、好、省显而易见。鱼脑优于羊脑、牛脑、猪脑之处,还在于鱼脑中富含DHA和EPA。

(3)鱼头汤中含人体易于吸收的蛋白质,其中所含的氨基酸种类可达18种。其大脑物质中蛋白质占35%,蛋白质对大脑的记忆力、思维、信息传导等功能有优异的作用,例如由7种氨基酸组成的"加压素"和乙酰胆碱协同作用,可增进大脑的记忆力。

(4)鱼脑中含有丰富的维生素A和维生素E。这两种维生素均有一定的抗氧化能力,有助于防止大脑脂质组成中的DHA和EPA的氧化,保护大脑的生理功能,使大脑健康地发展。此外,它还含有维生素B_1、维生素B_2、生物类黄酮和多种微量元素。由此看来,鱼头的确是有利于身心健康的健脑佳品。

民间常用的健脑益智方

中医认为,心主神志,主血脉。心失所养则心悸恐惊,失眠健忘,烦闷不舒。以动物的心脏来调治人的神志病变,常可收到良好的效果,一般来讲,各种动物的心脏均有补心安神的作用,但以猪心最为常用。

民间常用猪心、枸杞子等做成羹,用以健脑益智。具体做法如下:

猪心1枚,枸杞子芽250克,葱白、豆豉各适量。猪心洗净血污,切成细丁状;枸杞子芽、葱白切碎;豆豉放入锅内,加清水,煮取豉汁;猪心、枸杞子芽、葱白放入豉汁中,加黄酒、食盐小火煮作羹食。

本品中以猪心为主料,补心安神;辅以枸杞子菜清热补虚,葱白宣通胸阳,豆豉清心除烦。全方具有补心安神,清热除烦之效。对于心血不足兼有热象的人来讲是不错的选择。

科学用脑,对自己的健康负责

中医认为"脑为元神之府",也就是说,脑是精髓和神经高度会聚之处,是人体极其重要的器官,也是生命要害之所在。所以,无论年老年少,科学用脑对工作、对健康,都非常重要。

调查表明,在大城市中大约有半数的人在过量使用"智力",给身体健康造成潜在威胁。例如,某权威机构抽样调查显示,59.6%的脑力工作者每天用脑时间长达10小时;40.2%的学生每天伏案学习至深夜;另外,有28.4%的非脑力工作者业余时间也花在了各种"动脑"的工作和活动上。这些都给疾病埋下了祸根。

还有一项统计数据表明,科技人员平均死亡年龄为67岁,较各类职业人群平均早死3.26岁,其中15.6%发生在35~54岁的早死年龄段。据统计,在职科学家平均年龄只有52.2岁,加上离退休人员,所有死亡者的平均年龄只有63.3岁,大大低于平均期望寿命73岁。脑疲劳已严重危害人类健康,成为影响许多人健康,导致许多科技工作者英年早逝的重要因素。

那么，我们如何科学使用大脑呢？

很简单，既不能马不停蹄地过度用脑，也不能整日什么都不想，干脆不用脑。科学用脑，要做到张弛有度，因为紧张和放松对于人体都是极为重要的。适当放松自己，有利于机体消除疲劳和产生新的活力，有利于身体健康，也有利于工作。

此外，由于脑是藏神之所，精神愉快则脑不伤；精神紧张，心境不宁，神乱神散，则脑受损。故平时要学会颐神养脑，重视道德修养，豁达大度，恬淡寡欲，不患得患失，不追名逐利，悠然自得，助人为乐。

测一测：你的大脑是否"营养不良"

我们的大脑要想处于健康状态，有5种营养素不可或缺。

（1）葡萄糖——大脑运动的动力。

（2）脂肪酸——保证大脑有充足的营养。

（3）磷脂——这种记忆分子为你的大脑提供充足的营养。

（4）氨基酸——这种物质操控着大脑的运转。

（5）智慧营养素——包括维生素和矿物质，它们是大脑的"微调师"。

在我们的日常饮食中，你是否摄入了均衡的大脑营养素？下面就请根据英国作家帕特里克·霍尔福德的健康著作《食物是最好的医药》提供的测试来测一下。在下面的每一项检查中，都提出了10个问题。如果答案是肯定的，就在问题前的空白处打钩。如果每一项检查中打钩的问题超过5个，那么就意味着你平时没有摄入足量的大脑营养食物。

1. 葡萄糖检查

你是否经常吃白面包、白米饭或精面条，而很少食用全麦食品？

你是否特别爱吃某些食物，如糖类食品？

你是否在每天的固定时间里喝茶、咖啡、软饮料，食用甜点或吸烟？

你是否经常在吃水果、蔬菜或其他糖类食物的同时并不食用蛋白质食物？

你是否经常忽略摄入肉类，尤其在早餐时？

你是否在清晨醒来时依旧感到疲倦，需要茶、咖啡或烟来让你放松？

你白天是否经常感到困倦？

你是否经常注意力不集中？

如果你不频繁地吃东西，就会感到头晕甚至易怒急躁？

你是否由于精力不足而不做任何锻炼？

2. 脂肪检查

你是否不经常食用油脂丰富的鱼类，如鲑鱼、大马哈鱼、沙丁鱼、鲱鱼、鲭鱼以及金枪鱼等，频率低于每星期1次？

你是否不经常食用鱼子以及鱼油，频率低于每星期3次？

你是否经常食用肉类以及奶制品？

你食用加工食品以及油炸食品（如熟肉、薯条、炸鱼）的频率是否超过每星期3次？

你的皮肤是否干燥粗糙,或者易患湿疹?
你是否经常感到记忆力减退或注意力难以集中?
如果你是女性,你是否有经前疼痛以及乳房肿胀等症状?
你是否感觉体内水分过多?
你是否经常感到眼部不适,如干涩、爱流泪、发痒?
你是否患有关节炎等炎症?

3. 磷脂检查

你是否不经常食用鱼类(尤其是沙丁鱼),频率低于每星期1次?
你每周摄入的鸡蛋是否少于3个?
你食用肝类食物、大豆制品、坚果的频率是否低于每周3次?
你每天摄入的卵磷脂是否少于5克?
你是否感觉记忆力下降?
你是否有过这种感觉:当你正在寻找某种东西的时候却忘记了你要寻找什么?
你是否觉得心算很吃力?
你是否觉得有时很难集中注意力?
你是否经常觉得情绪低落,莫名沮丧?
你是否感觉学习新东西很慢,反应迟钝?

4. 氨基酸检查

你食用富含蛋白质的食品(如肉类、奶类、鱼、蛋、豆腐等)的频率是否少于每天1次?
你每天食用植物蛋白质(如豆类、小扁豆、藜麦、种子、坚果、粗粮等中含有的蛋白质)的次数是否少于2次?
如果你是素食者,你是否不经常搭配食用上面提到的植物蛋白质食物?
你是否经常感到疲乏劳累?
你是否时常感觉焦虑、沮丧,甚至暴躁易怒?
你是否经常感到疲惫不堪或是对任何事情都提不起兴趣?
你是否经常觉得注意力不集中或者记忆力减退?
你是否有低血压?
你的头发与指甲是否生长缓慢?
你是否经常感到饥饿,或者经常觉得消化不好?

5. 智慧营养素检查

你每天食用的蔬菜和水果是否少于5份?
你是否无法保证每天都摄入至少一种深绿色蔬菜?
你每星期食用热带水果(新鲜的或干的)的次数是否少于3次?
你每星期食用植物种子(如南瓜子、葵花子、芝麻)或坚果的次数是否少于3次?
你是否没有每天额外补充复合维生素或是矿物质?
你是否经常食用白面包,白米饭或精面条,而很少食用全麦食品?
你是否每天都要摄入硬饮料?

你是否时常感觉焦虑、沮丧,甚至暴躁易怒?

你是否经常出现抽筋现象?

你的指甲上是否出现了白色斑点?

第三节

别让电脑杀了你——电磁辐射中的健康法则

电磁辐射——人体免疫力的隐形"杀手"

免疫力是保护自身的抵抗力量,如果把外部入侵者叫作"抗原",抵抗力量就是"抗体"。例如,身体受到外部细菌感染以后出现炎症,这里的细菌就是"抗原"。这时,体内的"抗体"细胞集合起来,攻击这些细菌,直到把细菌消灭,身体恢复健康状态。这些"抗体"的战斗力就是"免疫力"。

可是,这些在细菌、病毒面前英勇抗战的免疫力战士们,在异常电磁波的长时间辐射之下,会渐渐虚弱下去,失去战斗力。

也就是说,在受到电磁波长期照射之后,人体免疫力下降,不仅对于感染性和传染性疾病的抵抗力大大减弱,同时对于体内细胞异变,例如癌细胞的繁殖等,也会丧失抵抗作用。

值得一提的还有人脑中央部位叫作"松果体"的器官。这个器官受到电磁波辐射损伤以后,人体免疫功能会大大降低。松果体分泌一种叫作"抗黑变激素",或者叫作"N-乙酰-5-甲氧基色氨"的激素,通常称作"松果体激素"。目前已经明确了的是,电磁波辐射会减少松果体激素分泌量。

那么,这与人体免疫功能有什么关系呢?

1994年开始,免疫学上已经发现,松果体激素具有各种功能,例如,预防癌症,提高抵抗艾滋病的能力,防止细胞受到损伤,降低血压,预防心脏病,延长寿命等。此外,还是抗酸化物质(生物体酸化容易患癌症),并且具有防止精神紧张、兴奋过度等作用。在动物实验中,服用松果体激素的老鼠平均寿命延长了20%~30%。

从1995年夏天开始,松果体激素作为一种理想的万能药物曾经在美国和许多国家风靡一时。

人脑的松果体激素还具有"儿童激素"之称。这是因为松果体激素从人出生以后分泌量急剧增多,一直持续到11~12岁。在人生重要的成长发育阶段开始后的5年左右的时间内,分泌量又急剧下降,以后一直缓慢趋于减少,到了老龄阶段,只能分泌微乎其微的松果体激素。

显而易见,在电磁波辐射的影响下,松果体激素的分泌量减少,引起免疫功能方面的一系列连锁反应。

电脑辐射的危害——你真的了解吗

目前,电脑已经成为我们家用、办公都离不开的东西,如果没有了电脑,相信很多人都会感到非常不便。但遗憾的是,当我们享受着电脑带给我们的便捷之时,也不得不接受它对我们健康的威胁。因此,电脑对人体生理和心理方面的负面影响已日益受到人们的重视。所以,了解电脑危害,防止电脑危害,已经成为不容忽视的问题。

1. 你知道电脑的辐射量是多少吗

电脑所散发出的辐射电波往往为人们所忽视。依国际 MPR Ⅱ 防辐射安全规定:在 50 厘米距离内必须小于等于 25V/m 的辐射暴露量。但是你知道计算机的辐射量是多少吗?

计算机的辐射量分别为,屏幕 218V/m,主机 170V/m,键盘 1000V/m,鼠标 450V/m。

比较一下辐射量,你会发现键盘的辐射量是最大的。目前,国内对电子产品的辐射有了严格的规定,如强制执行的 3C(强制性产品认证制度)认证就是其中之一,但从实际情况来看,要在电脑设计中完全杜绝辐射并不现实。因此作为用户,我们可以购买通过 TCO 认证的显示器、选择大品牌厂商的机箱或一些特殊的专业防辐射产品来避免电磁辐射问题。尽管电磁辐射无时不在、无处不在,但只要掌握足够的辐射知识和计算机的正确使用方法,我们完全不用为计算机的电磁辐射感到恐慌。

2. 电脑辐射会对人体产生哪些危害

长期接触电脑,电脑辐射不仅会对人体产生不良影响,甚至会危害健康。

研究表明电磁辐射超过 2 毫高斯便可危害人体健康,而普通电脑辐射源高达 100 毫高斯。医学证明长期处于高电磁辐射的环境中,会使血液、淋巴液和细胞原生质发生改变,电磁辐射过度会影响到人体的循环系统、免疫、生殖和代谢功能。电脑屏幕发出的低频辐射与磁场,会导致 7~19 种病症,包括流鼻水、眼睛痒、颈背痛、短暂失忆、暴躁及抑郁等。

3. 电脑辐射伤害的致病原因有哪些

电脑热度过高,在工作时就会有相当多的电磁辐射,它会使空气发生电离作用,不断产生正电荷(正离子),并不断与空气中的负离子中和,导致负离子的含量几乎为零。负离子多有益,正离子多就有害,长期处于正离子过多的环境中,它们通过呼吸进入肺,然后随血液循环被输送到人体的各个组织,使人的血液、体液呈酸性,延缓身体正常的代谢功能,使毒素囤积在体内。使人失眠、免疫力下降、女性内分泌紊乱等。

4. 电脑辐射量的衡量标准是什么

根据国际辐射防护协会和国际劳工组织的规定,电磁场的安全强度是 0.2~0.4 微特拉(这是 24 小时接触计算机时的电磁场安全线),低于此强度对人体没有危害。

一些专门研究机构测试过计算机的电磁场强度,结果发现,紧贴荧光屏处电磁场强度为 0.9μT,但离开荧屏约 5 厘米处,强度不到 0.1μT,再远一点至 30 厘米处(这是计算机操作者的身体与荧屏之间的习惯距离),其强度几乎无法测出。此外,空间中的电磁波确实是无处不在的,但是在一般情况下,这种电磁辐射的强度很小,不会对人体健康造成伤害。

我国颁布的《电磁辐射防护规定》，规定了电磁辐射污染的设备和对人员影响的标准限值，只有当电磁波达到一定强度的时候，才需要重点保护。

5. 藏在电脑背后的"隐患"

电脑对人类健康的隐患，从辐射类型来看，主要包括电脑在工作时产生和发出的电磁辐射（各种电磁射线和电磁波等）、声（噪声）、光（紫外线、红外线辐射以及可见光等）等多种辐射"污染"。

从辐射根源来看，它们包括 CRT 显示器辐射源、机箱辐射源以及音箱、打印机、复印机等周边设备辐射源。

其中 CRT（阴极射线管）显示器的成像原理，决定了它在使用过程中难以完全消除有害辐射。因为它在工作时，其内部的高频电子枪、偏转线圈、高压包以及周边电路，会产生诸如电离辐射（低能 X 射线）、非电离辐射（低频、高频辐射）、静电电场、光辐射（包括紫外线、红外线辐射和可见光等）等多种射线及电磁波。

而液晶显示器则是利用液晶的物理特性，其工作原理与 CRT 显示器完全不同，天生就是无辐射（可忽略不计）、环保的"健康"型显示器；机箱内部的各种部件，包括高频率、功耗大的 CPU，带有内部集成大量晶体管的主芯片的各个板卡，带有高速直流伺服电机的光驱、软驱和硬盘，若干个散热风扇以及电源内部的变压器等，工作时则会发出低频电磁波等辐射和噪声干扰。

另外，外置音箱、复印机等周边设备辐射源也是一个不容忽视的"源头"。

科学摆放，把电脑的伤害降到最低

一般用电脑的人都很注意防范电脑屏幕的电磁辐射，其实，电脑电磁辐射最厉害是电脑的"后脑"和两侧，所以最好别拿电脑的"后脑勺"冲着人。

电脑屏幕都是用含铅玻璃制成，能够遮挡辐射，而电脑两侧和后部是没有这样的屏蔽的，人如果对着这些部位就没有任何防护。在很多写字间里，为了节省空间，电脑都是一个接一个的摆放，而写字间的挡板无法遮挡辐射，对坐在前面的人健康危害就很大，如果多台电脑还会有累积效应。最安全的摆放方式就是将电脑的"后脑"都靠着墙放，并且每台电脑之间的距离应在 1 米以上。实在没有位置的，人离电脑的"后脑"的距离也要保持在 1 米以上。

除此之外，人们在使用电脑时，处于近距离视物状态，很容易令眼肌疲劳，因此需要经常远眺以改变这种状态。如果电脑紧贴墙壁摆放，使用者抬起头时，映入眼帘的就是一堵墙，这种情况下，眼睛不但无法得到良好的调节和放松，还会加重视神经的紧张和疲劳，长此以往会导致近视，或使近视程度进一步加深。

不仅如此，长时间近距离视物，还会导致大脑不断接收到紧张信号，令人们出现头昏脑胀、疲劳、焦虑等一系列不适的症状。

电脑最好摆放在窗户边，屏幕和墙壁之间的距离最好在 1 米以上。如果必须把电脑靠墙壁放置，不妨在后面的墙壁上贴一些绿色或蓝色的画（如森林或大海）。这些冷色调的墙纸进入视线，传递到大脑后，可以使情绪得到镇静，并有效地缓解焦虑和疲劳症状，使人心境变得开阔。

绿色抗辐射——让健康植物走入办公室

英国《金融时报》曾刊登一文，值得寻味。作者讲述了电脑前的一盆仙人掌带给他的"神奇"变化。在整整一周，这位专栏作家随身带着仙人掌去办公室、图书馆，又把它带回到家里的书桌上。最终他发现，自己一周的撰稿量增加了13.6%。而且在数周后，已困扰他多年的疾病也消失了。由此，他对风行欧洲十国的"让健康植物走入办公室运动"的态度，从狐疑转向推崇。

该文提到的"让健康植物走入办公室运动"，是一项受到欧盟资助的活动，目前正在英国、德国、奥地利、比利时、法国、意大利、瑞典、丹麦、芬兰和荷兰展开。它传播的理念是：健康植物能够提升生产力。据该运动的推广网站介绍，1/3的欧洲现代办公建筑都存在室内空气不良的现象，甚至导致员工病假率偏高。而在挪威一家医院所做的研究表明，向办公室引入健康植物后，因病假导致的员工缺勤率减少了一半。还有研究证实，如果每天在电脑屏幕旁放置健康植物达4小时以上，人们的工作效率就会大大提高。

受此文启发，我们就这个问题翻阅了大量的资料，发现美国人倡导在办公室放置健康植物的时间更长，8年前就成立了相关机构进行专项研究和公众推广。美国的研究表明，办公室内的健康植物能够吸收热量、噪声和空气中的有害物质，启用室内空调设备的开支可因此减少20%。并且，由于健康植物能间接调节员工情绪，减少疲劳感，特别是有助于"提升士气、减少争执"，美国公司的年产值能借此增长1290亿美元。

上述不可思议的实例和数据，大体说明了一个道理：人类对健康植物的生理依赖，并没有在现代文明发展的进程中断然改变。只不过，随着社会的发展和环境的变化，原始丛林在人类生活中一步步浓缩——对那位英国专栏作家来说，已浓缩为电脑前的一株仙人掌。但无论被浓缩得多么小，健康植物仍然在默默地使人类受益。令人感慨！

看来，倡导在办公室摆放健康植物是必要的，因为那些高大的现代写字楼的确与人类不那么"亲和"。

倡导在办公室放置健康植物，反映出一个办公环境的可持续发展问题，尽管这并不是仅仅依靠健康植物就能解决的问题。如果说人们疾呼减少温室气体排放、保护野生动物的举动代表了一种远虑，那么解决室内环境的可持续发展问题体现的就是一种近忧。换言之，人类如今是既不可无远虑，又不可避近忧，两者都显得刻不容缓。面对大都市里鳞次栉比的现代化写字楼群，人类该如何规划未来的"超现代"办公环境呢？恐怕确实需要一点新思维。

专家指出，如果从专业上讲，目前完全达到生态办公室非常难，生态是一个大的概念，很难在一个小办公室实现。但是我们可以通过增加建筑物内的绿色植物，改造通风设备，增加室内加湿器，有效利用自然光源，以增加办公室的舒适度。

总之，虽然解决办公环境问题是一个局部问题，但我们必须从整体上考虑，让我们现有的办公环境更加环保、健康、时尚、舒适。期待着在不久的将来，工作在生态办公区享受"苔痕上阶绿，草色入帘青"将不再是梦想。

6种优质食物,帮你逃离辐射陷阱

我们每天都要面对各种各样的辐射,家用微波炉、电脑、电视、空调、电褥子等都会发出电磁波。电磁辐射会对人的身体产生不同程度的危害,如头痛、失眠、心律不齐、视力下降、皮肤病等。

防范电磁辐射,除了避免和电磁波的"亲密接触"外,在饮食上也能对抗电磁辐射对机体的危害。下面列举一些抗电磁辐射的健康食物。

1. 蔬菜、水果

多吃新鲜的水果、蔬菜,能摄取大量的维生素A、B族维生素、维生素C、维生素E。这些富含维生素的食物能减轻电磁辐射对人体产生的细微影响,避免神经系统发生紊乱。

2. 绿茶

绿茶中的茶多酚是抗辐射物质,可减轻各种辐射对人体的不良影响。茶叶中还含有脂多糖,能改善机体造血功能,升高血小板和白细胞等。如果不习惯喝绿茶,菊花茶同样也能起着抵抗电脑辐射和调节身体功能的作用。

3. 猪血

猪血的血浆蛋白丰富,血浆蛋白经消化酶分解后,可与进入人体的粉尘、有害金属微粒发生反应,变成难以分解的新物质沉淀下来,然后排出体外。

4. 黑木耳

黑木耳的最大优势在于可以帮助排出粉尘、纤维素物质,使有害物在体内难以立足。

5. 海带

海带是放射性物质的"克星",含有一种称作海带胶质的物质,可促使侵入人体的放射性物质从肠道排出。

6. 紫苋菜

紫苋菜能抗辐射、抗突变、抗氧化,与其含硒有关。硒是一种重要的微量元素,能增强机体免疫功能,保护人体健康。常吃含硒丰富的紫苋菜,可提高人体对抗辐射的能力。

电脑一族,每天应喝健康茶

面对电脑时间长了不好,那该怎么办?其实每天4杯茶,不但可以对抗辐射的侵害,还可保护眼睛。

1. 上午一杯绿茶

绿茶中含强效的抗氧化剂以及维生素C,不但可以清除体内的自由基,还能分泌出对抗紧张压力的激素。绿茶中所含的少量咖啡因可以刺激中枢神经,振奋精神。不过最好在白天饮用,以免影响睡眠。

2. 下午一杯菊花茶

菊花有明目清肝的作用,有些人就干脆用菊花加上枸杞子一起泡来喝,或者在菊花茶中加入蜂蜜,都对解郁有帮助。

3. 疲劳了一杯枸杞子茶

枸杞子含有丰富的β-胡萝卜素、维生素B1、维生素C、钙、铁,具有补肝、益

第六章　求医不如求己

肾、明目的作用。其本身具有甜味，可以泡茶也可以像葡萄干一样当做零食，对解决"电脑族"眼睛涩、疲劳都有功效。

4. 晚间一杯决明茶

决明子有清热、明目、补脑髓、镇肝气、益筋骨的作用，若有便秘的人还可以在晚餐后饮用，对于治疗便秘很有效果。

计算机皮肤，这8招就能搞定

电脑时代，我们为工作和生活的高效、便捷而高兴。然而，在人们还没有充分的防范意识时，电脑已经悄悄地伤害了我们的皮肤——皮肤干枯、毛孔变粗、小痘痘外冒、眼睛干涩、黑眼圈形成并不断加重……这种病态皮肤，专家冠以它一个新名称："计算机皮肤"。

那么，为何电脑会导致计算机皮肤的形成？主要有以下两大原因：

（1）电脑在开机状态产生的静电对皮肤的杀伤力很大。静电作用会使荧光屏表面吸附许多空气中的粉尘和污物，我们与电脑近在咫尺，大量的灰尘也会落在皮肤上，让皮肤变脏，毛孔堵塞、逐渐变粗，痘痘滋生；同时也吸附了肌肤表层的水分，使表皮脱水。久而久之，就会出现干性肤质越来越干，油性肤质越来越油的恶性循环。

（2）电脑产生的辐射伤害皮肤和眼睛，导致眼睛干涩，黑眼圈生成并逐渐加重，皮肤发干，并有可能导致光敏性皮肤病——皮肤上出现小红疹或红斑。

对于电脑皮肤，可以用以下8招来搞定：

1. 保证荧光屏清洁

每天开机前，用干净的细绒布把荧光屏擦一遍，减少上面的灰尘。

2. 隔离最重要

要学会使用隔离霜，薄薄的一层，就能够让肌肤与灰尘隔离。比如使用美白保湿隔离霜、防护乳。另外，用点具有透气功能的粉底，也能在肌肤与外界灰尘间筑起一道屏障，但不要用油性粉底。

3. 经常清洁

"静电吸尘"会让你的脸很脏。半天工作下来，一定要洗脸、洗手，按肤质选用不同系列的洁面乳清洗，让皮肤放松；下班后要及时洗澡。

4. 经常补水

电脑辐射会导致皮肤发干。身边放一瓶水剂产品，如滋养液、柔（爽）肤水、精华素等，经常给脸补补水。在自己的护肤用品中添加一些水分高的护肤霜和抗皱霜。

5. 每星期做一次深层清洁面膜和保湿面膜

对皮肤进行深层清洁和保湿。这有助于收缩变得越来越粗大的毛孔。最好按肤质使用个人专业护理品，同时注意配以正常的作息、饮食。不过，想要收缩变得粗大的毛孔，改善肤质，绝非一朝一夕的事情，任何方法都必须长期持续使用才会显露出效果，三天打鱼两天晒网是没有用的。

6. 经常喝绿茶

绿茶中的茶多酚具有很强的抗氧化作用。但女性朋友应当注意，每月生理期来临

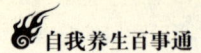

时，饭后不宜喝绿茶。

7. 经常喝新鲜果汁和生菜汁

不经煮炒的鲜果汁和生菜汁是人体的"清洁剂"，能解除体内堆积的毒素和废物。体内的毒素少了，皮肤也会光洁许多。

8. 甘油和白醋涂搽皮肤

用1：5比例的甘油和白醋涂搽皮肤，既能让肌肤变滑嫩，又能省钱。

小心，你是否患上了"电脑躁狂症"

白领一族正悄然遭受一种叫"电脑躁狂症"的折磨，不少白领人士的病情还十分严重。心理专家认为，这是现代人过分依赖高科技产品的副作用之一。

对电脑莫名其妙地大动肝火，破口大骂，进而"拳打脚踢"，把鼠标和键盘乱砸乱扔。部分人还会不分青红皂白地把气发泄到同事和家人身上，常常让人感到自己"发神经"。而少部分人则表示当电脑出现问题时，会突然感到口干舌燥，精神紧张恐慌，本该轻易解决的小问题却不知所措，突然间不明白该怎样下手。

如果你有上述症状的话，你可能已经患上"电脑躁狂症"。医生解释说，城市人因为生活压力大、工作节奏快等原因，患神经官能症的比例很高。其实电脑躁狂症只是神经官能症的一种。神经官能症包括焦虑、紧张、情绪烦躁、郁闷、头痛、失眠、心悸等。城市人患上神经官能症的比例很高，我们应该抛弃对这种疾病的偏见，主动去看医生。

致病原因如下。

由于对电脑过度依赖，所以当电脑出现故障后，会精神紧张，情绪烦躁、不安，甚至有对电脑"动武"的倾向，如通过用力敲打键盘、鼠标，大骂电脑，摔砸电脑等方式发泄怒火，有的还将不满情绪发泄在家人或同事身上。

缓解方法如下。

（1）立即找专业人士来维修故障。避免独自坐在电脑桌前，应当尽快转移视线和注意力，放松心情。

（2）随时保存工作文档，及时备份。用移动硬盘将资料备份，这样一旦电脑出现问题，不会受到太大损失，情绪不至于骤然失控。

（3）时而站起来走动一下。不要长时间坐在电脑前工作，每隔一段时间走开喝杯茶、咖啡或活动一下四肢。

一般而言，这一病症容易发生在脾气急躁的人身上，如果平时注意主观上克制自己容易动怒的倾向，放松心情，随时将资料存盘备份，一旦电脑坏了，就不会让自己的情绪骤然失控，发病的可能也会大大减小。

提防另一个辐射杀手——手机

手机在使用时会释放出一定的电磁辐射，而且在待机状态下也会释放出微量的电磁辐射，这种电磁辐射可使人出现头痛、头晕、乏力等不适症状。但作为一种现代化的通信工具，我们又离不开它，那么这就需要我们采取措施，将辐射的危害降到最低。

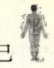

下面就为大家介绍一下减少手机辐射的方法：

1. 不要在拨通瞬间接电话

手机在被拨通的一瞬间辐射是最强的，所以铃声刚响的时候不要去接，响过几声之后再接听；播出电话号码后，也不要急着把电话贴在耳朵边，看到显示屏中的接通信号后再说话也不迟。

2. 手机信号弱时少听电话

在弱信号环境下拨打手机，辐射明显增大，人体对天线辐射的吸收也可能增加，所以在手机信号不好的时候也要尽量避免打手机。

3. 最好用左耳接听电话

有实验证明，左耳接听电话时，人体受到的辐射比右耳接听要小，所以，我们最好养成左耳接听电话的习惯。

4. 不要忽视充电器的辐射

充电器在工作的时候所产生的辐射也可能对人体造成伤害。所以，最好离充电器远一点，电充足后，也别忘顺手把插头拔掉。

5. 不要迷信手机防磁贴

手机的辐射源主要是来自于它天线的部分，因此，使用手机防磁贴也无法阻隔电磁波的伤害。

6. 不要放在裤袋里

手机若常挂在人体的腰部或腹部旁，其收发信号时产生的电磁波将辐射到人体内的精子或卵子。

7. 使用免持听筒

尽管许多人会觉得使用免持听筒很麻烦，但是使用免持听筒确实能使你免于电磁波辐射的伤害。

8. 雷雨天气不要接打电话

手机在雷雨天气中，就像金属扣子等金属物体一样危险，人们需要对它提高警惕。

9. 最好不要在车上打电话

由于车厢都是金属外壳，所以大量的手机电磁波在车内来回反射。这些电磁波密度大大超过国际安全标准，严重影响身体健康。

10. 莫把手机当胸饰

研究表明，手机挂在胸前，会对心脏和内分泌系统产生一定影响。心脏功能不全、心律不齐的人尤其要避免把手机挂在胸前。

11. 睡觉时别把手机放枕边

手机辐射对人的头部危害较大，它会对人的中枢神经系统造成功能性障碍，引起头痛、头昏、多梦等症状。

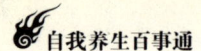

第四节
想瘦哪儿就瘦哪儿——肥胖自救 9 法

瘦腰——小肚腩，请你走开

时下，人们的物质生活水平越来越高，有不少人吃东西不加节制，造成营养过剩，结果吃出了小肚腩。无论对于男人还是女人，小肚腩都非常惹人讨厌，它不仅影响美观，很多漂亮的衣服穿上去显得滑稽可笑，而且对健康危害很大。

那么，我们怎样来减除自己腹部的小肚腩呢？实际上，按摩方法就非常不错。下面，我们就为因小肚腩而烦恼的朋友们推荐几种有效的按摩减"腹"法：

1. 拇指叠按法

将两个拇指上下重叠，在腹部及相关穴位按压，按压的轻重应以手指感觉到脉搏跳动，且被按摩的部位不感觉疼痛为宜。

2. 波浪推压法

两手手指并拢，自然伸直，一只手掌放在另一只手掌背上，右手在下，左手在上。在下的那只手掌和手指平贴腹部，用力向前推按，然后在上的手掌用力向后压，一推一回，由上而下慢慢移动，好像水中的浪花，故而得名。

3. 腹部穴位按摩

腹部按摩并不是简单地揉肚子，选准基本穴位实施按摩，会起到事半功倍的效果，让你可以更自信地露出小蛮腰。

中脘穴：腹部正中线肚脐以上大约4寸处。

水分穴：腹部正中线肚脐以上大约1寸处。（按摩水分穴有助于排除体内多余的水分，避免水肿，并且可以帮助肠胃蠕动、锻炼腹肌，避免小腹突出。）

气海穴：腹部正中线肚脐以下大约1.5寸处。

关元穴：腹部正中线肚脐下大约3寸处。

水道穴：肚脐以下大约3寸，关元穴左右两侧各向两旁大约2寸处。

天枢穴：肚脐左右两侧各向两旁大约2寸处，以左天枢为重点。

另外，按摩气海、关元穴能有效地抑制食欲，有利于腹部脂肪均匀分布；而按摩天枢穴则可以帮助消化、排气，促进肠胃蠕动、废物排泄，当然更有利于消除小腹赘肉。

穴位按摩方法及时间：每天早晚仰卧在床上，先以手法2由上腹部向小腹推压3~4次，再先后以手法一和手法二依次按摩以上6个穴位，每个穴位各按摩2分钟左右。

值得注意的是，经期妇女不能按摩腹部，否则会加大出血量。孕期妇女同样也不能按摩腹部，还有一些穴位如三阴交、至阴穴等都不能按摩。但是经期、孕期妇女可以接受四肢按摩。

瘦腿——造出一双美腿

对于很多办公室白领来说，一天可能会在办公室坐上8个小时甚至更久，慢慢地，

第六章 求医不如求己

你会发现双腿越来越粗壮。其实，只要找准腿部按摩部位，每天进行自我按摩，你会发现在不知不觉中，双腿竟被拉长3厘米！

1. 膝盖与两侧按摩

膝盖周围很少累积脂肪，因为膝盖是骨骼相连的关节部位，只是这个部位很容易水肿或出现松弛的现象，而使得腿部变粗。具体改善方法是：由膝盖四周开始按摩，可以改善膝盖周围皮肤松弛现象，不过，按摩的次数要频繁，否则是无法达到改善曲线的功效的。

2. 紧实大腿线条

大腿内侧的皮下脂肪是很容易堆积松弛的，按摩大腿的方法是取坐位，腿部全部离开地面，臀部支撑身体平衡，双手按住膝盖上部大腿中部，轻轻按摩。这样可以消除腿部的水肿，让双腿肌肤更加有弹性，使腿部线条变修长。

3. 改善小腿微循环

（1）减小腿要从减小腿肥肉开始。双手掌心紧贴腿部，四指并拢，大拇指用力压住腿部肌肉，从脚跟的淋巴结处中速向上旋转，两手旋转的方向必须相反。每条腿各2~3分钟。

（2）睡前将腿抬高，成直角，放在墙壁上，坚持二三十分钟再放下，将有助于腿部血液循环，减轻脚部水肿。

另外，血液循环不好，就很容易引致腿部水肿。含维生素E的食物，可帮助加速血液循环、预防腿部肌肉松弛。含丰富维生素E的食物包括杏仁、花生、小麦胚芽等。

瘦手臂——跟拜拜肉说"拜拜"

手臂是淋巴结汇聚之处，很容易有赘肉堆积。当你向朋友挥手告别时，尴尬地发现上臂的肉也在晃动，仿佛也在说"拜拜"？这就是手臂内侧赘肉被称为"拜拜肉"的原因。"拜拜肉"的存在让很多美女对吊带装望而生叹，因为它们很容易暴露自己的粗胳膊。何不尝试用精油来跟"拜拜肉"对抗，让自己摆脱粗手臂的烦恼呢？

1. 适用精油

月桂精油可以促进淋巴循环，葡萄柚则可以加速脂肪代谢。在运动后进行按摩，可以达到让肌肤紧实的作用，更能预防肌肉软化后的脂肪堆积。此外，冬青、柠檬、天竺葵、茴香、姜、杜松、罗勒、迷迭香效果也不错。

2. 魔法配方

月桂3滴+冬青3滴+柠檬3滴+荷荷芭油10毫升。

月桂精油3滴＋葡萄柚精油3滴＋荷荷芭油10毫升。

3. 使用方法

（1）将具有紧实和瘦身功效的按摩精油涂抹在双臂上，左手伸直，右手掌从左手手臂内侧由手腕处开始，由下往上推，一直按摩到肩膀。两手交替做5~10次。

（2）左手臂转到外侧，右手掌从左肩头开始，由上向下推，一直按摩到手腕。换右手臂，重复相同步骤。配合专业的按摩刷，可以达到更好的效果。

4. 注意事项

（1）月桂精油和迷迭香精油都可以强烈地燃烧脂肪，不要同时使用，以免刺激性过大。

（2）皮肤或体质敏感者，请在使用前先进行敏感测试。

不过，皮下脂肪不易消除，这种顽固的皮下脂肪必须借由按摩及锻炼肌肉的训练才能减少，如果你觉得精油减肥法效果太慢，那么不妨加大一点力度，试试按摩。具体按摩步骤如下：

（1）由前臂开始，紧握前臂并用拇指之力，由下而上轻轻按摩，做热身动作。

（2）利用大拇指和食指握着手臂下方，以一紧一松的手法，慢慢向上移，直至腋下。

（3）以打圈的方式从手臂外侧由下往上轻轻按摩。

（4）再沿手臂内侧由上往下，继续以打圈的方式按至手肘位置。

（5）在手臂内侧肌肉比较松弛的部位，用指腹的力量，以揉搓的方法向上拉。

（6）用手由上而下轻抚手臂，令肌肉得以放松。整套动作可每晚做一次，两只手臂各做一次。

只要坚持做运动，就能去掉臂膀的赘肉，使皮肤光洁圆润，手臂修长、无赘肉，拥有美臂不是梦！但在做这些动作之前，别忘了先做暖身操，否则会有运动伤害之虞。另外，进行按摩时，切勿操之过急，动作要轻柔，慢慢地轻按手臂的穴位，可减少水肿的情况。

瘦脸——俊俏是可以修炼的

经过不懈地努力锻炼，腰是细了，腿也瘦了很多，如果还有一张肥嘟嘟的脸，那就"大煞风景"了。不过，不用担心，无论是天生的肥脸还是因水肿造成的肿胀，都可较快、较有效地利用按摩法帮你忙。

具体手法：

（1）从额头到太阳穴，双手按压3~4次。

（2）双手中指、无名指交替轻按鼻翼两侧，重复1~2次；再以螺旋方式按摩双颊：由下颌至耳下，耳中、鼻翼至耳上部按摩，重复两次。

（3）以双手拇指、食指交替轻按下颌线，由左至右反复3次。

（4）以双手掌由下向上轻抚颈部，然后沿耳后向上升，在头顶交汇于百会穴，用指尖轻轻按压两分钟。

（5）手指移至眼睛与眉毛间的侧面，向后约1横指处，快接近发际处轻轻按压3分钟，能促进面部新陈代谢。

（6）沿脸部下颚轮廓向上滑，就可发现一凹陷处（颊车穴），它可以有效消除因摄取过多的糖分所造成的肥胖。

（7）将手放到喉斜下方肌肤的内侧（天突穴）。按压天突穴能刺激甲状腺，促进新陈代谢，去除脸部多余的水分。

值得注意的是，在按摩前应先进行3分钟的有氧运动。按摩时着重刺激睛明、太阳、四下关、颊车几个穴位，能有效预防面部赘肉横生，改善脸形。

只要你长期坚持上面的脸部按摩，就可以减少面颊的皮下脂肪而使脸形变瘦。

第五节
小动作，大功效——办公室轻松健身方案

办公室里，这些"小动作"要常做

如果长时间待在办公室内，就容易引起头昏、失眠、记忆力减退、高血压、冠心病、便秘等，因此加强健身十分必要。下面就介绍几个强健体魄的"小动作"。

（1）脸部运动，将嘴巴最大限度地一张一合，带动脸上全部肌肉以至头皮，进行有节奏的运动。每次张合持续50次，约1分钟，脸部运动可以加速血液循环，延缓局部各组织器官的"老化"，使头脑清醒。

（2）揉腹，用右手按顺时针方向绕脐揉腹36周，再向逆时针方向绕脐揉腹36周，对防止便秘、消化不良等症状有较好效果。

（3）撮谷道，即提肛运动，像忍大便一样，将肛门向上提，然后放松，反复进行。站、坐、行时均可进行。每次做提肛运动50次左右，持续5~10分钟即可。提肛运动可以促进局部血液循环，预防痔疮等肛周疾病。

（4）躯干运动，左右侧身弯腰，扭动肩、背部，并用拳轻捶后腰各20次左右，可缓解腰背佝偻、腰肌劳损等病症。

（5）双眼远眺窗外，眼睛用力向下眨，可舒缓眼睛晶状体的疲劳。

（6）转颈，脖子左左、右右、前前、后后，先顺时针转动，再逆时针转动，可放松颈部神经。

（7）双手捂住耳朵，手指弹脑袋10~20次，可促进大脑血液循环。

（8）扯耳朵，右手绕过后脑勺，往下扯动左耳垂；随后，左手经过后脑勺，往下扯动右耳垂，每次做10~20次。

（9）肩周的最疼点，可采用压、抓、揉的手法，缓解疼痛。

（10）搓脸。双手相互搓热后，搓脸，使脸部发热，可起到活血的效果。

（11）臂举过头，扶住墙壁向下压，可拉伸、牵引劳累的肌肉。

（12）腹式深呼吸，平时我们采用的是胸部呼吸，可以采用腹部深呼吸，一舒一张。

简易瑜伽，电脑一族的健身功法

长时间操作电脑会感到很累。这时休息一下，做做专为电脑操作者设计的简易瑜伽，就能很快消除疲劳，恢复体力。

第一步，坐在椅上，背要直，双手放在膝盖上。然后一臂后伸，连同身体一起后转，目光盯着手掌并吸气、呼气，换手再做。

第二步，坐在椅上，屈臂握拳，同时钩脚尖抬起，稍停。双手放回膝盖，同时绷脚尖，让脚后跟带动脚尖一起转动。

第三步，屈肘，双手放肩上。两肘前后做圆周运动。

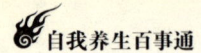

第四步,双臂交叉,胸前抱臂。抬起双臂,在左胸前做圆周运动,可同时活动双肩、肩胛骨和胸肌。

第五步,坐在椅上,背要直,双手抱一膝盖尽量贴近腹部。然后向前伸直这条腿,放回地面,换腿再做。

第六步,向前伸直双手,做游泳的动作,如蛙泳。尽量向前和向两侧伸展身体。

第七步,坐在椅上,一条腿屈膝并缓慢转向一侧,感觉是向一侧跨出一步,还原,换腿再做。

第八步,一条腿伸直,脚尖朝上,另一条腿弯曲,脚尖朝下,模仿走路动作,轮流换脚。

第九步,坐在椅上,双腿伸直,抬腿,向两侧转动,在地板上空画圆。

第十步,坐在椅上,双手放脑后,头向两侧来回转动。

第十一步,双手放膝盖上,然后一只手从上伸到肩后,另一只手从下向上伸到肩胛骨处,双手在背后尽量接触。换手再做。

第十二步,紧贴椅背坐在椅上,挺直脊柱,微微低头,向两侧轻轻转动。假设胸前有一小球,尽量用下颌去够球,眼睛睁大,跟着头转动。

常伸懒腰,常打哈欠

很多人在办公室中,常常因为怕显露疲态而不好意思伸懒腰、打哈欠。长期如此,不但会影响血液循环,使人容易疲劳,还会脑部的活动能力减退,使身体细胞呈现衰老的状态。

一个姿势坐久了,不妨起身伸伸懒腰,将头后仰,深深地打一个大哈欠,对于疲劳的人来说它可以促进血液的回流,促进新陈代谢,使细胞获得更多的氧气,并且打哈欠时会张口大大地吸一口气然后再快而短地呼气,这可以有效地将胸中的废气吐出,并且增加血中氧气的浓度,对于大脑中枢有消除困倦感的作用。

伸懒腰、打哈欠也是有方法的,最好的方式是起身站立(如果不方便站立,坐着也行),将双臂张开尽量向外扩,向后伸展。将头后仰,身体挺直,让上半身的肌肉绷紧,张嘴深深地打一个大哈欠。然后再吸一口气,闭气一会儿再慢慢地吐气。这样可以增加呼吸的深度,使更多的氧气进入身体各部位,这时大脑也同时吸收了大量氧气,更能提神醒脑,对于用脑过度或是工作疲劳的人来说也是一种很好的抗衰老运动。

长坐办公室,呼吸要正确

据美国健康学家进行的一项调查显示,不论在发达国家还是在发展中国家,城市人口中至少有一半以上的人呼吸方式不正确。其典型表现为:呼吸太短促,往往在吸入的新鲜空气尚未深入肺叶下端时,便匆匆地呼气了。很多人因为坐姿的局促和固定,只采用通过肋间肌和肋骨运动的胸式呼吸,这样的胸式呼吸受制于伏案工作,每次的换气量非常小,正常呼吸频率下,通气不足,使体内的二氧化碳累积;加上长时间用脑工作,机体的耗氧量很大,更容易导致脑部缺氧,出现头晕、乏力、嗜睡等症状。

其实正确的呼吸方法是:

处于坐姿时,呼气的时间应是吸气时间的两倍。多用鼻而不是用嘴来呼吸。

采用腹式呼吸。腹式呼吸指以膈肌的上下运动来扩大和缩小胸腔为主，肋间肌运动为辅而进行的呼吸。

在东方传统养生法中还有静坐禅定，强调一定程度的腹式呼吸，这样不但能够使呼吸深沉，还可以放松中枢神经。研究认为，正常的胸式呼吸一次约5秒钟，吸入约500毫升空气；而腹式呼吸，一次约为10~15秒钟，吸入1000~1500毫升空气。

据研究，一旦改变了呼吸方式，许多常见疾病，如哮喘、支气管炎、高血压、心脏病、头痛病、忧郁症等，都会有一定程度的减轻，甚至一些难以治愈的疾病，如慢性疲劳、月经紊乱及各种过敏反应，都会得到一定程度的缓解与改善。

把图书当器械来做保健操

在工作生活中，可以忙里偷闲用书做器械进行锻炼，可以锻炼胸部、背部，有益于身体健康。

（1）两手拿书，手臂放松。两脚开立与肩同宽，屈膝，然后左臂向前，右臂向后，用力振臂。

（2）上体前屈与地面平行，两脚分开站立，两腿伸直，两臂侧平伸。

（3）两手拿书，两腿分开站立与肩同宽，挺胸，收腹，抬头，两臂侧平伸。

（4）两臂向下摆动，利用惯力在体前交叉。

（5）两臂向下摆动，在体前交叉后，两臂向斜上方用力伸展，做扩胸运动。

（6）上体前屈，挺胸，同时两臂体前交叉，再用力向上摆。

（7）两臂向前平伸，两腿直立。

（8）手臂放松下垂，自然低头弯腰，膝略前屈。

（9）利用膝部弹力，伸直两腿，同时两臂向后摆，头仍向前低。

（10）挺胸抬头，两臂向上高高扬起。

（11）两臂高举，挺胸，低腰，抬头，两腿略前屈，恢复预备势。

传奇七步走，轻松告别"鼠标手"

电脑整天"霸占"着人们的手，这使得患"鼠标手"（医学上称为腕管综合征）的人越来越多。新加坡最新资料表明，女性是腕管综合征的最大受害者，她们的发病概率大约是男性的3倍，好发年龄多在30~60岁。这是因为女性的骨骼要比男性小，手部的腕管发育先天较男性细，腕部的正中神经更容易受到压迫性损伤。

以下就是防治"鼠标手"的7个小动作，只要每天抽出几分钟，就能有效地防治"鼠标手"：

动作1：用手表做辅助器械，按顺时针和逆时针转动手腕25次。

功效：缓解手腕肌肉酸痛的感觉。

动作2：手握带有负重的水瓶，首先手掌向上握水瓶，做从自然下垂到向上抬起动作，然后是手掌向下握水瓶，做从下向上的运动，各25次，锻炼腕屈肌。

功效：防治腕关节骨质增生，增强手腕力量。

动作3：舒展身体各部位时，也要用力展开双手的五指，每次20~30秒钟，做2~3次。

功效：增强关节抵抗力，促进血液循环。

动作4：吸足气用力握拳，用力吐气，同时急速依次伸开小指、无名指、中指、食指、拇指。左右手各做10次。

功效：锻炼手部骨节，舒缓僵硬状态。

动作5：用一只手的食指和拇指揉捏另一手的手指，从大拇指开始，每指各做10秒钟，平稳呼吸。

功效：促进血液循环，放松身心。

动作6：双手持球（如网球），或持手掌可握住的食物（如水果等），上下翻动手腕各20次。球的重量可依自己力量而定。

功效：增强手腕力量，锻炼肢体协调能力。

动作7：双掌合十，前后运动摩擦至微热。

功效：促进手部的血液循环。

按摩眼部，让你明眸善睐

眼睛既是视觉器官，又是心灵的窗口，是人们传递情感的信使。在现代社会，很多人整天对着电脑，这样会使眼睛感到疲劳、干涩，长期下去不但会影响视力，还会使眼睛失去往日的光彩。我们不妨用简便的按摩法来拯救我们的眼睛，让我们的眼睛恢复昔日的美丽和明亮。具体步骤如下：

1. 指压、按摩眼周

（1）在眼睛上方，从眼角朝眼尾处缓缓移动手指。用大拇指的指腹按摩太阳穴处，每按一处深呼吸一次。

（2）将中指放在眼尾处，朝外侧轻轻地提拉按摩。

（3）将手指放在眼睛下方，从眼尾向眼角慢慢移动，用食指和中指（或中指、无名指）指腹按压眼睑。

2. 按摩脸颊及眉头

（1）在眉头上方附近用中指和无名指以画圆圈的方式，稍微用力按摩。

（2）在颧骨上方处以画圈的方式按摩，这个步骤再加上一步眉头按摩，平均约按3分钟即可。

3. 让眼睛做操

眼睛过于疲劳时你需要做些眼部运动进行缓解。

（1）将双眼闭上约2~3秒。

（2）尽量睁大眼睛，停约2~3秒。

（3）眼球分别向左、右移动，各停约2~3秒。

（4）眼睛向上看约2~3秒。

（5）眼睛向下看，约停2~3秒。

总之，眼部按摩对保护眼睛视力、缓解视力疲劳都有很大作用，是简便、行之有效的措施，必须持之以恒。操作时注意力要集中，全身肌肉放松，呼吸要自然，按压穴位要正确，手法要缓慢，旋转幅度不宜过大，由轻到重，速度要均匀，以感到酸胀、略痛为宜。

长期伏案，让你的颈部也常做做操

长期伏案的人经常有颈部酸胀、疼痛、僵硬、活动受限等不适，究其原因，主要是由于颈部长期处于一种姿势或姿势不当，造成颈部某些肌肉过度紧张，从而引起上述种种不适症状。因此，经常伏案的人，应该坚持做以下松弛颈部肌肉的运动。

1. 坐位颈部松弛锻炼体操

（1）两手叉腰，一、二拍颈项向左侧屈，三、四拍颈项向右侧屈。

（2）两手叉腰，一、二拍颈项向左旋转，三、四拍颈项向右旋转。

（3）两手叉腰，一、二拍头顶用力向上顶，下颌内收，三、四拍放松还原。

（4）两手叉腰，一、二、三、四拍颈项向左、前、右绕环至还原，避免后仰。

（5）第一拍，头向左旋转，左手经体前伸向右肩上方。第二拍还原。三、四拍参照一、二拍，但方向相反。

（6）第一拍，颈项向左侧弯，左手经头顶上方触右耳。第二拍还原。三、四拍参照一、二拍，但方向相反。

（7）第一拍，低头含胸，两臂在胸前交叉，尽量伸向对侧，左臂在上。第二拍，挺胸，两臂尽量外展，肘弯曲与肩平，手心向前，头左旋，眼看左手。三、四拍参照一、二拍，但方向相反。

（8）两手抱头后，手指交叉，第一拍，稍低头，两肘向两侧张开。第二拍，用力抬头，两手向前用力，与头对抗，不使后仰。三、四拍同一、二拍。

2. 站位颈部放松锻炼体操

（1）自然站立，肩膀放松。两肩慢慢紧缩（夹肩），坚持5秒钟，然后双肩向上耸起，坚持5秒钟，还原，重复5次。

（2）自然站立，肩膀放松。颈部慢慢地向前屈，尽量让下巴碰到胸前，停留片刻，将头轻轻抬起来，还原，然后颈部慢慢向后伸，停留片刻，还原成预备姿势，重复5次。

（3）自然站立，肩膀放松。颈部慢慢地向左侧屈，让左耳尽量靠近左肩，停留片刻，还原。如上动作，再向右侧屈。左右交替，重复做5次。

（4）自然站立，肩膀放松。颈部慢慢地向左转动，眼睛向左肩膀后方看，停留片刻，还原。如上动作再向右侧转动。左右交替，重复5次。注意转动时头部不要过分向后倾。

上班族，几个小动作赶跑"瞌睡虫"

研究表明，上班族的工作效率在中午12点会达到高峰，接着便走下坡路。3/4的受访者在午餐后昏昏欲睡。尤其下午2~4点时，他们感到极度疲乏、沉闷，工作效率降低，甚至容易犯错。面对这种状况，该怎么应对呢？其实很简单，只要做下面的几个小动作，就可以把午后"瞌睡虫"赶跑。

（1）指压内关（将右手3个手指头并拢，把3个手指头中的无名指放在左手腕横纹上，这时右手食指和左手手腕交叉点的中点，就是内关穴）、合谷穴（以一手的拇指第一个关节横纹正对另一手的虎口边，拇指屈曲按下，指尖所指处就是合谷穴），每次每穴按120下，每天早晚各1次。

（2）手指交叉：把双手手指交叉地扣在一起。某只手拇指在上交叉一会儿后，再换成另一只手拇指在上。然后将手指尖朝向自己，并使双手腕的内侧尽量紧靠在一起。反复进行几次，就可以使大脑功能提高，从而达到提神的目的。

（3）做两条腿下蹲运动：两脚并拢，周身中正，重心放在前脚掌上，彻底蹲下后再缓缓站起。每次50个，每天早晚各1次。

（4）做腹式呼吸5分钟，每天早晚各1次。晚上临睡前做效果最好。

另外，可辅助下面的按摩：在困倦袭来时，反复按揉位于中指指尖正中部的中冲穴，或用中指叩打眉毛中间部位（鱼腰穴），反复数分钟。

还有一个绝妙的办法就是顿足，因为足底有很多穴位，站起来，使劲跺几下脚可以提神。

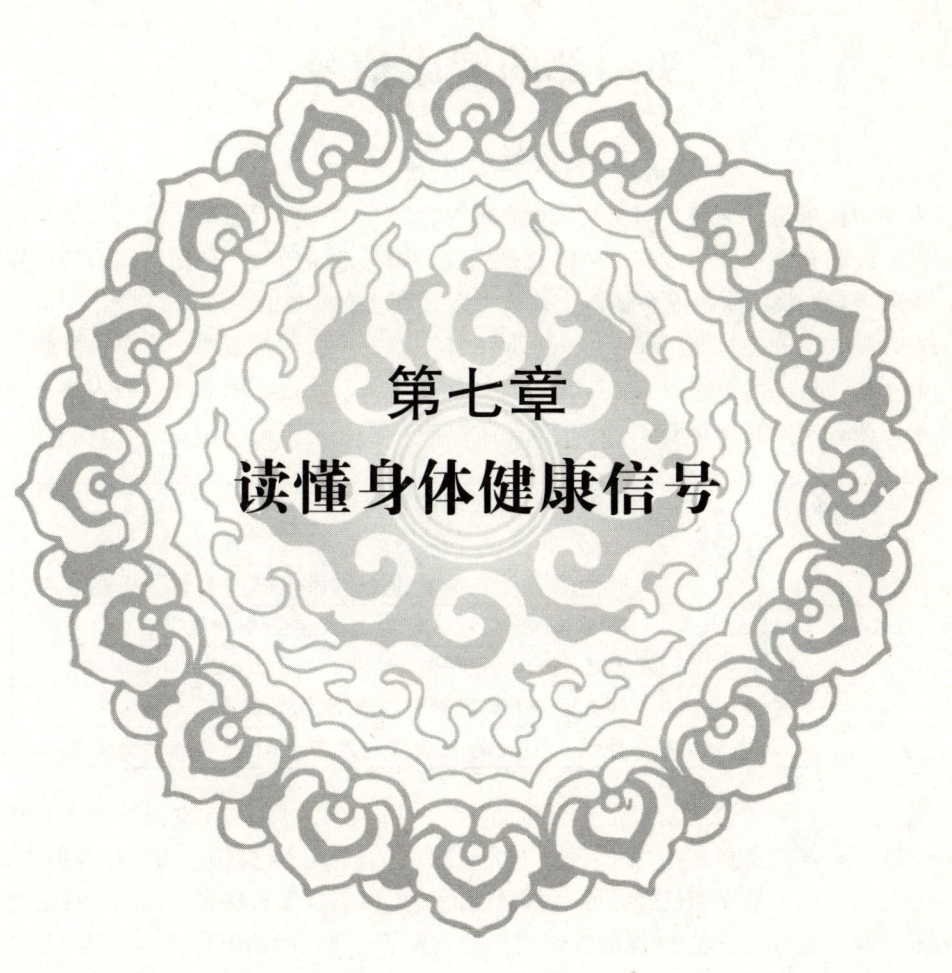

第七章
读懂身体健康信号

第一节
头颈部的健康信号

柔柔发丝中的故事

头发在中医里是一味药,叫血余。血余就是血剩余的东西,血足了以后长出来的东西叫头发。民间有个止血的妙方,用的就是头发,当头被碰破时,把伤口周边的头发剪下来,用火点着,烧成炭糊涂在伤口上,就可以达到止血的目的。

头发伴随着人的生长而生长,但头发是人体中唯一不腐烂的东西,不易被降解,比人的寿命还长,所以出土的古墓常少见尸骨,而多有头发。也正因如此,古人常拿头发代指年龄,通过发型的改变来标示一个成熟阶段的到来。

古时发型所代表的含义		
发型	年龄	含义
垂髫	童年	古时童子未冠,头发下垂,因而以"垂髫"代指童年
束发	青少年	一般指15岁左右,这时应该学会各种技艺
及笄	女子15岁	表示已到出嫁的年龄
弱冠	男子20岁	古代男子20岁行冠礼,表示已经成年
黄发	长寿老人	古时候人们说老人活到一定岁数时头发会由白变黄

《礼记·内则》里说"女子十有五年而笄"。古人认为女子15岁时就会来月经,来月经的这一天要行及笄之礼,把头发盘上去,这就标志着此人已成人,具有生育能力了,外人一看就知道这家的女孩已经成熟,这样的话就可以到她家来提亲。而男子成熟之时要行冠礼,古人认为男子在20岁的时候就长大成人了,要开始约束自己、负起责任了,这一年男子要把头发梳上去,并插一根簪子,然后再戴上一顶帽子,这从古代的"夫"字可见端倪。

过去有种刑罚,叫"髡首",就是剃去头发,这在古代算是很重的惩罚。《孝经》里说:"身体发肤,受之父母,不敢毁伤,孝至始也。""孝为百德之首,百善之先。"在古人心目中,头发是父母所赐,是不可以随便剪的,给犯人剃头发就是在告诉他,你是个不孝不忠的无道之人。

在戏文或传奇里,我们常见痴情女人,以头发作为定情信物赠给心上人。发在,如人在,身不能相伴,头发代替自己,陪伴、温暖着心上人。要是痴情女遇到了负心汉,到爱熄情灭,便会再次剪发,甚至剃成光头遁入空门,这在古代叫看破红尘。现代很多失恋或失意的年轻男女也会剪发,因为这样做可以调整心情,使自己忘记或开始一段新的感情历程。我们知道在头部，发型的改变是最引人注目的，所以在郁闷之时，你不妨去理发店理个发，这样心情就会好很多。

以前农村的小孩子常留的一个发型是壶盖型。为什么家长要给孩子留这样的发型呢？北方有个习俗，就是在门上吊个帘子，这样一来可以挡风遮雨、避蚊虫，二来可以防止暑湿燥热之气直接进入房间，三可以防止"小鬼"入侵。小孩的这个发型正好在囟门这个地方，囟门在古人眼里就是灵魂来回出入的地方，是不能被其他东西破坏的，而小孩子的囟门还没有长坚固，没有完全闭合，很容易遭到破坏，所以要用头发把这个地方给遮挡起来，以防暑湿寒气、妖魔鬼怪乘虚而入。

自古至今，头发一直与中医密切相连，与民俗息息相关，止血疗伤也好，留发避邪言志也罢，总之，体现了人们对头发的重视和关注。作为现代人，我们更要好好关爱自己的头发，因为它还是观察疾病的窗口。

是什么决定了你头发的好与坏

我们经常看到有些人头发乌黑发亮，发质特别好，有些人的头发却干枯甚至脱落，他们使用的护发产品可能并没有什么区别，那么是什么决定了一个人的头发好还是不好呢？

传统医学认为，"肾藏精，其华在发，肾气衰，发脱落，发早白"，也就是说头发的盛衰与肾气是否充盈有很大关系。随着人从童年、少年、青年、壮年到老年的演变，肾气的盛衰不断发生变化，头发也在随之变化，所以说"肾者……其华在发"。

为什么说肾气的充盈决定着头发的好坏呢？这主要从3个方面来讲：第一，"发为血之余"，肾藏精，精生血，肾精充足则气血充足，进而可以滋养头发；第二，肾精化生元气，元气是人之根本，可以激发和促进头发的生长；第三，头发的好坏与督脉有关，督脉起于胞中，其分支从脊柱里面分出，属肾。由于督脉循于脊里，入络于脑，上过头顶，下属于肾，在肾、脊髓、脑髓、头发之间形成了一条通路。所以，当肾中精气旺盛、髓海充盛时，则随督脉之经气上行而荣养头发，于是头发就生长得浓密而有光泽，反之则稀少、枯萎、暗淡无光。所以，在中医看来，要想滋养头发，补肾为第一要义。

另外，我们上文提到"发为血之余"，也就是说，头发的好坏受气血的影响。中医理论中有"肝主藏血"，所以头发的好坏跟肝也有关系。肝藏血，所以血液的正常运营以及贮藏、调节，与肝密切相关。肝功能正常，人体血液才能正常运营、贮藏、调节，全身各脏器及毛发才能得到血液的滋养。当肝功能出现异常时，就会导致气血运行不畅，毛发营养供应受阻。

所以，觉得自己头发不好的人不要总是在外部下工夫，用非常好的洗护用品，而应从内部找原因，要想到是不是自己的肝或者肾出了问题。特别是脱发的患者，大多数是肝肾两虚，致使精不化血，血不养发，发无生长之源，毛根空虚而脱落，表现在外部就是脱发；突发的精神刺激或长期的精神压力也会造成气血肝肾亏虚而致早秃、脱发、斑秃等。因此，要想拥有健康的头发，首先要保证自己的肝肾健康。中医治病都讲究治本，"本"治好了，"标"自然也就好了。养护头发也是同样的道理，要从养护肝肾做起。

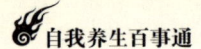

辨清发质，是护理头发的第一步

头发的分类标准是由头发的天然状态决定的，即身体产生的皮脂量决定发质的不同。护理头发的第一步便是要了解自己的头发属于哪一种类型，认清发质，然后选择合适的洗发、护发方法，这样才能达到事半功倍的效果。

1. 油性发质

油性发质显得油腻，头发需要经常清洁，有时甚至发型有扁塌的感觉。油性长发的发尾却会因为油脂不够而显得干枯。此类发质者容易头痒。发细者更容易出现油性发质的可能，因为每一根细发的圆周较小，单位面积上的毛囊就较多，皮脂腺同样较多，故分泌皮脂也多。

2. 干性发质

如果你的头发无光泽、干燥，特别在浸湿的情况下难以梳理，发梢处经常发生开叉现象，那么你的发质就属于干性。只有5%的人生来就是干燥型头发，大多数干性发质的人多是由于生理的、病理的或人为的因素，使得头发失去必需的油脂。

绝大多数人的干发是由于过多的日晒和干燥的风的吹拂引起的。不少人发生干发现象后，错误地减少洗发次数，期望自然分泌的头油集结起来以滋润头发，结果产生大量头垢，直至堵塞毛囊中的皮脂腺，致使头发更为干燥。

3. 中性发质

中性发质不油腻、不干燥、有光泽，油脂分泌正常，头皮屑很少。这是比较健康，也比较容易打理的一类发质。但日常生活中真正属于中性发质的人不多，大多数人是偏干性或者偏油性的发质。

不同发质的头发，护理方式也有所区别，最基本的就是要选择适合的洗发水。一般的洗发水都会在外包装上标明适合的发质类型，购买时要多加注意。

从头发辨别疾病

现在的年轻人喜欢把头发弄得奇形怪状、五颜六色，认为这样很时尚。如果你有一个学中医的朋友，那么她（他）肯定会劝你不要这么做，原因就是从头发我们可以知道身体的健康状况，一旦破坏了头发原有的颜色、形状，就相当于关闭了观察疾病的窗口。

1. 头发变白

人老了以后，身体的各项功能都不如以前了，体内也没有多少元气可以消耗了，气血不足，头发也逐渐变白，这属于正常的生理现象。但现在很多人，不到40岁头发已经白了不少，这预示着健康出现了问题，应引起重视。

前额的头发开始变白，说明胃气衰老，因为胃气走前额，所以这时颜面也会出现憔悴之相，比如长抬头纹和鱼尾纹。两鬓的头发开始变白，是胆气衰老的症状。在中医看来，胆经从人的外眼角开始，一直沿着人的头部两侧，然后顺着人体的侧面下来，一直走到脚的小趾、四趾，所以，胆气不足的时候，人两鬓的头发就慢慢地变白。这类人还有个特征就是爱挠头（挠的地方一般也是在两鬓，是胆经经过的地方）。膀胱经是一条可以走到脑部的经脉，而后脑勺的头发变白就是因为膀胱气衰老了。

当然，头发变白与心情和生活状态也有一定的关系。一个人如果把每根头发都梳得一丝不苟，那心情一定是愉快、悠闲的；倘使头发如乱草，像鸟窝一样，则很可能是生活窘迫、困顿，或心思迷茫、愁郁。

"白发三千丈，缘愁似个长"，愁生白发，人所共知。伍子胥过昭关，一夜尽白发，这与愁、忧伤、悲愤等不良心绪有关。所以，希望自己拥有乌黑秀发的年轻人，一定要调控好情绪。

2. 脱发

很多人都有掉头发的经历，尤其是早上起来梳头时，常发现头发脱落。头发有一个生长与衰老的周期，生理性的落发其实每天都在发生。但是，有一些掉发是由病态性因素所导致。以年轻人来说，比较常见的是秃顶，也就是俗称的"鬼剃头"。中医认为这主要有3种原因：一是血热伤阴，阴血不能上至巅顶濡养毛根，就会出现发虚脱落；二是脾胃湿热，脾虚运化无力，致使湿热上蒸巅顶，侵蚀发根，发根渐被腐蚀，头发便会脱落；三是食用了过多的甜食，甘的东西是涣散的，经常吃甜食会影响肾的收敛功能，收敛气机减弱，就会造成头发脱落。

此外，秃顶与压力、情绪也密切相关，一个人如果思虑过多、心中苦闷，就会出现大把大把掉头发的现象。

3. 头发的生长速度

肝主生发，肝主藏血，头发的生长速度与肝气相关。如果你的头发长得比较快，说明你的肝气充足，这类人一般显得很聪明，反应很敏捷，而且还是能够运筹帷幄的人。反之，头发长得非常慢，则说明肝气不足，常见的症状还有手脚冰凉、脸色苍白等。

4. 头皮屑

中医认为头皮屑是阴盛阳虚导致的，当肾精敛不住虚火，虚火上炎，总在上面飘着，时间一长，头皮上的精血就会慢慢变少，头皮得不到滋润，头皮屑也就产生了。我们知道用食醋洗头可以有效去除头皮屑，这其实是利用了醋的收敛作用。酸是主收敛的，可以使虚火下降，敛阴护阳。所以，如果你正被头皮屑的问题困扰，那么不妨试试用醋洗头。另外，还要注意的是，在洗头发时，要把洗发水倒在手中搓起泡再搽在头发上，而不要将洗发水直接倒在头上，因为未起泡沫的洗发水会对头皮造成刺激，形成头皮屑或加剧头皮屑。

5. 头发的浓密、颜色

发为肾之华，是肾的外在表现，而肾又主黑色，所以头发黑不黑与肾的好坏密切相关。另外，头发的滋润和浓密也与肾有关。肾主收敛，一个人肾气的收敛能力比较好的话，头发就又黑又浓，反之，肾虚的话，气机不能很好地收敛，就容易掉发。

保养头发六步走

头发是观察身体健康状况的重要途径，所以我们要好好保养它，以便让它发挥应有的作用。那么，具体该怎么保养呢？

1. 经常按摩头皮

提到头发的保养，很多人会想到洗发膏、护发素等，其实有个简单，而且能从

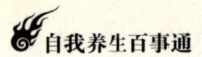

"根"上护发的方法——按摩头皮。

头皮上有很多经络、穴位和神经末梢，按摩头皮还能刺激头皮，使头皮上的毛细血管扩张、血液循环加快，使毛囊所需的营养物质增加，有利于头发的生长，并能防止头发变白、脱落。此外，按摩头皮能够通经活络，刺激末梢神经，增强脑的功能，提高工作效率。

很多人把按摩想象得很复杂，其实按摩很简单，可以在每日的早、晚，用双手手指按摩头皮，从额骨攒竹穴位开始按摩，经神庭穴位、前顶穴位到后脑的脑户穴位，用手指各按摩数十次，直至皮肤感到微微发热、发麻为止。

2. 千万不要像搓衣服一样洗头发

日常生活中，很多人洗头发时像洗衣服一样反复搓洗，殊不知这样很容易使头发打结、摩擦而受损，甚至在拉扯中扯断发丝。

正确的洗发步骤是，洗发前先用宽齿梳将头发梳开、理顺，用温水从头皮往下冲洗头发，待头发湿透，将洗发水挤在手心中，揉出泡沫后均匀抹在头发上，然后用十指指肚轻柔地按摩头皮几分钟，再用手指轻轻捋发丝，不要将头发盘起来或搓成一团，保持发丝垂顺。

3. 洗头发时最好水洗

干洗头发是理发店流行的洗头方式，即直接将洗发产品挤在头发上，然后喷少许水揉出泡沫，按摩十几分钟后冲洗掉。很多人觉得这既是一种享受，又能将头发洗得更干净。其实，这种想法和做法是大错特错的。干燥的头发有极强的吸水性，直接使用洗发剂会使其表面活性剂渗入发质，而这一活性剂只经过一两次简单的冲洗是不可能去除干净的，它们残留在头发中，反而会破坏头发角蛋白，使头发失去光泽。

另外，中医认为洗头发的时候做按摩很容易使寒气入侵。理发师在头发上倒上洗发水，就开始搓揉头发，再按摩头部、颈部。按摩使头部的皮肤松弛、毛孔张开，并加速血液循环，而此时头上全是冰凉的化学洗发水，按摩的直接后果就是吸收化学洗发水的时间大大延长，张开的毛孔也使头皮吸收化学洗发水的能力大大增强，同时寒气、湿气也通过大开的毛孔和快速的血液循环进入头部。由此可见，洗头发还是水洗的好，同时在洗头时不要做按摩。

4. "发常梳"，但一定要有个限度

唐代著名医学家孙思邈的"养生十三法"里有个"发常梳"。经常梳头是一项利于生发、护发的保健运动，但是凡事都应有度，梳头也是如此，应该有个合理的限度。调查研究证明，如果连续梳刷50次，甚至100次以上，很容易会因梳头过度，增加头发负担，使头发受损，不但不能达到按摩效果，反而更加刺激皮脂腺，使发根过于油腻，发尾易于干枯、断裂。而适度合理的"发常梳"是：将手掌互搓36下，令掌心发热，然后由前额开始扫上去，经后脑扫到颈部。早晚各做10次。

5. 睡觉时要把头发散开

人工作了一天，晚上要睡觉休息，头发也一样，扎了一整天，晚上一定要散开来。尤其在春天，由于是生发的季节，不管是晚上还是白天，都不要把头发扎成马尾辫，而要让它散开，这样才能让它生发起来。

6. 等头发干了再去睡觉

很多人洗完头发没等头发干就去睡觉，殊不知，经常这样会引起头痛。因为大量的水分滞留于头皮表面，遇冷空气极易凝固。残留水凝固于头部，就会导致气滞血淤，经络阻闭，郁疾成患，特别是冬天寒湿交加，更易成病。所以，洗完头后一定不要马上睡觉，要等到头发干了再睡。

7. 护发素一定要在发梢重点"施肥"

洗发后使用护发素会让头发变得柔顺，所以很多女性在使用护发素时毫不吝啬，厚厚地涂满头，特别是在发根处重点"施肥"，可是久而久之，头发却出现油腻、头屑多等"消化不良"症状。其实头发不比植物，更何况植物的根吸收过多营养也会发育不良，在发根使用过量的护发素只会阻塞毛孔，给头发造成负担，发梢才是最易受损、需加强保护的部位，使用护发素时，应先涂抹在发梢处，然后逐渐向上均匀涂抹。

藏在生活中的护发方法

很多人认为头发的日常护理很简单，无非是几天洗一次头发，长头发的人每天可能还要梳理几遍，短头发的男性可能平时根本就不梳头，早晨起来用手抓两下就出门了。其实，日常的头发护理对于头发的健康是很重要的，而且即使是看似简单的洗发也有很多讲究，如果操作不当，就有可能对头发造成损伤。

1. 洗发

正确的洗发应该包括洗头和洗发两部分。洗头是在发根头皮处通过手指进行抓挠，使头皮上的皮脂、头屑、污垢脱落浮出，随着洗发水冲干净。洗发是在洗头的基础上，通过洗发水的泡沫，将浮在头发上的灰尘、污垢及头皮处脱落下来的头屑一起冲洗掉。

正确的洗发方式应该包括以下几个步骤：

（1）洗发前先用梳子梳理头发，这样可以把头皮上的脏东西和鳞屑弄松，以方便下一步的清洗。也可以按摩头皮，这样，在洗发时发丝就不易纠结。

（2）把头发弄湿，注意要使得底层的头发和上层的头发一样湿透为止。

（3）将洗发水倒入手掌，加水稀释，揉搓至起泡。不要直接把洗发水倒在头发上，这样会过度刺激头皮，促使头皮屑产生。

（4）用指腹把洗发水均匀揉进头发里，用指腹以小圆圈的圆弧轻轻按摩，直到形成一层厚厚的泡沫。这样可以促进血液循环，使皮脂腺正常分泌皮脂，滋润发丝。要记住，不要用尖利的指甲抠头皮。

（5）冲洗头发，直到彻底冲洗干净为止。水温不要太高，三四十摄氏度的温水最适宜。

（6）将护发素从发梢抹至发根，轻轻按摩一会儿，再彻底冲掉。护发素的微酸性可以使头发的表皮层再度合起来，发丝才不会因鱼鳞状的表皮层打开而受损。

完成以上6步，你的洗发才算是大功告成，既清洁又养护，更不会对秀发造成不必要的损害。

2. 干发

有些人经常在早上洗发，然后顶着湿漉漉的头发就出门。这其实是很不好的做法，洗完头发，应该及时干发。

干发也有讲究，先要用吸水性较强的干毛巾将头发包裹起来，用手挤压一下，让毛巾把头发的水分吸得半干。千万不要用力搓干，也不能用毛巾拼命抖动头发。因为湿发很脆弱，过度揉搓很容易使头发断裂或打结。

待头发不再滴水后，用宽齿梳将头发全部向前梳拢（男士的短发就可以省掉这一步了），再用吹风机，从发根吹至发梢。吹风机口离头发不要太近，否则头发很容易过度干燥甚至烧焦。最好用冷风吹。吹至半干还带点湿润的时候就停止吹发，然后等待头发自然干透，这才是正确的干发方式。

3. 梳理发丝

这一条同样针对长头发的女性朋友。如果能用正确的方法梳理自己的发丝，对头发的健康也是很有好处的。

要梳理秀发，自然离不开必备的工具——梳子。一把好梳子要符合下列标准：

（1）梳具设计要坚固耐热，柔软有弹性，不扎手。

（2）梳齿尖端要浑圆，不要过于尖锐。

（3）不会产生静电。

（4）梳齿排列均匀、整齐，间隔宽窄合适，不疏不密。

（5）有一个坚固耐用的梳柄。

准备好了舒适耐用的梳子，现在就来学习怎样正确梳理头发吧！

（1）先用梳子梳开散乱的发根，遇到打结的地方，可以用梳子轻贴头皮，慢慢旋转着梳拢，用力一定要均匀，这样，打结的地方才更容易梳开。

（2）由头发的中段梳向发尾，梳一会儿再从发根轻轻刺激头皮，慢慢梳向发梢。梳发时用力要轻柔，切忌用力拉扯。

（3）从左、右耳的上部分别向各自相反的方向进行梳理，梳完之后让头发向头的四周披散开来再梳理一次就好了。

洗发、干发、梳理发丝，这是我们日常都要做的工作，也是最基础的头发护理。只有从这些最简单的事情做起，长期坚持下来，才能拥有健康的头发。

找出头发骤落的"元凶"

人们在梳头时每天脱落30~100根头发都属正常现象，人的头发一般只有85%在正常生长，其余的头发不断脱落，以便让新发不断地生长出来。但如果没有任何外在的影响而每天的脱发超过100根，就该考虑是否为某种疾病的预兆。

头发骤落暗示以下4种疾病。

（1）激素分泌失衡：如果头发大把大把地脱落，或头上已出现秃块，则很可能是由激素分泌发生严重障碍引起的。此疾病有时发生在年轻女性身上，若不及时治疗，就有可能引起子宫癌、不育症、乳腺癌等症。40岁以上中老年妇女，如出现不明原因的脱发，可能是由激素分泌失衡所致。

（2）内分泌失调：50岁以上女性大量脱发，常见的原因是其体内雌性激素和雄性激素分泌失调。与此同时，会伴有脚部和面部汗毛增多、月经失调和身体增肥等现象。

（3）甲状腺功能亢进或甲状腺分泌不足：这两种倾向均会引起脱发。如甲状腺功能亢进，就会造成心跳加速、失眠、夜间盗汗等现象，这些对头发都有不良影响，严重时会造成大量脱发。而甲状腺分泌不足，就会出现发丝粗糙、干枯与体重骤减、皮肤干燥等现象。

（4）缺铁性贫血：缺铁性贫血会让人面色苍白、心跳加快、疲倦不堪、食欲不振，也可造成大量脱发。

此外，过量的X射线的照射会导致脱发；患有神经性皮炎、脂溢性皮炎可导致脱发；受强烈刺激，会引起精神性脱发；产后营养不良或伤寒等发热性疾病会造成大量脱发；脑充血、丹毒、梅毒等疾病会造成头发异常脱落；远离自然界泥土的人也容易出现脱发现象。

揭开颈部疼痛的秘密

有时候我们会有这样的感觉：看书或写字时间长了，颈部就会感觉很疼痛，一般人以为这是颈部劳累的缘故，但是如果是长时间颈部疼痛的话，则很可能是疾病的预兆。

颈部软组织损伤：明显的外伤史，伤后颈部疼痛，有负重感，伤处有压痛，疼痛可循颈后到枕部，或放射到一侧或两侧的肩部和肩胛部。损伤较重时颈部疼痛也较甚，或呈现僵直状态，各种活动功能受限，甚至出现头重、头痛、雾视、耳鸣等交感神经症状。也可出现一侧或两侧上肢麻木、无力、不灵活、持物易脱落等症状。

落枕：酸困不适，多为一侧，双侧者不见。重者头常向患侧斜，颈部不能自由旋转、回顾，颈部活动时，疼痛加剧。

颈椎综合征：是由于颈椎的退行性变而刺激或压迫周围的血管、神经等，引起肩、臂瘫痪等多种症状，但以肩、臂痛占大多数，所以称颈肩综合征。

项韧带钙化：患者项韧带钙化时，一般主诉为颈椎病的常见症状，并无特殊症状，甚至部分病人没有明显的症状。

为什么颈部喜欢长皱纹

人的颈部是一个很重要的部位，自古有"咽喉要道"之称，颈部就是"咽喉要道"的通路。这里我们不讲颈部的重要性，而是从美容保健的角度，谈谈颈部皱纹的问题。

不管你承认与否，颈部都是最容易产生皱纹的部位，很多女性朋友往往都把注意力放在脸面问题上，不知不觉中，颈部的皱纹就悄悄泄露了自己的真实年龄。那么，这是为什么呢？

原因其实很简单，首先是我们对颈部护理的长期忽视，不注意颈部的防晒、保湿，致使颈部皮肤丧失水嫩平滑。其次，颈部的皮肤十分细薄而且脆弱，其皮脂腺和汗腺的分布数量只有面部的1/3，皮脂分泌较少，锁水能力自然比面部要差许多，容易干燥，使皱纹悄然滋生。再次，日常生活和工作中的不良姿势会过多地压迫颈部，诸如爱枕过高的枕头睡觉；经常伏案工作，很少有意识地不间断抬头活动活动颈部；用脖子夹着电话听筒煲电话粥等，这些都会催生颈部皱纹。此外，电脑辐射、秋冬季节的天气干燥也容易导致颈部干燥起皱。

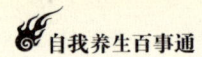

颈椎很脆弱,要好好保护它

现在,患颈椎病的人群正在大幅度增加,而且越来越趋向年轻化,长时间低头看书、长期在电脑前工作的人最容易得颈椎病。颈椎病最典型的症状就是脖子后面的肌肉发硬、发僵,颈肩疼痛,而且头晕恶心、手指麻木、腿软无力。

颈部是脑和躯干之间一个灵活的连接部,人体的3个主要器官都会经过颈部:脊髓从脑部开始沿着脊柱通过;气管运载空气进入肺部;食管从口腔运载食物到达胃部。在颈的内部还有给头部供应血液的血管;颈部的肌肉支持并且能使头转动,帮助我们吞咽食物。颈部还有重要的内分泌腺——甲状腺,可分泌出甲状腺素,调节人体的新陈代谢。

颈部是人体中最重要的部位,中医认为,经过颈椎的经脉一共有6条,它们分别是:督脉、膀胱经、三焦经、小肠经、大肠经和胆经。

颈部的7块颈椎只是由肌肉和韧带提供支持,是人体最脆弱的部分之一。颈椎如此脆弱,那么,我们该怎样防治颈椎病呢?有一个简单有效的方法,就是常做伸颈活动,以改善颈部肌肉韧带的供血,使血液循环加快,肌肉韧带更加强壮,从而增加骨密度,预防骨质疏松,减少颈椎病的发生。

"咽喉要道"的日常保健

咽喉是人体饮食与呼吸的通路,食物通过咽从食道进入胃肠为机体提供营养,空气通过喉从气管进入肺为机体提供氧气。咽喉也是人体的语言发声器官,我们在形容某个地方非常重要、属于所属地区要害之处时经常会用到一个词"咽喉要道",从这些都可以看出咽喉在人体中的重要意义。因此,咽喉的日常保健也有重要意义。

一方面,日常饮食的刺激、外界气候的变化都会影响咽喉的功能,甚至造成病理性的伤害。所以,我们的日常饮食应以清淡为主,少吃辛辣食品、戒烟酒,以避免对咽喉造成刺激。而且,对气候的变化要敏感,根据天气变化适当增减衣物,及时调节室内的温度和湿度,减轻外界环境变化对咽喉的伤害。

另一方面,要注意咽喉的清洁。每天早晚刷牙后,用淡盐水漱口,以清洗咽喉,持续进行3~5次,有利于保持口腔及咽喉部清洁,预防咽喉疾病。

此外,经常进行适量运动以增强体质,也是咽喉养生保健的重要举措。

学会保持颈部光洁莹润

要想保持颈部的光洁莹润,最简单也最有效的办法就是从日常护理做起。

(1)清洁。每天洁面的同时也清洁颈部。

(2)给颈部涂抹护肤用品。护肤产品通常都含有让颈部皮肤紧致、滋润和抗老化的成分,每天早晚坚持使用,可延缓颈部皱纹的出现。

(3)注意颈部防晒。紫外线不仅是促使面部皮肤衰老的罪魁祸首,也是造成颈部皮肤老化的元凶,因此颈部的防晒工作也是重点。

(4)定期做专业颈部护理。有条件的话,可以到专业美容院做一整套完善的颈部护理,这样有利于改善颈部皮肤松弛、缺水和轮廓感下降的情况。

（5）坚持做颈部按摩。颈部按摩不仅能够缓解疲劳，还能促进血液循环，加快皮肤的新陈代谢，令颈部皮肤紧致，提升颈部轮廓，减少皱纹的产生。不过由于颈部皮肤的肤质薄、弹性差，按摩时动作一定要轻柔，否则会催生颈部皱纹。

颈部按摩的手法如下。

（1）将颈霜或按摩霜均匀涂抹在颈部，双手由上而下交替提拉颈部。

（2）用食指、中指对颈部自上而下做螺旋式按摩。

（3）用双手的食指和中指，置于腮骨下的淋巴位置，按压约一分钟，做排毒按摩。

颈部护理还有一些小窍门。

（1）做完面膜时，可将用过的面膜敷于颈部，以提升颈部皮肤的含水量。

（2）可用冷敷缓解颈部疲劳。

（3）不要用太热的水接触颈部皮肤，以防皮肤老化和出现颈纹。

（4）避免将香水直接喷在颈部皮肤上，以防酒精挥发时带走皮肤中的水分。

（5）枕头的高度要在8厘米左右，以减少睡觉时的颈部压力。

第二节

面部的健康信号

眼睛常见的4个问题

眼部常见的问题主要有以下几种。

1.眼袋

眼袋的形成有多种原因，比如晚上喝水过多、熬夜等，一旦消除这些因素，眼袋也就不见了。但是有些人准时睡觉，从不熬夜，夜间也没有喝太多的水，但早上起床时，仍然会出现大眼袋，这是为什么呢？

中医认为，下眼皮正是小肠经的循行路线，它跟三焦、小肠、肾都有关。这里出了问题多是阳气不足，化不开水，水液代谢不掉，这属于寒邪造成的疾病。

2.眼前发黑

眼前发黑大多是一种正常的生理反应，是由于一个人体位突然改变引起低血压所致。当人蹲着时，腰和腿都是屈曲的，血液不能上下畅通。如果此时猛地站起来，血液便快速往下流去，造成上身局部缺血。脑子和眼睛对氧气和养料的要求特别严格，来不得半点松懈，短暂的供应不足，也会使它们的工作发生故障，因而会有眼前发黑、天旋地转的感觉。如果身体本来就虚弱，情况就会更严重些。不过，出现这种情况也不要惊慌，不必去医院。头部供血不足，心脏会马上加紧工作，把血液输送上去，用不了多久，人体就能恢复正常了。当然，站起时，动作不要太猛，尽可能缓慢一些，让血液不要下流得过猛，心脏供血就能跟上，也就不会出现这种现象了。

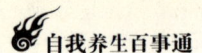

3. 目眩

目眩是指视物昏花迷乱。比如蹲后起立，忽觉眼前一片乌黑，或黑花黑点闪烁，或如飞蝇散乱，俗称"眼花"。中医认为心主神明，神散了看东西就会老花。一般来说，如果偶尔在站起来时有昏眩感，则问题不大，只需多按按中渚穴便能见效。中渚穴在手背的第四掌骨上方，离小拇指和无名指指根约2厘米处。用另一只手的大拇指和食指分别上下用力揉按此穴，先吸一口气，然后慢慢呼出，约按压5~7秒。做完之后，再换另一只手，按同样程序做一遍。每只手做5次。

对持久性目眩，常伴有头晕、恶心、呕吐、耳鸣和出汗等一系列症状，则不容忽视，因为这很可能是脑血管疾病发作的征兆。

4. 眼皮跳、眼皮耷拉

不少人都有过眼皮跳的经历，民间常有"左眼跳财，右眼跳灾"的说法。其实，眼皮跳和用眼过度或劳累、精神过度紧张有关，比如用电脑时间过长、在强光或弱光下用眼太久、考试前精神压力过大等。在中医看来，有时候眼皮跳是脾的问题。我们常见一些老年人会出现眼皮耷拉下来的情况，眼皮为脾所主，眼皮跳、眼皮耷拉说明脾主肌肉的功能出现问题了。

保护眼睛的小窍门

眼睛不仅使我们能识别万物，欣赏秀美景色，还能表达人的思想感情，更重要的是，眼睛是人健康的标志，所以我们要好好保护眼睛。下面介绍一些眼睛保养法：

（1）转眼。经常转眼睛有提高视神经的灵活性、增强视力和减少眼疾的功效。先左右，后上下，各转十多次眼珠。需要注意的是，转动眼珠，宜不急不躁地进行。

（2）用冷水洗眼。眼睛干涩时，有人喜欢用热水来蒸眼洗眼，觉得这样很舒服，其实这种做法是不对的。用热水洗眼睛，虽然暂时能感到滑润，但过一段时间就会感到发涩。眼睛用冷水洗是最好的，虽然刚开始时眼睛发涩、不舒服，但过一段时间就会感觉很舒服。

（3）按摩"后眼"。晚上走路的时候，我们总感觉到身后有人跟着，之所以出现这种感觉和"后眼"有关。在后脑勺正对眼睛的地方，有两个椭圆的凹陷，这就是"后眼"。在眼睛干涩、疲劳时按摩"后眼"，症状会很快得到改善。

（4）食疗护眼。视疲劳者要注意饮食和营养的平衡，平时多吃些粗粮、杂粮、红绿蔬菜、薯类、豆类、水果等含有维生素、蛋白质和纤维素的食物。

此外，木瓜味甘性温，将木瓜加薄荷浸在热水中制成茶，晾凉后经常涂敷在眼下皮肤上，不仅可缓解眼睛疲劳，还有减轻眼袋的作用。无花果和黄瓜也可用来消除眼袋，即睡前在眼下部皮肤上贴无花果或黄瓜片，15~20分钟揭掉。生姜皮味辛性凉，食之可以消水肿、调和脾胃。

七彩颜色是养护眼睛的好方法

眼睛是我们最重要的视觉器官，我们看东西都要靠一双眼睛。大自然的各种色彩使人产生各种感觉，并可陶冶人的情操。不同的颜色会使人产生不同的情绪，为了自己的身心健康，我们应该多看那些让人感觉舒服的颜色。

心理学家研究表明：在一般情况下，红色表示快乐、热情，它使人情绪热烈、饱满，激发爱的情感；黄色表示快乐、明亮，使人兴高采烈，充满喜悦之情；绿色表示和平，使人的心里有安定、恬静、温和之感；蓝色给人以安静、凉爽、舒适之感，使人心胸开阔；灰色使人感到郁闷、空虚；黑色使人感到庄严、沮丧和悲哀；白色使人有素雅、纯洁、轻快之感。总之，各种颜色都会给人的情绪带来一定的影响，使人的心理活动发生变化。

国外曾发生过这样一件事：有一座黑色的桥梁，每年都有一些人在那儿自杀。后来把桥涂成天蓝色，自杀的人明显减少了。人们继而又把桥涂成粉红色，就没人在这里自杀了。从心理学观点分析，黑色显得阴沉，会加重人的痛苦和绝望的心情，把人向死亡推进一步；而天蓝色和粉红色使人感到愉快、开朗、充满希望，使人从绝望中挣扎出来，重新鼓起生活的勇气。

颜色不仅会影响人的情绪，还会对人的健康产生作用。在临床实践中，高血压病人戴上烟色眼镜可使血压下降；病人住在涂有白色、淡蓝色、淡绿色、淡黄色墙壁的房间里，心情就会很安定、舒适，有助于恢复健康。

所以说，不同的颜色给人心理上的感觉是不同的，对人的健康也会产生不同的影响。我们应该多给眼睛看一些健康的颜色，少接触那些会让人沮丧、绝望、烦闷的颜色，这样不仅有利于眼睛的健康，也有益于我们的身心健康。

常见的眼睛疾病及日常保健

一、常见的眼睛疾病

人的身体是很奇妙的，仔细观察和聆听我们的身体，可以得到很多信息。比如通过一双眼睛我们就可以知道自己身体的健康状况。一些问题看似出现在眼睛上，其实是人体内的器官出了问题。

1. 眼球

单侧眼球突出，多由局部炎症或眶内有占位性病变所致，有时是因为颅内病变；双侧眼球突出，常见于甲状腺功能亢进；双侧眼球下陷，常见于严重脱水或者老年人因眶内脂肪萎缩所致双眼眼球后退；单侧眼球下陷可见于Honer综合征和眶尖骨折等。眼球有血丝，对太阳光线敏感，血压高，可能是结膜炎引起的（过敏或感染）；眼球泛红，可能由于肉类食用过多而使肝脏负担太重；眼睛肿胀、充血，可能由肾结石引起，也可能是因为水果和糖食用过多。

2. 角膜

角膜边缘及周围出现灰白色混浊环，多见于老年人，是类脂质沉着的结果。患者无自觉症状，不妨碍视力。角膜边缘若出现黄色或棕褐色的色素环，环的外缘清晰、内缘较模糊，多见于肝豆状核变性，是铜代谢障碍的结果。

3. 结膜

结膜苍白，常由贫血导致；结膜发黄，常见于急性或慢性肝病引起的黄疸；结膜充血发红，常见于结膜炎、角膜炎；结膜上布满颗粒与滤泡，常见于沙眼；结膜上若有多少不等散在的出血点，常见于亚急性感染性心内膜炎；若有大片的结膜下出血，常见于

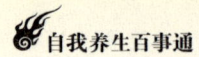

高血压、动脉硬化。

4. 巩膜

正常巩膜呈瓷白色,巩膜黄染多见于黄疸。但注意即使眼睛发黄确实属于黄疸,也不能确认就是肝炎。因为除了肝炎之外,大叶性肺炎、败血症、肝癌、胆囊及胆管发炎、胆石症引起胆管堵塞或溶血性贫血等许多疾患都可能出现黄疸症状。

5. 黑眼圈

黑眼圈常因睡眠不足、过度疲劳或房事过度引起。祖国医学认为黑眼圈是肾亏所致:肾精亏少则两眼缺少精气的滋润,肾之黑色就浮越于上,因此双目无神、眼圈发黑。如能节制性生活,情况就能有所改善。

6. 眼皮皮肤病

眼皮皮肤病有病毒性感染、细菌性感染与过敏性3种。常见的病毒性感染有眼皮带状疱疹、热性疱疹、眼皮牛痘;细菌性感染有脓疱病、丹毒、眼皮蜂窝织炎;过敏性眼皮皮肤病常见于药物过敏、眼药水过敏、化妆品、染料、油漆接触、昆虫叮咬、食物过敏等。

7. 眼皮水肿

全身皮肤中最薄的地方就是眼皮,其皮下组织也最疏松,因此很容易发生体液积聚。

眼皮水肿可分为生理性和病理性两种:生理性眼皮水肿多发生于健康人,原因是晚上睡眠时枕头过低而影响面部血液返流,夜间睡眠不足或睡眠时间过长。病理性眼皮水肿又分为炎症性和非炎症性两种。前者常伴有红、热、痛等症状,常见于麦粒肿、丹毒、虫蜇伤、急性泪囊炎、眶骨膜炎等;后者由局部和全身原因引起,如过敏性疾病,急、慢性肾炎,妇女月经期,心脏病,甲状腺功能低下,贫血以及特发性神经血管性眼皮水肿。

8. 眼皮结膜苍白

多由贫血所致。医生们常通过眼皮结膜颜色来初步判断患者是否为贫血。

9. 眼皮下垂

眼皮下垂包括先天性和后天性两类。一生下来就上睑下垂为先天性上睑下垂,以单眼发病居多,长大后可进行手术矫正;后天性眼睑下垂往往由疾病所致,如精神抑郁症、重症肌无力、一些脑血管病变及维生素B_1缺乏症等。

10. 眼皮上出现赘生物

赘生物有良性与恶性之分。

(1)良性肿瘤。常见于黑痣、黄色瘤、眼皮血管瘤、表皮样和皮样囊肿、眼皮乳头状瘤等,其中眼皮乳头状瘤部分会发生恶变。

(2)恶性肿瘤。如眼皮恶性黑色素瘤、眼皮基底细胞癌、鳞状细胞癌、睑板腺癌等。值得一提的是,睑板腺癌多见于老年人,老人如发现硬质的霰粒肿,应提高警惕。

11. 眼皮无法闭拢

眼皮无法紧闭,是面神经麻痹的特征之一,又称"兔眼"。如果是儿童在入睡后上下眼皮不能完全闭合或闭不紧,则是脾胃虚弱的表现,应注意饮食调养,少食生冷、不易消化的食物。双侧眼皮闭合障碍常见于甲状腺功能亢进症。

二、眼睛的日常保健

上述这些症状都能说明一些常见疾病，虽然有的不只是眼睛上的问题，但我们平时也要注意保养眼睛，多注意以下几个方面：

1. 不吸烟

吸烟会令眼睛内的血管出现动脉粥样硬化及形成血栓，进而对晶状体和视网膜造成组织上和功能上的改变。吸烟也会促进游离基的产生，同时降低血液、玻璃体和眼球组织的抗氧化的能力。因此，吸烟人士受游离基和氧化作用的损害机会较大，眼睛有可能永久受损，增加永久失明的可能。

2. 少吃甜食

甜食在消化、吸收和代谢过程中会产生大量的酸性物质，与人体内的钙中和，可造成血钙减少，导致眼球壁的弹性降低，眼轴伸长。过量摄入甜食还容易引起眼内房水的渗透压改变，使晶状体突出，影像模糊，从而导致近视眼的发生。所以，特别是青少年，不要偏食高糖食物。

3. 用眼卫生

保护眼睛，用眼卫生是关键。长期使用电脑的人，眼睛与屏幕的距离应保持在50厘米以上，最好采用目光下视20度的视角。电脑不应放置在窗户的对面或背面；环境照明要柔和，避免反光。在饮食上要多吃些富含维生素A的食物，如豆制品、鱼、牛奶、核桃、青菜、大白菜、西红柿、空心菜及新鲜水果等。另外，最好工作1小时就休息一下，缓解眼睛的疲劳状态。

4. 日常保护

（1）经常以热水、热毛巾或蒸汽等熏浴双眼，以促进眼部的血液循环，防止眼睛患病。

（2）适当运转眼球，锻炼眼球的活力，以达到舒筋活络、改善视力的目的。

（3）经常用手按摩双眼，不仅可保持眼部的青春活力，而且可预防视力下降。

（4）不要用沾上油污、灰尘等脏物的毛巾去擦眼睛，不要和别人共用毛巾，尤其是不能用有眼病的人的毛巾。在强光下，最好戴墨镜、茶镜等护目镜。

（5）一旦得了眼病，除注意休息外，还要及时治疗，以免病情加重。如发现眼睛屈光不正，就要通过验光，选戴合适的眼镜。

扫除夜盲，让眼睛在黑暗里找到光明

夜盲症俗称"鸡盲眼"，有后天性与先天性两类，后天的多因维生素A缺乏或营养吸收失调引起。由维生素A缺乏引起者，白天视力良好，只是在夜间或光线不足的地方视力甚弱，并感眼睛干涩、流泪等。多因久病虚羸，或脾胃虚弱，导致肝虚血损。多见于小儿，伴有腹大、面黄肌瘦、头发稀疏、舌质淡、苔腻、脉细无力。

先天性者多由遗传所致。以视网膜色素变性最为典型，有夜盲、视力狭窄、眼底色素沉着三大主征。患者早期即有夜盲症状，但中心视力可正常。最初视野出现环形暗点，以后随着病情的缓慢发展，视野呈向心性缩小，夜盲症状逐渐加剧，直至日间行路亦感困难。后期视野成为管状，甚至陷于失明。

出现眼眵,谨防慢性结膜炎

健康的眼睛是不会出现眼眵的。当出现眼眵时,说明分泌它的结膜出现了病变,因此眼眵与眼的疾病息息相关。出现眼眵主要由结膜炎症引起,随着感染病菌的不同及病情的轻重不一,眼眵的量有时多,有时少。

慢性结膜炎:一般该病引起的症状较轻,仅为清晨眼角上有少量的眼眵。

急性结膜炎:这种疾病引起的症状较重,眼眵多到可将上、下眼睑的睫毛粘在一起,连睁眼都感到困难。

如果眼眵是稀薄如水的分泌物,多见于病毒性结膜炎;黏液性分泌物可见于过敏性结膜炎;而大量脓性分泌物往往是急性结膜炎的典型表现。

人之初生谓之首——趣说"鼻"

西汉扬雄在《方言》中说:"鼻,始也。兽之初生谓之鼻,人之初生谓之首。梁益之间,谓鼻为初,或谓之祖。"在古人看来,人的五官当中,最先生成的是鼻子,所以中国人称祖先或者创始人为"鼻祖"。

"鼻"字是后来演化过来的,最初被写作"自"。东汉许慎在《说文》中说:"自,鼻也,象鼻形。"也就是说,"自"是一个象形字,其本义就是指鼻子。人们在说到自己的时候,手指指向的地方常常就是自己的鼻子。

另外,当我们讥笑别人,或对一些事情不以为然、不屑一顾的时候,往往会用到一个词,"嗤之以鼻"。为什么要用鼻子来吭气呢?鼻子是五官中最先生成的,《黄帝内经·灵枢·脉度》中说"肺气通于鼻",鼻为气道,为肺之门户。当我们对某人、某事情有意见的时候,心情肯定是不爽的,会憋着一口闷气,这气就是肺中之气,因此有"气炸肺"一说。但是闷气不能老憋在心里,需要排泄出来,而鼻子就成了排泄管道。

面相学中说大鼻子的人有福气、财运好,很多人觉得这是迷信,但在中医看来这是有一定道理的。中医认为鼻子的外形由胃经所主,鼻孔为肺经所主,"肝藏魂,肺藏魄,心藏神,肾藏精,脾藏志",一个人的鼻子大,肺气就足,就会非常有魄力,同时胃口好,吃得也多。在相书里,鼻子被称为粮库。一个人要是有魄力,得到的俸禄自然不会少,而古代的俸禄就是粮食,吃得多了自然对天下的粮草占据面积也就大了,所以会有发财之相。

如何保养鼻子

我们前面已经说过,鼻子是人体中非常重要的一个器官,它作为人体与空气打交道的第一关口,外与自然界相通,内与很多重要器官相连接,既是人体新陈代谢的重要器官之一,又是防止致病微生物、灰尘及各种脏物侵入的第一道防线。由此可见,鼻子的保健不容忽视。

1. 给鼻子"洗澡"

人们在外界环境中,不可避免地要与被各种废气污染的空气打交道,这些污染物会在鼻腔内留下大量污垢,逐渐损害鼻腔黏膜的健康。因此,我们要经常给鼻子"洗澡"。

在此特别推荐冷水浴鼻，尤其是在早晨洗脸时，用冷水多洗几次鼻子，可改善鼻黏膜的血液循环，增强鼻子对天气变化的适应能力，预防感冒及各种呼吸道疾病。

2. 鼻外按摩

用左手或右手的拇指与食指夹住鼻根两侧并用力向下拉，由上至下连拉 12 次。这样拉动鼻部，可促进鼻黏膜的血液循环，有利于正常分泌鼻黏液。

3. 按摩印堂穴

用拇指、食指和中指的指腹点按印堂穴（在两眉中间），也可用两手中指一左一右交替按摩印堂穴。此法可增强鼻黏膜上皮细胞的增生能力，并能刺激嗅觉细胞，使嗅觉灵敏，还能预防感冒和呼吸道疾病。

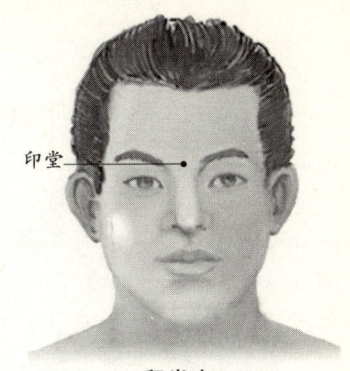

印堂穴

4. 鼻内按摩

将拇指和食指分别伸入左右鼻腔内，夹住鼻中隔软骨，轻轻向下拉若干次。此法既可增加鼻黏膜的抗病能力，预防感冒和鼻炎，又能使鼻腔湿润，保持黏膜正常。在冬、春季，还能有效减轻冷空气对肺部的刺激，减少咳嗽之类疾病的发生，增强耐寒能力。拉动鼻中隔软骨，亦有利于防治萎缩性鼻炎。

5. 按摩"迎香"穴

以左右手的中指或食指点按迎香穴（在鼻翼旁的鼻唇沟凹陷处）若干次。因为在迎香穴处有面部动、静脉及眶下动、静脉的分支，是面部神经和眼眶下神经的吻合处。按摩此穴既有助于改善局部血液循环，防治鼻病，还能防治面部神经麻痹症。

现在我们大部分人还是没有认识到鼻子的重要性，更是疏于鼻子的日常保健。那么，从现在开始，就多多关注自己的鼻子吧，每天花几分钟的时间来爱护它，我们的身体就能更健康。

上诊于鼻——鼻子可报疾病

中医里有"上诊于鼻，下验于腹"的说法，可见在中医面诊中，鼻子具有很大的价值，有"面王"之称。鼻子位于面部正中，根部主心肺，周围候六腑，下部应生殖。所以，鼻子及四周的皮肤色泽最能反映五脏六腑的疾病。

鼻子在预报脾胃疾病方面尤其准确。

鼻子异常所暗示的病症

鼻子异常	症状
鼻梁高处外侧长有痣或者瘊子	说明胆先天不足。因为鼻梁是胆的反射区，如果这些部位出现了红血丝，或者年轻人长了青春痘，再加上早上起来嘴里发苦的话，多半就是胆囊有轻微的炎症
鼻子的色泽十分鲜明	说明脾胃阳虚，失于运化，津液凝滞。患者的脾胃消化功能不好，水气滞留在胸膈，导致四肢关节疼痛
鼻头发青，通常伴有腹痛	肝属木，脾属土，肝气疏泻太过，横逆冲犯脾胃，影响了脾胃的消化功能，需要服用一些泻肝胆和补脾胃的药
鼻尖微微发黑	说明身体里有水气，是"肾水反侮脾土"的表现。本来应该是土克水，结果（肾）水反过来压制住了（脾）土，水汽肆虐，以致您的脏色出现在脸上
鼻子发黄	说明胸内有寒气，脾的脏色出现在了脸上。如果鼻子发黄，但光泽明润，那就不用担心了，这是即将康复的好兆头

流鼻血和鼻炎是怎么回事

鼻子部位的疾病，常见的有流鼻血和鼻炎两种。

1. 流鼻血

脾统血，流鼻血是脾不统血，气血上逆导致的。鼻子出现病症，一般来说，与肺和肝等部位出现异常也有着很大的关系。当气血上升，特别是肺气较热时，就会流鼻血。肺气过热时，人的眼底也会带血或出血。上火和流鼻血的原因是一样的，都是气血上逆导致的结果，但上火不是导致鼻子出血的原因。

流鼻血时，一般人都习惯于将头向后仰，鼻孔朝上，认为这样做可以有效止血，其实是错误的，如此做只是眼不见血外流，但实际上血还是继续在流——在向内流。正确的方法是：头部应该保持正常直立或稍向前倾的姿势，使已流出的血液向鼻孔外排出，以免留在鼻腔内干扰呼吸的气流。

与此同时，应用凉毛巾敷在额头或鼻部，降低头部和鼻子的温度，以减轻出血症状。

2. 鼻炎

鼻炎是鼻病中最常见的，如果是流清鼻涕，易喷嚏、鼻塞，是膀胱经和肾经的问题，治疗上要从祛风寒、清脾湿、补益肺肾入手；如果流浓鼻涕，吃饭无味，则是胃经和胆经的问题，治疗时应清肝火、化痰浊、通肠利胆。

打喷嚏是人体的自我保护

喷嚏，相信每个人都打过，它的发生是不受人为控制的，是一种呼吸道排斥异己的行为，也是一种人体自我防御和保护行为。

当我们感冒的时候，通常会通过打喷嚏来排出体内的一部分细菌和病毒，随着感冒症状的好转，打喷嚏的现象也会逐渐消失。当我们受到风寒侵袭的时候，人体就会通过打喷嚏的方式使身体内的器官产生热量来赶走体表的微寒。当我们情绪不良的时候，也可以通过打喷嚏的方式使心情舒畅、情绪稳定。另外，鼻道如果受到花粉、霉菌等微小颗粒物质的刺激，人们也会通过打喷嚏的方式经由鼻道排出过敏物。

我们现在已经知道，打喷嚏其实是人体自身的一种保护反应，偶尔打喷嚏还有益于人体健康，可以将体内的一部分病菌释放出来，所以不要一味地忍。但很多人认为在公共场所打喷嚏不太礼貌，因此通常会把喷嚏憋回去，实在忍不住时，就又捂嘴又捏鼻子，以免飞沫四溅。殊不知，这样不仅会把喷嚏中的细菌吞回体内，给健康埋下隐患，还容易使咽部的细菌由咽鼓管进入中耳鼓室，从而引发急性中耳炎。而且人在打喷嚏时，上呼吸道会产生强大的压力，口、鼻都被捂住，不能得到缓解的压力会通过咽鼓管作用于耳道鼓膜，严重时可造成鼓膜穿孔。

因此，为了身体健康，我们一定要痛痛快快地把喷嚏打出来。但是打喷嚏时不能太强烈，否则会使血压突然反弹性增高，甚至使颅内压增高，引起脑血管破裂，进而导致颅内出血；胸腔内的压力也会从高压突然转成低压，易诱发心脏病或脑栓塞；强烈地打喷嚏会剧烈震动身体，有时可能引起腰肌损伤或关节错位；慢性肺气肿、肺大泡患者打喷嚏时，可能会出现肺泡和肺内血管破裂，导致气胸或血气胸。

攻克酒糟鼻，多注意细菌及毛囊虫感染

鼻头发红又称酒糟鼻，是一种常见的皮肤病，热天鼻子会发红冒油，冬天鼻子会脱皮疼痛。

酒糟鼻一般长在鼻尖和鼻翼处。在早期，鼻部仅油腻光亮，有些潮红，表现为红鼻头，还不引起注意；但长期下去，鼻部汗毛孔增粗，还经常出现红色丘疹和脓疱；严重时，鼻尖部增厚、变大，皮肤可以变为橘子皮样，表面凹凸不平，丑陋不堪。

酒糟鼻是螨虫感染的结果。一般是由于平时不够注意保护皮肤，接触感染引起的。例如到浴池洗澡或到理发店理发，如果公用毛巾消毒不严，就可引起螨虫传染。虽然螨虫感染率很高，但由于感染上的螨虫数量多少不等，所以并不都出现临床症状和皮肤损害。因此，搞好公共卫生和个人卫生，对预防酒糟鼻有很重要的作用。

如果患上了酒糟鼻，首先要保持情绪稳定，不可焦虑和烦恼，以免引起血管功能失调，加重病情。其次，热天外出应戴好凉帽，防止强烈日光直接照射鼻部，以免引起充血，加重皮肤炎症。寒冬外出最好戴好口罩，注意鼻部保暖。洗脸时，应当选用碱性小的香皂，以减少对皮肤的刺激。平日要少吃含脂肪多的食物，还要少吃或不吃辛辣的食物以及鱼、虾等。一般不要饮酒，因酒可使面部充血，加重鼻部皮肤的炎症；宜多吃新鲜蔬菜，并要保持大便通畅。另外，在晚上洗脸后，还可在患部涂上一些杀灭螨虫的药物。

如何应对鼻出血

鼻出血是很常见的现象，多发于中青年，主要症状是一个或两个鼻孔出血，出血多半在一个小时内就停止。

鼻出血大多数由感冒、鼻部或头部损伤、气压改变、高血压、挖鼻孔、用力擤鼻或打喷嚏、鼻窦炎等引起。有些血液病也会引起鼻出血。

平时不要挖鼻孔或不要把异物塞进鼻孔。若出现出血现象，立刻端坐在椅子上，头稍微向前，用力捏住鼻子的柔软部分最少15分钟。吐出或吞下流入鼻子后方的血液，张嘴呼吸。15分钟之后放开鼻孔，静坐。如果再次出血，可再按照前面的方法做一次。出血停止后，静坐或躺卧一会儿。至少在3小时内不要擤鼻子。

如果实施上述方法后仍未止住鼻出血，或者失血太多，以致面色苍白或头晕眼花时，需尽快就医，医生会实行局部麻醉使鼻子麻木，然后塞进纱布或放入一个可以膨胀的气球；量血压，看患者是否患有高血压，如有需要，给予治疗；用电灼器烧灼易于出血的血管等。

看唇知健康——嘴唇是疾病的"信号灯"

人们一向不太注意保护自己的嘴唇，更没有给嘴唇足够的重视。其实，嘴唇的作用非常重要，它不仅能为一个人的外貌增色添彩，还能反映出一个人的身体是否健康。正常人的嘴唇红润、干湿适度、润滑有光，如果健康被破坏，嘴唇的色泽就会发生变化，及时给你信号。

（1）嘴角裂纹。嘴角裂纹常常是在有神经性皮炎的情况下出现，也可能是嘴受了酵

母菌感染的象征，患糖尿病时就会出现这种现象。缺乏维生素C会影响结缔组织和皮肤的再生，也会导致嘴唇出现裂纹。

（2）嘴唇苍白。正常情况下嘴唇的颜色应该是健康的深红色。如果一个人的嘴唇经常是苍白的，可能意味着贫血，这种现象在女性中比较普遍。

（3）嘴唇发黑。消化系统异常，如食欲不佳、便秘、腹泻、腹胀时，嘴唇会呈黑色。嘴唇上出现黑色沉淀、深色斑，可能是慢性肾上腺皮质功能减退或消化道长息肉，亦有罹患梅毒的可能。

（4）嘴唇青紫。血液循环不佳所致，易患心脏病、贫血，有中风的倾向。极度寒冷时，身体末端血液循环不良，嘴唇也会呈现青紫色。

（5）唇色深红。心脏衰竭缺氧或罹患肺病时，嘴唇会呈深红色。

（6）双唇厚薄有别。上唇较薄的人，先天心脏较弱；下唇较薄的人，先天胃部较弱。

（7）口唇溃烂。口角部位疼痛、溃烂，显示患了口角炎。右口角溃烂，应该戒酒，饮食尽量清淡；左口角溃烂，戒吃零食，少吃甜食。

（8）嘴唇附近起水泡。可能患有慢性胃病或肺炎。若嘴唇肿大、起泡、渗液，也可能是化妆品引起的唇炎。

（9）唇缘长颗粒。嘴唇四周长颗粒，表示糖分摄取过多，应该节制。罹患肺炎、胃病时，唇边也会长出小颗粒。

不要认为嘴唇只是外观上的问题，对于健康来说，嘴唇也有着无可替代的价值，所以，好好保养你的双唇吧。

从耳朵上就能观察出心脏的状况

中医认为："耳主贯聪而通心窍，为心之司，为肾之候也。"《黄帝内经》中也有"视耳好恶，以知其性"的记载，并认为耳与经脉有着十分密切的联系，十二经脉都直接或间接地经过耳朵，所以有"耳者，宗脉之所聚也"的说法。清代张振鋆的《厘正按摩要术》中也有"耳珠属肾，耳轮属脾，耳上轮属心，耳皮肉属肺，耳背玉楼属肝"的说法。现代医学也发现了耳朵与人体器官的对应关系，并确认了80多种内外科疾病与耳朵的变化有关系，所以人体有病时，耳朵就会有反应。耳朵的形态、色泽和纹路的变化都能反映人体的健康状况。

关于耳诊，很多中医书籍中都有记载，我们在这里只说一点，就是"冠脉沟"。冠脉沟是耳垂上的一条纹路，是判断冠心病的有效指标。如果耳垂上出现了这条纹路，就说明有患冠心病的可能，纹路越清晰说明问题越严重。

伦敦一家医院的主治医生拉金达拉·夏尔马也认同这种判断。他说："耳垂里有很多毛细血管，这些血管如果不能吸收到适量的养分，就会凝固，皱纹就会形成。年轻人耳垂上出现这种皱纹，应去做心血管检查。"拉金达拉·夏尔马只提到了年轻人，其实，这个征兆对老年人也同样适用。

现在，耳诊在西方国家也已经流行起来。西方国家越来越认可中医，中医耳诊疗法已经成为一些社会名流竞相追捧的治病法宝。遗憾的是，这本来属于中华瑰宝的东西在我们自己的国家却没有受到应有的重视，这实在是一大损失。

耳朵能够反映肾的盛衰

历代医学专著多有关于"察耳""望耳""观耳""诊耳"的记载。《黄帝内经·灵枢·本脏篇》云："高耳者肾高，耳后陷者肾下，耳坚者肾坚，耳薄不坚者肾脆。"王明鉴《证治准绳》曰："凡耳黑，皆为肾败。"人的体内器官组织发生病变时，在耳朵的特定部位就会产生相应的变化和反应。

中医认为，耳廓较长，耳垂半满，是肾气盛健的象征，肾气充足者多健康长寿。

耳廓出现粗糙不平、有棘突状的结构，常见于腰椎、颈椎骨质增生等疾病。

耳垂上有一条自前上至后下的明显皱褶的斜纹线，常见于冠心病、心肌梗死、高血压等疾病。

耳垂肉薄呈咖啡色，常见于肾脏病和糖尿病。

耳轮色白且耳薄面白，多见于突遭寒冷刺激以及病情垂危之人。正常耳朵的颜色红润，变成他色必有病因。如果耳薄面白，是严重肾衰的表现，因为中医认为肾开窍于耳。结合其他有关症状，例如毛发枯萎、齿落腰痛等，就构成了病危之征。在此疾病的医治过程中，如耳朵变白，应当提高警惕，以防肾气衰败、生机枯竭。

耳朵瘦小，甚至枯萎，多见于严重的体能消耗疾病以及病程的后期阶段。中医认为，这是由于精气不足，其表象多为肾精亏损或者肾阳耗竭。本症如拖延日久，精气消耗殆尽，极易造成衰竭现象，故病情危重者应住院进行治疗。

耳屎可不是垃圾

有人非常喜欢掏耳屎，没事的时候就会找个火柴棍或掏耳勺甚至是用自己的手指在耳朵里掏来掏去，似乎掏耳屎是一种享受。殊不知，这是一种不健康的做法。因为，耳屎根本不用掏，它不仅对我们的耳朵没有任何害处，相反还有很好的保护作用。对于耳朵来说，耳屎可谓一宝。

耳屎是人体耳道内耵聍腺产生的油脂性分泌物，又名耳垢。从物理性状看，耳屎通常呈淡黄色蜡样干片状物质，味苦，不溶于水、酒精或乙醚；从化学分析来看，耳屎含有油、硬脂、脂肪酸、蛋白质和黄色素，还有0.1%的水以及少许白垩和钾、钠等元素。古本草称耳屎为"耳塞"，常入药，用于癫狂鬼神及嗜酒，足伤手疮（抓疮伤水）、蛇、虫、蜈蚣蜇，破伤风，小儿夜啼惊热等症。

具体来讲，耳屎的作用主要有以下几种：

（1）耳屎因富含油脂，可以滋润耳道皮肤上的细毛，阻挡来自外界的尘埃颗粒。富含油脂的耳屎还能使耳道保持一定的温度和湿度，使耳道深处的鼓膜不至于干涸，保证其处于最佳状态。

（2）耳屎和细毛还能防止昆虫等微生物对耳朵的侵害。耳屎上密融融的细毛可以阻挡小虫的进入，且耳屎味苦，小虫尝到耳屎的苦味后，便会"知难而退"。耳屎和细毛还能使耳道空腔稍稍变窄，对传入的声波起到滤波和缓冲作用，使鼓膜不致被强声所震伤。

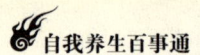

（3）富含脂肪酸的耳屎，可在耳道皮肤表面形成一层酸膜，使外耳道处于酸性环境，具有轻度的杀菌作用。

总之，耳屎对耳朵有很好的保护作用。它在耳朵里堆积得多了，当人活动时，就会自行脱落，排出体外，所以也不用经常去掏。否则，可能会破坏耳朵里的平衡环境，如有不慎，甚至会破坏耳膜，导致耳聋。

耳朵日常保健有妙招

很多人在年轻时不注意耳朵的保健，年老后就会出现严重的听力减退。耳科专家表示，虽然没有很好的办法避免老年性听力减弱，但经常进行耳朵保健可以延缓耳朵衰老。关于耳朵的保健，日常生活中要注意以下几点：

1. 克服不良习惯——掏耳

掏耳容易损伤外耳道皮肤，把细菌带入外耳道，引起发炎，不仅痛苦，而且难治。如果造成鼓膜穿孔，易引起感染，患中耳炎，影响听力。

如果耳痒难忍，可以用棉棒蘸酒精擦拭，但不要插入太深。

2. 预防游泳性耳病

硬块的耳屎可以形成栓塞，耳朵进水，耳屎变软膨胀，影响听力，刺激耳道，引起发炎。如果耳膜已经穿孔，则不要游泳，以免引起各种疾病的复发。

平时游泳时最好用耳塞，头部仰起，高于水面。

3. 预防药物中毒影响听力

可以致聋的药物主要有链霉素、卡那霉素、新霉素等，这些药物易损害内耳、耳蜗（听觉感受器）、前庭（平衡感受器），造成耳聋和平衡失调。

耳蜗中毒症状主要有：用药期间或停药以后，出现高调耳鸣，听力下降，并且逐渐加重，直到全聋。

前庭中毒的症状主要有：眩晕、恶心呕吐、走路不稳和平衡失调。

致聋药物有交叉易感性，一种药不行，其他药物也不能用。

致聋药物可母婴感染，所以怀孕期间应避免使用各种耳毒性药物。

另外，耳聋还有家族易感性，如果家族中有人发现容易致聋，其他人更应注意。

4. 远离噪声

不规律、强刺激噪声，不仅会引起心理不适，而且会损伤听力。噪声损伤听力是缓慢的、进行性的损伤，很难治疗。强烈刺激的音乐也会使听力下降。

5. 养成科学的饮食习惯

多食含锌、铁、钙丰富的食物，可改善微量元素的缺乏，从而有助于扩张微血管，改善内耳的血液供应，防止听力减退。

6. 保持良好的精神状态

当人情绪激动时，肾上腺素分泌会增加，可使内耳小动脉血管发生痉挛，小血管内血流缓慢，造成内耳供氧不足，导致突发性耳聋。

如何防治耳鸣

耳鸣是一种常见的耳朵疾病。

肾开窍于耳,肾的精气充足则会耳聪、听觉灵敏,如果精气不足则会耳鸣。此外,过度疲劳、睡眠不足、情绪过度紧张时,也可能产生耳鸣。对于前者引起的耳鸣,治疗时应该去补肾精、补元气,后者只需将这些不良的生活方式戒除即可。

此外,如果平时生活中坚持进行保健按摩,对耳鸣的防治很有效果。

(1)先用食指和大拇指轻柔按摩听会穴(在耳屏的前下方与小豁口平齐,张嘴时的凹窝处)5 分钟左右,约 350~400 次。

(2)两掌搓热,用两掌心掩耳,十指按在头后部。再将食指叠在中指上,敲击枕骨下方约 50 次,使耳内听到类似击鼓的声音。

(3)用已搓热的两手掌心捂住两耳,手掌将耳朵完全封闭,然后两掌突然松开,这样重复捂耳 30 次。

(4)用食指和大拇指先从上至下按捏耳廓,然后从下至上按捏,这样反复按捏至双耳有发热感,共按捏耳廓 100 次。

(5)按摩合谷穴(伸掌,大拇指、食指两个手指并拢,在两指间肌肉最高处取穴)80 次。

眉毛与面貌、健康息息相关

很多人只知道眉毛对外貌的影响非常大,不同的眉形会让一个人的气质发生很大变化,却很少有人知道眉毛对于健康的意义。中医认为,眉毛能反映五脏六腑的盛衰。《黄帝内经》中有这样的记载:"美眉者,足太阳之脉,气血多;恶眉者,血气少;其肥而泽者,血气有余;肥而不泽者,气有余,血不足;瘦而无泽者,气血俱不足。"这就是说,眉毛属于足太阳膀胱经,其盛衰依靠足太阳经的血气。眉毛长粗、浓密、润泽,反映了足太阳经血气旺盛;眉毛稀短、细淡、脱落,则是足太阳经血气不足的象征。眉又与肾对应,为"肾之外候",眉毛浓密,说明肾气充沛,身强力壮;眉毛稀淡恶少,则说明肾气虚亏,体弱多病。

我们经常会看到一些老年人的眉毛非常稀疏甚至几乎没有,这就是气血不足、肾气虚弱的表现,但有的老人眉毛还是比较浓密,这样的老人一般身体比较硬朗。如果年轻人眉毛过早脱落,就说明气血早衰,是很多病症的反映,其中最为严重的要算麻风病了。瘤型麻风病的先兆就是眉毛脱落,开始是双眉呈对称型稀疏,最后全部脱落。

另外,两眉之间的部位叫印堂,又称"阙中",在疾病的诊断和治疗上也特别有价值。我们看电视的时候经常看到有算命先生说"你印堂发黑,近日必有大祸",指的就是这个地方。民间也认为印堂发黑是不好的征兆。《黄帝内经·灵枢·五色篇》中说:"阙上者,咽喉也;阙中者,肺也。"可见,印堂可以反映肺部和咽喉疾病。肺气不足的病人,印堂部位呈现白色;而气血淤滞的人,印堂部位则会变为青紫色。

"寿眉"是祸还是福

有很多长寿的老年人,看上去两眉秀美而长,其中有几根特别长,可达 4~5 厘米,人们称这种长眉为"寿眉",民间也一贯认为"寿眉"的出现是一种吉兆。但是,经研究发现,"寿眉"不一定是吉兆。出现寿眉主要与调控失衡有关,如在青中年期出现寿眉可能是肿瘤、免疫性疾病等某些处于潜伏阶段疾患的早期外在表现。"寿眉"发生愈早,提示机体调控失衡发生愈早,走向衰老的步伐就愈快,肿瘤发生的概率也愈高。所以,45~50岁以后出现"寿眉"较符合正常的生理衰老规律,但应以单发为主。如果在青中年时期就出现"寿眉",尤其是丛状、束状分布者,应定期体检,跟踪观察,以期较早发现疾病苗头,早就医治疗。

从眉毛的外形上,还可以看出很多疾病征兆。《黄帝内经》中就指出:"美眉者,足太阳之脉血气多;恶眉者,血气少也。"所谓恶眉,古人解释为"眉毛无华彩而枯瘁"。眉毛长粗、浓密、润泽,表明人体血气旺盛;反之,眉毛稀短、细淡、枯脱,则反映气血不足。

(1)眉毛脱落。眉毛淡疏易落,多为气血衰弱、体弱多病者。此类患者容易手脚冰冷,肾气也较弱。甲状腺功能减退症及脑垂体前叶功能减退症患者,眉毛往往脱落,尤以眉毛外侧1/3处为甚;麻风病患者在病变早期眉外侧皮肤肥厚,眉毛脱落;斑秃患者也可同时出现眉毛脱落症状;癌症、梅毒、严重贫血患者也可能引起眉毛脱落,有些抗癌或抗代谢药物也有这种副作用。

(2)眉毛下垂。多是面神经麻痹导致。若是某一侧眉下垂,说明是该侧得了面神经麻痹,使眉毛较低,不能向上抬举。有的是单侧上眼睑下垂(如肌无力症),以致另一侧的眉毛显得较高。

(3)眉毛枯燥。眉毛末梢直而干燥者,如果是女性可能月经不正常,是男性则多患神经系统疾病。有些小孩或营养不良患者,眉毛黄而枯焦,是肺气虚的征象。

(4)眉毛浓密。眉毛浓密者体质较强,精力充沛。但如果女性眉毛特别浓黑,有可能与肾上腺皮质功能亢进有关。眉毛粗短者,多性急易怒,应提防患急症。

(5)眉毛冲竖。是病情危急的征兆,此种患者应抓紧时间去医院诊治。

(6)眉毛倾倒。眉毛倾倒表示病重,特别是胆可能有严重病变。

察"颜"观色,看面色知病变

古有"望面色,审苗窍"之说,即从面相可辨疾病。那么,该如何根据自己的面相审视其中透露出的疾病呢?

(1)面色苍白。"心主血脉,其华在面。"面色苍白是血气不足的表现。一般情况下,面色淡白多是气虚的表现,如果淡白的脸上缺乏光泽,或是黄白如鸡皮一样,则是血虚的症状。另外,体内有寒、手脚冰凉的人也会面色苍白,这是阳虚在作怪,这样的人需要多运动,因为运动生阳,对改善阳虚很有效果。热水泡脚和按摩脚底的涌泉穴效果也不错,饮食上可多食用红枣、红糖等。

(2)面色发青。肝在五行当中属木,为青色。面色发青的人,多见于肝胆及经络病症,多是阴寒内盛或是血行不畅。天气寒冷的时候,人的脸色会发青,这是生理反应,只要注意保暖就可以了。如果不是处在寒冷的环境中,脸色还发青,就是肝肾的病了。经常喝酒的人也常会脸色发青。

（3）脸色土黄。脸色土黄的人一般有懒动、偏食、大便不调等症状，这时应注意健益脾胃，而捏脊可以督一身之气、调理脏腑、疏通经络，对于改善脾胃有很好的效果。

从面相可以看出健康状况，因此我们平时一定要注意观察，关注自己的健康。

人中真的能预示寿命吗

人中是脸部一个很重要的穴位，位于鼻子和嘴巴之间。

古人认为人中和寿命有关，人中短的人寿命短，人中长的人寿命也长，传说彭祖的人中长八寸八，而他活了八百八。《相书》中也说：鼻下人中长一寸，年龄百岁。那么真的是这样吗？

人中关涉两条重要的经脉，人体前阴和后阴的中间叫汇阴穴，从汇阴穴的里面延伸出一条经脉，叫督脉。这是人体的一条大阳经，而且是最重要的阳经。从前胸正中线一直到头部，这里也有人体的一条重要的阴经经脉，叫任脉。人中就是这两条最重要的任督二脉的交会处，在古代这个穴位叫"寿宫"，就是说长寿与否看人中。还有叫"子停"，就是将来后代的发育情况如何也要看人中，也就是说，人中是阴经和阳经的沟渠，从它可以看出阴阳的交合能力如何。

人突然晕倒时，有个急救措施就是掐人中，很多时候，晕倒的人就会苏醒，这是为什么呢？

人突然晕倒时掐人中就是通过刺激这个穴位，使其阴阳交合，从而苏醒。相面时，人中也是一个重要的观察点。人中在古代的相面学中是非常有讲究的，要求长、宽、深。如果人中又平、又短、又浅，好好休息几天就可以改善，人中的沟渠会慢慢变深。人中的深浅可以修，但是长短不能改变。古代相面时认为，人中特长的人会做官，而且长寿，后代的发育也会比较好。如果人中是歪的，就说明你的阴阳交合出了问题，会出现腿痛或者脊背痛的问题，这也是中医"望闻问切"中的望诊。

搓脸——精神焕发的好方法

不知大家注意过没有：在感觉疲劳或者困倦的时候，我们下意识的动作就是去搓搓脸，然后就会感觉精神一些，这是为什么呢？

中医认为，心之华在面，心功能的强弱是通过面色来反映的。中医的望诊可以通过面部征象判断人身体的健康与否。面部聚集着大量穴位，它是足三阳经的起点和手三阳经的终点，搓脸就是在无意识中按摩了这些经脉和穴位，使其气血畅通、循环无碍，所以人就会变得精神一些。因此，搓脸也是一种可以促进健康的保健方法，经常搓脸，人就可以变得脸色红润、双眼有神。这也是《如皋长寿方案》中介绍的如皋长寿老人的一种养生方法。

搓脸的方法很简单，它不受时间、地点的限制，疲劳时、困倦时、身体不舒服时，都可以搓一搓。如皋老人通常都先把双手搓热，然后用搓热的双手去搓脸，可以从上往下，也可以从下向上，每次都把下巴、嘴巴、鼻子、眼睛、额头、两鬓、面颊全部搓到，过程可快可慢，以自己感觉舒服为宜。

另外，搓脸需要肩关节上抬并上下运动，这是锻炼肩关节、预防和治疗肩周炎的好

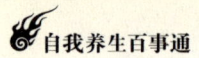

方法。但是，搓脸的时间不要过长，特别是老人，应量力而行，以免过度疲劳，造成肩膀酸痛，这就背离了保健的主旨。

搓脸的同时，一般还应配合搓耳。通过每天搓脸和搓耳，不仅能获得红润的面色和强壮的身体，还能获得对健康生活的信心。如此简单的养生保健方法，适合我们每一个人，也祝愿大家都能像如皋老人那样寿与天齐，拥有快乐安康的生活。

面部斑点，影响的不是美丽，是健康

女性脸上有一些色素斑点的话，先别忙着买化妆品试图遮盖，因为这些斑点往往与自身的健康状况密切相关，有些斑点还可能是某些疾病的征兆。

从面部斑点的部位来分，常见的面部斑点有以下几种。

（1）发际边斑点：和妇科疾病有关，如女性激素不平衡等。

（2）眼部斑点：多见于妊娠与人流次数过多的人及女性激素不平衡者。

（3）太阳穴、眼尾部斑点：和甲状腺功能减弱、妊娠、更年期、神经质及心理受到强烈打击等原因相关。

（4）鼻下斑点：多见于卵巢疾患。

（5）眼周围斑点：多见于子宫疾患、流产次数过多及激素不平衡引起的情绪不稳定者。

（6）面颊的斑点：多见于肝脏疾患，日晒、更年期老人、副肾上腺功能减弱者面部也有显现。

（7）嘴巴周围的斑疤：见于进食量过多者。

（8）下颚斑点：见于血液酸化、白带过多等疾患。

（9）额头斑点：多见于性激素、副肾激素、卵巢激素异常者。

脸部疼痛是三叉神经在找碴

脸部疼痛是指在脸部的一侧或者两侧疼痛，或者额头处疼痛。这种疼痛可能是钝痛，也可能是被动痛，还可能是非常强烈的刺痛。

脸部疼痛的原因有很多，但是最常见的有以下几种情况：

（1）三叉神经炎：由三叉神经炎引起的脸部疼痛是个鲜为人知的原因。这种疼痛会沿着双颊的三叉神经走向而发展，疼痛一般比较剧烈。三叉神经痛是一种突发性的严重面部疼痛，它可以由非疼痛的刺激（如刷牙、吃东西、触摸脸颊等）而产生。脸部的疼痛神经共可分为上支（眼支）、中支（上颌支）及下支（下颌支），其中中、下支最易受到影响。此疾病最常见于女性患者，且以右侧脸居多。

（2）带状疱疹：如果现在疼痛之处，最近长过红色水疱状的皮疹，可能是带状疱疹，建议请神经科医生和皮肤科医生诊治。

（3）颞颌关节异常：这种情况是最为人所熟悉的脸痛原因，由肌肉发炎所引起。

第三节
五脏六腑的健康信号

心为君主之官

在五脏中，心脏是居于最高位的，岐伯说心是"君主之官"，心是君主，是最高位的皇帝。也就是说，心在五脏中处于最重要的地位。

为什么说心是君主，是最重要的器官呢？因为心掌管着人体中最重要的东西——"神明"。"神明"指精神、思维和意识活动。心主神明的功能正常，则精神健旺，神志清楚；反之，则可致精神异常，出现惊悸、健忘、失眠、癫狂等，也可引起其他脏腑的功能紊乱。

心的另外一个功能是主管血脉。人的血和经脉都是由心来主导的。从解剖学上可以看到，心就像一个泵，把血液送往身体的各个器官。心的正常工作是靠心气的作用。如果一个人的心气旺盛，血液就能流注并营养全身，面色也会变得红润有光泽；如果一个人的心气不足，则血行不畅或血脉空虚，就会出现惊悸气短的现象。

心就是通过上面两种功能在人体的五脏中发挥重要作用的。

养生先养心，心好则命长

现在患心脏病的人越来越多，还有很多人年纪轻轻心脏就不好，不是憋闷，就是疼痛难忍，或者老是心慌。其实，养心贵在坚持，那么在生活细节中，我们应该注意什么呢？

1. 静心、定心、宽心、善心

何谓"养心"？《黄帝内经》认为是"恬淡虚无"，即平淡宁静、乐观豁达、凝神自娱的心境。生活中我们要做到静心、定心、宽心和善心。

静心就是要心绪宁静，心静如水，不为名利所困扰，不为金钱、地位钩心斗角，更不能为之寝食不安。

定心就是要善于自我调整心态，踏实度日，莫为琐事所烦忧。豁达乐观，喜乐无愁，纵有不快，也一笑了之，岂非惬意？

宽心就是要心胸开阔。宰相肚里能行船，心底无私天地宽，让宽松、随和、宁静的心境陪伴自己，自然快乐每一天。

善心就是要有一颗善良之心，时时处处事事都能设身处地为别人着想，好善乐施献爱心，向需要帮助的人伸出热情的援助之手。

2. 通过饮食来保护心脏

合理的饮食能降低冠心病、心绞痛和心肌梗死等疾病的发病率。平时饮食要清淡，因为盐分过多会加重心脏的负担；不要暴饮暴食；戒烟限酒；多吃一些养心的食物，如杏仁、莲子、黄豆、黑芝麻、木耳、红枣等。

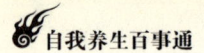

3. 保护心脏的穴位

一方面,内关穴可调节心律失常。平时既可以边走边按揉,也可以在工作之余,每天花两分钟左右按揉,有酸胀感即可。

内关作为冠心病的日常保健穴位之一,经常按揉该穴位,可以增加心脏的无氧代谢,增强其功能。

另一方面,内关穴可止住打嗝。生活中,很多人都有打嗝不止的经历,一般都会在短时间内停止,也有的长时间不停。这时,你可以用拇指在内关穴上一压一放地按,很快就能止住打嗝。

内关穴在前臂内侧,腕横纹上2寸,两筋间。

4. 适量运动益养心

进行适量的运动,如散步、慢跑、太极拳、游泳等,可根据自己身体的具体情况选择运动的方式和运动量。适量的运动有利于心血管系统的健康,可以增强心脏的功能。

此外,有一点要提醒大家,不宜清晨锻炼,因为上午6~9点是冠心病发病和脑出血的危险性最大的时刻,发病率要比上午11点高出3倍多。

暴饮暴食易引发心脏病

与朋友聚会,开开心心、吃吃喝喝是难免的,但如果狂喜加上暴饮暴食,那么你可要注意了,你的心脏未必能承受!

欢喜过度会让人心气涣散,再加上吃了很多东西,结果就会出现中医里讲到的"子盗母气"的状况。"子盗母气",是用五行相生的母子关系来说明五脏之间的病理关系。"子"在这里是指脾胃,"母"指心,是说脾胃气不足而借调心之气来消化食物,就会伤害到心。因为心也有很多的工作需要做,同样需要很多的心气,被脾胃盗走的心气过多,心一定会有所伤。

如果一个人本来就有心脏病,欢喜过度时心气已经涣散了,这个时候又暴饮暴食,脾胃的负担超负荷了,只好"借用"心气来消化这些食物,心气必然亏虚。因此,心脏病患者,特别是老年人,在这个时候往往会突然引发心脏病,这就是乐极生悲了。

所以,不管是在平时,还是在节庆假日里,都要在饮食上有所节制,要管好自己的嘴,千万不要让美食成为生命的威胁。

舌头是观察心脏的"晴雨表"

中医认为"心开窍于舌""舌为心之苗",也就是说心与舌的关系密切,心脏的情况可以从舌的色泽及形体表现出来。心的功能正常,舌红润柔软,运动灵活,味觉灵敏,语言流利;心脏气血不足,则舌质淡白,舌体胖嫩;心有淤血,则舌质暗紫色,重者有淤斑;心火上炎,则舌尖红或生疮。所以,心的养生保健方法要以保证心脏主血脉和主神志的功能正常为主要原则。

肝为将军之官

"肝胆相照"这一成语大家都知道,比喻以真心相见。其实里面蕴涵着中医的理论。《黄帝内经》中说："肝者，将军之官，谋虑出焉。胆者，中正之官，决断出焉。"足厥阴肝经在里，负责谋虑；足少阳胆经在表，负责决断。只有肝经和胆经相表里，肝胆相照，一个人的健康才有保证。同理，一个国家要想兴盛发达，也需要"肝"（谋略之才）和"胆"（决断之才）相表里，肝胆相照。

也许有人会问："负责谋虑和决断的不是心吗，怎么又说是肝和胆呢？"其实，这就相当于一个单位有个一把手总揽全局，还有一些副手负责具体事务一样。心是"君主之官"，负责全局，具体的工作则交给肝和胆。肝和胆的谋虑和决断又不同于心。中医的心包括心和脑，心和脑的谋虑和决断主要在思维和意识之中，它是理性的；而肝与胆的谋虑和决断主要在潜意识中，它是感性的，是本能的。一个人胆小就是胆小，你很难让他通过理性思考变得胆大起来，但是如果你让他的肝和胆发生变化，他的胆子就会本能地大起来。

言归正传，我们看一下肝脏在身体内有什么具体功能。

中医理论认为，肝主要有两大功能，主藏血和主疏泄。

肝主藏血一部分是滋养肝脏自身，一部分是调节全身血量。血液分布全身，肝脏自身功能的发挥也要有充足的血液滋养。如果滋养肝脏的血液不足，人就会感觉头晕目眩、视力减退。肝调节血量的功能主要体现在：肝根据人体的不同状态，分配全身血液。当人从安静状态转为活动状态时，肝就会将更多的血液运送到全身各组织器官，以供所需。当肝的藏血功能出现问题时，则可能导致血液逆流外溢，并出现呕血、衄血、月经过多、崩漏等病症。

肝主疏泄的功能即肝气宜泄，也就是说肝气具有疏通、条达的特性。这个功能其实与肝主藏血的功能是相辅相成的。"气为血之帅"，肝气疏通、畅达，血就能顺利地流向身体各处，如果肝气淤滞，则血流肯定不畅，不能供给全身，就会导致全身乏力、四肢冰冷等症状。如果肝气长期淤滞，全身各组织器官必然长期供血不足，影响其生长和营运功能，这样，体内毒素和产生的废物不能排除，长期堆积在体内，就会发展成恶性肿瘤，也就是我们闻之色变的"癌"。

一个人怒气冲天，实际上就是肝的功能失调。谋略、理智全没了，全靠情绪去做事，就会造成很严重的后果。所以在这里要强调的是：要想发挥聪明才智，最重要的是肝的功能正常。要想孩子聪明，就要养他的肝的生机，要让孩子的天性都发挥出来，该学就学，该玩就玩，该睡就睡，别逼着孩子把那点生机给毁了。

如此疗养最养肝

对于肝病尤其是慢性肝病，世界上还没有一种特效药物，各种中西药物也各有利弊。其实与其单纯依靠药物治疗，不如着重进行调养。而如何加强自身调养，搞好养生之道，则应遵照《黄帝内经》中"起居有常，饮食有节，不妄作劳"的教导。

1. 起居有常

日常生活起居要有规律，每天保证足够的休息和睡眠时间，按时睡觉、起床和午休。这是因为休息是肝炎病人最重要的保健治疗基础。

实践证明，不注意休息是肝炎转为慢性的最常见原因。当然，休息不是做家务，不

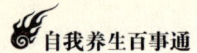

是打牌和散步,而是卧床休息。中医认为"人动则血归于诸经,人卧则血归于肝脏",肝脏供血充足不仅有利于肝细胞的恢复,还会增加肝脏的局部免疫能力。

2. 饮食有节

不能暴饮暴食,并注意食物禁忌,如不能饮酒,忌吃雄鸡、鲤鱼、牛、羊、狗肉等发物;少食油腻辛辣刺激性强的食物,如肥肉、猪油、辣椒、油炸等上火食物。要做到不偏食,注意五谷为养、五果为助、五荤为充,合理均衡地搭配饮食。

3. 不妄作劳

随着人们年龄的增长,肝的重量逐渐减轻,肝细胞的数目逐渐减少,肝的储备、再生、解毒能力下降,若过度劳累或精神紧张,肝很容易受到损害。

有一位徐先生,他在一年中常感浑身无力、没有食欲,晚上看一会儿电视眼睛就会发干。后来医生告诉他,他这种情况是劳累过度造成的轻度肝损害,要注意多休息。没过多久,他的状况就有所好转了。

所以,我们在工作、学习时不能过于劳累,不宜苦干、加班加点和熬夜,性生活也应适当节制。

4. 按摩太冲穴

太冲穴是肝经上最重要的穴位,是治疗各种肝病的特效穴位,能够降血压、平肝清热、清利头目,与菊花的功效很相似,而且对女性的月经不调也很有效。它的位置在脚背上大脚趾和第二趾结合的地方,足背最高点前的凹陷处。那些平时容易发火着急脾气比较暴躁的人要重视这个穴位,每天坚持用手指按摩太冲穴2分钟,直到产生明显的酸胀感,用不了一个月就能感觉到体质有明显好转。

要想肝好,千万别动怒

中医认为肝"在志为怒",所以七情中的"怒"与肝的关系最为密切。肝的疏泄失常可导致情志失常而出现急躁易怒、心烦失眠,或抑郁寡欢、情绪低沉等症状。大怒伤肝,可导致肝的疏泄失常而出现心烦易怒、面红目赤甚至吐血、不省人事等症状。调节情志,化解心中的不良情绪,使自己保持一个好心情则有益于养肝。

现在,生活压力使很多人都没有好心情,其实你可以找个时间去附近的公园转转,那里有花有草有树,视野也开阔,环境优美,空气清新,对身心健康有益。满目的绿色会给人带来舒畅、朝气蓬勃的好心情,对肝脏的养生保健也有利。

对付脂肪肝,三分治七分养

中国传统的治病概念是"三分治、七分养",这对脂肪肝的治疗也是非常贴切的。良好的生活习惯和适当的保健措施是治疗脂肪肝的基本手段。对于无症状的单纯性脂肪肝、仅有三酰甘油轻度升高的患者,不一定需要用药,加强自我保健就能消除病患;对于脂肪性肝炎和脂肪性肝硬化患者,自我保健措施也是治疗方案中的重要部分,其中对三酰甘油实行"减少收入、扩大支出"的政策非常关键。具体做法如下。

远离病因。如果脂肪肝的病因明确,自我保健的第一步就是要远离这些病因,不让其再加重肝脏病变。不论是否酒精致病,都必须严格禁酒;因肥胖引起者,需大力减肥;

合并糖尿病者，要控制好血糖；由药物引起的，应避免再用该药。

调控饮食。包括调整饮食结构和控制摄入量。相当一部分单纯性脂肪肝是由于营养过剩所致，患者如能管住嘴巴，即调整饮食的"质"和"量"，病情往往可以控制"一半"。由于体内的三酰甘油多由摄入的糖分转化而来，因此应当减少淀粉类食物的摄入，如米、面、土豆、糖和甜饮料等，每天摄入总量（相当于米饭）女性约为200~250克，男性为350~400克。进食淀粉类食物太少也不好，会造成机体对胰岛素的敏感性降低，容易诱发低血糖。正常人每日脂肪的摄入量如不超过35克可促使肝内脂肪沉积的消退。蛋白质食物应保持在每人100克左右，足够的氨基酸有利于载脂蛋白的合成，有助于体内脂肪的转运。各种畜禽的瘦肉、鸡鸭蛋的蛋白、河鱼海鱼都可以吃。总之，理想的饮食应该是高蛋白低脂少糖的食谱和保持一日三餐的规律。

加强锻炼。除药物、妊娠等所致的脂肪肝外，多数脂肪肝患者都被医生劝告加强体育锻炼，此与病毒性肝炎患者需要多休息截然不同。加强体育锻炼的目的是为了消耗体内过多的脂肪。适合的锻炼形式是长跑、快走、上下楼梯、骑自行车、体操、游泳、打乒乓球等强度小、节奏慢的有氧运动，运动量因人而异，以微微气喘、心跳达每分钟120次左右为度。靠爆发力的大强度、快节奏的剧烈运动，如短跑、跳远、投掷、单双打、踢足球等，主要是从体内无氧酵解途径获得能量，消耗脂肪不多，因而对脂肪肝并无多大益处。

此外，根据最近的药理实验，多喝绿茶、决明子茶或常吃山楂，可能有利于脂肪肝的治疗。如经济条件允许，买些保健品服用并无不可，关键是选用的保健品要确有降脂等作用。患者一定要有明确的概念，即保健品代替不了上述的自我保健措施。

肝硬化患者要从细节之处照顾自己

肝硬化是指由一种或多种原因长期或反复损害肝脏，导致广泛的肝实质损害，肝细胞坏死，纤维组织增生，肝正常结构紊乱，肝质变硬的一种疾病。肝硬化患者如果不重视自己所患的疾病，那么就可能引发肝癌。"逆水行舟，不进则退"是对肝病最恰如其分的比喻。所以我们要关注肝脏，从生活的一点一滴做起，达到预防的目的。那么肝硬化患者平时该注意些什么呢？

1. 不宜长期服化学药物

病理解剖发现，肝硬化的肝脏发生了弥漫性的肝细胞变性、坏死、再生、炎症细胞浸润和间质增生。因此，肝脏的解毒以及合成肝糖原和血浆蛋白的功能下降了，病人就会出现疲乏、食欲不振、饭后困倦、厌油、肝区疼痛、腹泻、腹水等一系列不适症状。尤其是食醉，就是吃完饭以后，立即想睡觉，这是肝脏有毛病的特征。肝脏失去了解毒功能，而如果病人还口服化学药物，那么肝细胞变性、坏死、再生、炎症细胞浸润和间质增生的过程就要加速。这就是许多肝硬化病人，越治越坏的原因。

2. 不能吃硬食

通过食管镜可以发现，食道壁上趴着许多像蚯蚓一样的东西，这就是曲张的静脉。这些曲张的静脉一碰就破，破了就要大出血，这是肝硬化病人最危险的并发症。避免大出血的唯一办法就是不吃硬东西，而应以软、烂、易消化的食物为宜。

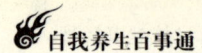

3. 不宜动怒

快乐可以增加肝血流量，活化肝细胞。而怒气不仅伤肝，也是古代养生家最忌讳的一种情绪："怒气一发，则气逆而不顺。"动不动就想发脾气的人，在中医里被归类为"肝火上升"，意指肝管辖范围的自主神经出了问题。在治疗上，一般会用龙胆泻肝汤来平肝熄火。通过发泄和转移，也可使怒气消除，保持精神愉快。

肺是人体大宰相，脏腑情况它全知

《黄帝内经·素问·宝命全形论篇》中有："夫人生于地，悬命于天，天地合气，命之曰人。""悬命于天"不是封建迷信，不是说命运由上天决定。人不吃东西，可以活上十天半月，但是人不呼吸空气就连十分钟也活不下去，这不就是悬命于天吗？人体与空气相连的是肺，所以命悬于天，就是命悬于肺。

另外，肺外合皮毛，皮毛是肺的外延。皮肤是由肺经的气机来充养的，如果肺经气机太足，血液循环就会加快，导致皮肤发红、怕热、容易过敏；如果肺经气机长期虚弱，皮肤血液循环不足，就会失去光泽，肤色比较暗淡。这时，只用化妆品并不能达到美容目的，首先要将肺经的气机养起来，这样内外兼修，才有效果。

在情志方面，肺主悲，很多时候我们悲伤过度会有喘不过气来的感觉，这就是太过悲伤使肺气受损了。反过来，肺气虚时，人也会变得多愁善感，而肺气太盛时，人容易骄傲自大。

肺好身体好，日常生活中的护肺良方

肺是人体重要的呼吸器官，负责体内外气体的交换。通过肺的呼吸作用，我们可以吸入自然界的清气，呼出体内的浊气，从而进行吐故纳新，实现体内外气的交换，维持人体正常的新陈代谢。那么，在生活中，我们应该如何养肺呢？我们要坚持以下3个原则。

1. 情绪要开朗

这点非常重要，因为肺气虚容易引起悲伤，而悲伤又会直接影响到肺，所以要戒忧。林黛玉就是悲悲凄凄伤到肺才早逝的。《红楼梦》里的《好了歌》就告诉人们要看开。

"世人都晓神仙好，唯有功名忘不了，古今将相今何在，荒冢一堆草没了。"大家都知道做神仙很好，但是功名却忘不了，都追求功名；在功名追不到的时候，就要悲伤了。你看古今帝王将相，他们的功名是最高的吧，可他们现在在哪里啊，都在坟墓里埋着呢。

"世人都晓神仙好，唯有金银忘不了。""世人都晓神仙好，唯有娇妻忘不了。"现在的社会为什么多忧伤？追逐钱财女色，平生只恨聚无多，直至多时眼闭了。"

"世人都晓神仙好，唯有子孙忘不了。"在中国，人们都重子孙，一辈子辛辛苦苦就为了子孙，可是"痴心父母古来多，孝顺儿孙谁见了？"当然，《好了歌》说得比较消极，但如果我们以这种长远的眼光来看待事物，把事情的终极看清楚，那就没有什么忧愁悲伤，也就不会因为情绪而伤害到肺了。

到了深秋时节，面对草枯叶落花零的景象，在外游子与老人最易伤感，使抗病能力下降，导致哮喘等病复发或加重。因此，秋天应特别注意保持内心平静，以保养肺气。

2. 注意呼吸

肺是主全身呼吸的一个器官，肺主全身之气，其中一个就是呼吸之气。要通过呼吸吐纳的方法来养肺，怎么呼吸呢？有一种方法：使呼吸节律与宇宙运行、真气运行的节律相符，也就是要放慢呼吸，尽量使一呼一吸的时间达到6.4秒。要经常做深呼吸，把呼吸放慢，这样可以养肺。

《黄帝内经》还介绍了一种呼吸的方法，叫闭气法，就是闭住呼吸，叫"闭气不息七遍"。先闭气，闭住之后停止，尽量停止到你不能忍受的时候，再呼出来，如此反复7遍。这种闭气的方法有助于增强我们的肺功能。

3. 注意饮食的调养

可以多吃一些玉米、黄豆、大豆以及水果，有助于养肺。秋令养肺最重要，肺喜润而恶燥，燥邪会伤肺。秋天气候干燥，空气湿度小，尤其是中秋过后，风大，人们常有皮肤干燥、口干鼻燥、咽痒咳嗽、大便秘结等症。因此秋季饮食应"少辛增酸""防燥护阴"，适当多吃些蜂蜜、核桃、乳品、百合、银耳、萝卜、秋梨、香蕉、藕等，少吃辛辣燥热与助火的食物。同时，饮食要清淡。

此外，中秋后室内要保持一定湿度，以防止秋燥伤肺，还要避免剧烈运动使人大汗淋漓，耗津伤液。

4. 主动咳嗽能排出肺内毒素

自然界中的粉尘、金属微粒及废气中的毒性物质，通过呼吸进入肺脏，既损害肺脏，又通过血液循环而"株连"全身。主动咳嗽可以"清扫"肺脏。每天到室外空气清新处做深呼吸运动，正确的深呼吸方法是：找一个空气清新的地方，首先放松肺部，用指尖轻轻触及肺部，接着用鼻子平稳地深深吸气，此时指尖可感觉到肺部鼓起，直到整个肺部充满了气体，让气体在肺部停留4秒钟，再用嘴慢慢呼气。

另外，可以吹口哨清肺。在玩具店买一个口哨，用力地吹口哨，其有力的吹动将吸走肺中的灰尘，有毒废物和灰尘可以有效地清除掉。

5. 冷水浴、冷热水浴对肺脏健康有很好的作用

冷水浴：即用低于20℃的冷水擦洗全身。中老年人开始进行冷水浴锻炼时，最好选择在夏季，先用低于体温的35℃的水进行锻炼，随着机体的适应逐渐降低水温至20℃以下。身体条件较好者亦可参加冬泳运动。

冷热水浴：先用热水洗全身，再用冷水冲洗，然后用毛巾将全身皮肤擦至产生热感。冷热水浴可以使全身的血管受到刺激，使血管既有舒张又有收缩，能增强血管的弹性，提高人体的抗寒能力，还有促进肺脏功能和提高适应性的作用。

五步辨别肾气的强弱

"肾气"，是指肾精所化之气，这个概念反映了肾的功能活动，对人体的生命活动尤为重要。若肾气不足，不仅早衰损寿，而且还会发生各种病症，对健康极为不利。主要表现为以下5个方面：

（1）封藏失职。肾气不足，精关不固，男性易发生遗精、早泄、滑精；老年女性则会出现带下清稀而多、清冷。肾气不足，膀胱失约，会表现为小便频数而清长，夜间

更为严重,严重时还会小便余沥不尽或失禁。

(2)肾不纳气。肾主气,肾气不足,气失所主,气逆于上,表现为喘息气短,气不连续,呼多吸少,唯以呼气为快,动则喘甚,四肢发冷,甚而危及生命。

(3)主水失职。肾气有调节人体水液代谢的作用。老年人肾气不足,水液代谢紊乱,就会造成水失所主,导致水肿发生,还会引起尿频、尿失禁或者尿少、尿闭。

(4)耳鸣失聪。肾气不足,不能充养于耳,就会造成肾虚耳鸣,听力减退,甚至耳聋。

(5)衰老提前。肾气在推动人体生、长、壮、老、死中起着重要作用。肾气不足,五脏六腑功能减退,则会出现诸如性功能减退、精神疲惫、腰膝酸痛、须发早白、齿摇脱落等衰老现象。

总的来说,一个肾功能比较好的人其精神也好,平时走路脚步轻快、不失眠、耳聪目明。而肾功能差的人,夜尿比较多,经常有头昏眼花、腰痛腿软、眼圈发黑、容易脱发等问题。此外,还可以根据日常尿量来判断,一般正常人每天的排尿量应该为1500~2000毫升,正常饮水的情况下多于2500毫升或少于400毫升有可能是肾出现问题,应及时到医院就诊。

补肾不是男人的专利,女人同样需要

中医认为肾是人体最重要的脏器,是机体生命活力的源泉,贮藏着禀受父母之精和繁衍下一代之精,故有称"肾为先天之本"。中医学所讲的肾与西医学所讲的肾,无论在生理功能和病理变化上均有很大的不同。中医学的"肾"不但包括西医学"肾"的泌尿功能,而且还包括西医学中的神经内分泌系统的功能、生殖系统功能和部分呼吸系统功能。中医认为"肾藏精,主生长、发育与生殖",肾所藏的精包括来源于父母的"先天之精"和来源于脾胃消化吸收的"后天之精",对人体的生长发育、生殖均有重要的作用。

肾脏是与人体生长发育和生殖功能关系最为密切的器官。肾中精气充足,人体的生长发育及生殖功能就正常,机体的各个脏腑器官组织就能正常地发挥其各自的生理功能,表现为面色红润,齿固发黑,耳聪目明,记忆力好,性功能正常,身体强健有力,反应敏捷。如果肾脏虚损,肾中精气不足在小儿可导致生长发育迟缓,智力低下;在成年人则出现牙齿松动脱落,头发稀疏,耳鸣耳聋,视物昏花,腰膝酸软,记忆力下降,性功能减退,体弱无力,反应迟钝等一系列早衰现象。

所以,我国古代中医学及养生学都非常强调保养"肾"的重要性。现代中医学和养生学家对"肾"同样重视,延缓衰老的养生保健方法和中成药多是用以补养肾的。肾的养生保健是保持青春活力、延缓衰老最重要的方法。

源自于生活中的补肾秘方

中国人对肾的话题非常敏感,因为这涉及传宗接代的重大问题,同时也很注重补肾,现在市场上有很多补肾的药品、保健品,看得人眼花缭乱,但是补肾也要有讲究,不要盲目。首先要保住现存的,然后再想怎么去补,不要一边补,一边继续大量地消耗,这样是没有用的。所以,补肾首先是固摄元气,每天吃好、睡好、心情愉快,也是一种保护。

补肾可以从以下6个方面着手：

1. 节制性生活

在中医抗衰老、保健康的理论中，常把保护肾精作为一项基本措施。对此，前人早有定论："二十者，四日一泄；三十者，八日一泄；四十者，十六日一泄；五十者，二十日一泄；六十者，当闭固而勿泄。"意思是对房事要有节制，既要节而少，又要宜而和。只要做到节欲保精，就会阴精盈满，肾气不伤，精力充沛，从而有利健康，收到延年益寿的效果。

2. 调畅情志

"恐则伤肾。"只要心情舒畅，则肾气不伤。肾气健旺，五脏六腑得以温煦，身体才能健康。

3. 爱护脾胃

养肾一定要重视对脾胃的调养，平时应当对食物进行合理调配，烹调有方，饮食有节，食宜清淡，荤素搭配，忌食秽物，食后调养。只要脾胃不衰，化源有继，肾精得充，精化肾气，自然健康长寿。

4. 起居有常

古人曾提出"春夏养阳，秋冬养阴"的护肾法则。阳者肾气也，阴者肾精也，所以在春季，应该是"夜卧早起，广庭于步"，以畅养阳气；在夏季应该是"夜卧早起，无厌于日"，以温养阳气；在秋季，应该是"早卧早起，与鸡俱兴"，以收敛阴气；在冬季，应该是"早卧晚起，必待正光"，以护养阴气。若能做到起居有常，自然精气盛、肾气旺，从而达到抗衰老、保健康的目的。

5. 按摩涌泉穴、太溪穴、三阴交穴

按摩涌泉穴、太溪穴、三阴交穴不但可以调养肾脏，还可以调节血糖。

（1）揉涌泉穴。盘腿端坐，赤足，用左手拇指按压右足涌泉穴（足底前1/3凹陷处），左旋按压30次，右旋按压30次，然后用右手拇指按压左足涌泉穴，手法同前。

（2）揉太溪穴。盘腿端坐，用左手拇指按压右踝太溪穴（内踝尖与跟腱的中点），左旋按压15次，右旋按压15次，然后用右手拇指按压左踝太溪穴，手法同前。

（3）揉三阴交穴。盘腿端坐，用左手拇指按压右三阴交穴，左旋按压20次，右旋按压20次，然后用右手按压左三阴交穴，手法同前。

6. 饮食补肾

"黑五类"个个都是养肾的"好手"。这5种食物一起熬粥，更是难得的养肾佳品。

（1）黑米。也被称为"黑珍珠"，含有丰富的蛋白质、氨基酸以及铁、钙、锰、锌等微量元素，有开胃益中、滑涩补精、健脾暖肝、舒筋活血等功效。其维生素B_1和铁的含量是普通大米的7倍。冬季食用对补充人体微量元素大有帮助，用它煮八宝粥时不要放糖。

（2）黑荞麦。可药用，具有消食、化积滞、止汗之功效。除富含油酸、亚油酸外，还含叶绿素、卢丁以及烟酸，有降低体内胆固醇、降血脂和血压、保护血管功能的

作用。它在人体内形成血糖的峰值比较延后，适宜糖尿病人、代谢综合征病人食用。

（3）黑枣。有"营养仓库"之称的黑枣性温味甘，有补中益气、补肾养胃补血的功能，它含有蛋白质、糖类、有机酸、维生素和磷、钙、铁等营养成分。

（4）黑豆。黑豆被古人誉为"肾之谷"，黑豆味甘性平，不仅形状像肾，还有补肾强身、活血利水、解毒、润肤的功效，特别适合肾虚患者。黑豆还含有核黄素、黑色素，对防老抗衰、增强活力、美容养颜有帮助。

（5）黑芝麻。黑芝麻性平味甘，有补肝肾、润五脏的作用，对因肝肾精血不足引起的眩晕、白发、脱发、腰膝酸软、肠燥便秘等有较好的食疗保健作用。它富含对人体有益的不饱和脂肪酸，其维生素E含量为植物食品之冠，可清除体内自由基，抗氧化效果显著。对延缓衰老、治疗消化不良和白发都有一定作用。

此外，李子、乌鸡、乌梅、紫菜、板栗、海参、香菇、海带、黑葡萄等，都是营养十分丰富的食物。肾不好的人，可以每周吃一次葱烧海参，将黑木耳和香菇配合在一起炒，或炖肉时放点板栗，都是补肾的好方法。

肾虚与性能力低下的差别

随着年龄的增长，人们总是把"中年"和"肾虚"画上等号。再加上广告宣传中的"十男九虚""疲劳就是肾虚"等，使得不少疲于奔波的中年人总觉得自己肾虚。

在中医看来，"肾"不等于西医所说的"肾脏"，它是"先天之本""生命之根"，包括了人体若干系统的功能。肾藏精，能充养骨髓、脑髓，调节生殖、泌尿功能，对生长发育和生命进程起重要作用。

由于男人们对"肾虚"缺乏必要的了解，往往片面地将"肾虚"理解为"性能力降低"，与西医所说的ED（勃起功能障碍）等同，给自己增加了不必要的心理负担。这种心理表现出来，就是男人们最忌讳别人说他"不行了"。因此，一提到肾虚就让男人感到"心虚"。

其实，男人们大可不必言肾就虚。"肾虚"多是心理压力大造成的。据统计，有相当一部分"肾虚"的男人，实际上他们根本没有肾虚的症状。即使出现肾虚，也不一定就是性功能降低，而可能是其他的一些症状，如耳鸣、眩晕、心悸等。因此，"90%的中国男人肾虚"是一种夸张的说法，而肾虚作为生理功能衰退的表现，男人们也没必要感到"没面子""心虚"。

虽然衰老是不可抗拒的，但其进程却是可调节的。有的人刚进入不惑之年，早衰征象已现端倪；有的人虽年近花甲，却壮气未减，其关键就在于肾气的盛衰。要使肾气旺盛，就应该在日常生活中注意劳逸适度、节制房事、积极锻炼、及时治疗慢性病，并有针对性地进行滋补。

房事的频度因人而异。一般来说，以房事后第二天身体不疲劳、心情舒畅为宜。从年龄上看，青年夫妇每周2~3次，中年夫妇每周1~2次为宜。因此，日常护肾必须注意性生活要适度，不勉强，不放纵。

在饮食方面，感到无力疲乏时可以多吃含铁、蛋白质的食物，如木耳、大枣、乌鸡等；消化不良者可以多喝酸奶、吃山楂。有补肾作用的食品很多，其中最简单可行、经济实惠的是羊骨汤。

经常进行腰部活动也能起到护肾强肾的作用。此外，充足的睡眠也是恢复精气神的重要保障，一定要按时休息。

胆，保护人体阳气生发的起点和动力

《黄帝内经·素问》指出："胆者，中正之官，决断出焉。凡十一脏，取决于胆也。"

所谓中正是什么意思呢？比如说，左是阴右是阳，胆就在中间，它就是交通阴阳的枢纽，让两边都不出现问题。胆是少阳之气，是人体一天阳气生发的起点和动力，所以少阳子时，夜里11点到凌晨1点，是阳气最少但又是最宝贵的时候，要养少阳，子时一定要睡觉。

五脏六腑为什么取决于胆？为什么不是取决于心，取决于肺，取决于肝、肾、脾？按一般人的想法应该是心脏第一，而《黄帝内经》为什么把胆提到那么高的位置？

人要生存下去，首先必须有足够养分。没有养分小孩无法成长，没有养分成人活不下去，没有养分人体生命需要的血就造不出来，没有血人体五脏六腑的气机不能升腾，甚至无法维持。养分的来源主要是人们每天的进食，人们吃了足够的食物，虽然有牙齿的帮助、胃肠的蠕动，但如果没有胆囊疏泄的胆汁参与或胆汁分泌疏泄不足，人体是吸收不到足够的养分的。胆的好坏影响到胆汁的分泌疏泄，而胆汁的分泌疏泄又会影响到食物的分解，食物分解的好坏影响到食物营养成分的吸收与转化，而营养成分的吸收转化又直接影响到人体能量的补充供给，能量补充供给又影响到其他脏腑的能量需求（五谷、五味、五畜、五禽、五色等入五脏）。

胆有两大功能，一个是胆主决断，调情志；一是胆藏精汁，主疏泄。

1. 胆主决断，调情志

中医认为，胆的生理功能，与人体情志活动密切相关，主要表现为对事物的决断及勇气方面。胆气豪壮者，剧烈的精神刺激对其所造成的影响不大，且恢复也较快。所以说，气以胆壮，邪不可干。如果胆的功能失常，就会出现情志方面的变化。胆气虚弱的人，在受到精神刺激的不良影响时，易生疾病，表现为胆怯易惊、善恐、失眠、多梦等精神情志病变。

一般来说，人们对事物的判断和对行动的决心，都是从胆发出来的。俗话说："胆有多清，脑有多清。"如果胆不清了，头脑自然一片混乱，头脑不清自然无法做决断；胆清了，头脑也清醒，决断也容易下了。

2. 胆藏精汁，主疏泄

胆汁在肝的疏泄作用下进入胆囊、浓缩；同时，又在肝胆二气的疏泄作用下流入小肠，对食物做进一步的消化吸收。因此，胆汁疏泄正常，对脾胃、小肠的功能活动都十分有益。相反，如果胆失疏泄，胆汁藏泄功能发生障碍，就会影响到脾胃，使小肠的消化吸收功能失常，主要表现为食欲不振，厌油腻食物，腹胀，便溏，或胁下胀满疼痛等症。如胆汁上逆，会出现口苦，呕吐黄绿苦水等；如果胆汁外溢，会导致巩膜和肌肤发黄而产生黄疸等症。

人在子时前入睡最宜养胆，而且子时阳气开始生发，此时入睡，有利于协调平衡人体的阴阳。

胃为后天之本，为仓廪之官

人体的生长发育、维持身体正常运行所需要的一切营养物质都靠脾胃供给。胃为后天之本，也是气血生化之源，是制造精血的源头。我们身上的精血全是通过胃消化食物而来的。

同时，胃是六腑之海，胃在六腑之中就像大海一样，六腑的运化全在于胃能否消化吸收。胃的好坏以及运化正常与否都对人体有着巨大的影响。那么胃的好坏跟什么有关呢？实际上跟吃、睡和情绪等都有关。

胃以降为顺，就是胃在人体中具有肃降的功能。胃气是应该往下行、往下降的，如果胃气不往下降，就会影响睡眠，导致失眠，这就叫作"胃不和则卧不安"。

胃好容颜就好

我们都知道胃是人体的加油站，人体需要的能量都来源于胃的摄取，但很少有人清楚胃的另一个重要功能——胃是人体的第二张脸。

虽然你看不见你的胃，但它每时每刻都反映着你的情绪变化。当你处于兴奋、愉悦、高兴的情绪状态时，胃的各种功能发挥正常甚至超常，消化液分泌增加、胃肠运动加强、食欲大增。如果你处于生气、忧伤、精神压力很大的消极情绪状态，就会使胃液酸度和胃蛋白酶含量增高，胃黏膜充血、糜烂并形成溃疡。在你悲伤或恐惧的时刻，胃的情形更糟——胃黏膜会变白、胃液分泌量减少、胃液酸度和胃蛋白酶含量下降，导致消化不良。所以，爱美的女性朋友一定要保持心情愉快，保护好"第二张脸"。

下面教追求美丽漂亮的女孩子们一个养胃的好方法。

煲一锅"花胶"，每天喝上一碗。花胶，也就是鱼的鳔，含有丰富的胶原蛋白，是一种美容圣品。花胶有咸吃和甜吃两种。咸吃就是拿花胶煲鸡，加几颗红枣。花胶要先用水泡半天，去腥味，煲2小时就好了。甜吃是加冰糖、红枣、桂圆、枸杞子、银耳一起煮。

大肠为传导之官，小肠为受盛之官

中医认为小肠为受盛之官，大肠为传导之官。怎么理解这个"受盛"呢？受盛就是"承受和兴盛"，就是小肠接受由胃传送下来的水谷，将其解析变化成精微物质，并大量吸收，使体内的精微物质非常富足，故称"兴盛"。这些精微物质就是"精"，精就是能兴盛人体脏腑功能和真阳元气的最基本的物质。

那怎么理解大肠是"传导之官"呢？也就是说，大肠是主传导的，水谷被小肠吸收后，那些糟粕和少量没有被吸收的水谷精微仍然是清浊混杂，但是浊的多清的少，这时就需要大肠的道路来传输。传输的过程就是要在大肠中进行最后的过滤以分别清浊。清者，包括一些营养和水最后被彻底吸收和利用；浊者，也就是那些糟粕就会被传送到魄门也就是肛门，最后被排出体外。

不可不知的人体之气——屁

我们吃进肚子里的食物有些未被分解，如果未被分解的部分包含纤维和糖类，就会成为大肠菌的食物。大肠菌饱餐后就会排气，这些气体在体内累积，产生一股气压，当压力太大时，就会被排挤出体外，形成屁。

屁的多少与人们的饮食习惯有关。有些人爱吃洋葱、生姜、生蒜、薯类、甜食、豆类和面食，由于这些食物分解后可产生大量氢、二氧化碳和硫化氢等气体，所以食后往往会废气大增，不断放屁。屁的多少还与人的消化功能强弱有关。消化不良时，肠道细菌发酵快，容易产生气体而使人放屁。

科学家调查发现，一个人每天放屁大约14次，每个人每天释放的废气，大约500毫升左右。屁虽臭，但放屁是一种正常的生理现象，将对人身体不好的气体排泄出去，有利健康。如果一天到晚一个屁都没有放，极有可能是胃肠道出了毛病。在接受阑尾炎等腹部手术后，医生和家属常会询问病人"有没有排气"，这是因为"放屁了"是手术后肠子没有粘连到周围组织，并且开始正常工作的证据。

如何祛除百病之源——便秘

便秘是很多人都会面临的一个问题，它不仅仅会影响一个人的心情和健康，还能让美丽的女孩脸上长痘痘或者导致肥胖。不管怎样，便秘会给很多人带来痛苦，那么便秘是怎么形成的呢？

人体的肠壁并不是光滑的，而是有褶皱的，我们每天所吃食物的残渣就会一点一点地积存在这些褶皱里，如果食物残渣在大肠中移动过慢，使便体变得又干又硬，增加了排便的困难，就导致了便秘。便秘可以发生在人生的任何一个年龄段，它与我们的饮食不均衡、运动不足、压力过大、生活不规律等有着密不可分的关系。

一旦便秘，粪便堆积在肠道中，会产生相当多的毒素，这些毒素通过血液循环到达人体的各个部位，导致面色晦暗无光、皮肤粗糙、毛孔粗大、痤疮、腹胀腹痛、口臭、痛经、月经不调、肥胖、心情烦躁等症状，更严重的还会导致结肠癌。

在生活中我们应该积极主动防治便秘，其实养成良好的生活习惯就能防止便秘的发生。每天多喝水，早晨第一杯水很重要，为的就是冲刷肠胃；坚持吃富含膳食纤维的五谷杂粮，如红薯、黄豆、豆腐等；多吃蔬菜和水果；多做运动；保持良好的情绪，因为一个人的情绪好坏，如紧张、焦虑、压抑等不良情绪，都会导致胃肠道生理功能发生紊乱，引起肠道内微生态环境的失衡，因此要保持好的情绪很重要。

另外，无花果、蕨菜、红薯、蜂蜜等都可以促进排便。《本草纲目》中说："无花果开胃、止泻痢，治五痔、咽喉痛。""蜂蜜清热、补中、解毒、润燥、止痛。"

呵护膀胱，驱除体内毒素

膀胱是一个储存尿液的器官，它的主要功能就是储尿和排尿。中医认为肾与膀胱相表里，《黄帝内经》上说"肾开窍于二阴"，说的就是这个道理。肾是作强之官，肾精充盛则身体强壮,精力旺盛;膀胱是州都之官,负责储藏水液和排尿。它们一阴一阳,一表一里,相互影响。所以说,如果撒尿有问题,就是肾的毛病。另外,生活中我们经常会说有的人因为惊吓,小便失禁,其实这就是"恐伤肾",恐惧对肾脏造成了伤害,而肾脏受到的伤害又通过膀胱经表现出来了。

同样,肾的病变也会导致膀胱的气化失调,引起尿量、排尿次数及排尿时间的改变,而膀胱经的病变也常常会转入肾经。"风厥"多是由于膀胱经的病症转入了肾经所致。《黄帝内经》中说:"巨阳主气,故先受邪,少阴与其表里也,得热则上从之,从之则厥也。"足太阳膀胱经统领人体阳气,为一身之表,外界的风邪首先侵袭足太阳膀胱经,膀胱与肾相表里,膀胱经的热邪影响到肾经,肾经的气机逆而上冲便形成了风厥。

从生活细节之处养护膀胱

膀胱需要我们在日常生活中做好养护,方法如下。

1. 男士排尿时的注意事项

男士排尿时,尽量把裤子脱得足够低,以免压迫尿道,阻碍尿流。阴囊处是尿道最宽也最有可能积存尿液的地方,所以在排尿结束之前,最好在阴囊下面轻轻地压一压,使可能残存的尿液都排出来。否则,在排尿完毕后,有可能会有尿液流到内裤上。

2. 这样避孕损害膀胱

有的男士为了达到避孕效果,射精前用手指压住会阴部的尿道,不让精液射出。那精液流到哪里去了呢?精液发生倒流进入膀胱了,在房事后第一次排尿时会在尿液中发现有白色混浊物,就是精液。经常这样做除了会导致性功能障碍外,还容易发生逆行射精现象,就是即使不压迫尿道,也无精液射出。精液经常流入膀胱,会使尿道和膀胱产生憋胀和灼热等不适感,并容易引起尿道炎症。

3. 戒烟

研究表明,香烟中含有尼古丁、焦油、烟草特异性亚硝胺等多种毒性致癌物质,经常大量吸烟的人,尿中致癌物质的浓度比较高。

4. 多饮水

饮水量的多少,直接影响膀胱内尿液的浓度,对膀胱癌的发生有重要影响。饮水量少者膀胱中的尿液必然少,而致癌物质从肾脏排泄到膀胱后,在尿液中的浓度也相对较高。这些高浓度的致癌物质会对膀胱黏膜造成强烈的刺激。同时,饮水量少者,排尿间隔时间必然延长,这就给细菌(如大肠杆菌)在膀胱内繁殖创造了有利条件。膀胱癌患者,大多数是平时不喜欢饮水、饮茶的人。

摆脱尿多的困扰

正常成人每24小时的排尿量为1000~2000毫升,如果超过2500毫升,则为多尿。多尿可能是一些疾病的信号。那么,尿多预示着哪些疾病呢?

(1)慢性肾炎。多发生于青壮年,女性居多。起病缓慢,开始时表现为尿量减少,伴有不同程度的水肿,一般以眼睑部及面部较为明显。以后逐渐出现尿多,夜尿增多。

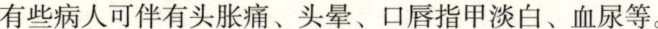

有些病人可伴有头胀痛、头晕、口唇指甲淡白、血尿等。

（2）糖尿病。病人表现为疲乏无力、尿多、烦渴、多饮、善饥、多食，但体重下降。随着病情的发展出现视力减退、皮肤反复感染、四肢麻木等，女性可出现外阴瘙痒。

（3）神经衰弱。常见于青壮年，女性多发。病人表现为烦渴、饮水极多、多尿，但为暂时性的，且病人较能耐受口渴，此时排尿量可相对减少，常伴有胸闷、心悸、疲乏、失眠等。

尿频揭示了哪些疾病

有些人每天晚上起来上好几次厕所，不仅严重影响睡眠质量，而且更严重的是，这可能是某种疾病发出的信号。尿频的人应该谨防以下5种疾病：

（1）糖尿病能够引发夜间多尿、乏力等症状，消瘦者应尽早进行血糖含量的测试。

（2）尿道感染如尿道炎症、前列腺炎、膀胱炎等都会引起夜尿增多。

（3）肾虚会引起尿频，并伴有精神萎靡、腰膝酸软、神疲乏力、失眠、多梦、嗜睡、性功能减退、遗精、夜尿频繁或头晕耳鸣、口干、盗汗、低热、手足心热等症状。

（4）老年前列腺结石症是老年男性的常见病，每每夜间尿频或尿不畅，一检查才知道有前列腺肿大，但前列腺还会有结石。结石可以在前列腺内多年而无不适感，往往是在检查其他疾病时被发现。若结石较大时，会有尿频、尿急、血尿、排尿困难、疼痛等。有时还有性欲低下、血精或阳痿等，有些病人若出现前列腺脓肿，如任其发展可破坏尿道或直肠形成瘘道，后果不堪设想。

（5）前列腺增生、肥大会引起夜尿频繁。在排尿问题上，主要表现为小便射程缩短、排尿乏力、尿后点滴不尽等症状。由于尿液的残留，前列腺肥大患者常会出现尿道感染，甚至导致肾炎。

第四节

腹腰部和四肢的健康信号

腹部是脏腑的宫城

在中医看来，人体的腹部为"五脏六腑之宫城，阴阳气血之发源"。脾胃为人体后天之本，胃所受纳的水谷精微，能维持人体正常的生理功能。脾胃又是人体气机升降的枢纽，只有升清降浊，方能气化正常，健康长寿。

腹部是以肚脐为中心，然后上下分成两腹，上面是大腹，指脾胃，下面为少腹、小腹，聚集水等东西。腹部为阴，所以绝不能受凉，尤其是夏天的时候，即使再热，睡觉时也要把腹部保护好，盖上薄被。

小孩子睡觉时，要让其穿上汗衫或背心，我国一些农村地区有给小孩子穿肚兜的习惯，这是很有科学道理的，值得提倡。半夜气候较凉时，要根据具体情况给孩子盖上毛

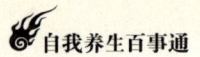

巾被或薄被，防止腹部受凉。

透过腹部测健康

在我们身边，通常会发现：有的人过了几年后容貌改变不大，青春不改，而且神采奕奕，身体状态非常好；而有的人几年不见就觉得衰老了很多，感觉精神不振，并多伴有一身的疾病。为什么人与人之间的变化会有如此大的差异呢？

其实，健康美丽、抗衰老的根本就在于腹部的保养。一项调查发现，过百岁的老人，凡面色红润，行动自如，身体健康者，其腹部温度都在36℃以上，而一些疾病缠身，整个人显得老态龙钟者，腹部温度则比较低，故从此可得出一个结论：人体腹部健康的判断标准就是温度的高低，也就是说，腹部的温度越低，人的健康就越差。

那我们怎么才能知道自己的腹部温度是高还是低呢？我们不妨做一个简单的自我检查方法——比较额头与腹部的温度。若是感觉腹部的温度比额头的低，就是腹部比较寒凉。我们可以这样理解：我们的腹部经常会有衣服遮挡，热量的散发比较少，而额头经常露在外面，散发的热量比较多。腹部的温度比额头低的话，就说明腹部处在一种寒凉的状态。

腹部寒凉的人，通常会有以下问题出现：夏天容易喉咙发炎，冬天容易手脚冰冷；容易衰老，脸上容易长斑、长皱纹；精神疲惫，身体素质差；腹部容易堆积脂肪，形成肥胖；大便异常（容易便溏或便秘）；人体的肠胃功能比较差；女性容易出现月经不调，经血色暗或有血块，痛经。

以上只要你的身体有两项符合，就说明你的腹部寒凉，那么我们怎样解决腹部寒凉的问题呢？腹部拍打就是一种简单的日常锻炼方法。此方法最好在洗澡后，当身体发热的时候，人平躺着，双手交替在腹部上拍打，力度以个人能够承受为度，有一点痛感才能起到最好的效果。拍打至皮肤潮红或感觉腹部发热即可。

按揉腹部可以延年益寿

揉腹部可通和上下，分理阴阳，去旧生新，充实五脏，祛外感之诸邪，清内生之百症。现代医学认为，揉腹可增加腹肌和肠平滑肌的血流量，增加胃肠内壁肌肉的张力及淋巴系统功能，使胃肠等脏器的分泌功能活跃，从而加强对食物的消化、吸收和排泄，明显地改善大小肠的蠕动功能，可起到排泄作用，防止和消除便秘，老年人尤其需要。

经常巧妙地按揉腹部，可以使胃肠道黏膜产生足量的前列腺素，能有效地防止胃酸分泌过多，并能预防消化性溃疡的发生。揉腹还可以减少腹部脂肪的堆积。这是因为按揉能刺激末梢神经，通过轻重快慢不同力度的按摩，使腹壁毛细血管畅通，促进脂肪消耗，防止人体大腹便便，从而收到满意的减肥效果。

经常按揉腹部，还可使人精神愉悦。睡觉前按揉腹部，有助于入睡，防止失眠。对于患有动脉硬化、高血压、脑血管疾病的患者，按揉腹部能平息肝火，使人心平气和、血脉通畅，起到辅助治疗的良好作用。

腹部按揉一般选择在夜间入睡前和起床前进行，排空小便，洗清双手，取仰卧位，双膝屈曲，全身放松，左手按在腹部，手心对着肚脐，右手叠放在左手上。先按顺时针方向绕脐揉腹50次，再逆时针方向按揉50次。按揉时，用力要适度，精力集中，呼吸自然。持之以恒，一定会收到明显的健身效果。

腰为肾之府，力气的主要来源

腰是身体躯干胸腔底部和骨盆间的部分，对于一般人来说，更通俗的解释是系腰带的部位。健康人的腰围必须比臀围小，腰围与臀围比值越大的人，说明腰部积油越多，越容易得糖尿病、高血压、胆固醇过高症、乳腺癌和子宫内膜癌等慢性病。在中国，如果女性腰围尺寸超过80厘米，男性超过90厘米就意味着较高的危险。

腰部构成虽然简单，但极为重要。唐朝王冰注云："两肾在于腰内，故腰为肾之外腑。"人的两肾在腰部之内，而由于肾在人生命活动中的重要性，腰便有了重要意义。所以养生家都重视腰部的保护和运动，如果腰部活动不灵，肾脏功能也就要产生问题了。女孩子腰部受寒和腹部受寒一样严重，也会引起月经疾患和不育的问题，男人的性功能更是跟腰部有关，所以更要护腰，把两手搓热，捂在腰眼上，非常有益。腰部是不可以受寒的，现在的女性流行穿露脐装，可以肯定的是，穿露脐装的女性患妇科疾病的几率远远大于不穿露脐装的女性。

腰部保健五部曲

在我国传统的养生防病理论中，历来非常重视腰部的保健和锻炼，素有"腰为肾之府"的说法。自古以来，锻炼腰部的方法不少，大多是通过松胯、转腰、俯仰等运动，来疏通腰部的气血运行，起到健肾强腰的作用。下面介绍几种效果好、简便易行的锻炼方法。

1. 前屈后伸

两腿开立，与肩同宽，双手叉腰，然后稳健地做腰部充分的前屈和后伸各5~10次。运动时要尽量使腰部肌肉放松。

2. 转胯回旋

两腿开立，稍宽于肩，双手叉腰，调匀呼吸。以腰为中轴，胯先按顺时针方向做水平旋转运动，然后再按逆时针方向做同样的转动。速度由慢到快，旋转的幅度由小到大，如此反复各做10~20次。注意上身要基本保持直立状态，腰随胯的旋转而动，身体不要过分地前仰后合。

3. 交替叩击

两腿开立，与肩同宽，两腿微弯曲，两臂自然下垂，双手半握拳。先向左转腰，再向右转腰。与此同时，两臂随腰部的左右转动而前后自然摆动，并借摆动之力，双手一前一后，交替叩击腰背部和小腹，力量大小可酌情而定，如此连续做30次左右。

4. 双手攀足

全身直立放松，两腿可微微分开，先两臂上举，身体随之后仰，尽量达到后仰的最大限度。稍停片刻，随即身体前屈，双手下移，让手尽可能触及双脚，再稍停，恢复原来体位。可连续做10~15次。注意身体前屈时，两腿不可弯曲，否则效果不好。老年人或高血压患者，弯腰时动作要慢些。

5. 拱桥式

仰卧床上，双腿屈曲，以双足、双肘和后头部为支点（5点支撑），用力将臀部抬高，如拱桥状。随着锻炼的进展，可将双臂放于胸前，仅以双足和后头部为支点（3点支撑）来进行锻炼，每次可锻炼10~20次。

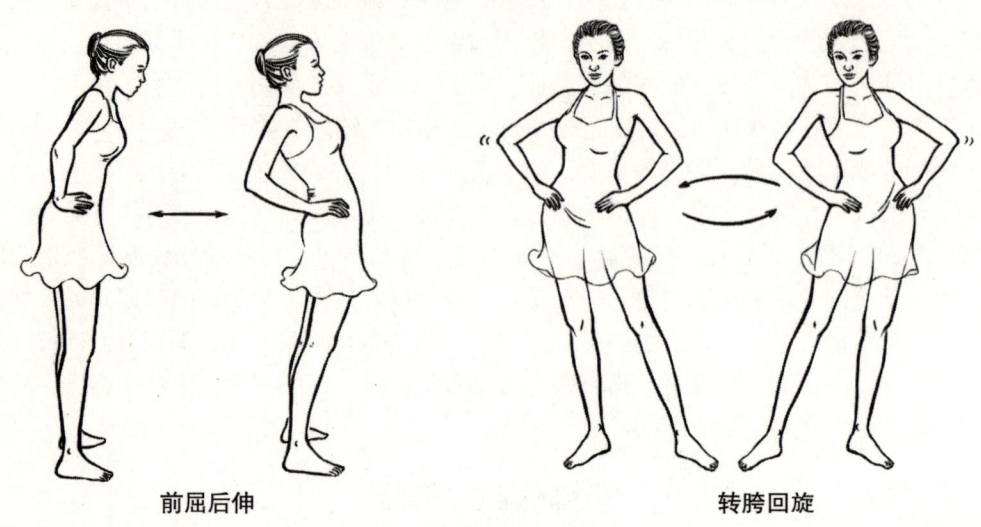

前屈后伸　　　　　　　　　　转胯回旋

点穴健腰法

腰部保健按摩可以舒筋通络，促进腰部气血循环，消除腰肌疲劳，缓解腰肌痉挛与腰部疼痛，使腰部活动灵活、健壮有力。

1. 揉命门穴

命门穴在腰部第二腰椎棘突下的凹陷中，与前脐中（神阙穴）相对。右手或左手握拳，以食指掌指关节突起部（拳尖）置于命门穴上，先顺时针方向压揉9次，再逆时针方向压揉9次，如此连做36次。意守命门穴。每天按揉此穴，具有温肾阳、利腰脊等作用。

2. 揉肾俞穴

肾俞穴在腰部第二腰椎棘突下旁开15寸处，与命门穴相平。两手握拳，以食指掌指关节突起部放在两侧肾俞穴上，先顺时针方向压揉9次，再逆时针方向压揉9次，如此连做36次。意守肾俞穴。每天按揉此穴，具有滋阴壮阳、补肾健腰等作用。

3. 揉腰阳关穴

腰阳关穴在腰部第四腰椎棘突下的凹陷中。左手或右手握拳，以食指掌指关节突起部置于腰阳关穴上，先顺时针方向压揉9次，再逆时针方向压揉9次，连做36次。意守腰阳关穴。督脉为阳经，本穴为阳气通过之关。每天按揉此穴，具有疏通阳气、强腰膝、益下元等作用。

4. 揉腰眼穴

腰眼穴在腰部第四腰椎棘突下旁开3.8寸处，与腰阳关穴相平。两手握拳，以食指掌指关节突起部放在两侧腰眼穴上，先顺时针方向压揉9次，再逆时针方向压揉9次，连做36次。意守腰眼穴。每天按揉此穴，具有活血通络、健腰益肾等作用。

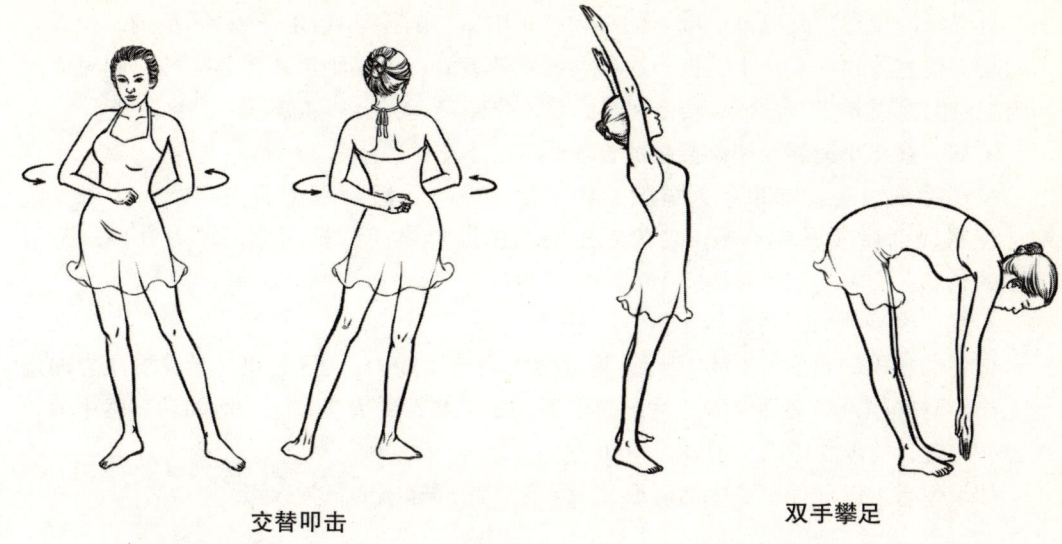

交替叩击　　　　　　　　　　　　　　双手攀足

5. 捶腰阳关穴

手四指握大拇指成拳，手腕放松，用拳背部叩击腰部第四腰椎棘突下的腰阳关穴36次。意守腰阳关穴。每天叩击此穴，具有振奋阳气、强腰膝等作用。

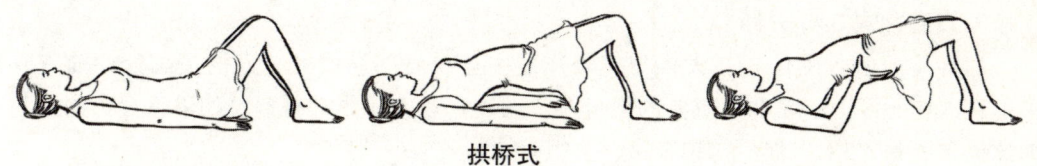

拱桥式

6. 拿委中穴

委中穴在膝关节后面窝横纹正中处。双手对搓至热，以两手同时拿揉（用大拇指与其余四指的指面对称施力拿、揉）两下肢委中穴，约1分钟。《针灸大成》中说："腰背委中求。"每天拿揉此穴，具有舒筋活络、解痉止痛等作用。

不良习惯会导致腰部疾病

检查一下自己在电脑前的姿势，如果你的身体是往前倾20°，并且长时间处于这种状态，那么你的腰椎间盘就会向后突出。因为这个姿势腰椎间盘内的压力最大，如果长期如此坐着，腰椎受压整体下沉缩短，身体的中轴线跟着后移，就会使椎间盘向后突出。

那么，在生活中除了坐在电脑前的不正确的姿势外，还有什么不良生活习惯导致你的腰部疾病呢？

1. 疲：错误坐姿，腰椎过度屈曲

在我们的日常活动中，腰椎大多处于屈曲状态，过度工作就等于增加腰椎屈曲的时间。统计表明，腰椎屈曲的频度一天中最高的可达3000~5000次。这种过多的、反复的屈曲是造成椎间盘病变最常见的原因。

2. 振：开车时考验腰椎，脊柱被反复拉伸

科学家们发现，腰骶部的固有频率和行车中座椅的振动在同一个低频范围，所以开车时腰椎很容易和汽车产生共振。这种共振意味着脊柱不断地被压缩与拉伸，同时使周围组织肌肉也跟着疲劳，影响腰椎间盘的新陈代谢速度，会加速腰椎的退化、变形。

3. 寒：露出小蛮腰，影响腰椎的营养供应

腰部特别怕冷。如果冬天露腰，为了抵御寒气，腰背部的肌肉痉挛，小血管收缩，使得局部血液循环不畅，会影响椎间盘的营养供应，椎间盘内压力升高，造成更多的伤害。

4. 猛：突受外力，易发腰扭伤

正常的腰椎间富有弹性和韧性，具有强大的抗压能力，可承担450千克的压力而毫发无伤。但这些力量必须和缓地从正面压下，如果突然受力或在缺乏运动后突然用力，很容易突破它的承受极限，引发腰扭伤。

如果你有上面种种不良生活习惯，为了你的腰部健康请自觉改正。

日常生活中要保护好我们的双肩

1. 按摩缺盆穴

把手心贴在缺盆处，慢慢地提捏，提捏的劲道采取"落雁劲"，就好像是大雁落沙滩那样，看似轻柔，但内带劲力。没事的时候多做这个动作，就可缓解肩膀疼痛。

2. 点肩井穴3~5分钟

肩井（肩井穴的位置在大椎与肩峰连线中点，肩部筋肉处，肩的最高处，前直乳中）在人体胆经上，是非常重要的强身穴。点按它对人体非常有益。如果感冒背痛，就抓揉提拿肩井穴3次，然后拍拍全身，会很有效。

3. 睡觉时护住肩膀

晚上睡觉的时候，一定要盖住肩膀。很多年轻的妈妈为了照顾孩子，跟孩子一起睡，盖一床被子，这样容易导致孩子的缺盆处受风，引起肩背痛。所以家长要注意这个问题。

在家休息的时候，随时按摩一下肩部可以舒缓肩部的紧张。平时要加强肩部的锻炼，避免剧烈运动，避免高强度、长时间的肩部肌肉紧张。

4. 深呼吸

当人深吸气的时候，就会引起缺盆处的蠕动，所以缓慢地深呼吸也是一种很简单的肩部保健法。

5. 滋润肩部皮肤

选择滋润型的沐浴用品，如含有棕榈油、橄榄油等天然滋养成分的沐浴液。这样在洗澡的同时就能滋润肌肤。

洗澡后最好在皮肤水分挥发之前，立即涂上润肤的护肤品，让皮肤表层多一层保护膜。锁住皮肤水分，皮肤就不再感觉干燥紧绷。洗澡会令肌肤及身体内的水分流失，洗澡后慢慢喝1~2杯温水，及时补充体内水分。

缓解肩部酸痛

活泼好动的年轻人,尤其是儿童和运动员经常发生肩部损伤。25岁以后,日常活动所致的劳损和撕伤可使许多人肩部疼痛。中年以后,人们在工作中更多使用肩部,使其更易发生问题,一些周末运动如打高尔夫球,或自己做家务如粉刷墙壁而未做准备活动时也会发生上述情况。

为了防止肩部的痛苦,最好是参加适当的体育活动,最简便的锻炼方法是每两小时左右做一做肩部放松操。

肩部放松操的做法是:挺胸站立,两脚平行同肩宽,肩部尽可能向上方耸起,一耸一落,共做20次为一组;或者两肩胛骨尽量向脊柱中间靠拢,停一会儿再放松,20次为一组,可做2~3组。

经常低头伏案工作的脑力劳动者还要注意锻炼肩部肌肉。简单的方法是低头,仰头,向左右转动头部,双肩做回环动作。俯卧撑、引体向上、跳绳、游泳等体育活动,对发展肩部肌肉力量很有好处,也能使疲劳的肩部肌肉得到恢复,对于预防颈、胸椎疾病很有用处。

教你如何塑造肩部完美线条

很多人认为,女人最美的部位,是脖子和肩膀间的优美曲线。狂欢派对上,如果你为自己准备了一件露肩的礼服,那你就更应该仔细塑造一下你的肩部线条了。

肩背线条变形走样,除了先天遗传因素外,80%是由于肥胖所致,也有少部分是由于姿势不良,造成骨骼弯曲、肌肉松弛,身体处于不平衡状态,使背部脂肪囤积。随着年龄的增长,身体新陈代谢的能力也开始减缓,此时腰、腹、臀、背、腿等部位,就会出现脂肪囤积,破坏原本匀称的身体曲线。特别是背部的脂肪囤积,给人壮硕的感觉,看起来比实际体重要重,且使人没有优美的肩背线条。

肩背上的赘肉是不易消除的,所以要多花时间努力运动,除了举哑铃或扭腰来紧实肌肉之外,还要多做肩背部伸展运动。下面介绍几套美肩方案供参考。

1. 美肩方案一
(1)双脚分开站立,与肩同宽,双手拿哑铃。
(2)双手提高,手肘关节提至肩膀的高度。
(3)放下、提高,来回做20次。

2. 美肩方案二
(1)膝盖微屈,上身向前弯,两手拿哑铃自然下垂。
(2)脸朝正前方,双手垂直向上提,身体保持弯曲。

3. 美肩方案三
(1)先放一张有椅背的椅子在侧边,双脚分开站立与肩同宽。
(2)双脚保持不动,上身向侧转,双手放在椅背上,记住收缩背部肌肉。

4. 美肩方案四
(1)屈膝站立,一手将哑铃举至肩膀位置,一手将哑铃举至头顶上方。左右手轮流做20次。

（2）屈膝站立，垂手握哑铃放两腿间。

（3）双手举起哑铃至腋下位置。

5. 美肩方案五

（1）仰面躺在地上，膝盖弯曲。右手拿一个哑铃，抬起手臂。把左手放在右边的三头肌上保持平衡，这时你会感受到肌肉的运动。

（2）慢慢把右臂向胸前弯曲90°，注意不要弯曲手腕，停止，然后伸直手臂。

6. 美肩方案六

手臂向上伸直，握拳，弯曲肘部，与肩平。每组重复20~30次。

为什么一碰腋窝就会捧腹大笑

腋窝是一个位于肩、背和胸壁之间的空隙，蕴藏着丰富的血管、神经、淋巴结，假如他人用手接触，被接触者就会控制不住大笑，因此被专家称为"腋窝运动"。考察其强身奥妙，至少有两点：一是刺激此处的神经、血管和淋巴结，促进神经体液循环，使全身器官能享受到更多的养分与氧气；二是由此引发的大笑，使人体所有的器官甚至细胞都得到运动，于脑、心脏和肺最为有益。

两腋发生病症大多与肝胆有关系，现实生活中，要避免两腋的疾病，我们需要做的就是少生气。人完全不生气是不可能的，但是不要生闲气。多读书，或者通过其他方式来净化自己的心灵，放平心态，身体的诸多疾病都可以有所改善。

按捏腋窝延缓衰老

按捏腋窝可使人舒筋活络，调和气血，延缓衰老。

首先，按捏腋窝可大大增加肺活量，使全身血液回流畅通，促使呼吸系统进行气体交换。

其次，可使体内代谢物中的尿酸、尿素、无机盐及多余水分能顺利排出，增强泌尿功能，并能使生殖器官和生殖细胞更健康。

最后，可使眼耳鼻舌和皮肤感官在接受外界刺激时更加灵敏。

按捏腋窝简单易行。自我按捏时，左右臂交叉于胸前，左手按右腋窝，右手按左腋窝，运用腕力，带动中、食、无名指与大拇指有节律地轻轻捏拿腋下肌肉3~5分钟，早晚各1次，切忌用力过分。夫妻间可同时按捏对方腋窝，或由一方按捏，3分钟对换角色，不仅可帮助消化、健脾开胃、增加食欲，而且还能防治阳痿阴冷。

人为什么是"握拳而来，撒手而去"

注意观察新出生的婴儿，你会发现，婴儿的手都是紧握着的，有些人在紧张或者恐惧的时候都会不自觉地攥紧拳头，这其实是一种养生方法，叫作握固法。"握"是握着拳头，"固"是大拇指的指甲掐在无名指的根部，小孩攥拳都是这样攥的。固什么？固的是一个人的意志力。为什么要这样握拳呢？为什么要掐无名指的根部？

其实，无名指的根部是夜里11点到凌晨1点阳气生发之处，又叫作肝的神窍。肝的神窍就是我们经常说的灵魂的"魂"。小孩子有一个很常见的问题就是因为受到惊吓或者身体比较弱,"魂"掉了,这时候小孩子就会发高烧,沉睡不醒,一定要把"魂"收回来才会好。所以小孩子一出生就会握拳,就是握住了肝的神窍,握力大的小孩是肝气足的表现。

人死的时候也有一个共同的现象,就是撒手而去。这个现象暗示我们一个重要道理,人在死亡的瞬间,肝魂散掉了,两只手再也握不住了,一撒手,握力和肝气都随魂而去了。

这么说来,人的出生和人的死亡都和肝气的生发之机有着很大的关系。肝在中医里面属于厥阴之性,有生发的能力和条达之性,同时这个生发一定要能够收敛得住。所以中医在描述肝的时候,用"曲直"两个字,"曲"就是它的收敛性,"直"就是它的条达性。可见,中国传统文化看待事物的方法是很辨证的。

看手指知健康

我们这里说的中医看手相与算命没有关系,而是从中医的阴阳论来讲的。人的一只手就是一个阴阳俱全的小宇宙,手掌为阴,手背为阳,五个手指刚好是阴阳交错。手指一般代表头,手掌一般代表内脏,手背一般代表我们的背部。内脏经脉的气出来首先到手指,所以手指非常敏感,一个人内脏的问题很快就可以在手上看出来。

1. 看手指

(1)拇指:关联肺脾,主全头痛。指节过分粗壮,气有余便是火,心情偏激,易动肝火;扁平薄弱,体质较差,神经衰弱。拇指指关节缝出现青筋,容易发生冠心病或冠状动脉硬化。拇指指掌关节缝紊乱,容易发生心脏疾病。拇指掌节上粗下细者吸收功能差,身体一般较瘦弱;上粗下粗者则吸收功能好,减肥较难。拇指中间有横纹的,吸收功能较差,横纹越多对人的干扰越大。

(2)食指:关联肠胃,主前头痛。大肠经所过,所以食指上体现的主要是大肠的问题。正常的指尖应该是越来越尖,如果相反则是吸收转换功能比较差;如果食指很清白、弯曲、没有力,一般是脾胃的功能弱,容易疲劳、精神不振;如果在食指根部与拇指之间有青筋,则要注意会有肩周炎。

(3)中指:关联心脏,主头顶。心包经所过,主要管人的情志、神志。如果中指细且横纹较多,说明生活没有规律,往往提示有心脑血管方面的疾病;中指根部有青筋要注意脑动脉硬化,青筋很多有中风倾向。

(4)无名指:关联肝胆、内分泌,主偏头痛。无名指太短说明先天元气不足。

(5)小指:关联心肾,主后头痛。小指长且粗直比较好,一定要过无名指的第三个关节或者与第三关节平齐,如果不到第三关节或者弯曲,说明先天的肾脏和心脏都不是很好;如果小指细小且短,女性很容易出现妇科问题,如月经不调等;如果小指特别小,生育功能会出现障碍,男性容易出现肾亏、腰酸湿软等;如果其他四指都非常好,就是小指不好,说明先天不足。所以人的身体素质的保养关键看小指,平常应多揉小指。

2. 观指形

(1)指的强弱:哪个手指比较差就说明与其相关联的脏腑有问题。

(2)指的曲直:手指直而有力,说明这个人脾气比较直。而我们经常说的"漏财手",则是消化和吸收系统不好。

(3)指的长度:手指细长的人多从事脑力劳动,手指粗短的人多从事体力劳动。

(4)指的软硬:拇指直的人比较自信,但容易火气盛;拇指弯的人容易失眠多梦。

(5)指的血色:手指颜色较白说明气血不足,身体瘦弱,手脚比较怕冷;较红的人说明血气充足,但太红反而血气不畅,人容易疲劳。手指头自我对比特别红说明这个人特别累,而且血黏度高,血脂高;红得发紫发黑说明脑动脉供血不足,心肌梗死,非常危险;如果延升到整个手掌都发暗、没有血色,就要注意肿瘤的问题,应紧急排毒。手指中间特别青的人说明消化功能非常差。

了解了这些,看一下你的手指,对照你身体经常出现的一些症状,中医"看手相"是不是很有道理呢?

小小指甲显大病

我们身体有没有病总是凭借身体感觉来判定,其实,身体上某些部位的细微变化就有可能是某些疾病的征兆,如果能够掌握这些常识,对于预防某些疾病,有着很重要的意义。小小的指甲上就能如实反映出人体的健康状况。

指甲生长速度减慢,指甲增厚、变硬、呈黄色或黄绿色很可能有慢性呼吸系统、甲状腺或淋巴结疾病。指甲上出现纵向血条纹表明毛细血管出血,血条纹很多可能是慢性高血压、牛皮癣、对生命有潜在危险的亚急性细菌性心内膜炎的征兆。牛皮癣患者大多数都有这种不规则深洼的指甲。指甲基部新月状处呈蓝色,这说明可能有如下疾病:血液循环受到损害、心脏病、手指和脚趾动脉痉挛,这通常是极度寒冷所致,有时也与风湿性关节炎或自身免疫性疾病红斑狼疮有关。

指甲凹陷、扁平或呈勺状,这与缺铁性贫血、梅毒、甲状腺疾病、风湿热有关。

指甲背向上隆得很高,而指甲周围往下弯,呈弧形。这种形状的指甲可能表明有肺气肿、肺结核、心血管疾病、溃疡性结肠炎、肝硬化。

双色指甲:接近指甲尖那一半呈粉红色或褐色,而接近护膜那一半呈白色,这种指甲可能是慢性肾衰的征兆。指甲上有平行的深沟,这是营养不良或阻止指甲生长的严重疾病引起的,如麻疹、流行性腮腺炎、心脏病以及腕管综合征。

指甲的深洼很像用铁锤锤打而成的黄铜制品,其原因是簇状脱发———一种导致局部和全部脱发的自身免疫性疾病。两种颜色的指甲,尤其是从指甲扩大至其周围组织都是棕色或黑色的指甲,可能与恶性黑色素瘤有关。它们可能是一个大斑或一片小斑点。拇指和大脚趾上最可能出现这种症状。

指甲下大部分皮肤呈白色,指尖部正常的粉红色区域减少而呈带状,这种指甲可能表明有肝硬化。

捏捏手指也可预防疾病

人的手指上有许多穴位,每个穴位都对应着某些器官。我们在日常生活中可以根据自身的需要养成经常捏手指的习惯,这样可以辅助治疗一些疾病。

(1)皮炎。可捏双手食指的根部。

（2）眼睛疲劳。可捏右手中指的第3个关节。

（3）糖尿病。可捏左手拇指的第2个关节。

（4）肝痛。可捏右手拇指的第2个关节。

（5）高血压。可捏左手小指的根部。

（6）心脏病。可捏左手小指第3个关节的内侧。

（7）耳鸣。可捏双手无名指的第3个关节。

（8）膝痛。可捏左手小指第3个关节的外侧。

手是力量与智慧的象征，是一个精密的机械结构。当我们的胚胎长到5周左右时，手就如同鱼的鳍一般出现了。在随后的发育中，手指慢慢开始生长，手指之间的蹼渐渐退化。到了11周的时候，手的关节、肌肉，甚至指甲都已经发育完全。

新生儿出生后两手紧握拳头在空中挥舞，很难把手对准自己的嘴，这是因为大脑皮质还未发育成熟，还不能指挥自己的手。到了两三个月时，随着大脑皮质的发育，婴儿学会了两个动作，一是盯着自己的手，二是偶尔碰着脸部就转头用嘴吸吮手。开始是吸吮整只手，到最后是灵巧地吸吮一个手指，说明了婴儿支配自己行为的能力有了提高，这是个很大的进步。通过吸吮手指的动作，婴儿促使眼和手协调行动，为5个月左右学会准确地抓握玩具的动作打下基础，不断促进智力的发育。

无疑，手是人体上最有特色的器官之一。科学家认为，手是使人能够具有高度智慧的三大重要器官之一，其余两个器官是眼睛和大脑。对手的崇拜可以追溯到人类的穴居时期。当时，那些原始人中的艺术家会在洞穴深处的石壁上用赭色或黑色的粉末印上自己的手印。可见，双手是智慧的象征。

双手合十也是养生的好方法

佛家对人表示问候和尊重时，都会双手合十，这是佛教的礼仪，亦称和南、合掌。在佛教信仰中，双手合十包含着重要的意义，代表着一个人的信根、进根、念根、定根、慧根，称之为五根五力，亦有加强力量之意，以达到专心一致、一心一意修行的境界。我国最早的佛经《四十二章经》序中就提到："世尊教敕，一一开悟，合掌敬诺，而顺尊敕。"其意为释迦牟尼的谆谆教诲，使千千万万的人皈依了佛教，我们向佛陀合十敬诺，一定遵循您的教导。

其实，在生活中，双手合十也是一种养生方法。一位美国医学院教授就曾指出，人在双手十指相贴、掌心相对时，可以放松身心，最大限度地使人进入一种全身心彻底松弛的状态，使人达到一种忘我的境界。如果一个人每天能利用30分钟至1小时做这个简单的动作，久而久之就会对身体大有裨益。

从中医的角度来说，双手合十其实就是在收敛心包经。通常我们在紧张、害怕、生气或者刚做完剧烈运动的时候，心跳会加快，这个时候很多人就会很自然地去拍胸脯，其实这就是在拍膻中穴。膻中穴是心包经上的重要穴位，位于两个乳头连线的中间点，正中心的心窝处。因为心脏上的毛病多反映在心包经上，所以，拍打心包经上的膻中穴就可以缓解心跳加快带来的不适。另外，双手合十，同大臂带动小臂和手腕的惯性拍膻中穴，并伴随下蹲动作，坚持每天早晚各一次，每次3~5分钟，对感冒、哮喘、气短、

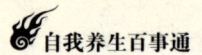

心悸等肺经、心脏疾病都有很好的预防和治疗效果。

另外，佛教认为双手合十有4种方式：

（1）坚实合掌——将两手手指伸直并拢，两掌贴合。它可以产生庄严肃然的奇妙效应。

（2）虚心合掌——将坚实合掌的掌心虚空。它可以使人瞬间变得心平气和，杂念全无。

（3）莲华（花）合掌——将坚实合掌的中指与食指做"V"形，状如莲花蓓蕾。它可以使人忘掉忧愁和痛苦，逐渐变得开朗愉悦起来。

（4）金刚合掌——将两掌并拢，手指插合，拇指交叉。它可以使人增强自信心，抑制住傲气和愤怒。

以上4种合十姿势中，坚实合掌是最基本的，也是最常见的。从养生的角度来说，适当选择自己的合十姿势，对健康非常有利。

手的日常养护方法

爱美的女孩子在日常生活中，要给双手做好防御措施，避免成为"主妇手"。倘若待双手出现毛病时才抢救，可能为时已晚。所以在生活中一定要保护好自己的双手。

1. 别把手当作清洁布

在清洗碗盘锅灶时不妨使用长柄的刷子，这样可以减少手与化学清洁剂的接触；或者在洗刷碗盘时，将碗盘放在热水或清洁液内先浸泡30分钟左右，然后再用冷水冲洗，这样可以比较省力地除去污渍油垢。

2. 戴副手套

做清洁工作时，不论是否会碰到水，戴上手套可以有效避免接触清洁剂。手套应宽松些，这样不容易引起刺激。

3. 仔细阅读清洁剂说明书

有的清洁剂虽然价格较贵，去污作用较强，但是对手部皮肤的脱脂能力和刺激性很大。所以在购买此类产品时，应仔细阅读说明书，最好选择植物表面活性剂为原料的中性配方的清洁剂。

4. 给手抹点保湿霜

在完成了清理工作后，不要忘了抹上防护型的护手霜，这类产品一般含有天然胶原及维生素E等修复性元素，其中的果酸等成分对碱性物质的侵害有较强的修复能力。如果觉得手部干燥，缺乏水分，需要给予额外的滋润时，可以选择保湿型的护手霜。

5. 经常进行手部活动

手的美观关键是要使手指灵活柔软，做好手部运动是必要的，可以利用坐车或看电视的时间做一做这种简单的指部运动。从指尖开始按摩到手指底部，动作要坚定而柔和，按摩时先涂上润肤霜，以增加柔润感。

古时的人盘腿坐是养生的好方法

古时候的女人都是盘腿坐，这样可以把下焦气堵住、锁住，使气不外泄，这就是女人的藏。古时候男人坐下时一定要"虎背熊腰",两手撑膝,两只手的手心劳宫穴正好护在膝盖上,男人这样可以固摄胃气。你没事的时候可以学学古人的坐法,这样就能给自己养护胃气,身体也会感到非常舒服。

根据现代医学的研究,经常练习盘腿能改善腿部、踝部、髋部的柔韧性,使两腿、两髋变得柔软,有利于预防和治疗关节痛。常练盘腿还可以减少并减慢下半身的血液循环,这也就相应增加了上半身特别是胸腔和脑部的血液循环。由于盘腿坐姿有利于人挺胸端坐,所以对顺畅呼吸很有帮助。

刚开始练习时,盘腿一般以半小时左右为宜,以后循序渐进。

简易小动作呵护腿部健康

其实生活中只要你用心做做运动就能保证腿部的健康。

(1)"干洗"腿。用双手紧抱一侧大腿根,稍用力从大腿根向下按摩直至足踝,再从足踝往回按摩至大腿根。用同样的方法再按摩另一条腿,重复10~20遍。这样可使关节灵活,腿部肌力增强,也可预防小腿静脉曲张、下肢水肿及肌肉萎缩等。

(2)甩腿。手扶树或扶墙先向前甩动小腿,使脚尖向前向上翘起,然后向后甩动,将脚尖用力向后,脚面绷直,腿亦伸直。两条腿轮换甩动,每次甩80~100下为宜。此法可防半身不遂、下肢萎缩、小腿抽筋等。

(3)揉腿肚。以两手掌紧扶小腿,旋转揉动,每次揉动20~30次,两腿交换揉动6次。此法能疏通血脉,加强腿的力量,防止腿脚酸痛和乏力。

(4)扭膝。两足平行靠拢,屈膝微向下蹲,双手放在膝盖上,顺时针扭动数十次,然后再逆时针扭动。此法能疏通血脉,治下肢乏力、膝关节疼痛等症。

(5)蹬腿。晚上入睡前,可平躺在床上,双手紧抱后脑勺,由缓到急进行蹬腿运动,每次可蹬3分钟,然后再换另一条腿,反复8次。这样可使腿部血液畅通,尽快入睡。

日常生活中的美腿经

1. 饮食中的美腿经

(1)维生素E帮助消除水肿。血液循环不好,很容易导致脚部水肿。含维生素E的食物,可帮助加速血液循环,预防腿部肌肉松弛。含丰富维生素E的食物包括杏仁、花生、小麦胚芽等。

(2)B族维生素加速新陈代谢。维生素B_1可以将糖分转化为能量,而维生素B_2则可以加速脂肪的新陈代谢。含丰富B族维生素的食物有冬菇、芝麻、豆腐、花生、菠菜等。

(3)少吃盐去水肿。经常吃多盐的食物,容易令体内积存过多水分,形成水肿,容易积聚在小腿上。饮食除了要减少盐的吸收外,也可多吃含钾的食物,因钾有助于排出体内多余盐分。含钾的食物有番茄、香蕉、西芹等。

2. 运动中的美腿经

合理正确的运动对健美腿部很有效,如步行、跳绳、游泳、慢跑、跳健美操等运动,可以帮助腿部肌肉变得结实有弹性,其中最有效的是游泳。游泳可运动全身肌肉尤其是双腿,对改善双腿曲线特别有效。如果时间条件有限,在办公室或家中也可进行美

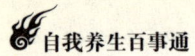

腿运动。

按摩也能起到塑造美好腿部曲线的作用。体重合适而腿部脂肪较多的女性,可购买具有减脂、紧肤功能的瘦身产品,配合按摩,达到健美双腿的目的。按摩有助于加强身体新陈代谢,除去多余脂肪并增加皮肤弹性,促进淋巴循环,预防橘皮组织形成。

每天沐浴后,在脂肪集中的小腿、大腿和臀部,涂上纤体霜或美体霜,以打小圆圈的按摩手法进行按压,螺旋状由下往上推进,用点力,尤其腿部两侧及小腿肚,重点按摩,可以促进脂肪分解,令身体毒素、废物及时排出体外,避免松弛水肿现象以及橘皮组织产生。

当然,除了玲珑的曲线,小腿的美丽也离不开晶莹润泽的肌肤。腿部肌肤也需要日常呵护保养,清洗、调理、营养三管齐下。沐浴时进行腿部大清理,一周做两次,将磨砂膏涂在腿上,用洗澡巾以小圆圈方式按摩,膝盖、脚踝处多做几次,再用清水冲洗干净,可刺激细胞更新生长;泡在温水里,轻轻擦、揉、拍打腿部肌肉;沐浴后,擦干身体,将乳液或芳香植物精油涂在腿部肌肤上,用手掌轻揉,以防皱纹,改善粗糙肌肤,补充营养。

事实上,即使你没有一双长长的腿,你依然可以拥有美腿。美丽的腿形是让你更加自信的源泉。

温暖腿部最好的运动

冬天,人们的户外活动减少了,人也变懒了,手脚也时常冰凉冰凉的。要想保暖,除了多穿衣服外,多动腿是最好的制"冻"方式。多动腿可以促进血液循环,增强心肺功能,让血液流动到身体的末端,是最好的保暖运动。

1. 跑步

跑步可增强心血管和呼吸系统的功能,促进肌肉、神经的健康,提高机体的抗病能力。冬季气温较低,持续性小步伐地跑步可刺激机体保护性反应,促进血液循环,增大脑部血液流量,调节大脑体温中枢的功能。室外跑步时,把舌头抵在上牙的里端,防止冷空气进入体内;跑步时用鼻子吸气,嘴呼气,正确的呼吸方法是两步一呼两步一吸;尽可能选择较软有弹性的路面跑步,防止外伤和减少跑步对关节、骨骼的冲击。

2. 跳操

跳有氧操非常适合冬季在室内进行,它是全身性的运动,大肌肉群和小肌肉群都能参与运动。高冲击有氧操(双脚同时离地的跳跃)能更好地锻炼心肺功能,加快血液循环。跳操时的防震很重要,最好选择多功能运动鞋,即鞋子的前掌和后掌都有气垫,以减缓上下跳跃时对关节的冲击。

3. 跳绳

手臂的摆动、双腿的跳跃,让四肢充分运动,是促进血液循环理想的运动,特别适宜在气温较低的季节做热身运动。蹦跳中脚落地时,应脚掌着地,而不是脚跟着地;胖人宜采用双脚同时起落的方式跳绳。同时,上跃也不要太高,以免关节受伤。

小腿抽筋应对策略

小腿抽筋时,小腿肌肉收缩,引起痉挛,常发生于运动、睡眠或者怀孕时。疲劳过度、剧烈运动、出汗过多、受到寒冷刺激、缺钙也会引发小腿抽筋。

发生小腿抽筋时,可用以下方法处理,并注意休息。

夜里抽筋的人,尤其要注意保暖,不妨在睡觉前伸展一下肌肉,尤其是容易抽筋的肌肉部位。

运动时间不可过长,以免引发抽筋。补充维生素E,适当补钙,食用含乳酸和氨基酸的奶制品、瘦肉等食品,能促进钙盐溶解,帮助吸收。

穿舒服的鞋子。平足和其他身体构造的问题使一些人特别容易发生腿抽筋,穿合适的鞋是弥补的方法之一。

睡前伸展腓肠肌和足部肌肉可预防抽筋。伸展方法和腿抽筋时伸展腓肠肌和足部肌肉的方法相同,另外,还可以将足前部置于楼梯的第一阶,慢慢下压脚跟,使脚跟位置低于阶梯位置。

跷二郎腿小心会患疾病

检查一下生活中的自己有跷二郎腿的习惯吗?如果有的话,要小心了,跷二郎腿会让你罹患4种疾病。

(1)可能引发腿部静脉曲张或血栓塞。跷二郎腿时,被垫压的膝盖受到压迫,容易影响下肢血液循环。两腿长时间保持一个姿势不动,容易麻木,如果血液循环再受阻,很可能造成腿部静脉曲张或血栓塞。特别是患高血压、糖尿病、心脏病的老人,长时间跷二郎腿会使病情加重。

(2)影响男性生殖健康。跷二郎腿时,两腿通常会夹得过紧,使大腿内侧及生殖器周围温度升高。对男性来说,这种高温会损伤精子,长期如此,可能会影响生育。

(3)导致脊椎变形,引起下背疼。人体正常脊椎从侧面看应呈S形,而跷二郎腿时容易弯腰驼背,久而久之,脊椎便成C字形,造成腰椎与胸椎压力分布不均。长此以往,还会压迫到脊神经,引起下背疼痛。

(4)出现骨骼病变或肌肉劳损。跷二郎腿时,骨盆和髋关节由于长期受压,容易酸疼,时间长了可能会出现骨骼病变或肌肉劳损。

跷二郎腿最好别超过10分钟,两腿切忌交叉过紧,如果感觉大腿内侧有汗渍渗出,最好在通风处走一会儿,以尽快散热。特别是坐公车时,如果遇到急刹车,交叉的两腿来不及放平,容易导致骨关节肌肉受损脱臼。

足疗的注意事项

(1)足部按摩场所要保持整洁、空气新鲜、温度适宜。

(2)饭前半小时内,饭后一小时内不要按摩。

(3)凡足部有外伤、感染、溃烂或癣症,应避开此处施术,严重者不用本法。如因操作不当引起局部肿胀、淤血,须待局部恢复正常后再行施术。

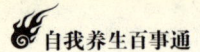

（4）进行足部施术时，应尽量避开骨骼突起处，以防损伤骨膜。对一些敏感的反射区和穴位也应避免重刺激。

（5）每次施术时间以30~45分钟左右为佳，不宜过长，一般不超过60分钟。小孩（14岁以下）及年老体弱者时间适当缩短，力度轻一些，双足不超过20分钟。

（6）施术后半小时内应喝温开水300~500毫升，不应喝茶、酒或其他饮料。小孩、年老体弱者、心脏病患者、肾脏病患者、水肿患者、糖尿病患者则应酌情减量，喝100~200毫升即可。

（7）在足疗治病期间，凡是长期服药的患者，不可突然停药。需等病情确实缓减后再逐渐减量。

（8）中午12点左右，是大气污染最为严重之际，所以，不要进行刺激较好，按摩结束后将脚胫和脚趾，单脚各二三分钟左右，不停地回转。

（9）按摩全部终了后，喝一两杯微温开水。借由刺激，将废物浮出而集中于肾脏，因而以此中和形成尿排出，挤些柠檬汁于温水中也可以。

（10）按摩治疗前要将指甲剪短，以防在治疗中刺伤皮肤，用肥皂将双手和患者的双脚洗净，在按摩的反射区内均匀地涂上按摩膏，能起润滑皮肤和清热解毒、活血化淤作用。

（11）心脏病、糖尿病、肾脏病患者，按摩时间每次不宜超过15分钟，有严重心脏病、癫痫、肝功能异常者，应配合其他方法治疗。

（12）按摩时，风扇不宜直接吹到患者双脚部，按摩结束后，患者在1小时内不宜用冷水洗脚，施术者亦不可马上用冷水洗手，应休息片刻后再用温水涂肥皂洗净双手。

（13）如是慢性病，在足部反射区治疗期间，一般可停服抗生素、止痛片、镇静剂之类药物，其他病症可按照医师处方服药同时进行足部按摩，待病情好转后再逐渐减少药量直至完全康复而停药。

（14）有的患者在接受按摩治疗后，可能出现低热、发冷、疲倦、腹泻等全身不适症状，甚至暂时病情加重或出现尿液颜色变深、气味加重，或有絮状物、大便变黑等现象，这是按摩后出现的一些反应，可继续坚持治疗，数日后上述情况即可消失而恢复正常。

（15）长期接受足部按摩，双脚感觉出现迟钝，可用盐水浸泡双脚半小时，即会恢复痛感；治疗时应避开骨骼突起处，以免损伤骨膜，造成痛苦。

（16）老人骨骼变脆，关节僵硬，小孩皮薄肉嫩，骨骼柔细，按摩时可用指腹施力，不可用力过度以免损伤皮肉骨骸。

（17）平时随时可利用自然条件进行按摩，如公园的树根、草地、碎石路，只要没有感染和划破皮肤的危险，尽可赤脚踩踏行走，家里的桌椅边沿、踏脚的横木、床沿、阶梯都可以作脚部按摩的工具。

足部疗法的要领和技巧

在做足疗之前，我们必须掌握一点足部反射区的常规操作方法，共包括以下3点：

1. 治疗的时间

在进行按摩治疗时，要根据患者的病情及体质，掌握好按摩的时间。一般来说，对单一反射区的按摩时间为 3~5 分钟，但对肾、输尿管、膀胱反射区必须按摩到 5 分钟，以加强泌尿功能，从而把体内的有毒物质排出体外。而总体按摩时间应控制在 30~45 分钟，对重病患者，可减为 10~20 分钟，按摩时间过长或过短都不利于恢复健康。另外，重症、急症病人，每日按摩 1 次，慢性病或康复期间可隔日 1 次或每周 2 次，一般以 7~10 次为 1 个疗程，休息几日，再进行第 2 个疗程，直至痊愈为止。

2. 按摩的顺序

如果进行全足按摩，一般先从左脚开始，按摩 3 遍肾、输尿管、膀胱三个反射区，然后再按脚底、脚内侧、脚外侧、脚背。由脚趾端向下依次按摩，即总体按摩方向是向心性按摩，沿着静脉、淋巴回流的方向按摩。如记忆不清，可将足反射区图放在旁边，按图索骥进行较方便，一般情况下每个反射区按摩 3 次，必要时可增至 6 次。

重点按摩时，大致上可按照基本反射区→病变反射区→相关反射区→基本反射区的顺序进行。按摩结束后，无论是全足按摩还是重点按摩，都应将按摩完毕的脚踝先按顺时针方向再按逆时针方向分别摇转 4~6 次，才可结束。

在按摩时，关键点是要找准敏感点，这样不需要用多大力量，被按摩处就会感到酸痛，才会有疗效；如果找不到敏感点而蛮干一通，只会全无效应而白费力气。

3. 按摩的力度

在进行足部反射区按摩时，按摩力度的大小是取得疗效的重要因素，力度过小无效果，过大则人体无法忍受，治病不成反增病。所以，按摩一定要适度、均匀。所谓适度，是指以按摩处有酸痛感，即以"得气"为原则。而所谓均匀，是指按摩力量要渐渐渗入，缓缓抬起，并有一定的节奏，不可忽快忽慢，时轻时重。快节奏的按摩一般适用于急、重症和疼痛严重的疾病，慢节奏的按摩主要适用于慢性疾病。

足部按摩治病保健作用的机理就是以对反射区的良性刺激而达到调整组织器官生理功能的作用，使体内产生自愈力。所以对多数反射区来说刺激强一点，痛感重一点，效果就较好，不痛则无效果。对骨骼系统的疾病治疗，必须用强刺激才能取得明显效果，而严重心脏病患者的心脏反射区、肝脏病患者的肝脏反射区以及淋巴和坐骨神经反射区，力度就应减弱，按摩处只要有轻微痛感就可以了。

按摩有补泻两种手法，按照"实者泻之，虚者补之"的原则，也就是说，对实证、体质较好的患者，力度可适当加大，采用强刺激手法；而对心脏病等虚证及老年人、儿童、女性和重病体弱者则用弱刺激手法，延长疗程，使患者的内部功能逐渐恢复。还有，对敏感性强的反射区力量不能过大，而对那些敏感性弱的反射区应适当加大力度。总之，要区别对待。

日常生活中的护脚大法

除了泡脚外，还可以通过其他的按摩或运动双脚的方式来保护双脚，达到养生保健的目的。

（1）走路。脚本来就是用来走路的，常走路可以锻炼双脚。现代人出门以车代步，却把脚这一天然工具给废弃了。汽车长时间不用都会出问题，更何况人的脚呢？所以，能走路就尽量走路，不要用没时间来做借口，那只是懒惰的借口。走路也不是很辛苦的事，

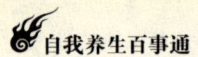

能换来更多的健康。

（2）晒脚。冬天我们经常要晒晒太阳，这样身体才会暖和。脚也需要晒太阳。将袜子和鞋子脱了，脚心对着太阳，晒上二三十分钟，可促进全身代谢，加快血液循环。

（3）倒立或勾脚。倒立或勾脚的目的都是让血液回流，促进全身血液循环。如果当天走路走得比较多，在晚上睡觉前可以先在床上躺上半个小时，把脚垫高，这样可以让血液回流，再输送新的血液到脚上。但是不要这样躺着睡着了，否则第二天起来，你就会有黑眼圈了。

（4）捶脚、搓脚等按摩方法。用一根棒槌或直接用手握拳轻轻捶击脚心，一直到产生酸、麻、热、胀的感觉；用光滑的球状物或直接用手掌（要先将双手搓热）来回搓脚底、脚板，一直到搓热为止，怕痛或者怕搓破皮的可以在脚底擦一些按摩膏或按摩油。

（5）按摩、活动脚指头。脚趾才是各条经络的起止点，可以增强相应的各脏腑的功能。如胃功能较差的人，经常按摩和活动第二趾外侧，并持之以恒，肠胃功能就会逐渐增强。

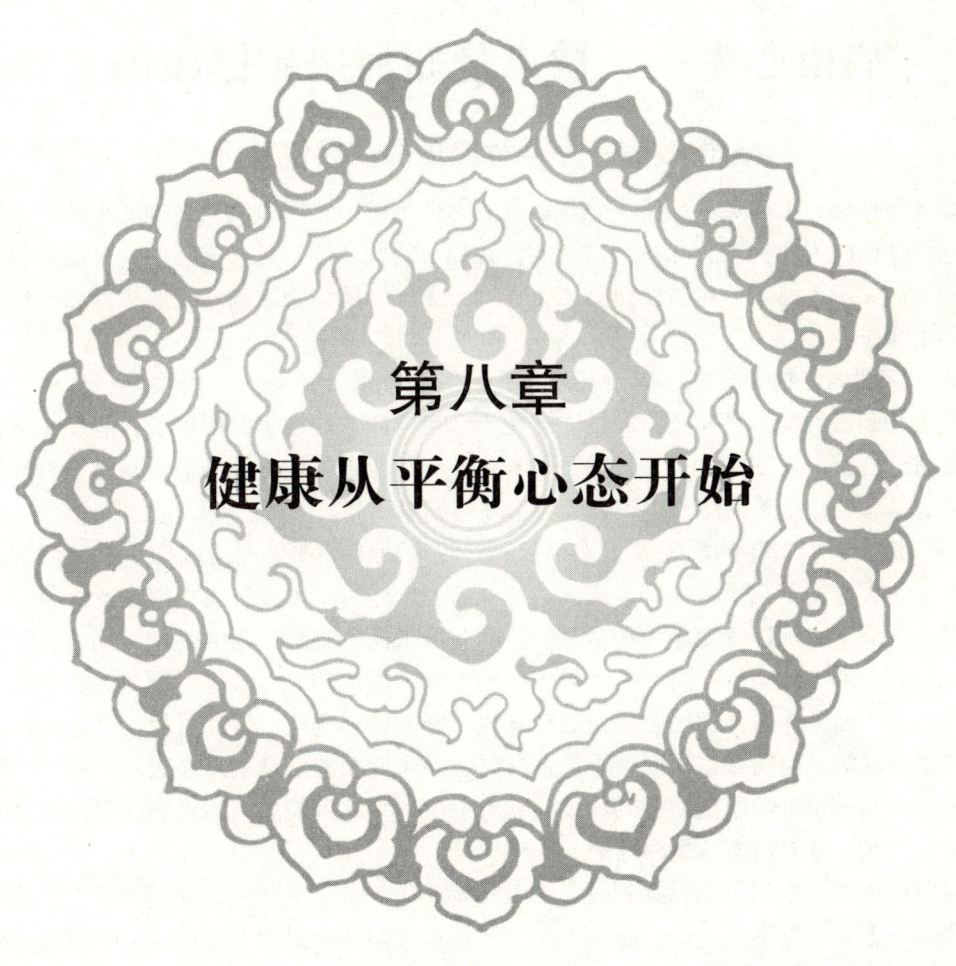

第八章
健康从平衡心态开始

第一节

病由心生——情志是如何决定健康的

七情致病——从林黛玉的病因说起

说起林妹妹,大多数人的第一感觉就是"多愁善感",所以我们在现实生活中也经常把这种性格的人称为"林妹妹"。其实,林黛玉的这种性格是有成因的,自幼母亲去世,长大后又寄人篱下,这就使得林黛玉比别人更加敏感,她的病就是多愁善感、忧虑多愁伤了肺。

忧伤肺就属于情志致病,另外还有喜伤心、怒伤肝、恐伤肾、思伤脾。为什么情志变化会伤到脏腑呢?其实正常的情志变化不会对身体造成伤害,比如说,老友相见时心情非常愉悦,只要不是大喜、过喜,对身体就有益无害,快乐的心情对身体是有好处的。只有情志变化过于突然、过于强烈时,才对健康不利。

正常情况下,人体的阴阳处于平衡状态,保证机体各项生理功能的正常。而剧烈的情志变化,会使阴阳平衡失调,影响人的气血正常运行,导致气血功能紊乱。因为人体的情志活动,必须以气血作为物质基础,而气血来源于脏腑正常的生理活动,同时脏腑要维持正常的生理功能,也必须依赖于气的温煦、推动和血的滋养。剧烈的情志变化会影响脏腑气血的流通,而脏腑气血的变化也会影响情志变化。由此可见,气血是脏腑生理功能所必需的物质基础,而情志活动又是脏腑生理功能活动的外在表现。所以,情志变化如果超过了脏腑所能适应的程度,就有发生病变的可能。前面提到的暴饮暴食会"伤心",其中就有情志致病的理论。

《黄帝内经·素问》中就提到过:"百病生于气也。怒则气上,喜则气缓,悲则气消,恐则气下……惊则气乱……思则气结。"就是我们通常说的七情致病:怒伤肝、喜伤心、思伤脾、(悲)忧伤肺、恐(惊)伤肾。

1. 喜

喜为心志,我们经常说"今天我很开心",就是这个道理。心能主血,喜悦时人体的气血运行会加速,外表特征就是面色红润,御寒能力增强,抗病能力也有所提高,同时罹患心脑血管病的概率会下降。另外,由于心与小肠相表里,所以人在高兴的时候胃口也会比较好。但是过喜则伤心,出现心慌、心悸、失眠、多梦、健忘、汗出、胸闷、头晕、头痛、心前区疼痛,甚至神志错乱、嬉笑不休、悲伤欲哭、多疑善虑、惊恐不安等症状,甚至导致一些精神、心血管方面的疾病发生,严重者还可危及人的生命。中医所说的"喜中",就是大喜时造成的中风或突然死亡。

2. 怒

怒为肝志，适当的发怒、宣泄可以缓解紧张情绪，对身体是有好处的。但是大怒、过怒易伤肝，表现为肝失疏泄、肝气郁积、肝血淤阻、肝阳上亢等病症，出现胸胁胀痛、烦躁不安、头昏目眩、面红目赤、闷闷不乐、喜长叹、嗳气、呃逆等症状。从西医的角度来讲，人发怒时会引起唾液减少、食欲下降、胃肠痉挛、心跳加快、呼吸急促、血压上升、血中红细胞数量增加、血液黏滞度增高、交感神经兴奋，经常爱动怒的人易患高血压等心脑血管疾病。对已经患有心脑血管病者，可导致病情加重，诱发中风、心肌梗塞等，危及性命。

3. 忧（悲）

忧（悲）为肺志，人在悲伤忧愁时，可使肺气抑郁，耗散气阴，出现感冒、咳嗽等症状。还可表现在某些精神因素所致的皮肤病上，如荨麻疹、斑秃、牛皮癣等。

4. 恐（惊）

恐为肾志，惊恐过度会耗伤肾气，使得肾气下陷，二便失禁，遗精滑泄，严重的惊恐还会导致人的死亡。

5. 思

思为脾志，思虑过度易伤脾，表现为气血不足所致的乏力、头昏、心慌、贫血等症状。有的还可出现嗳气、恶心、呕吐、腹胀、腹泻等消化道疾病所表现出的一系列症状。

林妹妹长期的多愁善感使其过早地魂消香断，周瑜则是由于"既生瑜，何生亮"气郁而亡，还有笑死的南宋猛将牛皋……情志对人的影响如此之大，所以养生不仅要保持良好的生活习惯，健康的精神状态也同样重要。

为什么会有"情绪性偏头痛"

说到偏头痛，我们都会想到三国时期的一个人物——曹操。《三国志》和《三国演义》中都有对曹操头痛的记载，专家认为曹操所患的偏头痛与情绪有很大关系。

曹操起兵平定袁绍的时候就每每头痛，而头痛真正开始严重的时候，则是在消灭袁绍，"挟天子以令诸侯"之后。此时曹操掌握了"君权"，他除了平定地方起义之外，还要在宫廷之内排除异己，可谓昼夜焦虑、寝食难安。

如今，科学已经证实，紧张和焦虑的情绪是偏头痛最常见的促发因素之一。不过，一般来说，偏头痛的发作不是在高度紧张期，而是在紧张后的松弛期，如周末、假期开始等。

专家还发现在精神文明高度发达的城市，文化程度比较高的人，比较容易患偏头痛，这与人们所承受的精神压力、工作紧张程度有很大关系。然而，同等强度、同等频率的精神因素却不会使某些人发病，这是由于个性特点起了缓冲作用。精神紧张、焦虑、忧郁是偏头痛患者的性格特征，并且有神经质倾向的人也易发偏头痛，这类人比较追求完美，主观而任性。

偏头痛与一个人的性格有关，那些支配欲强，爱占主导地位，有完美主义倾向的人，容易头痛。临床中发现，容易患偏头痛的人，多半都比较聪明、敏感，办事有条理以及苛求完美，这种人用严格的尺度要求自己和别人，事事求全责备，这让他们经常处于焦虑、紧张之中，久而久之，就可能造成头侧血管的变化而产生头痛。

此外，不良生活方式、工作方式也是造成头痛的主要原因。如通宵打麻将、熬夜，会让人疲劳不堪。不良的工作方式，如长期久坐，且身体姿势不良，腰、背、肩疼痛，甚至视疲劳、颈椎痛等都会引发头痛。

总之，按照心身医学的观点，不能再把头痛当成单纯的躯体疾病来对待，要对身心进行综合调理。首先，用止痛药物来控制和减缓疼痛是必要的，但与此同时，还要进行心理调节，学会自我减压，改变不良生活方式，注重生活质量，积极投入工作，并懂得享受生活。

神经衰弱，是哪里出问题了

神经衰弱的人一般表现为容易疲劳，烦恼，容易发脾气，很敏感，对光和声音有不适感，经常向别人倾诉，感受到自己摆脱不了，出现睡眠障碍，头部有不适感，肠胃不舒服等。

小张显得有些木讷，有时情绪激动，有时又情绪低落，睡眠状况也不好，记忆力下降，浑身无力，非常容易疲劳，心情紧张，老是觉得要出什么事。他吃了不少安神补脑之类的药物和营养品，也没有太大的作用。于是小张给自己贴了一张标签：神经衰弱。

其实，案例中的小张本身并没有太大的问题，经过一次深入的咨询，他终于感觉大脑轻松了许多，也理出了头绪。

处在神经衰弱状态的人，十分担心自己的大脑出现问题，生怕大脑累着了，形成一种不良的心理暗示，长期被不良的暗示所影响，自然就萎靡不振了。

神经衰弱患者，一般易于兴奋也易于疲劳，碰到一点点小事，就容易激动，容易兴奋，但兴奋不久就很快疲劳，所以有很多患者非午睡不可，否则下午便支持不住；稍微做一点费力的工作，就感到疲倦不堪；走不了多远的路，就觉得很累。有的患者说话缺乏力气，声音低弱无力，在情绪方面，表现得很不稳定，常常为一点点小事而发脾气，不能自我控制；有时变得较为自私，只想着自己，如果别人对他疏忽了些，或没有按照他的意图办事，就大为不满或大发雷霆，因此常和身边的人闹矛盾。

神经衰弱的人经常表现出焦虑不安、恐惧和烦恼等多种情绪障碍，而且因为久治难愈，所以整天忧虑重重，闷闷不乐，时时考虑自己的病，对自己的病情过分注意，常把自己的病情变化做好记录交给医生看，担心自己得了大病。因而常询问医生自己得的是什么病，能不能治好。

神经衰弱的人在工作中也常常感到苦恼，看着别人工作起来那么有活力，自己却心有余而力不足，更为焦急、恐惧和苦恼。倘若听说自己的同学或同事不幸患病停学或去世的消息，就会马上联想到自己，唯恐自己也会有同样的结局，惶惶不可终日。

要治疗神经衰弱，中医常用拉耳垂的方法：先将双手掌相互摩擦发热，再用两手掌同时轻轻揉搓对侧耳廓2~3分钟，然后用两手的拇指和食指屈曲分别揉压对侧耳垂2~3分钟，最后开始向下有节奏地反复牵拉耳垂30~50次，直至耳廓有热胀感为止，这时全身会产生一种轻松、舒适、惬意的感觉。照此法每天锻炼3~5次。

诚然，用拉耳垂的方法治疗神经衰弱，常常可以收到意想不到的效果，对于治疗神经衰弱是十分重要的，但注意保持良好情绪，才是防治神经衰弱的根本之法。

情绪不好，结肠也要闹矛盾

每年高考前夕，医院的急诊室总有一群特殊的病人，他们是马上就要参加高考的学生，饱受心理压力和情绪紧张之苦。可是越是紧急时刻，身体越不争气，开始出现不明原因的腹泻，每天3~5次，甚至7~9次，影响复习和睡眠，于是不得不到医院就诊。

医学上把这种情况称为"情绪性腹泻"。情绪性腹泻是"情绪结肠症"的一种。"情绪结肠症"为胃肠道最常见的功能性疾病，以肠道症状为主，患者常有腹痛、腹胀、肠鸣、腹泻和便秘等症状。过去称此为结肠功能紊乱、结肠痉挛、结肠过敏、痉挛性结肠炎、黏液性结肠炎、情绪性腹泻等，现渐倾向于统称为肠激惹综合征。实际上，本症肠道功能紊乱，并没有器质病变，而且功能紊乱也不仅限于结肠。

有一天，一位知名美国内科医生应邀给一位病人看病，这位病人有着胆结石急腹痛的所有症状表现，恐怕当时所有医生都会作出相同的诊断。这位医生只得给她注射了3针止痛剂，直到疼痛有所减轻。可是他忽略了一个事实，即在两天前她唯一的儿子收到了征兵入伍的通知。

两天后，她的儿子出发前往军营，这位女士经历了同样的剧痛，症状和结石病完全相同。医生又给她注射了3针止痛剂。

3个月后，这位女士接到通知说儿子已经离开纽约去往国外，但是目的地不详。得知这个消息后，她发生了第三次也是最严重的一次绞痛。那次，情况太严重了，医生不得不把她送往医院。让医生非常吃惊的是，X光显示胆囊没有任何异常。但这位医生坚信患者的胆囊中有着X光不可见的结石，于是建议切除胆囊。经过她的同意后其胆囊就被切除了。

这之后的好几个月，这位女士的情况一直很好。医生正要因为自己的诊断正确而自鸣得意时，她第四次疼痛发作，位置在体内右边的胆囊附近，但是她的胆囊已经被切除。这次剧痛发生的前两天，她收到消息说她的儿子去了南非，在那里加入了和德国人的战争。第五次疼痛发生在她得知儿子在战场受伤后。此后儿子返乡，她的疼痛再也没有发作过。

与其他器官相比，结肠是最能反映情绪变化的器官。它就像心情的镜子，一旦心情紧张，结肠就跟着打结。

情绪与身体变化的关系在结肠上有着令人惊讶的表现。在任何人身上，相同的情绪每次都会以相同的方式在身体上表现出来，特定的情绪紧张与特定的肌肉紧张有明确的对应。

对于有些人，某种情绪可能会让结肠的某一部分紧张，那么该部分结肠总会反映那种特定的情绪。

如果这种痉挛恰巧发生在腹部上方右边部分的结肠中，就会导致一种类似于胆结石的绞痛。比如上面病例中的女士，她有着典型的"胆结石"症状，但胆囊一切正常，原因是这种绞痛来自于结肠或者其他相邻部位的情绪性痉挛。芝加哥一位生理学博士认为，胆管出口处括约肌情绪性痉挛引起的疼痛会和胆结石绞痛一样严重。

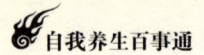

如果结肠情绪性痉挛发生在腹部右侧下方1/4处，所有人都会认为是阑尾炎。再聪明的医生也无法做出正确的诊断，尤其是这种情况更容易发生在小孩身上。为了安全起见，通常会做手术，但是剖开腹部后医生看到的不过是一截正常的阑尾而已。

结肠会因为情绪造成多种紊乱，因此各种术语就出现了，比如，结肠痉挛、结肠应激反应等，而所有这些只不过是指"情绪性结肠反应"而已。

慢性胃炎竟然是心理原因

胃炎并不仅仅是胃的问题，而是人的整体出现的问题在胃上的一个局部表现。人在情绪不好的时候会分泌过多的胃酸，从而对胃壁造成伤害，人也就因此患上了胃炎，患者表现出"严重症状"其实是心理原因。中医认为，肝主气，如果一个人长时间情绪抑郁，就会"气不顺"。一旦气不顺了，肝气郁积，就会影响到慢性胃炎的严重程度。

一个名叫小龙的10岁小男孩患了胃炎，常常疼得连走路都一瘸一拐。小龙的妈妈带他去医院检查后发现，他的胃炎与心理问题密切相关，主要是"心病"。医生告诉小龙的妈妈，儿童的心理情绪对发育和成长有较大影响，应注意对孩子的管教方式，注意其心理健康。

原来，小龙一直住在四川的外公外婆家，10岁时才到上海与妈妈一起生活，结果两个月后就病了。小龙到上海生活后，妈妈不再溺爱他，没收了他的手机，减少了零花钱，并且要求他做一些叠被子之类的家务事，小龙因此形成了强烈的心理反差。因为情绪能影响生理，所以他患了胃炎。

孩子是这样，大人也如此，而且有时候大人的表现会比孩子强烈一些，因为和大人相比，孩子的烦恼是比较少的，而现代人生活忙碌，成年人很容易产生不良情绪，因此更容易患各种情绪疾病。

要避免患慢性胃炎，就要调理好心态，克服不良生活习惯。另外，嗜食刺激性食物或药物、酗酒、吸烟、着凉等都可能导致慢性胃炎，因此平时要注意避免。

"鬼剃头"，究竟是谁在作怪

掉头发对我们来讲似乎司空见惯，头发也是有生命的，它有自己的生长和衰老周期，因此正常人每天都掉头发属于正常的生理现象，大可不必担心。然而，有些人居然出现了"鬼剃头"的现象。

所谓"鬼剃头"，就是一夜之间出现的局部性脱发，一般呈圆形，这种现象发生在年轻人身上居多。难道真的有鬼吗？

有一青年因与女友分手，连日闷闷不乐，食少不欢，夜不能眠。一天早晨，他发现自己右脑勺顶部出现了一块鸡蛋样大小的圆形斑秃，那儿的头发一根也不剩了。有人告诉他"你这是被鬼剃头了"。

听起来有点玄，但并不是所谓的"鬼"在作怪，而是一种由神经精神因素导致的皮肤损害，人在焦虑、急躁，或者长期的抑郁沉闷后均可发病，患者在发病之前往往有严重精神刺激或应激性事件，比如丧偶、失恋、降职、落榜、下岗等因素均可通过显著的情绪波动触发皮肤的病变。一般情况下，经过3~5个月的治疗，头发可恢复生长。

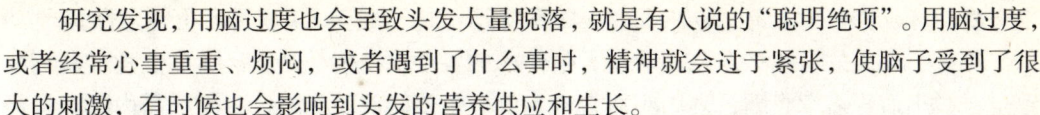

研究发现，用脑过度也会导致头发大量脱落，就是有人说的"聪明绝顶"。用脑过度，或者经常心事重重、烦闷，或者遇到了什么事时，精神就会过于紧张，使脑子受到了很大的刺激，有时候也会影响到头发的营养供应和生长。

我们知道，人体的一切活动都是归大脑管的，如果大脑受了刺激，那么人体活动就会乱了脚步，也就不能正常地发挥作用，从而使身体的营养受到刺激，于是出现了掉头发的情况。有的人遇到过于激动的事，大脑受了强烈的刺激，精神很不正常，有时一夜之间头上的头发就掉了一大片，也就成了人们说的"鬼剃头"。

对于这种不正常的脱发，其治疗关键在于医治心病，消除不良情绪，培养乐观的情趣。此外，治疗时可以适当补充维生素 B_1、维生素 B_6、维生素 B_{12}。

如果头发发黄、脱落或斑秃，可用柚子核 25 克，用开水浸泡 24 小时后，每天将汁水涂拭头发及头皮 2~3 次，这可以加快毛发生长。或者将生姜切成片，在发黄、脱落头发的发根处或斑秃处的地方反复擦拭，每天坚持 2~3 次，这能刺激毛发的生长。但这两种办法只能做辅助治疗，要想让头发"扎根"，乐观的情绪还是最好的良药。

眼睛有疾患，查查"情绪单"

很多人都认为眼病主要是护眼不当所致，其实情绪也会直接影响眼部健康。有一位 50 多岁的青光眼病人，他是某公司的经理，生活工作都不错，营养更没话说，但为什么会得青光眼呢？原来他平时工作压力很大，精神长期抑郁。中医上讲的"情志不疏"，很可能就是造成这位病人眼疾的原因。

面对学习、工作等方面的压力，现代人已经习惯了快节奏的生活，这种情况下，尤其要保持心理健康，否则疾病将接踵而至。同时，缺乏锻炼很可能引发糖尿病，而糖尿病眼底病变就是全身疾病在眼部的典型表现之一。

因此，为了预防眼疾，平时我们一定要控制好自己的情绪。除此之外，以下几种方法也有助于养护眼睛。

我们小的时候经常"打倒立"，这个动作看似简单，却充满了奥秘。因为倒立时大量血液涌向头部的各个器官，长期坚持不仅耳聪目明，还有美容效果。对治疗胃下垂，脱肛更有好处。

护眼还有一种办法就是常喝菊花枸杞子茶，菊花和枸杞子都是中药护眼的药材，泡出来的茶就是有名的"菊杞茶"。学生常在彻夜温习功课之后，出现眼睛疲劳的毛病，近视的人更是经常感到眼睛干涩，常喝菊杞茶能改善眼睛的不舒服。还有决明子，煮成茶汁来喝，也是很好的护眼饮料。

对于经常与电脑为伴的办公室一族来讲，仙人掌是不可缺少的防辐射"明星"。因为仙人掌是在日照很强的地方生长的，所以吸收辐射的能力特别好，因此也就能很好地保护眼睛。

耳病为什么会与情绪相通

中医认为，心理因素是造成耳疾的重要原因。近年来，临床上突发性耳聋发病越来越多，而且有年轻化的趋势。不少医生都发现，任何年龄的人都可能因为情绪波动而产生突发性耳聋,相比之下,老年人由于器官功能衰退,发怒时更容易产生突发性耳聋。

如果一个人的情绪产生剧烈波动,他体内的各个系统也会产生巨大的变化,从而导致全身微小血管痉挛收缩,耳内小血管也不例外,使局部供血减少,导致耳内听觉神经缺血缺氧,内耳的重要结构——毛细胞就会受到损伤,而毛细胞我们是惹不起的,因为一旦它受到损伤,我们的听力就会下降,严重时就会使听力全部丧失。这也就是人在情绪波动较大时会突然之间什么也听不见的原因。

突发性耳聋发病很突然,患病的耳朵在几个小时之内几乎完全丧失听力,另外,病人还会感觉耳部麻木、发堵、耳鸣,有的病人还会出现眩晕、恶心、呕吐等现象。出现突发性耳聋2~3周内及时治疗,80%以上的患者可获痊愈;如果超过了这个时间,内耳长期供血不足,会引起听神经变性,听力恢复的可能性减小,严重者可能造成听力损伤,永不可恢复。

目前对这种疾病主要采取药物治疗,事实上,关键还是要保持良好的情绪和合理的生活方式。现在很多年轻人喜欢到酒吧等娱乐场所消磨时间,这些场所音乐声震耳欲聋,久而久之听力就会受到损伤。还有,现在很多年轻人喜欢听随身听和MP3,如果音量掌握不好,极易引起听力疲劳而导致听力下降。因此,预防听力受损应尽量远离噪声环境,生活要有规律,而且一定要控制好自己的情绪,切记"冲动是魔鬼"。

诸多口腔疾病,谁才是罪魁祸首

口苦、口臭、牙疼等疾病影响着人们的生活,不仅让人尴尬,而且让人饱受疼痛的折磨,那么,这些口腔疾病到底从何而来呢?研究发现,大多数口腔疾病与情绪有着密切的关系,不良情绪是引发这些疾病的罪魁祸首。

1. 口疮

人生在世,许多事都不可能按照个人的意愿发展,遇到不顺心的事或者受精神刺激是很正常的,有些人因此产生情绪波动时,口腔黏膜上会出现粟粒大小的水疱,水疱很快破溃,并迅速形成淡黄色如黄豆或豌豆大小的溃疡点,周围绕以红晕,有烧灼痛感,遇冷、热、酸、甜等食物刺激时,疼痛加剧,经过7~10天后可自愈,情绪不佳时会复发。

2. 口臭

祖国医学中曾提到口臭与情绪有关系。如清代《杂病源流悄烛》中说:"虚火郁热,蕴于胸胃之间则口臭,或劳心味厚之人亦口臭,或肺为火灼口臭。"其中提到的"郁"和"劳心"指的就是人的不良情绪状态。

现代医学中口臭也被归入心身疾病的范围,认为不良的心境可导致口臭。

不少有心理困扰的病人就诊时,心理医生能发现其有一种特殊的口臭。经过一段时间的治疗,病人的情绪有了好转,心境得以改善,口臭也随之明显减轻或消失。

防治口臭的根本方法是去除病因,要重视排除心理障碍,努力改善情绪,把心境调整到良好的状态。

3. 龋齿

人的唾液能缓冲口腔内的酸类,情绪紧张时,唾液往往分泌减少,缓冲作用减弱,

第八章 健康从平衡心态开始

不能很好地清洁牙齿,酸类作用于牙齿的机会增多,为龋齿的产生创造了条件。

4. 牙痛

有些牙痛患者在发病前,会出现情绪抑郁、悲伤、焦虑、愤怒、恐惧等表现,情绪波动持续时间越长,心因性牙痛发病率越高,而且痛点会移动。研究表明,情绪引起牙痛,是因为消极情绪会使人的血液黏度和血中化学成分发生变化,进而影响到神经系统功能。

5. 口苦

品学兼优的大三学生张丹丹有自己的难言之隐:一年四季口里很少没有苦味,尤其在考试前或考场上,大脑皮质处于高度紧张状态,那口里的苦、涩、酸的感觉更是明显。她的口苦是三年前读高三天天挑灯夜读时发现的。她为此增加了刷牙、漱口次数,但没有用。牙科医生说她口腔没病,内科检查证明她各个器官都是健康的。原来,她患的是精神性口苦。

精神性口苦或情绪性口苦常在精神紧张、气愤、烦躁、焦虑、恐惧、忐忑不安、失眠时出现或加重。

鼻子不适,不妨找情绪算算账

许多人都有过这样的感觉,哭过之后,常感觉鼻子不通气,但当冷静下来,悲伤的情绪平复的时候,鼻子就变得舒服多了。还有的人会因为一些气味而产生愉快或痛苦的回忆。你知道这是为什么吗?

原来,情绪扮演的角色比鼻子还重要。如果发生不愉快的事,人的嗅觉实际上可以变得灵敏起来。美国西北大学研究人员通过在志愿者嗅新奇气味的时候用电击刺激他们,证实了情绪与嗅觉之间的关系。

在这个实验中,研究小组招募了12名健康的年轻人。他们让志愿者反复嗅几组实验室化学品,这些化学品的气味与日常生活中的气味截然不同。每组有两个瓶子装着相同物质,第三个瓶子中是类似物,这就是说,它的气味一般来说无法辨别。志愿者能在1/3的时间里偶尔正确猜出奇怪的气味。接着,当志愿者嗅奇怪的化学品的时候,研究人员对他们加以轻微的电击。在随后的气味测试中,他们可以在70%的时间里正确地挑出奇怪的气味。

由此可见,情绪与鼻子之间的关系还真不浅。在医院里,医生治疗鼻出血的患者时,通常会给予患者安慰,使其情绪镇定,因为精神越紧张,血压越高,血流量越会加速,出血也就会越多,因此,安定的情绪有利于鼻出血患者迅速止血。

此外,情绪不好还可能引发酒糟鼻,这是因为,不良情绪会影响正常的饮食,从而导致胃肠功能紊乱和内分泌障碍,引发酒糟鼻。

因此,为了鼻子能不受疾病困扰,一定要和不良情绪保持距离。

情绪波动会造成喉咙"失控"

很多人因为自己一点感觉也没有,所以在体检出慢性咽炎后还不相信。从临床上看,约2/3的人都患有慢性咽炎,但很多人因为无明显症状而没有就医。

那么，慢性咽炎是如何产生的呢？医学研究发现，精神紧张、神经失调和烟酒、粉尘、有害气体等局部刺激是慢性咽炎的诱因。患慢性咽炎的人，一般会有以下几种症状：咽部有异物感，经常想清嗓子，却又咳不出；嗓子经常干燥、灼热、发痒，并伴有吞咽疼痛等；咽部反射敏感，晨起刷牙、清嗓或咳嗽时容易恶心。

慢性咽炎是能治好的，但要注意避免复发。除了使用药物治疗，如藏青果含片、草珊瑚含片、西瓜霜含片、万应胶囊、清咽利喉颗粒等之外，还要戒烟戒酒，改善工作和生活环境，尤其是一定要缓解紧张情绪。

由此可见，情绪不好，咽喉也会"找麻烦"，甚至让你连自己哪里病了都不知道。

不仅如此，当人情绪紧张、心神不宁时，极易感觉咽喉有异常感觉，如阻塞感、粘着感、蚁走感、紧迫感等，异常感觉时轻时重部位不定。更年期综合征也可以使人出现咽喉异感症。

这些功能性疾病的患者常常是胆小多虑，有疑病倾向，过度自我注意和自我暗示。有这种情况，应先去医院排除器质性病变，然后采用心理药物综合疗法，一般预后较好。

有些人经常出现职业性失声、声音嘶哑，去喉科就诊，医生发现这些患者除过度发音或发音方法不当外，病前常有意外精神刺激，情绪障碍通过大脑皮质与皮层下中枢使自主神经系统发生功能障碍，迷走神经发放的冲动增强，喉黏膜末端血管痉挛，血流障碍，出现局部充血、肿胀、渗出、出血等病变，引起失声或声音嘶哑。

因此，保持好情绪对于喉咙来讲至关重要，而好情绪对喉科的疾病也有一定的治疗作用。

坏情绪是怎样深入到骨头里的

在电视里我们常看到这样的画面，一个备受冷落和孤独的小孩，常常被其他孩子欺负，而这个受欺负的孩子经常由身材矮小的孩子来扮演，虽然导演是为了把剧情表现得更生动一些，但实际上，受欺负的孩子情绪肯定不好，而不良情绪会影响骨骼的发育，因此，这样的孩子身材矮小也是正常的。

那么，情绪是怎样影响骨骼的呢？研究发现，情绪差会影响生长激素的分泌，从而妨碍肌肉、骨骼的生长，对女孩影响最大，可能是女性激素起了作用。

少女的情绪与身材的高矮之间有一定的联系，青春期的少女如长期忧郁，其身高将比同龄人低2.5~5厘米。

美国纽约人体研究人员曾做过这样的实验：随机选择716名儿童，男女大致各半，并对他们进行了9年跟踪调查。结果发现情绪忧郁的女孩，身高会受影响，在11~20岁时被诊断出有忧郁情绪的女孩身上，这种影响最强烈，但这种联系在男孩身上表现不明显。

由此可知，孩子骨骼的成长与性格情绪是密切相关的。精神愉悦、家庭和睦、有父母疼爱的孩子要比那些缺乏父母关爱、情绪抑郁的孩子的平均身高高出3~6厘米。因此，要想让你的孩子长高些，让他们保持愉快的心情是不可忽视的。

癌症就是通过坏情绪找上我们的

癌症曾被称为"20世纪的瘟疫",没有任何一种特效药物能将其彻底制伏,因此我们只能从预防上下工夫,而要想进行有效的预防,我们首先得弄清楚,什么才会导致癌症。

虽然致癌的因素十分复杂,但精神因素在癌症的发生、发展中所起到的作用不容忽视。现代医学发现,癌症好发于一些受到挫折后,长期处于精神压抑、焦虑、沮丧、苦闷、恐惧、悲哀等情绪紧张的人。当然,精神心理因素并不能直接致癌,但它却往往以一种慢性的持续性的刺激来影响和降低机体的免疫力,增加癌症的发生率。

美国哈佛大学医学家对性格与健康的关系进行了长期而广泛的研究,他们发现了一种鲜为人知的"癌症性格"。一般来说,癌症性格的人多表现为待人宽宏大量,对个人的生活或工作遇到的麻烦,甚至痛苦都能妥善处理,从不大发脾气,处处都能约束和克制自己。然而,这只是表面现象,实际上他们的内心世界充满了矛盾,出于对别人的考虑,他们企图以回避的办法来求得暂时的和谐。因此,癌症性格的人,表面上看来平和、安详,内心却似一座火山,只是没有爆发罢了。

医学研究认为,具有癌症性格的人,由于长年在痛苦和矛盾中挣扎,长期折磨、压抑自己,会使体内发生一系列不知不觉的化学变化,并逐渐失去平衡,人体的免疫系统遭到破坏,最后导致癌细胞通行无阻地繁殖,侵害人的机体。

中医学也认为,"七情"的过度会导致气滞血淤而发生癌症,因为"百病皆生于气""万病皆源于心"。动物实验也证明,在连续的精神刺激下,动物体内可长出肿瘤。这些刺激主要是通过神经生理、神经内分泌和免疫3个系统的相互联系起作用的,最后使肾上腺素皮质酮等内分泌增加,进入血液循环,从而损害身体免疫功能,导致正常细胞癌变。

研究表明,当强烈的精神紧张刺激,使人产生紧张、焦虑的情绪时,会促使皮质类固醇激素分泌过度,从而抑制了免疫系统的功能,癌症就有可能在免疫系统功能下降时形成。专家还发现,情绪极度焦虑的人,血液中的T淋巴细胞数量明显减少,免疫功能下降。

另外,医学家在一项调查中还发现,81.2%的癌症病人在患病前曾遭受过生活的打击,如配偶死亡、夫妻不和、生活规律重大改变、工作学习压力大、子女管教困难、夫妻两地分居等。这同样也证明了情绪对癌症的产生所造成的影响。

可以这样说,心情糟糕、情绪紧张的人是癌魔的青睐者,癌症喜欢缠绕这些人。为了预防癌症的发生,我们不仅要防止各种致癌因素,还应当保持一种良好的心态和稳定的情绪,保证身心健康。

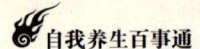

第二节
驱逐让我们身体不平安的情志病

情志病与古人的生活对治法

中医学认为：情志病是因七情而致的脏腑阴阳气血失调的一种疾病，如过于强烈的精神刺激成为持久的不良因素，超过了人体调节的范围，就会造成气机逆乱、气血失调，成为疾病。情志病包括癫狂、百合病、脏躁、郁证、不寐等。我们现在经常说的精神抑郁、情绪不宁、头晕失眠、多疑易惊等病症都属于情志病的范畴。

其实，情志病并不是现代人的特产，古代就有"女性伤春，男性悲秋"的说法。关于这两句话的原意有两种说法，一种是"女性见春天到来，又一年过去，自己的青春随着时间流逝，所以会觉得伤感；而男性看秋天已至，感怀时光不再，身体一年不如一年，因此觉得悲伤"。另一种说法是"女性见春天衰萎的落花，伤感自己的容颜随时间老去，美丽不再；男性见秋天落叶凋零，感慨自己功业不成，短短人生就要如落叶一样结束"。这两句发展到现在已经简化成了伤春悲秋，是指一个人很敏感，就像林黛玉那样的，看到花落水流、树木凋零都会伤心。"感时花溅泪，恨别鸟惊心"，"泪眼问花花不语，乱红飞过秋千去"，"一川烟雨，满船风絮，梅子黄时雨"，这些经典诗句都是对多愁善感之人的最佳写照。但是大家都知道，肺主悲，悲伤过度就会伤肺，而且情志病很难用药治愈，因此古人采取了生活对治的方法。

男性悲秋，所以，秋天的时候征兵，到边关打仗，让男性有建功立业的机会和豪情；或者给男性订婚，平息他不满的精气，平杀气。古代的聘礼是用白茅包好大雁送到女方家里去。射大雁要有眼力和力气，如此一来就考察了男性的臂力以及肺气、肝气、肾气。秋天订婚，喜气就冲淡了男性的悲伤情绪，冬天办喜事，第二年春天女孩就差不多怀孕了，将要为人母的喜悦也会使伤春之情消失殆尽。这样就用生活对治法治好了男性和女性的情志病。

到现在，古代的对治法虽然不太适用了，但是这也启发我们，情志病不一定要用药，可以通过转移患者的注意力来达到治疗的目的。

治疗"情志病"要用情志生克法

我们知道，情志失调会对身体造成很大的伤害，所以在日常生活中我们一定要控制自己的情绪，不能让它任意泛滥。其实我们现代人也可以用情志生克法来治愈情志病，情志生克原理实际上还是五行相克。

喜胜悲，快乐就能战胜悲伤。喜是火，悲是金。用五行的说法就是火克金，火是可以把金属熔化开的。火又是散，气又是气结、凝聚，因此悲要用散法，在什么情况下会喜胜悲呢？比如说我们白天工作非常疲惫，又受到领导的批评，心里很憋闷。有的人就会去喝酒，认为一醉解千愁，其实不然，喝酒只是让你暂时把烦恼忘记，解决不了你的郁闷。但你可以去听听相声，看看搞笑的电视剧或东北二人转，都可以让你开怀一笑，从而调节悲伤的心情，这就是喜胜悲。

悲胜怒，就是用悲伤来战胜大怒，也就是金克木，肝主怒，大怒则肝火不能收敛，因此用肺金收敛的方法来降肝火。在一个人大怒的时候，告诉他一个很坏的消息，让他突然悲伤，这样就可以把他的怒火熄灭。

恐胜喜，就是恐惧可以战胜因为过喜而涣散的心，范进中举就是一个很好的例子，范进好多年都没有考上举人，一天终于考上了，就高兴地满街跑，心神全散了，他惧怕的岳父过来一巴掌就把他扇清醒了，这就是"恐胜喜"。

怒胜思，就是愤怒可以战胜思虑。《华佗传》里记载着这样的一个病例：有一个郡守因为思虑过度，造成身体里有淤血。华佗收了这个郡守很多礼，不但不给他治病，反而写了一封信来骂他，说他不仁不义，华佗的信一下子把他激怒了，怒则气上，这样就把他胃中的淤血一下子全倒了出来，他吐了几口血，病反而痊愈了，其实，这是华佗的治疗方法，那个郡守是因为思虑太多而得的病，这就是"怒胜思"。

思胜恐，思虑是可以战胜恐惧的，也就是说你把问题想清楚了，也就不害怕了，这就是土克水，因为恐属水，土是脾，而脾主思。古代有一个人整日害怕死亡，常感死期将近，后来他的家人找到了当时的名医卢不远为他诊治。卢不远便留他住在自己家里，病人觉得医生在身旁，便放心了许多。后来卢不远又介绍他去找和尚练习坐禅，经过一百余日的闭目沉思之后，病人的恐死心理终于消除。

所以，现代人完全可以通过情志生克法来治情志病，当你产生某种不良情绪时，试着用上面的方法来调整自己，相信一定会收到良好的效果的。

避内邪，就要远离酒、色、财、气四惑

人活一世，是什么使我们生病、衰老乃至死亡？如果把刚生下来的人看作亚当和夏娃，那么谁是引诱他们偷吃禁果的蛇，让他们一步步走向衰老和死亡的呢？从养生的角度来看，人衰老和死亡的罪魁祸首就是人生面对的四惑：酒、色、财、气。大家看这四惑，一个比一个厉害，酒虽伤身、乱性，但也有定力好的，根本不喝酒，这一条伤不到他们；色，比酒就难了一点儿，就像我们经常说的"爱美之心，人皆有之"。不过色欲很大的人也是少数，而且有些人完全可以戒除；财，比酒、色就更难一点，人为财死，多少人为了这个字弄得家破人亡，但也有人可以看透，所谓"君子爱财，取之有道"，只取自己应得的钱，并不苛求；最厉害的是气，你可以不饮酒、不好色、不贪财，但是你不可能一辈子都不生气，"百病源于气"，生气就是为疾病打开了一个缺口。

下面，我们就来分别讲一下这四惑：

1. 酒壮怂人胆

这句话听起来非常不雅，但道理却是对的。古人认为酒的气比较彪悍，酒到了胃里气往上走，肝胆就横起来了，胆子特别壮，往往会做一些平时不敢做的事，说一些平时不敢说的话。但是，这种人事后往往会后悔。

2. 万恶淫为首

中医有种说法，"房事可生人亦可杀人"，就是说和谐健康的性生活对身体健康是

有利的，但是发展到淫的程度，就只有害没有利了。因此，古人还对房事做了规定，认为"欲不可早"，还有："年过二十，不宜连连"，就是说二十多岁的时候，虽然身体很壮，欲望较强，但也不能没完没了；"年过三十，不宜天天"就是三十多岁的时候，不能天天进行，要有节制；"年过四十，要像数钱"，古人用五个手指数钱，意思是一个月不能超过五次；"年过五十，进山拜庙"，也就是只能初一、十五两次；"年过六十，要像过年"，一年一次。

3. 人为财死，鸟为食亡

这是人们经常挂在嘴边的两句话，诚然，在社会上生存，没有一天是可以离开钱的，为了钱铤而走险、抛妻弃子的人和事也自古有之。这其中的利弊相信不用说，大家也都深有感触了。

4. 百病生于气

气可以滋生百病，纵观古今长寿之人，没有任何一个是心胸狭窄、斤斤计较的，因此，对于养生来说，保持一个豁达的心胸是非常重要的。

总此四惑，有人或许都有，有人或许只有其中的一项、两项，但无论多少，它都会对你的健康造成潜移默化的伤害。而只要将此四惑完全戒除，人才能拥有健康的身体和安然的长寿，才能体会无病无灾的大快乐。

抑郁症——用14项规则及时自救

患有抑郁症的人，不同的人会表现出不同的抑郁状态，如果症状轻微的话，可以尝试自救。以下将介绍14项规则，认真遵守，抑郁的症状便会很快消失。

（1）遵守生活秩序，从稳定规律的生活中领会生活情趣。按时就餐，均衡饮食，避免吸烟、饮酒及滥用药物，有规律地安排户外运动，与人约会准时到达，保证8小时睡眠。

（2）注意自己的外在形象，保持居室整齐的环境。

（3）即使心事重重，沉重低落，也试图积极地工作，让自己阳光起来。

（4）不必强压怒气，对人对事宽容大度，少生闷气。

（5）不断学习，主动吸收新知识，尽可能接受和适应新的环境。

（6）树立挑战意识，学会主动解决矛盾，并相信自己会成功。

（7）遇事不慌，即使你心情烦闷，仍要特别注意自己的言行，让自己合乎生活情理。

（8）对别人抛弃冷漠和疏远的态度，积极地调动自己的热情。

（9）通过运动、冥想、瑜伽、按摩松弛身心。开阔视野，拓宽自己的兴趣范围。

（10）俗话说："人比人，气死人。"不要将自己的生活与他人进行比较，尤其是各方面都强于你的人，做最好的自己就行了。

（11）用心记录美好的事情，锁定温馨、快乐的时刻。

（12）失败没有什么好掩饰的，那只能说明你暂时尚未成功。

（13）尝试以前没有做过的事，开辟新的生活空间。

（14）与精力旺盛又充满希望的人交往。

除了以上14项规则以外，最好还要学会控制自己的呼吸：舒服地坐在椅子上，或躺在床上，将注意力集中在吸气和呼气上，慢慢将空气吸进肺里，让空气在肺里停留几秒钟，然后缓缓呼出。呼吸时要注意节奏，即有节奏地吸入呼出，一边呼吸一边在心里数数，例如，吸气（一、二、三、四），停留（一、二），呼气（一、二、三、四），也可以同一节奏默念"吸—呼，吸—呼，吸—呼"。

神奇放松法，让焦虑无影无踪

人在焦虑的时候一般都有心身反应，心理学家们研究了许多减少焦虑的方法，通过多年实践，发现放松法十分有效，尤其是在音乐中想象放松。现在，我们一起放轻松吧！

（1）找个不受干扰且空气流通好、光线柔和的房间，播放舒缓轻松的音乐。舒服地坐着或躺着，让自己的注意力放在练习上。

（2）闭上眼睛做深呼吸，慢而深地把气吸到腹部，屏住，保持几秒，实在憋不住时再慢慢呼气，呼气的同时放松双肩。练习时把注意力集中在呼吸上，感受空气从鼻子进入气管——到肺部——到腹部，然后再呼出的感觉。吸气时让新鲜空气充满身体，呼气时把身体内的焦虑、紧张和压力排出体外，体会这种放松和舒服感。

（3）想象你站起身，走出这个房间，从1数到10，告诉自己，当你数到10时，你就到达更深的放松状态。

（4）想象自己正在一条宁静的林荫小道上漫步。不久你来到一片空地，慢慢走到中央坐下，享受周围清新的空气、温暖的阳光和鸟儿的歌唱，享受此刻放松舒服的感觉。

（5）片刻之后，不知从哪儿冒出来的动物包围了你。它们毫无恶意，但每一只都代表一项你需要给予关注的焦虑来源。动物越大，代表你的焦虑越强。在空地的一端有一个蜂窝，蜜蜂在周围飞舞，象征着这些烦心事带来的嘈杂声。

（6）你轻轻地触摸每一只动物，它们温顺而安静，过了一会，动物们消失在森林里，只留下蜜蜂的嗡嗡声。接下来所有蜜蜂一只又一只钻进蜂窝，直到林中空地重新安静下来。此刻你感觉轻松、安逸。

然后，在你的脑海中浮现出轻松愉快的事情以及美好的画面，比如静静的湖面，树叶的沙沙声等，你想起的美好细节越多，你越舒服。只要你愿意，以后随时可以再回来体验这种放松的感觉。

其实，我们可以用这种放松法来想象自己的幸福。接下来，你准备回来了，你从10数到1，当你数到1的时候就睁开眼睛，回到现实，感觉完全的清新，感觉放松而精力充沛。在数数的时候，可以加上下面这些心理暗示：

（1）准备结束练习，回到现实。

（2）开始注意周围的环境，听到声音，感觉到温度，让意识回到身体。

（3）感觉非常好，越来越精神了。

（4）等一会儿睁开眼睛的时候心情非常愉快，身体很放松。

（5）睁开眼睛，感觉清新，精力充沛……

神奇吧！这就是能带你走出焦虑的放松法。如果你正被焦虑困扰，那么赶紧来试试这个神奇的方法吧！

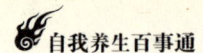

强迫症的自我心理调适法

生活中很多人都有过类似的感受和经历：走到小区门口，突然不能确认自家防盗门是否锁好，于是返回检查一遍；刚刚整理好的手提包又觉得东西没带齐；上班时总想自家的煤气没有关掉……心理医生认为这些行为是强迫心理所致，严重的会发展为"强迫症"。

近几年来，强迫症患者的职业和年龄都有了明显变化，年轻的白领阶层发病率越来越高，值得关注的是他们中有相当一部分是自加压力的完美主义追求者或一意孤行的偏执狂，往往是在不经意间为自己设下了强迫症的精神陷阱。

下面，我们为大家举两个现实生活中强迫症的典型案例。

（1）他希望下属周末也工作。廖先生在一家大型家电企业担任市场部经理，对工作要求尽善尽美的他经常让下属觉得精疲力竭。他常常长时间一遍又一遍地看着客户发来的订货传真或者本季度职员的业务报告，还自制了"年度业绩总数上升图""个人业绩指数表"等图表挂在办公室。一到周末，他就下意识地给下属打电话询问业务情况，他明知这样不好，却无法控制。

（2）她像小学生一样读文件。王小姐今年 24 岁，是合资企业秘书。不知从什么时候起，每起草完一份合同文案她总要看数十遍，要逐字逐句地看，甚至连标点都要念出声。她经常是躺在床上要睡觉了还觉得文案中写了错别字，甚至半夜回到办公室看文案。

以上病人都患有轻微的强迫症。从心理学角度看，强迫症是以反复出现强迫观念和强迫动作为基本特征的一种神经症障碍。患者体验到的冲动和观念来自于自我，虽意识到强迫症状是异常的，但又无法摆脱。目前，强迫症发病率约占人口的 0.05‰，男性多于女性，脑力劳动者所占比例越来越大。

一般认为，精神因素是强迫症的主要诱因。

现代人所处的工作环境具有压力大、竞争激烈、淘汰率高的特点。在这种环境下，内心脆弱、急躁、自制能力差或具有偏执性人格或完美主义人格的人很容易产生强迫心理，从而引发强迫症。其中完美主义人格者表现得尤为突出，在竞争激烈的环境中，他们会制定一些不切实际的目标，过度强迫自己和周围的人去实现这个目标，但总会在现实与目标的差距中挣扎。此外，自幼胆小怕事、对自己缺乏信心，遇事谨慎的人在长期的紧张压抑中会焦虑、恐惧，为缓解焦虑、恐惧就会产生诸如反复洗涤、反复检查等强迫症行为。

需要指出的是像反复检查门锁这种强迫心理现象在大多数人身上都曾有过，如果强迫行为只是轻微的或暂时性的，当事人不觉痛苦，也不影响正常生活和工作，就不算病态，也不需要治疗。如果强迫行为每天出现数次，干扰了正常工作和生活，就可能是患了强迫症，需要治疗了。

近年来不少研究表明，强迫症与脑部病变有关，也有通过颅脑手术而成功治疗顽固性强迫症的病例。有些脑部器质性病变、精神分裂症、抑郁症等都有强迫症的表现，因此，千万不要简单地认为患有强迫症就是患了强迫性神经症。

强迫症（非病态程度）并不可怕，关键在于患者能否勇敢理智地面对它、战胜它，自我心理疗法可以帮助白领人群缓解压力和紧张情绪造成的强迫心理，预防强迫症的发生。

（1）顺其自然法。任何事情顺其自然，做完就不再想、不再评价。特别是完美主义人格者，要学会肯定自己，少与他人比较，要认识到世界上根本不存在十全十美的人和事。

（2）宣泄疗法。对家人和朋友说出心理创伤和紧张恐惧心理，把内心的痛苦发泄出来。

（3）转移注意力。尽可能把时间安排得紧凑些，使自己没有时间去实施诸如反复检查门锁等强迫行为。也可以选择运动锻炼和户外活动来充实生活，减轻强迫心理的干扰。少数强迫症（病态程度）可以用心理治疗，如果必须用药物治疗，应在专业医生指导下服药。

如何让恐惧症患者不再惊恐

恐怖性神经官能症，简称恐惧症，指病人对某些特殊环境、物体或与人交往时，产生异乎寻常的恐惧与紧张不安的内心体验，表现为脸红、气促、出汗、心悸、血压变化、恶心、无力甚至昏厥等，因而出现回避反应。病人明知恐惧对象对自己并无真正的威胁，明知自己的这种恐惧反应极不合理，但仍在相同场合下反复出现，难以控制，以致影响正常生活。

有一年十一"黄金周"期间，某市人民医院急诊科接诊了一位特殊的病人——吴先生。吴先生见医生时惊恐不已，自诉胸痛且呼吸困难，如再不抢救，就会马上死亡。医生看了他的B超检查单后，发现吴先生心脏没有问题，并诊断其是患了恐惧症。医生对吴先生进行了心理疏导、抗惊恐和放松治疗，吴先生的症状很快得到缓解。

情绪稳定后，吴先生说，他利用长假与家人驾车到福建几个旅游景点游玩。开车返回后，突感浑身无力、呼吸困难。家人顿时惊恐万分，急忙开车送他来医院诊治。

该院精神心理科主任陈医师表示，吴先生的恐惧症是长途驾驶、精神高度紧张、疲劳过度及生活规律被打乱引起的。

那么，如何治疗恐惧症呢？

1. 深呼吸

开始进行深呼吸时一般要平躺着练习，等熟练之后，可站着或坐着进行，练习时要保持放松的状态。

把眼睛微微闭上，一只手放在腹部，深吸气，这时感到腹部隆起。尽量保持胸部和肩部不动，吸气后，先别急着呼出，而是默默地数数，从1数到10（1秒钟数一个数），如果有困难，可以数到8，然后缓慢向外呼气。

呼气后，再吸气，此时方式开始转变，吸气过程中默默地数数，1、2、3（1秒钟数一个数），再缓慢地呼气，同样数1、2、3，保持这样的节律进行。大约6~7秒钟完成一次呼吸循环。

如仍感觉到恐慌，可进一步闭息10秒钟，然后再做上面的练习，直到恐慌症状完全消除。

2. 纸袋法

找一个不漏气的纸袋或信封。恐慌时把纸袋或信封扣在鼻子和嘴上，并压住边缘，使它不漏气。向纸袋中规律而缓慢地呼吸，直到感觉恐慌消失，呼吸变得轻松为止。如果没有携带纸袋或信封，也可以用双手把自己的鼻子和嘴捂住。

3. 转移法

（1）想象

这种方法是在你感到有惊恐的早期信号时使用。想象来到一个美丽的草原，根据你的习惯描述，在这个环境中看到了什么，正在干什么；想象你现在拥有强健的体魄，此时正在怎样开展自己喜欢的工作等；也可以看电视，听音乐等，这些都有助于转移注意力。

（2）数数

如果你在外面，数一数身边过了几辆红色的小轿车、几辆黑色的小轿车，或者数一数在我们周围有几个你认为还算漂亮的女孩子，或者尝试专心记一下从你身边开过的车，牌照是什么，只看一眼能否把这个数记住等。

（3）暗示

这种方法是在你有了一定的认知基础，并且能够认识到自己在其中起到什么作用时使用。你可以告诉自己，现在的焦虑只是自己的一个感受，它不是真的，只要不再害怕，状况就不会再继续，自己也就战胜了惊恐。这时，你的主观意识是游离于身体之外的，是一个清醒的旁观者。

打开心窗，战胜社交恐惧症

患有社交恐惧症的人，对任何社交或公开场合都会感到恐惧或忧虑。患者对于在陌生人面前或可能被别人仔细观察的社交或表演场合，有一种显著且持久的恐惧，害怕自己的行为或紧张的表现会引起羞辱或难堪。有些患者对参加聚会、打电话、购物或询问权威人士都感到困难。

对于一般人来讲，参加聚会或活动等都会有轻微的紧张感，但这种紧张并不会影响实际交际。真正的社交恐惧症会导致无法承受的恐惧，严重的病例里，病患甚至会长时间把自己关在家里，孤立自己。这种病的患者害怕被人观察，害怕与人交往，更害怕在别人面前出洋相，因此总是处于焦虑状态。

欧阳小姐就是一位社交恐惧症患者。她上学时性格比较内向，与人交往时总是小心翼翼的。因为晕车，每次坐车前她都特别紧张，害怕自己会出现干呕的症状，但上车后就很少会有这个感觉。某天她到一位老师家补习，下车后，她突然想到万一在老师家忍不住吐了怎么办？那时越想越感觉不舒服，最后果然吐了，老师家也没去成。

后来，她又联想到去学校如果发生这样的事怎么办？结果在回家的路上也出现了干呕的症状。这样持续了一段时间后，她害怕出现在公共场合，很多集体活动也不参加了。

我们大多数人在见到陌生人的时候多少会觉得紧张，这本是正常的反应，它可以提高我们的警惕性，有助于更快更好地了解对方。这种正常的紧张往往是短暂的，随着交往的加深，大多数人会逐渐放松，继而享受交往带来的乐趣。

然而，对于社交恐惧症患者来说，这种紧张不安和恐惧是一直存在的，而且不能通过任何方式得到缓解。在每个社交场合、每次与人交往时,这种紧张状态都会出现。紧张、恐惧远远超过了正常的程度,并表现为生理上的不适:干呕甚至呕吐。类似欧阳小姐这样的人,在日常生活中有很多。

一个不容忽视的方面是社交恐惧症的恶性循环。你和你的知情人可能会说:"既然知道患有社交恐惧症,避免参加社交活动不就行了?"

其实,你心里清楚没那么简单。我们可以给你图解一下你的恶性循环:害怕被人评价——缺乏社交技能——缺少社交强化、缺少社交经历——回避特定的场合——害怕被人评价。

由此可见,单纯回避可导致一系列的问题,如害怕被人评价,社交技能缺乏,而这种缺乏会导致回避行为的增加,进一步加重了社交恐惧症的症状。所以,单纯通过回避减轻病情无异于"饮鸩止渴",只会导致病情越来越恶化。

对于社交恐惧症患者来说,只有积极地治疗才是对付社交恐惧症的最佳办法。一方面加强社交技能的学习和强化,另一方面可通过适当的药物治疗来帮助克服社交时由紧张、恐惧引起的身体不适,逐渐形成一个良性循环。对治疗,既不要急于求成,也不能自暴自弃。

有个患有社交恐惧症的青年十分害怕去人多的地方,于是医生给他做了硬性安排,让他每天卖100份当天的报纸。开始他不敢在街头抬头叫喊,就写了一张大字报"谁买报纸,伍角一份",结果第一天仅卖了10份,第二天有所好转,第五天就全部卖光了,第十天他一晚上走街串巷地竟卖了200份报纸,他感到特别兴奋,渐渐地便走出了社交恐惧症的阴影。但是这种方法并不是每个人都适合,因为许多人从开始就无法面对,多数人半途而废,不久又习惯地进入恐怖之中,最后除了回避还是回避。

另外,需要强调的是:由于社交恐惧症的发病年龄较低,我们认为预防社交恐惧症应从娃娃抓起。据有关报道,社交恐惧症与遗传及父母的行为方式有关。所以,为人父母者应引起注意。(习得性焦虑、遗传因素、父母的过度保护→儿时缺乏适应能力的锻炼)+(父母的排斥或批评、令人难堪或耻辱的特殊经历→预期性的焦虑)=回避。由此可见,父母在教养孩子的过程中易犯的错误,可能增加孩子长大以后患社交恐惧症的可能性。特别是我们中国传统的教养方式,要么无原则地溺爱孩子,要么无来由地任意打骂孩子(中国自古就有"不打不成才""子不教,父之过"的古训)。大家想想,孩子若在这样的教养环境下患了社交恐惧症,怎么成才呢?

走出阴影,勇敢应对创伤后应激障碍

某些人在强烈的创伤后会出现一种称为"创伤后应激障碍"的状态。创伤事件的急性应激不仅导致躯体症状,还导致脑内化学变化。强烈的创伤事件是指个人经历、看到或者了解到的引起强烈惊恐、生命危险、死亡或者恐怖的事件。这种事件可能是涉及死亡、生命危险、严重伤害的事件,也可能是对自身、他人有危险的事件。例如,某人可能遭遇躯体伤害,如家庭暴力或被强奸;在汽车、飞机或者火车交通事故中受伤害;自然灾害如台风、洪水或者地震中受到伤害或者创伤;突然被告知亲人非预期的死亡。有这些遭遇的人可能会产生创伤后应激障碍。

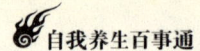

创伤后应激障碍是一组由心理社会因素所致的精神疾病。一般认为，决定本组精神障碍的发生、临床表现与病程的因素有：生活事件和生活处境、社会文化特点、个体人格特点、教育程度、智力水平、生活态度、信念以及当时的躯体功能状况等。

患创伤后应激障碍的人需要认识到，这是一种疾病，就像糖尿病或关节炎一样。此病并不代表人格弱点，患者的症状也并不是凭空杜撰或者想象出来的。

过去，很多人认为只有士兵或者经历过战争的人才可能患创伤后应激障碍，所以，在几年前，创伤后应激障碍常常被称为"战争疲劳"或"炮弹休克"。然而基于新的研究结果，医生和其他专业性医疗人员已经认识到来自于不同背景的各种人都可能有创伤经历，如飞机坠毁、渡船相撞、球场骚乱、车祸、火灾、地震、风暴等，几乎每个人都有可能碰到，从而都有可能发展为创伤后应激障碍。

如果你被诊断为创伤后应激障碍，医生或其他专业医疗人员可能让你服药，你必须遵医嘱进行服药。在与医生商量之前，请不要自行停用药物。

心理治疗方法是认知行为治疗，立足点在于帮助患者更好地了解病情以及处理方法，从而达到治疗效果。有时，认知行为治疗与药物治疗合并使用。

与其他严重疾病一样，创伤后应激障碍的症状也需要一段时间才能改善。症状改善可能是人生中的重大挑战之一。康复的道路是崎岖的，症状的改善是一点一点发生的。创伤后应激障碍患者一定要给自己一些时间来恢复，这是非常重要的。创伤后应激障碍患者是可以痊愈的。

精神分裂症患者的健康福音

患有精神分裂症的人，常常表现为缄默、孤独、木僵。然而，他们并不是对所有事都没有反应，研究发现，患有精神分裂症的人，往往会对音乐和舞蹈作出反应，因此，用这种方法可以促使这类患者慢慢与现实联系。

1. 个别心理治疗

这种治疗方法是对患者进行心理治疗干预，以减少复发，减少社会应激，增进社会及职业功能。理想的个人心理治疗最好以富于同情、善解人意的持续性的人际关系为基础，并结合各种不同的治疗技术。

2. 家庭治疗

患者家属应尽最大可能参与并投入到心理治疗中。通过对家属的教育、指导及支持可使患者获益。家庭治疗的目标包括降低复发、改善功能、减少家庭负担及提高家庭功能。所有方法均强调家庭参与治疗和齐心协力的重要性。常见的方法有：关于疾病及其病程的心理教育、训练应对能力及解决家庭问题的技巧、改善交流及减少应激。

3. 集体治疗

集体治疗包括集体心理教育、集体咨询以及集体心理治疗，这些方法可单独或混合应用。但需要注意的是，选择集体治疗的患者，其病情已相当稳定、有较好的现实检验能力，即能理解参与意义的患者；如果患者思维严重紊乱、幻觉与妄想持续存在、行为冲动和自控能力很差，则不适合集体治疗。集体治疗还应结合个别治疗灵活实施，集体治疗小组一般由6~8名患者组成。

4. 艺术及职业训练

缄默、孤独、木僵的患者,往往会对音乐和舞蹈作出反应,用这种方法可以促使这类患者慢慢与现实联系。

第三节
药补不如食补,食补不如神补

养生之道,养神先行

众所周知,吸烟有害健康,但是很多老人在谈到长寿之道的时候,着实让人感到惊讶和不解,因为有的老人几乎烟不离手,还是活到了100多岁;还有,生命在于运动,有的老人却偏偏不爱运动也能高寿;还有嗜好喝酒的、尤喜吃肉的、长期吃素的等,都有长寿的代表,于是很多人就纳闷了,到底哪种长寿之道是正确的呢?

其实,真正的长寿之道是《黄帝内经》中谈到的"恬淡虚无,真气从之,精神内守,病安从来",也就是说要学会掌控自己的身体和欲望。虽然说,人之初,性本善,但是人在成长过程中会不可否认地出现贪婪和欲望,所谓欲望无止境,如果不懂得节制,迟早会被埋葬在欲望之火中。所以,掌控自己的身体和欲望才是长寿的不二法门。在生活中,我们很难看见哪个斤斤计较、心事重重、杂念丛生、心胸狭窄的人是能够长寿的。

在中医的养生之道中讲究"养心调神",这与《黄帝内经》中的论述是一致的。扁鹊也是养心调神养生论的支持者,他非常提倡淡泊名利,不求闻达,追求心灵的内在平衡与和谐。

但是要做到"养心调神"却是非常不容易的,首先要保持良好的情绪。人的情感活动和心理健康与身体的健康有着十分密切的关系。从某种意义上说,心理精神因素对身体健康的影响更大,甚至超过了生理因素。医生在就诊的病人中发现,一些功能性疾病是由精神心理因素造成的,如神经官能症、偏头痛、消化不良等,可以称之为心因性疾病。某些器质性疾病,如溃疡病、高血压、冠心病的产生和加重,也与心理因素有密切的关系,有时甚至造成危及生命的严重后果。

什么是精神养生法

精神养生,是指通过净化人的精神世界,自动清除贪欲,改变自己的不良性格,纠正错误的认知过程,调节情绪,使自己的心态平和、乐观、开朗、豁达,以达到健康长寿的目的。

中医认为,一个人如果精神愉快,性格开朗,对人生充满乐观情绪,就会阴阳平和,气血通畅,五脏六腑协调,机体自然会处于健康状态。反之,不良的精神状态,可以直接影响到人体的脏腑功能,使得脏腑的功能失调,气血运行阻滞,抗病能力下降,易于导致各种疾病。因此,对于压力普遍比较大的现代人来讲,精神养生具有极其重要的意义。

精神养生包括神志养生和情志养生两个方面的内容：

1. 神志养生法

传统医学中所称的"神志"，主要指人的精神、意识及思维活动。神志养生法，是指通过内心世界的自我调节，排除贪念，保持心态平和，使之健康长寿的方法。包括以下几点：

（1）少私寡欲，是指对自己的"私心"和"贪欲"要进行自我克制并清除。

（2）知足常乐，是指对自己所处的生活与工作环境要有充分的满足感。

（3）心胸豁达，是指性格开朗，心胸坦荡，气量大。

（4）多行善事，是指多做些助人为乐的好事，从中体验到幸福感和满足感。

2. 情志养生法

传统医学所称的"情志"，指人对外界客观事物的刺激所作出的情绪方面的反应，中医将其概括为七情，即喜、怒、忧、思、悲、恐、惊。情志养生法，主要是指通过自己对外界客观环境或事物情绪反应的自我调节和转变自己错误的思维方式，将心情调节到最佳状态，使之健康长寿的方法。要注意做到如下几点：

（1）戒骄戒躁，是指要注意避免自己的骄傲与急躁情绪，保持心态平和。

（2）善调情绪，是指要善于化解不良情绪，使自己的心情达到最佳水平。

（3）避生三气，是指在日常生活中要避免生闲气、怨气和闷气。

神补四字箴言：慈、俭、和、静

养生家李度远，相传生于清代康熙十八年（公元1679年），卒于中华民国二十四年（公元1935年），享年256岁。李氏深明养身养心之道。在漫长的一生中，他遵循养身养心四字箴言——慈、俭、和、静，对世人很有教益。

慈就是心底慈善。李氏说："盖人心能慈，即不害物、不损人。慈祥之气，养其天和也。"以慈善仁德为本，是历代养生家所倡导的。李氏把"慈"字摆在四字之首，把仁德作为立身之本，他常说："无名利之系其心，无机械之乱其神，浑然天真，如葛天之民，故可延年也。"就是说，只要心存仁慈，不看重名利、不钻营、保持天真的情趣，就能延年益寿。

关于俭，李氏倡导这样的生活方式："俭于饮食则养脾胃，俭于嗜欲则聚精神，俭于言语则养气息，俭于交游则洁身寡过，俭于酒色则清心寡欲，俭于思虑则蠲除烦恼。凡事省得一分，即受一分之益。"就是说，饮食简单就可以减轻脾胃的负担，欲望简单就可以精神清明，少说话则可以养住气息，人际关系简单可以洁身自好，少沾酒色清心寡欲，少思虑可以免除烦恼。凡事省一分，就会受益一分。李氏认为：山野之人之所以比城市的人长寿，就是因为山野之人的作息比较有规律，没有太多的名利之心，没有什么机械的扰乱，本性天真，如葛天之民，所以可以长寿。而城市人的生活却几乎相反，内心没有片刻宁静，精神没有片刻安宁，又怎么能长寿呢？李氏把不同生活方式导致的不同结果讲得非常明白。

至于"和"，君臣和则国家兴旺，父子和则家宅安乐，兄弟和则手足提携，夫妇和则闺房静好，朋友和则互相维护，因此，和气致祥，对身体也是很有好处的。

静，指身不可过劳，心不可轻动也。中医学认为，人体内元气是生命之源，"静"可以很好地培养元气，适当活动，能使元气很好地循环，有利于养生。李氏为了修身养性，就每天坚持静坐练功，还抽出一定时间操练拳术，既培养了元气，又让元气得以很好地循环。

细读这长寿四字箴言，我们似乎可以感受到佛家的淡定与从容，其实生活的本质就应该是这样，以仁德为本，简单生活，清心寡欲，和谐共存，宁静致远，做到这些，长寿就成为非常自然的事情。但是，面对花花世界的诱惑和生存竞争的压力，又有几个人能达到这种境界呢？

心理"八戒"，确保我们的身心健康

我们知道，心理健康与身体健康紧密相关，而要做到心理健康，就必须在情志方面有所控制，不能过度。具体来说，应该做到以下"八戒"：

一戒忧虑过度。虽说是"人无远虑，必有近忧"，然而凡事应有个尺度，切不可杞人忧天，终日忧心忡忡。即使生活中确实发生了令人烦恼、焦虑的事情，我们也应振作精神、积极面对，而不应整天闷闷不乐地就此消沉下去。

二戒高兴过度。高兴本来是好事，但要防止乐极生悲，特别是当生活中有突如其来的好事降临时，例如，久别亲人团聚，彩票中了大奖，等等。高兴过度会引起大脑中枢兴奋性增强，使交感神经过度亢奋，这对患有心脑血管疾病的人来说尤其不利。

三戒悲伤过度。当人们遭遇不幸时，应当学会调节、控制自己的情绪。故友离散、亲人逝世、朋友反目、恋人分手等，都会给人心理上造成严重打击，此时我们切勿钻入牛角尖，更不要沉湎其中不能自拔。要学会摆脱不幸，用向好友倾诉、向心理医生咨询等方法，尽快使自己走出心理危机。

四戒猜疑过度。有些人疑心病较重，乃至形成惯性思维，导致心理变态。一个人如果心胸过于狭窄，对同事、朋友乃至家人无端猜疑，不但会影响工作、影响人际关系、影响家庭和睦，还会影响自己的心理健康。

五戒愤怒过度。工作中出现矛盾是人们经常遇到的事情。此时，最好避免激烈争吵，更不要三句话说不到一起便"怒发冲冠""拍案而起"，这种做法不但不利于解决问题，反而会激化矛盾。况且，发怒就像双刃剑，既伤别人也会伤自己。此时不如先冷静下来，这对矛盾的双方都有好处。

六戒消极过度。当工作中出现失误时，可能会导致有些人产生自我否定的心理或极其消沉的情绪，严重者甚至自暴自弃。这种做法实不足取，因其对心理健康十分不利。

七戒焦躁过度。有些人脾气很急，做事情总想一步到位、一举成功，有急功近利的心理趋向。当自己的愿望和目标不能如期实现时，他们便会产生焦躁情绪。其实，这种情绪不但于事无补，反而会适得其反，且有损身心。

八戒关爱过度。主要指家长在生活上对孩子关心得无微不至，在精神上却对孩子过于专制。不少父母将自己年轻时未能实现的愿望寄托在孩子身上，这样就给孩子造成过重的精神负担和心理压力，不利于培养孩子独立自主的能力，同时也给自己平添了许多不必要的压力和烦恼，有损自身的心理健康。

追求心灵的内在平衡与和谐

中医认为：养生必先养心，这就要大家淡泊名利，不求闻达，追求心灵的内在平衡与和谐。要做到这些首先要保持良好的情绪。人的情感活动和心理健康与身体的健康有着十分密切的关系。从某种意义上说，心理精神因素对身体健康的影响更大，甚至超过了生理因素。

良好的情绪是人体一种有助于健康的力量。现代医学实验证实，不良心理因素是一种强烈的"促癌剂"。如果长期处于不良心理因素的影响中，患各种疾病的几率就会大大增加，甚至会导致癌变。

保持良好的情绪如此重要，那么，我们在日常生活中具体该如何做呢？

（1）树立正确的养生保健观点。古人说："养生莫若养性，养性莫若养德。"所谓养德就是注重道德修养。只有道德高尚的人，才能心胸开阔，开朗乐观，生命之树常青。

（2）培养宽宏大度、襟怀坦白的品格。不要愤世嫉俗，对周围的一切都看不惯，整天牢骚满腹，怨天尤人，这些负面情绪对身体健康都非常有害。

（3）广交朋友，乐于互相交谈。当你遇到困难，受到挫折，甚至遇到不幸时，首先要冷静下来，控制一下自己的情绪，然后向亲朋、同事倾诉苦衷，从他们的劝告和开导中得到力量和帮助，这样，苦闷的情绪会慢慢消失，心情变得豁达、轻松。

（4）培养广泛兴趣。琴棋书画，养育鱼鸟，种植花木都是有益身心健康的活动。或者在情绪不佳或紧张的工作之后，观赏一场相声或戏剧，欣赏一下优美动听的音乐，这都有利于缓解紧张的情绪、消除心理上的苦闷。尤其是老年人，更应用丰富多彩的爱好来调剂、点缀晚年生活。

为什么说"笑一笑，十年少"

"德国正在掀起一场轰轰烈烈的'笑声运动'。"德国的《明镜》周刊曾指出，历来被视为严肃有余、幽默不足的德国人纷纷开始学习如何开怀大笑，"笑声学校""笑俱乐部"等关于笑的组织不断出现。文章称，"笑"已成为德国的"国家任务"。

在世界其他地方，如美国、英国、法国、意大利、挪威、丹麦、瑞典、瑞士、新加坡、印度等地，近几年先后出现了"笑一笑俱乐部"，目前这种俱乐部已发展到5000多家。

为什么全球各地的人突然对"笑"这么热衷，他们又是如何"笑"的呢？

在德国柏林的一栋旧楼里，十几个德国人聚集在一起，上下挥动胳膊，兴致勃勃地模仿母鸡"咯咯"的叫声，他们的老师汤姆·德莱格先生在一旁给他们打气："接着来，大声些，想象自己就是母鸡，咯咯咯，噢噢噢。"他惟妙惟肖的模仿引得学员们一阵大笑。

这是柏林"笑声学校"——世界上第一所专门学习笑的学校上课的场面。这里的教室没有桌子，方便自由活动；墙上贴满了各式各样的"笑图"，书架上则摆满了各种"笑书"，如《爱、生活与笑声》等，甚至连电灯开关也能发出"哈哈哈"的笑声。

汤姆·德莱格先生是学校的创办人。他说，在笑声学校，学生要学会300种笑，比如狮吼式笑：学生要伸出舌头，手摆成狮爪的样子，然后张牙舞爪地吼叫着大笑；手机式笑：一只手放在耳朵边上，好像拿着一部手机，然后发出铃声一样的笑。

据了解，"笑声学校"的学员有职业白领、美容师、学生，还有家庭主妇。他们除了要学习如何发出不同类型的笑声外，还要接受什么场合该怎么笑等培训，学期结束还要进行考试，获得合格证书。目前，"笑声学校"在德国不少地方都开设了分校。

这些人为什么要专门花时间练习笑呢？这是因为笑能让他们更健康。

其实，人类在开始说话之前就已经会笑了。英国科学家还发现，胎儿在母亲腹中就已经会微笑了。

笑可谓是最好的"保健品"。这就是世界各地的人们都努力"学笑"的原因。

笑能降血压，在血液中产生一种可以消灭病菌的"杀手细胞"；笑1分钟可以收到划船运动10分钟的效果。新德里一家"笑一笑俱乐部"的负责人罗伊还说，笑可以缓解关节、背、头和肺部的疼痛。一些医生认为，笑20秒钟能使心跳频率提高一倍，大笑1小时能消耗2090千焦的热量。2006年4月10日，《洛杉矶时报》报道，美国洛马林达大学的科学家研究发现："捧腹大笑，哪怕是设计好的，也能促使人体分泌有益的内啡肽和生长激素。"

大笑能够释放压力，减轻沮丧感；可以刺激人体分泌多巴胺，使人产生欣快感。目前，超过70%的疾病都由压力引发，如高血压、心脏病、抑郁症、感冒、失眠、头痛、胃部不适甚至癌症等，笑正好可以起到缓解压力、放松精神、抵抗疾病的作用。

不过，也不是所有的笑都对身体有好处。德国情绪研究所专家迪特尔·察普夫教授指出，如果一个人总是抑制自己的实际感受而"假笑"，反而会对健康造成负面影响，空中小姐、售货员等群体尤其如此。他认为："健康的笑是那些真实的笑。"

只要是真心的笑，哪怕是傻笑，也能对健康起到促进作用。你不必有幽默感，你不必感到很快乐，你不必寻找理由，你只要笑，不要问为什么。笑，不需要理由。笑过之后，你就会身心健康、活力四射。

用打坐激发身体内的健康潜能

提起打坐，人们往往会想起放松或内心的平静。其实，打坐除了这些好处之外，还能发掘出我们固有的源源不断的潜能，促进身体健康并改善大脑结构。

有打坐习惯的人说自己因为打坐而精力充沛，所需睡眠减少。美国肯塔基大学的科学家对此进行了研究。他们有一种方法用来检测人是否清醒及对事件的反应灵敏程度。10名志愿者参与了测试。他们分别在睡觉前后、打坐前后、阅读前后或与人交谈前后进行了测试。令科学家们吃惊的是，在这些众多方法中，打坐是唯一能够立刻看到好效果的。而且这些测试对象以前从没有尝试过打坐。

打坐能增加大脑的活动、增强直觉力，还可以集中精力、减少最烦恼人体的各种痛苦，等等。既然打坐有这么多好处，那么该怎样打坐呢？

我们先要调身，然后调息，最后调心。

首先是调身，就是先把自己的坐姿坐好，可以散盘、单盘、双盘。左右脚不拘，两掌相迭，拇指衔接，形成一个椭圆形，左右食指上下相迭，左右手食指的第2节相迭，这样子差不多就会形成一个椭圆形，这等于一种"太极"手印。

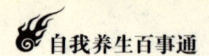

然后肩膀放松，颈部挺直放松。用头顶的正上方，也就是两耳顶端联机的正中间，来做调整姿势的基准点，可以想象那一点有一条线往上拉，用那一条线来调整身体的正中线，然后用头的上方，正上方那一点，也就是两耳上方联机的中点，吊一根线往上拉，这里面的要领是：用头来支撑颈部与肩膀，不是用颈部与肩膀来支撑头。头部中空，颈部中空，颈部放松，肩膀放松，要用骨架打坐，不用肌肉打坐。所谓不用肌肉打坐，就是我们尽量不要用到肌肉的力量，尽量让身体重心形成一个三角点。

接着讲调息，一上座，轻轻松松地做几个深呼吸，然后再放轻松，念头跟着呼吸，呼气的时候知道呼气，吸气的时候知道吸气，整个呼气的过程，念头只有呼，整个吸气的过程，念头只有吸。

最后是调心。这个阶段，呼吸以外的念头我们称之为杂念，我们对杂念没有抗拒，没有不要，任何对杂念的抗拒和不要，我们称之为大杂念。杂念来，不管它，只是回到呼吸，回到出入息。不管是什么样的杂念，不管是可意的、不可意的，让我们的身心放松些，不要理它，不要排斥它，不要不要它，只是很单纯地回来出入息，这样子叫作调心。

古人云："与其临渊羡鱼，不如退而结网。"请君不妨一试。

养神很简单：拍拍胸脯，来个双手合十

身心健康是正常的生活、工作与学习的重要保证，但如今很多人被坏心情困扰着：工作不顺心、感情遇到挫折、婚姻出现危机……

那么该如何解决坏心情带给我们的不良影响呢？

拍胸脯。有心的人可能会留意到这样一个现象：在生气，或心情极度郁闷的时候，我们往往会下意识地去拍胸脯，而且这样做我们会觉得舒服很多。

其实当我们心情不好的时候拍打胸脯，实际上打的是膻中穴。膻中穴位于两个乳头连线的中间点，正中心的心窝处，是心包经上的重要穴位，是主喜乐、主高兴的。如果膻中穴不通畅，人就会郁闷，这对人的身体是不利的。在西医里，膻中穴就是胸腺，是人体的免疫系统，从人出生以后它就会慢慢退化，所以我们要经常按摩刺激这个穴位，以增强人体的免疫力。

另外心脏上的毛病多反映在心包经上，所以，拍打心包经上的膻中穴也可以缓解心跳加快带来的不适。

我们知道佛家对人表示问候和尊重时，都会双手合十。其实，从中医的角度来说，双手合十其实就是在收敛心包。双手合十的动作一般停在膻中这个位置，那么掌根处正好是对着膻中穴。这样做，人的心神就会收住，一合十，眼睛自然会闭上，因为心收敛了，眼睛自然也会收敛。美国的一位医学教授就曾指出，人在双手十指相贴、掌心相对时，可以身心放松，最大限度地进入一种全身心彻底松弛的状态，使人达到一种忘我的境界。如果一个人每天能利用30分钟至1小时的时间做这个简单动作，久而久之就会对身体大有裨益。

此外，还有一种解郁、解压的方法——拨心包经。每天晚上用手指掐天泉穴十遍，这样坚持下去就可以排去郁闷和心包积液，增强心脏的活力，从而增强身心的代谢功能。

第八章 健康从平衡心态开始

第四节
走出情绪低谷，拥抱健康人生

郁闷时，要懂得给心灵一次"卸妆"

"郁闷"是近几年流行起来的词。生活中，人际关系或工作上的一次失误，旁人顺口说出的一句话，都会给一些人造成心理负担。周围人的吹毛求疵、说三道四，加上身边缺少可以倾诉的对象，更容易使这些人无力自拔而产生一种低沉情绪，在这种情况下，陷入郁闷的人十分需要一种解脱办法。

下面这两件让人感觉郁闷的事可能就发生在你的身边。

张娟每周到所属小区的救助中心去做一次志愿者，为生活困难的人提供义务帮助。每逢这一天，邻居见到她时都说："你的境界很高啊！"张娟听也不是，不听也不是，常常为此而郁闷不快。

为了去国外旅游，李莉想把休假期间的工作找人替一下，被直言回绝倒也罢了，偏偏被人多说了几句，她听了以后感觉如芒刺背。

在公司里，由于经济不景气，上司对部下的工作失误越来越不予宽容，尤其是公司里的人事考核被格外看重，这些都给人带来了无形的压力。在这种环境里，人们的情感、行为相互作用，思路往往朝着一个方向发展，容易造成情绪波动。

针对这种情况，东京心理动态研究所所长柳平彬总结出一套人称"心理卸妆法"的自我调整方法。就像女性每晚睡前卸妆一样，把当天心绪整理一遍，从而不留负面情绪过夜。

具体方法是：在临睡前，可以先想象有一条淙淙流淌的小溪。如果想象不出来，也可以面对一张小溪的图片，回忆当天那些不愉快的经历，让它们全部顺流而去。接下来低吟3句话：

"我……"（比如自己最期望的心境。）

"我会做……"（比如能够胜任的心境。）

"我有志于做……"（比如对待使命的精神准备。）

以前面提到的志愿者张娟为例，她的第一句话可以是"我愿意帮助老人"；第二句话为"我有照顾老人的能力"；第三句话为"照顾老人能使我快乐"。如此对自己自言自语，最后再叮嘱自己：明早一醒来，头脑一定非常清晰并心情畅快。说完，尽快入睡。

能够树立远大目标的人，就不会被低落情绪所左右，因此，运用这种方法，最关键的一步是你有志于做什么。如果长期被低落情绪困扰，一直不见好转，那么应该及早就医，看是否患有抑郁症。

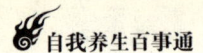

愤怒时，要懂得战胜冲动这个魔鬼

你因交通拥堵在应聘面试时迟到；在超市付款时，一个顾客推着装得满满的购物车插到你的前边；你为了一个至关重要的项目辛苦了几个月，懒散的同事却得到了提升……

这样的事情会让你恼火吗？在你拍案而起或爆发前，深吸一口气，然后提醒自己：冲动是魔鬼。

怒气伤人。气愤的人是如何表现的？人所共知，他鼻孔鼓鼓的，脸涨得红红的，拳头握得紧紧的。可你知道不知道，这时他的身体里产生了什么样的变化？他血液里的肾上腺素、副甲肾上腺素和葡萄糖增多，产生所谓的生物化学紧张、脉搏加快的现象。每分钟流经心脏的血液猛增，对氧气的需求也增加了。经常这样，易导致高血压、动脉粥样硬化、偏头痛、多尿症……

为了赶走愤怒，古罗马人手里总是拿着特别的樽（古代饮器），气愤时能随时把它打碎。聪明的日本人在事务所里放个上司的泥塑，供下属下班后敲打发泄。如果没有多余的餐具，也没有泥塑，可以通过其他途径出气。

另外，我们还可以换一种思路，果敢地告诉自己，生气是拿别人的过错惩罚自己。

当你怒火中烧的时候，一定要克制自己的情绪。当你被愤怒控制，处于激动之中，会做出许多傻事。遇到这种情况，要清醒地告诉自己：冲动是魔鬼。然后配合下面这些小动作，你将能以最快的速度避免自己陷于水深火热之中。

即使是装，也要微笑，因为微笑会创造奇迹。你刚开口笑，脑海里立刻浮现一些愉快的事，所有器官从准备"战斗"的状态中获得解放，血液趋于均匀，心脏跳动有节奏，大脑供氧得到改善。想一想，感情是很有感染力的。如果说，愤怒引来愤怒，那么，微笑会回报微笑。

沉默是对付愤怒的好方法。你被什么激怒了，先不要激动，冷静地全面考虑一下冲突，也许，会得出结论：激怒是没有根据的。那还生什么气呢？

试一试那些能聚精会神的动作，例如，咬紧嘴唇，舌头缓慢沿上腭做切线移动5~6次，然后默默从1数到10，再做几次深呼吸，反复几次就能克制愤怒。

不生气的人是聪明人。情绪是理智的大敌，一个人，特别是易怒的人，必须学会控制自己的情绪，做个不生气的聪明人。

怀旧时，要牢记失去的只是枷锁

"结欢随过隙，怀旧益沾巾。"怀旧是人之常情。正常的怀旧心理有一种寻找宁静、维持心灵平和、返璞归真的积极功能，能使生活变得丰富和充满诗意。然而，过分怀旧，整天在"如果、只要"的思维方式下生活，就会损伤身心健康和个人发展。

一天下午，一个年轻人走进一家心理咨询诊所。

"年轻人，"医生问，"什么事让你不痛快呀？"

年轻人对心理医生这种能洞察别人心事的本领，并不意外。因此就直截了当地告诉医生使他烦恼的事情。

听完后，医生对他说："来吧，到实验室来，我要看看你的反应。"

走入实验室,医生从一个硬纸盒里拿出一卷录音带,塞进录音机里。"在这卷录音带上,"他说,"是3个来看病的人所说的话。当然我不会说出他们的名字。我要你注意听他们的话,看看你能不能挑出支配了这3个病例的共同因素,只有4个字。"医生微笑了一下。

年轻人开始听了,录音带中的3个人声音听起来并没有什么特别的,只是3个同样遭受了生活、工作压力的人的倾诉,他们共有的特点是不快乐。第一个是男人的声音,显示了他遭到生意上的失败,第二个是女人的声音,说她因为照顾婆婆,以至于自己一直没能再结婚,她心酸地诉说自己错过了很多结婚的机会;第三个是一位母亲,因为她十几岁的儿子和警察有了冲突,而她一直在责备自己。

医生拿起装录音带的盒子,丢过来给年轻人看。年轻人看到盒子的标签上用墨水写了很清楚的4个字:"如果、只要。"

"你一定大感惊奇。"医生说,"你知道我坐在这张椅子里听到成千上万句用这几个字开头的悔恨的话。他们不停地说,直到我要他们停下来,有时候我会要他们听刚才你听的录音带。我对他们说,如果你不再说'如果、只要',或许就能把问题解决掉!

"用'如果、只要'这四个字,是因为这几个字不能改变既成的事实,却会使我们朝着错误的方面前行,这是让我们后退而不是进步,并且只能是浪费时间。最后,如果你用这几个字成了习惯,那这几个字就很可能变成阻碍你成功的真正障碍,成为你不再去努力的借口。

"现在就拿你自己的例子来说吧。你的计划没有成功,为什么?因为你犯了一些错误。那有什么关系!每个人都会犯错误,错误会让我们吸取教训。但是你在告诉我你犯了错误,而为这个遗憾、为那个后悔的时候,却没有从这些错误中得到什么。"

"你怎么知道?"年轻人反问道。

"因为,"医生说,"你没有脱离过去,你没有一句话提到未来。从某些方面来说,你十分诚实,你内心里还以此为乐。我们每一个人都有一点不太好的毛病,喜欢一再讨论过去的错误。因为不论怎么说,你在述说过去的灾难或挫折的时候,你还是主要角色,你还是整个事情的中心人。"

医生告诉他,他患上了严重的"怀旧病",而采用"如果、只要"这类字眼便是"怀旧病"的重要特征。

"那怎么办?"年轻人焦急地询问。

"转变重点,失去的只是昨天,好好经营现在。"医生告诉他。

在医生的开导下,年轻人终于意识到自己沉浸在过去的阴影中,还没有真正地走出自我,并用积极上进的态度去改变现在的处境。慢慢的,他的心情好起来了,身体也好了,事业也有了转机。

有病态怀旧行为的人很难与时代同步,这不仅不利于他们的健康,也阻碍了他们的进步与发展,应避免这种情绪。病态怀旧心理的自我调适方法有:

1. 积极参与现实生活

如认真地读书、看报,了解并接受新事物,积极参与改革的实践活动,学会从历史的高度看问题,顺应时代潮流,不能老是站在原地思考问题。

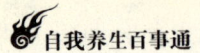

2. 寻找最佳结合点

如果对新事物立刻接受有困难，可以在新旧事物之间寻找一个突破口。例如思考如何再立新功、再创辉煌，不忘老朋友、发展新朋友，继承传统、厉行改革等。从新旧结合做起。

3. 发挥积极功能

正常的怀旧有一种寻找宁静、维持心灵平和、返璞归真的积极功能。这方面的功能多一些，病态的、消极的心态就会减少。因此，也不应对怀旧行为一概反对，正常的怀旧还是要提倡的。

失望时，要立刻踢开让你失望的绊脚石

失望是生活中常有的现象。有人能较快地克服失望情绪，有人却长期为失望情绪所羁绊。两者的主要区别在于意志强弱不同。前者意志坚强，锲而不舍，很快就克服了失望；而后者意志薄弱，心存畏惧，认为自己很难克服失望，所以长期为失望情绪所羁绊。以下三种方法对克服失望非常有益，只要你坚持下去，就一定会取得成效。

1. 真心期望自己能够克服失望

从某种意义来说，失望是逃避现实、自我怜悯的一个避难所。因此只失败了一半的人，并不是真心想克服失望，因为他们不愿失去面对社会竞争的逃避借口。而且，每个人心里都或多或少存在着某种自虐倾向，只是程度不同而已。这种倾向强烈的人即使不以戏剧化的方式，也一定会以某种消极思维的方式来鞭打自己，他们满足于将自己蜷缩在黑暗的失意落魄的气氛中。

如果你能够全心全意地克服失望情绪，那么便可以说你已经走向胜利之路了。

2. 沉思

沉思就是每天进行十分钟严格挑选的思考程序，只要正确培养这种习惯，必能获得良好的结果。

一天之中的任何时刻都可以进行10分钟的沉思，不管是白天或夜晚，不需要挑选特别的时间。但一天24小时之内一定要有10分钟的沉思时间。首先进入房里关上房门，然后安静地坐下。电话响了也不要接，门铃响了也是一样，在10分钟之内不受任何干扰。只要你能够坚持下去，而不是三天打鱼，两天晒网，就会见到成效。

3. 请一个人听你倾诉

当失望堆积得快要把你的心灵压垮，积极的态度即将瓦解时，找一个能以积极的态度聆听、有充分理解力的人，对他倾吐所有的不愉快。这个方法的关键是向别人和自己坦白苦恼，不要感情化，要理性地从心里排除失望的念头。这样就必定能获得很好的效果。

悲观时，要培养乐观的人生态度

悲观心理是一种不健康心理，对人身心的危害极大。那么如何才能战胜悲观，走出情绪低谷，培养乐观的人生态度呢？

德国心理学家皮特·劳斯特提出了一些有价值的建议：

（1）越担惊受怕就越遭灾祸。因此，一定要懂得积极态度所带来的力量，要坚信

希望和乐观能引导你走向胜利。

（2）即使处境危险也要寻找积极因素。这样，你就不会放弃争取胜利的努力。你乐观，克服困难的勇气就会倍增。

（3）以幽默的态度来接受现实中的失败。有幽默感的人，才有能力轻松地战胜悲观，排除随之而来的倒霉念头。

（4）既不要被逆境困扰，也不要幻想出现奇迹，要脚踏实地、坚持不懈、全力以赴去争取胜利。

（5）不管多么严峻的形势向你逼来，你都要发现有利的条件。不久，你会发现，你有了一些小的成功。这样，自然会更自信。

（6）不要把悲观作为你失望情绪的缓冲器。乐观是希望之花，能赐给人力量。

（7）你失败了，但你要想到，你曾经多次获得过成功，这才是值得庆幸的。如果6个问题你做对了3个，做错了3个，那么你是不是完全有理由庆祝一番？因为你已经成功地解决了3个问题。

（8）闲暇时间努力接近乐观的人，观察他们的行为，通过观察培养乐观态度，乐观的火种会慢慢地在你的内心点燃。

（9）要知道，悲观不是天生的。像人的其他态度一样，悲观不但可以减轻，而且通过努力还能转变成一种新的态度，那就是乐观。

此外，培养多方面的兴趣与爱好，多参加集体活动，多加强体育锻炼，多看幽默剧、相声等能给人带来笑声的节目，都有助于我们战胜悲观。

自卑时，要明白幸福无须攀比

如果有人问五百年前的人们和今天的我们相比，谁更幸福？恐怕大多数人会说，当然是今天的我们更幸福，因为我们现在有电视、手机、汽车、飞机、宇宙飞船，几乎是应有尽有。可是很多人依然很自卑。

俗话说，"人比人得死，货比货得扔"。归根结底，自卑因攀比而来：房子没有别人的大，爱人没有别人的好，孩子不如别人的聪明，前途没有别人的光明。有攀比就有比较，有比较就有高低，自卑便由此而生。

自卑，顾名思义，就是自己瞧不起自己，它是一种消极的情感体验。在心理学上，自卑属于性格的一种缺陷，一个人形成自卑心理后，往往从怀疑自己的能力到不能表现自己的能力，从怯于与人交往到孤独地自我封闭。本来经过努力可以达到的目标，也会认为"我不行"而放弃追求。他们看不到人生的希望，领略不到生活的乐趣，也不敢去憧憬美好的明天，因而活在压抑和阴影中。

这时候，该对自己说点什么呢？勇敢地告诉自己：幸福只是一种感觉，和物质无关。

五百年前的人们虽然享受不到如此优厚的物质条件，但他们拥有没有污染的天空、青山碧水、诗一般的田园风光，而我们正渐渐失去它们，那时的人们也许并不想过我们今天的生活。

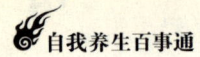

忌妒时，没有人能十全十美

心中埋有一颗忌妒的种子，它就会结出许许多多伤害的果子。生活中阻碍我们的往往不是现实中的困难，而是藏于内心的猜疑和忌妒，正是这个心魔，打破了我们的平静，搅得我们心神不安。

英国哲学家斯宾诺莎说："忌妒是一种恨，这种恨使人对他人的幸福感到痛苦，对他人的灾难感到快乐。"因此，忌妒是穿肠的毒药，忌妒是心灵的地狱。忌妒的人总是拿别人的优点来折磨自己：别人年轻他忌妒，别人长相好他忌妒，别人身材高他忌妒，别人风度潇洒他忌妒，别人有才学他忌妒，别人富有他忌妒，别人的妻子漂亮他忌妒，别人学历高他忌妒……德国有一句谚语："好忌妒的人会因为邻居的身体发福而越发憔悴。"

所以，好忌妒的人总是40岁的脸上写满50岁的沧桑。好忌妒的人往往自大，因为自大，想高人一等，所以就容不下比他强的人。看到周围的人有超过自己之处，要么设法去贬低，要么设置陷阱去坑害对方。

看到别人有什么长处，应该试着去欣赏对方的才能，弥补自己的不足。还应换个角度想，别人能够得到什么好处，都是他自己努力付出的结果。

俗话说："一分耕耘，一分收获。"看到别人在享受丰硕的成果时，你可曾想过别人付出多少代价。不要忌妒别人，与其忌妒别人，不如奋起而行，努力实践以达成自己的愿望。

万事万物皆各有所长。钢铁和陶瓷具备不同的优点：陶瓷脆弱但不会生锈，钢铁容易生锈但坚固耐用。人也一样，不同的人有不同的性格，能言善道与木讷寡言的人各有优缺点。不要忌妒别人的长处，也许别人正羡慕我们的长处呢！

自在生活，愉快工作，使自己的生活充满阳光，必须走出忌妒的泥潭，学会超越自我，克服忌妒心理。有一个健康的心理，才能有一个健康的身体。

第九章
合理膳食从现在开始

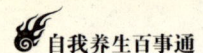

第一节

不时不食——《黄帝内经》食养的基本原则

大自然什么时候给，我们就什么时候吃

按照中医的理论，一年四季的气候变化是春生、夏长、秋收、冬藏，人的身体也是如此。中医讲究天人合一，特别注重顺应自然。因此，顺时而"食"也是膳食养生的关键。《黄帝内经》中说的"不时不食"，就是要求我们，饮食一定要顺应大自然的规律，说白了就是大自然什么时候给，我们就什么时候吃。

目前，我们有各种先进的栽培技术，一年四季都可以买到自己想吃的东西。现在再讲"不时不食"似乎有点过时了，但这里还是要提醒你：尽量吃应季的东西。因为，无论什么食物，只有到了它的时令才生长得最为饱满且最有营养，虽然通过一些栽培技术在别的季节也能吃到，但是只有其形而没有其神。

就像我们很常见的甜瓜，一般是7月份才成熟，那时候的甜瓜经过了充分的阳光照射，味道很香甜，放在屋子里比空气清香剂还好使，但现在大棚里种的甜瓜，5月份就上市了，看上去也是甜瓜的样子，但是根本不好吃，有的甚至都是苦的，完全失去了应有的风味，营养功效自然也比不上自然成熟的。有些催熟的食物，不光味道不好，人吃了还会生病，就是因为它的生长过程中用了很多化学药剂。所以，我们吃东西一定要吃应季的，不仅经济实惠而且对身体有好处，我们吃东西不能只为了尝鲜或者寻求一种心理上的满足，吃得放心吃得健康才是最重要的。

在关于什么季节该吃什么食物方面，很多民间习俗就是很好的答案：韭菜有"春菜第一美食"之称，"城中桃李愁风雨，春到溪头荠菜花"，荠菜也是很好的春菜，"门前一株椿，春菜常不断"……这些都是符合自然规律的；夏天有"君子菜"苦瓜，"夏天一碗绿豆汤，解毒去暑赛仙方"，"夏季吃西瓜，药物不用抓"……夏天多吃这些食物可以解暑除烦，对身体是有好处的；秋天各种水果都上市了，"一天一苹果，医生不找我""新采嫩藕胜太医"，还有梨、柑橘等都是不错的选择；冬天最常吃的就是大白菜，此外冬季是进补的好时节，可以多吃些羊肉、狗肉等温补的食物，可以补中益气，来年有个好身体。

平衡膳食，为你的健康加油

说到饮食，大家都知道一个健康观念，那就是：平衡膳食。什么是平衡膳食呢？从营养科学来讲，能使营养需要与膳食供给之间保持平衡状态，热量及各种营养素满足人体生长发育、生理及体力活动的需要，且各种营养素之间保持适宜比例的膳食，叫平衡膳食。

为什么要平衡膳食？平衡膳食能为人体提供充足的热量、蛋白质、脂肪、碳水化合物以及充足的矿物质、维生素和适量的纤维素，既满足人体的各种需要，又能预防多种疾病。

那么，我们又如何才能做到平衡膳食呢？最主要的是要做到以下几点。

1. 食物多样，谷类为主

人类的食物是多种多样的，各种食物所含的营养成分不完全相同。除母乳外，任何一种天然食物都不能提供人体所需的全部营养素。平衡膳食必须由多种食物组成，才能满足人体各种营养需要，达到营养合理、促进健康的目的，因而提倡人们要广泛食用多种食物。多种食物应包括以下五大类：

（1）谷类及薯类：米、面、杂粮、马铃薯、甘薯、木薯等，主要提供碳水化合物、蛋白质、膳食纤维及B族维生素。

（2）动物性食物：肉、禽、鱼、奶、蛋等，主要提供蛋白质、脂肪、矿物质、维生素A和B族维生素。

（3）豆类及其制品：大豆及其他干豆类，主要提供蛋白质、脂肪、膳食纤维、矿物质和B族维生素。

（4）蔬菜水果类：鲜豆、根茎、叶菜、茄果等，主要提供膳食纤维、矿物质、维生素C和胡萝卜素。

（5）纯热能食物：动物油、植物油、淀粉、食用糖和酒类，主要提供热量，植物油还可提供维生素E和必需脂肪酸。

2. 多吃蔬菜、水果和薯类

蔬菜与水果含有丰富的维生素、矿物质和膳食纤维。蔬菜的种类繁多，不同品种所含营养成分不尽相同，甚至悬殊。红、黄、绿等深色蔬菜中维生素含量超过浅色蔬菜和一般水果，我国近年来开发的野果，如猕猴桃、刺梨、沙棘、黑加仑等也是维生素C、胡萝卜素的丰富来源。而水果含有的葡萄糖、果糖、柠檬酸、果胶等物质又比蔬菜丰富。红黄色水果，如鲜枣、柑橘、柿子、杏等是维生素C和胡萝卜素的丰富来源。薯类含有丰富的淀粉、膳食纤维，以及多种维生素和矿物质，应当鼓励人们多吃些薯类。

多吃蔬菜、水果和薯类的膳食，在保持心血管健康、增强抗病能力、减少儿童发生眼干燥症的危险及预防某些癌症等方面起着十分重要的作用。

3. 常吃奶类、豆类或其制品

奶类除含丰富的优质蛋白质和维生素外，含钙量较高，且利用率也很高，是天然钙质的极好来源。大量的研究工作表明，给儿童、青少年补钙可以提高骨骼密度，给老年人补钙也可以减缓其骨质丢失的速度。因此，应大力发展奶类的生产和消费。豆类是我国的传统食品，含丰富的优质蛋白质、不饱和脂肪酸、钙、B族维生素等，所以应大力提倡多吃豆类，特别鼓励对大豆及其制品的生产和消费。

4. 经常吃适量鱼、禽、蛋、瘦肉，少吃肥肉和荤油

鱼、禽、蛋、瘦肉等动物性食物是优质蛋白质、脂溶性维生素和矿物质的良好来源。动物性蛋白质的氨基酸组成更适合人体需要，且赖氨酸含量较高，有利于补充植物性蛋白质中赖氨酸的不足。肉类中铁的利用较好，鱼类特别是海产鱼所含不饱和脂肪酸有降低血脂和防止血栓形成的作用。动物肝脏含维生素A极为丰富，还富含B族维生素、叶酸等。

肥肉和荤油是高能量和高脂肪食物，摄入过多往往会引起肥胖，这也是某些慢性病的危险因素，应当少吃。目前猪肉仍是我国居民的主要肉食，猪肉脂肪含量高，应发展瘦肉型猪。鸡、鱼、兔、牛肉等动物性食物含蛋白质较高，脂肪较低，产生的能量远低于猪肉，应大力提倡吃这些食物，适当减少猪肉的消费比例。

5. 食量与体力活动要平衡，保持适宜体重

进食量与体力活动是控制体重的两个主要因素，食物提供人体能量，体力活动消耗能量。如果进食量过大而活动量不足，多余的能量就会以脂肪的形式积存，即增加体重，久之发胖；相反，若食量不足，劳动或运动量过大，则会因能量不足引起消瘦，造成劳动能力下降。因此，需要保持食量与能量消耗之间的平衡。脑力劳动者和活动量较少的人应加强锻炼，参加适宜的运动，如快走、慢跑、游泳等，而消瘦的儿童则应增加食量和蛋白质的摄入，以维持正常生长发育和适宜体重。体重过重或过轻都是不健康的表现，可造成抵抗力下降，易患某些疾病，如老年人的慢性病或儿童的传染病等。经常运动能增强心血管和呼吸系统的功能、保持良好的生理状态、提高工作效率、调节食欲、强壮骨骼、预防骨质疏松。三餐分配要合理，一般早、中、晚餐的能量分别占总能量的30%、40%、30%为宜。

6. 吃清淡少盐的膳食

吃清淡膳食有利于健康，少吃咸、甜、油性食物，不要过多地吃动物性食物和油炸、烟熏食物。目前，城市居民油脂的摄入量越来越高，这样不利于健康。我国居民食盐摄入量也过多，平均值是世界卫生组织建议值的两倍以上。流行病学调查表明，钠的摄入量与高血压发病呈正比，因而食盐不宜过多。世界卫生组织建议每人每日食盐用量不超过6克为宜。膳食钠的来源除食盐外，还包括酱油、咸菜、味精等高钠食品及含钠的加工食品，应从幼年就养成少盐的膳食习惯。

你想吃什么，就是身体需要什么

大概每个人都有这样的感觉：某段时间特别想吃辣的，某段时间就很想吃甜的，有时候很喜欢吃某种东西，有时候又很讨厌，飘忽不定，很少有人长年累月总是喜欢吃一种口味一种东西，这是怎么回事呢？

其实，想吃什么就是身体需要什么，不用想太多，想吃就去吃。食物都有自己的性味，如酸味的食物入肝经，具有收敛、固涩、安蛔等作用；苦味的食物入心经，可清热去火、安神养心；甘味的食物可养肺，具有调养滋补、缓解痉挛等作用；辛味的食物具有发散风寒、行气止痛等作用；咸味的食物归肾经，具有软坚散结、滋阴潜降等作用。五味入五脏，当身体哪个脏腑虚弱时，反映到身体上就是想吃某种食物。所以说，饮食偏好也是身体发出的信号：

（1）爱吃甜味。甜味与脾脏关系密切。爱吃甜食是脾脏的需要，突然爱上甜食，可能是脾脏功能退化的征兆。当你脾虚的情况改善了，你就不会那么爱吃甜食了。

（2）爱吃酸味。首先联想到的就是怀孕，这是由于体内荷尔蒙变化而改变口味。胆道功能和肝功能不佳，也会偏爱酸味。

（3）爱吃苦味。苦味入心脏，当心脏功能衰退的时候，会突然变得"能吃苦"或"爱吃苦"。

（4）爱吃咸味。口味重，爱吃咸味的人，可能是体内缺碘。口味过咸会有损肾脏，造成高血压。

（5）爱吃辣味。阴阳五行说中有辣入肺的说法，即如果想吃辣的食物，则表示肺脏的气过虚。科学资料显示，口腔癌癌前病变的前兆——口腔白斑，正是因为人群喜吃烫、辣食物而致。

（6）爱吃香蕉。香蕉中钾质含量丰富。当你特别想吃香蕉时，说明你的身体缺钾。当感到压力紧张时，我们的新陈代谢就会加快，因而使钾的水平下降。钾含量高的香蕉，正好作补充。

（7）爱吃冰激凌。冰淇淋是乳制品，含有钙质，糖含量很高，低血糖患者和嗜吃甜食的人，很难抵挡它的诱惑。

（8）爱吃咸鱼。因咸鱼中含有高盐分，人体肾脏在排除这些过高的盐分的时候，负担非常重。爱吃咸鱼的人应注意肾脏病、高血压。肾脏不好的人最忌讳吃得太咸，对咸鱼，能不碰就不碰。

（9）爱吃泡菜。泡菜又酸又咸，胆、肝和肾脏功能不佳的人，可能对泡菜特别喜欢。

总之，如果你的口味突然发生了变化，这是身体内部的反应，这也是身体的智慧，可能医生都不知道你体内缺什么，但身体已经用口味偏好的方式告诉你了。而你所要做的，除了想吃什么就吃什么之外，更要注意自己的健康状况，一旦有什么不适，应及时就医。

食物也有"身份证"——四性、五味和归经

中药有四气五味和归经之说，中医认为食物同中药一样，不同的食物具有不同的性味与归经。食物的性味指的就是食物的"寒、热、温、凉"四性和"酸、苦、甘、辛、咸"五味。归经则是指不同的食物对五脏六腑产生不同的滋养和治疗作用。了解食物的四性、五味与归经对合理膳食具有重要意义。

1. 食物的"四性"

寒凉性的食物。大多具有清热、泻火、消炎、解毒等作用，适用于夏季发热、汗多口渴或平时体质偏热的人，以及急性热病、发炎、热毒疮疡等。例如，西瓜能清热祛暑，除烦解渴，有"天生白虎汤"之美称；绿豆能清热解毒，患疮疡热毒者宜多选用之；其他如梨、甘蔗、莲藕等，都有清热、生津、解渴的作用。

温热性的食物。大多具有温振阳气、驱散寒邪、驱虫、止痛、抗菌等作用，适用于秋冬寒凉季节肢凉、怕冷或体质偏寒的人，以及虫积、脘腹冷痛等病症。例如，生姜、葱白二味煎汤服之，能发散风寒，可治疗风寒感冒；大蒜有强烈的杀菌作用，对肺结核、肠结核、急慢性肠炎、痢疾等都有很好的补养作用；韭菜炒猪肾能治肾虚腰疼；当归生姜羊肉汤能补血调经。

平性的食物。大多能健脾、和胃，有调补作用，常用于脾胃不和、体力衰弱者。例如，黄豆、花生仁均饱含油脂，煮食能润肠通便，为慢性便秘者的最佳食补方法。

上述平性的食物，无偏盛之弊，应用很少禁忌。但寒凉与温热两种性质的食物，因其作用恰好相反，正常人亦不宜过多偏食。如舌红、口干的阴虚内热之人，忌温热性的食物；舌淡苔白、肢凉怕冷的阳气虚而偏寒的人，就应忌寒凉性的食物。

食物的温热寒凉属性也要因人、因时、因地而异，灵活运用，才能维持人体内部的阴阳平衡，维持生命的健康运转。因人而异来食补尤为重要，不同工作性质的人群食补方式也不一样。建筑工人等体力劳动者因为经常晒太阳，体内容易有热气，需要多进食寒凉食物以滋阴降火；而办公室一族因为有空调等设备调节室内气候，温度适宜，极少出汗，经常食用寒凉食物就可能伤身。

2. 食物的"五味"

酸味的食物。具有收敛、固涩、安蛔等作用。例如，碧桃干（桃或山桃未成熟的果实）能收敛止汗，可以治疗自汗、盗汗；石榴皮能涩肠止泻，可以治疗慢性泄泻；酸醋、乌梅有安蛔之功，可治疗胆管蛔虫症等。

苦味的食物。具有清热、泻火等作用。例如，莲子心能清心泻火、安神，可治心火旺的失眠、烦躁之症；茶叶味苦，能清心提神、消食止泻、解渴、利尿、轻身明目，为饮料中之佳品。

甘味的食物。具有调养滋补、缓解痉挛等作用。例如，大枣能补血、养心神，配合甘草、小麦为甘麦大枣汤，可治疗悲伤欲哭、脏躁之症；蜂蜜、饴糖均为滋补之品，前者尤擅润肺、润肠，后者尤擅建中气、解痉挛，临症宜分别选用。

辛味的食物。具有发散风寒、行气止痛等作用。例如，葱姜善散风寒、治感冒；芫荽能透发麻疹；胡椒能祛寒止痛；茴香能理气、治疝痛；橘皮能化痰、和胃；金橘能疏肝解郁等。

咸味的食物。具有软坚散结、滋阴潜降等作用。例如，海蜇能软坚化痰；海带、海藻能消瘿散结气，常用对治甲状腺肿大有良好功效。早晨喝一碗淡盐汤，对治疗习惯性便秘有润降之功。

其实，辛酸味也好，苦甘咸味也罢，只有适度食用才能滋养身体。五味过甚，就需要我们用身体内的中气来调和，这就是火气，"火"起来了自然要"水"来灭，也就是用人体内的津液去火，津液少了阴必亏，疾病便上门了。因此，吃任何东西都要有节制，不要因为个人喜好而多吃或不吃，要每种食物都吃一点，这样才能保证生命活动所需。

3. 食物的"归经"

所谓食物的归经，是指不同的食物分别对五脏六腑产生不同的滋养和治疗作用。如养生学认为，小麦、绿豆、赤豆、西瓜、莲子、桂圆等归于心经，有养心安神的功效；小米、大米、黄豆、薏米、山楂、苹果、大枣等归脾经，有健脾益胃的功效；西红柿、樱桃、油菜、香椿等归肝经，有疏肝理气的功效；白萝卜、胡萝卜、芹菜、柿子、生姜、大葱等归肺经，有益肺解表的功效；禽蛋、肉类、桑葚、黑芝麻、枸杞子等归肾经，有补肾益精的功效。对于我们来说，五脏六腑哪里有问题就应该多吃一些相应的食物，以起到补养作用。

中医养生告诉我们：食物也分阴阳

在中国古代医学家的观念中：自然界的任何事物都是分阴阳的，食物当然也是如此。东方人从食物的外形与味道，食物进入人体产生的寒热温凉作用，向上向外或向下向内作用的方向，以及食物生长的地点、气候、季节的不同，来判断食物的阴阳属性。

1. 区分阴阳4个小原则

（1）辨味道。具有苦、辛味的生姜、紫苏、韭菜、大蒜、葱类、猪肝等属阳，咸味的鱼类、蛤类、海藻类则偏属阴性。

（2）看形状。根和茎叶相比属阳，茎叶属阴。因此，牛蒡、洋葱、人参、藕、红薯、芋头、土豆等根菜属阳。在根菜当中，牛蒡的阴性较强，藕和芋类的阴性也比较强。

另外，萝卜虽是根菜，但由于含水分较多，其性属阴。白菜、菠菜、卷心菜等叶菜和含水分较多的黄瓜、茄子、西红柿等果菜与根菜相比，皆属阴。不过，卷心菜由于靠近根部，水分较少，在叶菜当中，却偏于阳性。

（3）看生长环境。生产于温暖的地区及塑料大棚中的食物属阴，这些场所以外的地方生产的食物属阳。因此，像土豆、大豆等生长在寒冷地方的食物属于阳性，而香蕉、西瓜、甘蔗等生长在温暖地方的食物属于阴性。海洋中的海产品属于阳性，而陆地上产的肉类食品及普通的植物食品，属于阴性。

（4）看季节。食物的盛产期在冬季还是在夏季决定了其阴阳属性。比如盛产于夏季的西瓜、西红柿、茄子等食物与盛产于冬季的胡萝卜和藕相比较，当然应属阴性。

但是，世界上没有纯阴之体，也没有纯阳之体。任何物质总有阴阳两个方面，但阴阳不可能绝对相等，总有差异，而且阴阳之间是可以相互转化的，所以在区分食物的阴阳属性时，要全方位、多方面地考虑食物生长的地带与气候、生长方式与速度、外形大小、颜色、气味、口感、体温、主要化学成分以及烹饪所需时间的长短等诸多因素，最后才能给食物进行阴阳定性。

2. 看体质，挑选阴阳食物

那么，了解了食物的阴阳属性对我们的日常膳食来说有什么意义呢？这就需要我们进一步了解自己的体质，因为人的体质也是分阴阳的，我们摄取的食物应该与体质相契合，达到阴阳调和的目的，这样才能在获得食物中充足阴阳的同时，保持平和，改善体质，获得健康。看体质挑选食物也要遵循几个原则：

（1）阴阳互补原则。一般来说，体质属于阳性的人，应该多吃阴性食物；而体质为阴性的人，则必须多摄取阳性食物，这样才能使身体达到阴阳和谐的状态。

（2）变化原则。饮食应该随着季节、性别、年龄、工作特性、机体的个别差异而不断变化。比如，如果你居住在热带气候区，那么在炎热的夏季，要尽可能进食阴性食物；而与此相反，北方居民则需要多摄入一些阳性食物。随着年龄的增长，当在机体内冷的能量开始积聚的时候，就应该转向阳性饮食。

（3）当地原则。尽量选择你所处的气候带生长的食品，因为在不同地带生活的人所适合的消化酶是不一样的。一般来说，我们人体内的消化酶，比较适合消化生长于当地气候和土壤的食物。而其他的一些酶可能没有或者其数量比较少，这就是为什么很多

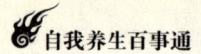

人到了别的地方会水土不服的原因。

3. 看你的体质属阴还是属阳

（1）阴性体质的膳食注意事项

①最好选择盛产于冬季的，以及生长于寒冷地区的阳性食物，避免食用产于温暖地方的水果。

②食物的烹调尽量采用煮、蒸、烤、炒的方式。

（2）阳性体质的膳食注意事项

应尽量避免食用肉类，动物类食品应以淡水鱼、贝类及海鱼的生鱼片为主，植物类食品应以黄瓜、茄子、西红柿等为主。

食养冷热原则：热无灼灼，寒无沧沧

中国人一向讲究"趁热吃"，这是怕吃了寒凉的东西会生病，但是热食也要有限度，不能一味地贪热，更不能贪凉，要把握"热无灼灼，寒无沧沧"的原则。古代医学家孙思邈在《千金翼方》中就指出："热食伤骨，冷食伤肺，热无灼唇，冷无冰齿。"所以，膳食应当注意冷热平衡。

1. 热食的危害

从冒着热气的面条，到热乎乎的粥，以及滚烫的火锅，中国人的饮食一直离不开"热"这个字。这是因为亚洲人的体质相对较弱，吃热食可以为身体提供更多的能量，帮助人们御寒保持体温。相比之下，欧美等地的人体格更壮，平时吃的食物本身热量更高，因此对食物温度没有特别的要求，所以他们的饮食结构中冷食较多。

但是，现在却有越来越多的研究显示，饮食过热和食道癌等多种消化道疾病息息相关。这是因为人的食道壁是由黏膜组成的，非常娇嫩，只能耐受50~60℃的食物，超过这个温度，食道的黏膜就会被烫伤。过烫的温度在70~80℃的食物，像刚沏好的茶水，温度可达80~90℃，很容易烫伤食道壁。如果经常吃烫的食物，黏膜损伤尚未修复又受到烫伤，可形成浅表溃疡。反复地烫伤、修复，就会引起黏膜质的变化，进一步发展变成肿瘤。

2. 凉食更不可取

在炎热的夏天，人们往往会通过吃冷饮的方式来为身体降温，缓解燥热。但总是吃冷饮会伤害"胃气"，降低身体的抵抗力。中医所说的胃气并不单纯指"胃"这个器官，而是包含脾胃的消化（消化食品）、吸收能力、后天的免疫力和肌肉的功能等。

其实，夏天喝点绿豆汤就是很好的清凉解暑方，适当增加白萝卜、莲子、黄瓜、冬瓜、香蕉、橙子等凉性食物的摄入，每天吃点凉拌菜也是不错的习惯，可以调和体内摄入的高热量、高油脂食物。此外，有关学者研究证实，喝凉开水对人体大有好处，也是最解渴的饮料。冬季若每天都喝点凉开水，还有预防感冒和咽喉炎的作用。

总的说来，最健康最合适的食物温度是"不凉也不热"。许多家长在给小宝宝喂饭时，都会吹至微温后再喂，其实，这个温度对成人来说同样是最合适的。用嘴唇感觉有一点点温，也不烫口，就是最适宜的。

同样，人们在饮水时也应该讲究温度。日常最好饮用温水，水温在18~45℃之间。

过烫的水不仅会损伤牙齿的珐琅质，还会强烈刺激咽喉、消化道和胃黏膜。即使在冬天，喝的水也不宜超过50℃。如果实在怕冷，可以多吃些姜、胡椒、肉桂、辣椒等有"产热"作用的食物，既不会损伤食道，还有额外的保健功效。

第二节
本草食物最养生，吃法更要讲究

要想一生保平安，常有三分饥和寒

过去生活水平比较低，很多人要饿肚子，所以人们经常有饱餐一顿的愿望。现在，饿肚子的情况已不多见，人们可以"顿顿饱餐"。于是，一些人每日三餐都吃得很多、吃得很饱，结果患上一些疾病，甚至威胁到生命。其实，早在两三千年前，《本草纲目》中就提出了"饮食自倍，肠胃乃伤"的观点，告诫人们要"饮食有节"。梁代医学家陶弘景在《养生延年录》中也曾指出："所食愈少，心愈开，年愈寿；所食愈多，心愈塞，年愈损焉。"而李时珍的《本草纲目》里继承了这些思想，也推崇"食到七分为止"的观点。由此可见，古人们很早就发现了长期饮食过量的危害，可是我们现代人在饮食问题上却一错再错。

无节制地大量饮食，致使胃黏膜、肝脏、胰腺等消化器官大量分泌消化液，长期下去会增加这些器官的负担，降低这些器官的功能，导致各种疾病产生。

过量饮食不仅会使血液大量流向胃部，导致供给大脑的血液减少，造成脑功能的衰退，还会加重大脑控制消化吸收神经的负担，使其经常处于兴奋状态，这就必然造成大脑内的语言、记忆、思维等智力活动神经经常处于抑制状态。由此可见，长期饱食会导致大脑的"早衰"，影响我们智力的发育。

长期过量饮食还会导致营养过剩，如果平时再运动不足，就会造成大量的脂肪和垃圾在体内堆积，这也是导致肥胖症产生的重要原因，而肥胖与高血压、糖尿病等疾病有着密切的联系。

俗话说："要想一生保平安，常有三分饥和寒。"这就要求我们在平时的饮食中保持七分饱，在进食的时候应该像"羊吃草"一样，饿了就吃点，但每次都不多吃，使胃肠总保持在不饥不饿不饱的状态。只有这样，我们才能充分发挥自身的自愈能力，真正做到延缓衰老、延年益寿。

什么都要吃，适可而止地吃

"安神之本，必资于食"，只有吃得好，才能强身防病。中国有很多俗话即可证明：人是铁饭是钢，一顿不吃饿得慌。但在中国人的饮食中，"发物"一词很盛行。长期以来，人们把吃了不舒服的食物都归为"发物"一类，导致这个不能吃，那个也不能碰，成天战战兢兢，提心吊胆，生怕吃错了东西，踩着埋在身体里的地雷。

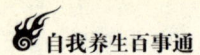

"忌嘴""忌口"是中医比较常见的词语，不少中医文献中都有忌口的记载，在民间也广为流传。比如治痢疾时忌食油腻物；治疗胃病忌辛辣食物；治疗感冒就应以清淡饮食为主；肝癌患者忌油炸食品和酒等。

但是，一些忌口并没有科学依据，非常盲目。例如，有一位肿瘤病人去诊所就诊，说自己食欲差，要求医生给他开一些开胃的中药。医生问他每天的饮食情况，结果让医生大吃一惊：这位病人几乎天天喝稀饭、吃酱菜。

医生问他为什么不吃些鸡、鱼、蛋等食物。病人说："家里人说这些都是发物，吃了会加重病情，不让我吃。"

医生问："那您想不想吃？"

他说："当然想吃了。"

医生说："其实您胃口很好，根本不用服药，只要控制好吃'发物'的量就可以了。"

曾有一个病人问大夫："我有冠心病、糖尿病，您看吃什么好？"

医生问他："您爱吃什么？"

他说："我就爱吃东坡肘子、红烧肉。"

大夫说："那可不行，肘子、红烧肉动物脂肪多，您不能吃。"

他说："那猪肝呢？"

医生说："也不能吃。"

"东坡肘子、红烧肉、猪肝、鸡蛋都不能吃，最近说我血糖高，连香蕉、桃子、西瓜都不能吃了。我这也不能吃，那也不能吃，我活着还有什么意思。"

其实，不用这么死搬硬套，平时什么都可以吃，不过记住四个字——适可而止。

如果检查出了脂肪肝、糖尿病、冠心病，那您就需要格外注意些，特别是检查出胆固醇很高时，就更要注意了，需严格控制一下，但仍可以什么都吃。

食"四气""五味"远离伤寒病痛

药物有"四气"和"五味"之分，食物同样也有"四气"和"五味"。饮食中要学着合理搭配食物的"四气""五味"，才能吃出强壮身体。

1. 四气

所谓"四气"，即指饮食具有寒、热、温、凉四种性质。另有不寒不热、不温不凉的饮食，属于平性。

凡适用于热性体质和病症的食物，就属于凉性或寒性食物。如适用于发热、口渴、烦躁等症象的西瓜；适用于咳嗽、胸痛、痰多等症象的梨等就属于寒凉性质的食物。

温性或热性与凉性或寒性相反，凡适用于寒性体质和病症的食物，就属于温性或热性食物。如适用于风寒感冒、发热、恶寒、流涕、头痛等症象的生姜、葱白、香菜；适用于腹痛、呕吐、喜热饮等症象的干姜、红茶；适用于肢冷、畏寒、风湿性关节痛等症象的辣椒、酒等都属于温热性质的食物。

平性食物的性质介于寒凉和温热性质食物之间，适合于一般体质，寒凉、热性病症的人都可选用。平性食物多为一般营养保健品。如米、面、黄豆、山芋、萝卜、苹果、牛奶等。

从《本草纲目》所记载的常用食物分析，平性食物居多，温、热性次之，寒、凉性居后。一般来说，各种性质的食物除具有营养保健功效之外，寒凉性食物属于阴性，有清热、去火、凉血、解毒等功效；温热性食物属于阳性，有散寒、温经、通络、助阳等功效。

夏天我们主张多吃一点平、寒、凉的食物，如常见的豆类、木耳等。凉性食物中豆腐比较常见，还有冬瓜、丝瓜。寒性食物就是苦瓜、西红柿、西瓜等。

平性食物有：大米、黄豆、黑芝麻、花生、土豆、白菜、圆白菜、胡萝卜、洋葱、黑木耳、柠檬、猪肉、猪蹄、鸡蛋，鱼肉中的鲤鱼、鲫鱼、黄鱼、鲳鱼。另外，我们饮用的牛奶也属于平性食物。

凉性食物有：荞麦、玉米、白萝卜、冬瓜、蘑菇、芹菜、莴笋、油菜、橙子、苹果等。

2. 五味

所谓"五味"，即指饮食所含的酸、苦、甘、辛、咸五种味道。另外，有淡与涩两种味道，古人认为"淡味从甘，涩味从酸"，故未单独列出来，统以"五味"称之。饮食的味道不同，其作用自有区别。

酸味的食物具有收敛、固涩、安蛔等作用。例如，碧桃干（桃或山桃未成熟的果实）能收敛止汗，可以治疗自汗、盗汗；石榴皮能涩肠止泻，可以治疗慢性泄泻；酸醋、乌梅有安蛔之功，可治疗胆道蛔虫症等。

苦味的食物具有清热、去火等作用。例如，莲子心能清心去火、安神，可治心火旺引起的失眠、烦躁之症；茶叶味苦，能清心提神、消食止泻、解渴、利尿、轻身明目，为饮品中之佳品。

甘味的食物具有调养滋补、缓解痉挛等作用。例如，大枣能补血、养心神，配合甘草、小麦为甘麦大枣汤，可治疗悲伤欲哭、脏燥之症；蜂蜜、饴糖均为滋补之品，前者尤擅润肺、润肠，后者尤擅建中气、解痉挛，临症宜分别选用。

辛味的食物具有发散风寒、行气止痛等作用。例如，葱、姜能散风寒、治感冒；芫荽能透发麻疹；胡椒能祛寒止痛；茴香能理气、治疝痛；橘皮能化痰、和胃；金橘能疏肝、解郁等。

咸味的食物具有软坚散结、滋阴潜降等作用。例如，海蜇能软坚化痰；海带、海藻能消瘰散结气，常用对治甲状腺肿大有良好功效。早晨喝一碗淡盐水，对治疗习惯性便秘有润降之功。

食补也要根据人体阴阳偏盛、偏衰的情况，有针对性地进补，以调整脏腑功能的平衡。如热性体质、热性病者宜适当多食寒凉性食物；寒性体质、寒性病者就要适当多食温热性食物。只有这样的食补才能相宜，才能达到预期的效果。

五谷为养——不吃主食的时髦赶不得

我们学习《本草纲目》中的养生智慧，不仅仅要看到"吃什么"，也要重视"怎么吃"。其实，李时珍和其他中医养生名家早就提出了一套合理饮食的良方，跟现代保健医学所提倡的"平衡膳食"有异曲同工之妙。可惜现实生活中总是有人忽略这套"食法"。

现在有许多人因为减肥而不吃主食，实际上这种方法对健康的伤害是相当大的，最

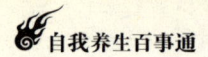

后带给我们的也不是美丽。不吃主食的时髦赶不得,下面让我们首先从迎粮穴说起。

鼻子旁边有个穴位叫迎香穴,嘴巴两旁有个穴位叫迎粮穴。从名字上我们就可以看出,鼻子是用来闻香味的,而嘴巴是用来吃东西的。现在有很多素食主义者,他们觉得吃素就是吃蔬菜,还有些人认为菜是好东西,比饭好吃,也比饭有营养,所以"少吃饭,多吃菜"的饮食观念也风行起来。

其实祖辈早就给我们指了条明道——"迎粮",就是说人要多吃大米、玉米、高粱、地瓜、胡萝卜、土豆之类的食物。

为什么这么说呢?我们知道蔬菜要做得可口需要大量的油,现在这不是什么问题,但在过去,人们缺衣少食,能吃饱就已经是最大的幸福了,想吃点有油水的东西并不容易。所以,以前蔬菜的制作一般都是用水煮,加点盐,根本谈不上可口。而土豆、地瓜等食物,不需要加油,煮熟后就香喷喷的,能引起人的食欲,还容易饱腹,所以几千年来,我们的祖辈们都是用这类食物作为口粮,蔬菜只是辅助。

虽然如此简单,那时人们的体质也相当不错,很少生病。而现在那些以蔬菜摄入为主的素食者,动不动就上火、生病,体质弱得似乎一阵风就能吹倒。

少吃饭,多吃菜,饭没有营养,营养都在菜里,这种观点从表面上来看似乎很有道理,然而从科学营养的角度来看,如果长期这样下去,对身体健康极其不利。

米饭以及面食的主要成分是碳水化合物,而碳水化合物是我们身体所需的主要"基础原料"。在合理的饮食中,人一天所需要的总热能的50%~60%来自碳水化合物。如果我们每顿都少吃饭、多吃菜,那么就不能摄取足够的碳水化合物来满足人体的需求。长期下去,人就会营养不良,疾病也会不请自来。

有的人为了减肥,就尽量少吃饭、多吃菜,甚至光吃菜、不吃饭,这也是不可取的。肥胖的根本原因在于摄取热量过多而消耗过少,造成热量在体内的过度蓄积。产生热量最多的营养成分是脂肪,所以胖人往往在食量过大、吃肉过多而运动过少的人群中产生。单从饮食上讲,米、面等主食中含有的脂肪成分并不算多,而往往由副食中的油和肉类中获得。多吃蔬菜不是坏事,但大部分蔬菜要用油烹调才可口,这样不仅容易造成热量蓄积,达不到减肥的目的,而且吃下去容易得病。

按照中国人的体质状况,一个成人每天应当至少吃300克米饭,否则,长期吃含有高蛋白、高脂肪、低纤维的菜,极容易得心血管病和肥胖病。即便没有,亚健康也会悄悄袭向你。所以,我们一定要抛弃"少吃饭,多吃菜"的观点,科学、合理地搭配主食与副食。

要想肠胃不累,就要干稀搭配

平时吃饭时我们都有这样的体会:米饭配炒菜吃起来总觉得干巴巴的,不易下咽。倒不如做些精美的面食,再配上几款鲜汤,干稀搭配,胃肠就觉得舒服多了。

当然,人也不能光吃流质食物。如果光吃稀饭、豆浆、菜汤、米汤等,人体摄入的能量就会不足,也就不能满足日常工作生活的需要,而且长期食用单纯的流质食物,还会使人的咀嚼功能退化。所以,吃饭一定要做到干稀的合理搭配。这样既补充了水分,又增进了人的食欲,还能让食物容易消化吸收,真是一举三得!李时珍在《本草纲目》

中也强调人们在平时饮食时要注意干稀搭配。

当然干稀搭配不是让大家用汤泡饭,提醒大家,汤泡饭不宜吃。有些人喜欢吃饭时将干饭或面食泡在汤里吃,这种饮食习惯不利于健康。我们咀嚼食物,不只是要嚼碎食物,便于咽下,更重要的是要让唾液把食物充分湿润。因为唾液中含有许多消化酶,有帮助消化、吸收及解毒的功效,对健康十分有益。而汤泡饭由于饱含水分,松软易吞,人们往往懒于咀嚼,未经唾液的消化过程就把食物快速吞咽下去,这无疑会加重胃的负担,时间长了容易导致胃病的发生。所以,常吃汤泡饭是不利于健康的。

饮食"鸳鸯配",合理才成对

食物的营养搭配对留住食物的营养成分很重要。搭配得好,不但有利于人体很好地吸收其营养成分,使营养价值成倍增加,而且可以减少其中的副作用。相反,如果搭配得不合理,就会在人体内引起一系列不良反应,使人体内必需的微量元素和维生素吸收大大减少,对身体造成损害。比如,富含维生素C的食物就不能和甲壳类食物小虾、对虾等同食,否则维生素C会使甲壳类食物中的五价砷化合物转化为有剧毒的砒霜,砒霜中毒会致死。所以,在日常饮食中一定要注意食物搭配要合理,下面就为大家推荐几种称得上"鸳鸯配"的饮食搭配方案。

1. 鸭肉配山药

《本草纲目》记载鸭肉滋阴,具有消热止咳之效;山药的补阴功效更强,与鸭肉同食,可除油腻,补肺效果也更佳。

2. 羊肉配生姜

羊肉可补气血和温肾阳,生姜有止痛、祛风湿等作用,同时生姜既能去腥膻,又能助羊肉温阳祛寒之力。两者搭配,可治腰背冷痛、四肢风湿疼痛等。

3. 甲鱼配蜜糖

甲鱼与蜜糖一起烹调,不仅味甜、鲜美宜人,还含有丰富的蛋白质、不饱和脂肪酸、多种维生素,对心脏病、肠胃病、贫血等有很好的疗效。

4. 鸡肉配栗子

鸡肉营养丰富,有造血补脾的功效,板栗也有健脾功效。将两者合烹,不仅使色香味更好,而且提高了营养价值,使造血补脾的功效更强。

5. 鱼肉配豆腐

鱼和豆腐都是高蛋白食物,但所含蛋白质和氨基酸组成都不够合理。如豆腐蛋白质缺乏蛋氨酸和赖氨酸,鱼肉蛋白质则缺乏苯丙氨酸,营养学家称之为不完全蛋白质,若将两种食物同吃,就可以互相取长补短,使蛋白质的组成趋于合理,两种食物的蛋白质都变成了完全蛋白质,利用价值提高了。

6. 猪肝配菠菜

猪肝富含叶酸以及铁等造血原料,菠菜也含有较多的叶酸和铁,同食两种食物,一荤一素,相辅相成,是防治老年贫血的食疗良方。

7. 鸡蛋配西红柿

鸡蛋中含有丰富的蛋白质和各种维生素,比如B族维生素、尼克酸、卵磷脂等,但缺少维生素C，西红柿中含有大量的维生素C，正好弥补了它的缺陷，所以两者放在一起吃能起到营养互补的作用。

8. 鲤鱼配米醋

鲤鱼本身有涤水之功，人体水肿除肾炎外大都是湿肿，米醋有利湿的功效，若与鲤鱼伴食，利湿的功效则更强。

9. 牛肉配土豆

牛肉营养价值高，有暖胃健脾功能，但肉质较粗糙，有时会影响胃黏膜。土豆与牛肉同煮，不但使味道更鲜美，且土豆含有丰富的维生素U，起着保护胃黏膜的作用。

10. 豆腐配萝卜

豆腐属于植物蛋白肉，多食会引起消化不良，叫作"豆腐积"。而《本草纲目》就介绍了一种能消食的食物——萝卜，与豆腐伴食，会使其营养大量被人体吸收。

酸碱食物巧搭配，身体就不得病

酸性食物与碱性食物搭配食用，目的在于保持人体血液的酸碱平衡，使之经常处于微碱性状态（pH7.4左右），有利于代谢的正常进行。千万不要以为食物的酸碱性就是指味觉上的感觉，这里指的是生物化学性质，如口感酸的葡萄、醋等，都是属于碱性食物。而富含碳水化合物、蛋白质、脂肪的食物，在消化过程中形成酸性物质（如碳酸、硫酸等），属于酸性食物。富含钾、钠、镁等矿物质元素的蔬菜、水果等，在消化时形成碱性物质，属于碱性食物。在膳食结构中，酸性食物不能多吃，否则会导致身体酸碱失衡，有害健康。

每个人都有这样的体会：吃了过多的鸡、鸭、鱼、肉以后会感到发腻，殊不知，这就是"轻度酸中毒"的表现。富含矿物质、膳食纤维的瓜果、蔬菜是食物中的碱性食物；而富含蛋白质的鸡、鸭、鱼、肉属于酸性食物。无论日常生活或节假日，饮食都应掌握酸碱平衡，不可偏颇，只有平衡方可益补得当。如终日饱食膏粱厚味，酸碱失衡，将严重影响健康。膳食的酸碱平衡早已引起关注，大凡鱼、肉、海产品、贝类、蛋类等都是酸性食物，食用过多使血液从弱碱性转为弱酸性，令人倦怠乏力，重则使人记忆力减退、思维能力下降。故欲避免上述状态，就得减少"山珍海味"，增加蔬菜、瓜果、豆类等碱性食物，特别是绝不能忽视菜肴的荤素搭配。

喝汤应该在饭前，能更好地提升胃气

李时珍认为要想提高人的抗病能力就要提升胃气，因为提升胃气能增强吞噬细胞的活性。如果没有足够的营养，吞噬细胞的数量是很少的。而提升胃气的最好方法是喝肉汤。但是什么时候喝汤比较好呢？很多人习惯饭后喝一碗鲜汤，其实这样容易冲淡胃液，影响食物的吸收和消化，喝汤最好在饭前进行。

有人说"饭前先喝汤，胜过良药方"，这话是有科学道理的。这是因为，从口腔、咽喉、食道到胃，犹如一条通道，是食物必经之路。吃饭前，先喝几口汤，等于给这段消化道加点"润滑剂"，使食物能顺利下咽，防止干硬食物刺激消化道黏膜。

肉汤可以是鸡汤、牛筋汤、猪蹄汤、鱼汤、肉皮汤、羊蹄汤、牛肉汤、排骨汤等。

肉汤是非常重要的，但由于效用不同，不同的汤可以起到不同的抗病防疾效果。

鸡汤抗感冒：鸡汤，特别是母鸡汤中的特殊养分，可加快咽喉部及支气管膜的血液循环，促进黏液分泌，及时清除呼吸道病毒，缓解咳嗽、咽干、喉痛等症状。煲制鸡汤时，可以放一些海带、香菇等。

排骨汤抗衰老：排骨汤中的特殊养分以及胶原蛋白可促进微循环，50~59岁这10年是人体微循环由盛到衰的转折期，骨骼老化速度快，多喝骨头汤可收到药物难以达到的功效。

鱼汤防哮喘：鱼汤中含有一种特殊的脂肪酸，它具有抗炎作用，可以治疗呼吸道炎症，预防哮喘发作，对儿童哮喘病最为有效。

另外，急性病人要喝鱼汤；慢性病人不仅要喝鱼汤，也要喝牛肉汤；癌症病人不仅要喝鱼汤和牛肉汤，而且要喝牛筋汤；糖尿病和血黏稠的病人不仅要喝鱼汤和牛肉汤，还要吃肉皮冻等。

我们要想健康，就一定要先喝肉汤后吃饭。但需要注意的一点是，饭前喝汤并不是说喝得多就好，要因人而异，一般中晚餐前以半碗汤为宜，而早餐前可适当多些，因经过一夜睡眠后，人体水分损失较多。进汤时间以饭前20分钟左右为好，吃饭时也可缓慢少量进汤。总之，进汤以胃部舒适为度，饭前饭后切忌"狂饮"。

最后，我们还要知道怎么熬肉汤最科学、合理。

（1）熬汤用陈年瓦罐效果最佳。熬汤时，瓦罐能均衡而持久地把外界热能传递给里面的原料，而相对平衡的环境温度，又有利于水分子与食物的相互渗透，这种相互渗透的时间维持得越长，鲜香成分溢出得越多，熬出的汤的滋味就越鲜醇，原料的质地就越酥烂。

（2）火候要适当。熬汤的要诀是：旺火烧沸，小火慢煨。这样才能让原料内的蛋白质浸出物等鲜香物质尽可能地溶解出来，使熬出的汤更加鲜醇味美。只有文火才能使营养物质溶出得更多，而且汤色清澈，味道浓醇。

（3）配水要合理。水温的变化、用水量的多少，对汤的营养和风味有着直接的影响。用水量一般是熬汤的主要食品重量的3倍，而且要使食品与冷水共同受热。熬汤不宜用热水，如果一开始就往锅里倒热水或者开水，肉的表面突然受到高温，外层蛋白质就会马上凝固，使里层蛋白质不能充分溶解到汤里。此外，如果熬汤的中途往锅里加凉水，蛋白质也不能充分溶解到汤里，汤的味道就不够鲜美，而且汤色也不够清澈。

（4）熬汤时不宜先放盐。因为盐具有渗透作用，会使原料中的水分排出，蛋白质凝固，导致鲜味不足。

（5）熬制时间不要过长。长时间加热会破坏煲类菜肴中的维生素。加热1~1.5小时，即可获得比较理想的营养峰值，此时的能耗和营养价值比例较佳。

没有食物垃圾，只有放错地方的营养品

大家想一想，在吃东西的时候是不是把觉得没有用的东西都扔掉了呢？比如做鱼时扔掉鱼鳞，吃橘子时把橘络摘得干干净净，吃排骨时吐掉了骨头……其实，这些都是宝贵的食物。

（1）鱼鳞。含有较多的卵磷脂，多种不饱和脂肪酸，还含有多种矿物质，钙、磷含量高。能增强记忆力，延缓脑细胞衰老，减少胆固醇在血管壁沉积，促进血液循环，预防高血压及心脏病，还能预防骨质疏松与骨折。

（2）鱼眼。有人觉得鱼眼模样可怕，不爱吃。可是大家知道吗？鱼眼能增强大脑记忆力和思维能力，对防止记忆力衰退、胆固醇增高、高血压等多种疾病大有裨益。

（3）橘络。有些人觉得橘络不好吃，就在剥去橘皮之后将橘瓣外表的白色经络摘得一干二净。其实，橘络中含有一种名为"路丁"的维生素，能使人的血管保持正常的弹性和密度。对于平时有出血倾向的人，特别是有血管硬化倾向的人，食橘络更有裨益。

（4）骨头。骨头营养胜过肉。以钙为主组成的管壁里，有无数海绵状的细孔，这里储藏着丰富的营养。把猪骨头与鲜猪肉的营养成分作比较，猪骨头的蛋白质、铁、钠和产生的能量远远高于鲜肉。蛋白质高出奶粉23%，是猪肉的2倍，高出牛肉61%，是鸡蛋的1倍多。至于磷、钙含量更是其他食物所不能比拟的，并且它的营养成分比植物性食物更易为人体吸收。

（5）辣椒叶。含丰富的钙质、胡萝卜素、多种维生素和其他营养物质，味甜鲜嫩、口感好。常食辣椒叶能起到驱寒暖胃、补肝明目、减肥美容的作用。另外，适量吃辣椒叶还能促进胃液分泌，增进食欲，适用于胃弱、消化不良、肠胃胀气、胃寒痛等症。

第三节

食物有阴阳，看它温热还是寒凉

人有体质之分，本草也有"性格"之别

无论是治病还是养生，要根据自身体质和其他具体情况辨证施治。而人有体质之分，本草也有自己不同的"性格"。我们用食物来养生，就要好好了解它们各自的性格。

《本草纲目》的记述中，每种本草都会首先论述它的"性"，比如性温、性寒等。这个"性"就是它们的"性格"，有寒、凉、温、热等不同的性质。从历代中医食疗书籍所记载的300多种常用食物分析，平性食物居多，温、热性次之，寒、凉性居后。

热性食物会助长干燥，所以要巧吃

热性食物本来就会助长干燥，而到了秋天，赶上"秋燥"，情况就会更严重。如此下来就会伤阴。调理的方法就要从饮食上着手，少吃辛辣、煎炸的热性食物，多喝白开水，并且吃一些养阴、生津、润燥的食物。

《本草纲目》里说，银耳性平无毒，既有补脾开胃的功效，又有益气清肠的作用，

还可以滋阴润肺。百合甘寒质润，善养阴润燥。两者同煮粥食用，是对抗秋燥的最好膳食。将银耳、百合、粳米洗净放入锅中，加清水适量，用文火煮熟。可以加入适量冰糖。每日一次。

第四节
"粥是第一补人之物"——粥膳本草经

每天食粥一大碗，壮脾胃补气血

李时珍一生辛劳，为了编著《本草纲目》耗费了大量心血。他75岁去世，在当时这已经是高寿了。从事如此繁重的工作，他还能健康尽享天年，他的粥养功不可没。李时珍特别推崇以粥养生，他在《本草纲目》中说："每日起食粥一大碗，空腹虚，谷气便作，所补不细，又极柔腻，与肠胃相得，最为饮食之妙也。"

现在看来，李时珍的粥养是非常科学合理的。我们日常所吃的食物大都是复杂的大分子有机物，食入后必须先在消化道内分解成结构简单的小分子物质后，才能通过消化道内的黏膜进入血液，送到身体各处供组织细胞利用，使各个脏器发挥正常的功能，保证身体的生长。西医的营养学里有一种叫"要素饮食"的方法，就是将各种营养食物打成粉状，进入消化道后，易于直接吸收。由此看来，消化、吸收的关键与食物的形态有很大关系，液体的、糊状的食物因分子结构小就可以直接通过消化道的黏膜上皮细胞进入血液循环来滋养人体。所以，在喂养婴儿或者大病初愈、久病体弱的成年人和老年人需要补养肠胃时，都应该给予细碎的食物，这样才能加快气血的生成，促进身体的健康。

而粥恰好符合这些特点，它对老年人、儿童、脾胃功能虚弱者都是适宜的。不仅如此，健康的人经常喝粥，更可以滋养脾胃，从而保护元气。所以，李时珍甚至提出了"粥是第一补人之物"的论断。

粥能健脾胃、补虚损，最宜养人益寿，这里给大家介绍几款养生粥。

【保健食谱】
1. 山药枸杞子粥

材料：山药300克，枸杞子10克，大米100克。

制法：首先将大米和枸杞子洗净、沥干，山药去皮洗净并切成小块。将锅置于火上，将500克的水倒入锅内煮开，然后放入大米、山药以及枸杞子续煮至滚时稍搅拌，再改中小火熬煮30分钟，一道山药枸杞子粥就做好了。

《本草纲目》解读：山药有"益肾气，健脾胃，止泄痢，化痰涎，润皮毛"之效。与枸杞子、大米一起熬制的粥营养丰富，非常适合体弱、容易疲劳的人食用。

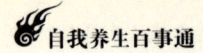

2. 蜜枣桂圆粥

材料：桂圆、米各180克，红枣10颗，姜20克，蜂蜜1大匙。

制法：首先将红枣、桂圆洗净，姜去皮，磨成姜汁备用。然后将米洗净，放入锅中，加入4杯水煮开，加入所有材料和姜汁煮至软烂，再加入蜂蜜搅匀即可。

《本草纲目》解读：枣味甘、性温，能补中益气、养血生津，可用于治疗"脾虚弱、食少便溏、气血亏虚"，而蜂蜜能清热、补中、解毒止痛。两者一起熬成的粥具有补气健脾、养血安神的作用，能使脸色红润，增强体力，并可预防贫血及失眠。

3. 莲子粳米粥

材料：嫩莲子100克，粳米200克。

制法：首先将嫩莲子泡水待其发涨后，在水中用刷子擦去表层，抽去莲心，冲洗干净后放入锅中，加清水煮得烂熟，备用。然后将粳米淘洗干净，放入锅中加清水煮成薄粥，粥热后加入莲子，搅匀，趁热食用。

《本草纲目》解读："莲子性平，味甘、涩。益心补肾、健脾止泻、固精安神。"中医认为，莲子性平，味甘、涩，具有养心安神、健脾补肾、固精止遗、涩肠止泻之功效。可以治疗脾虚泄泻、肾亏遗精、妇女崩漏与白带过多、心肾不交之心悸失眠、虚烦消渴及尿血等症。现代研究证明，莲子除含有多种维生素、微量元素外，还含有荷叶碱、金丝草苷等物质，对治疗神经衰弱、慢性胃炎、消化不良、高血压等病症有效。莲子粳米粥能健脾补肾，适用于脾虚食少、便溏、乏力、肾虚带下、频尿、遗精、心虚失眠、健忘、心悸等症。

4. 百合粥

材料：百合40克，粳米100克，冰糖适量。

制法：将粳米洗净加水大火熬制，水开后，以文火熬1小时后加入百合，快熟时再放少许冰糖，稍煮片刻即可。

《本草纲目》解读：百合具有"润肺止咳、补中益气、清心安神"的功效。百合粥非常适于心阴不足、虚烦不眠、口干、干咳者食用。

5. 燕窝莲子粥

材料：燕窝、莲子各适量。

制法：将燕窝洗净，放入锅内，加适量水和莲子，待熬至黏稠状时，美味的燕窝莲子粥就做成了。

《本草纲目》解读：燕窝莲子粥能治高血压、失眠等。也可以用银耳代替。《本草纲目》中说银耳可以益气强肾、轻身强志。

五谷杂粮粥其实是最养人的

很多本草都可以用来做粥，但其中最养人的还是五谷杂粮粥。每天早晚喝一碗这样的粥，最养元气。尤其是老年人和大病初愈的人，脾胃比较虚弱，用这些粥养生极为适宜。

【保健食谱】

1. 大米粥

材料：大米、白砂糖各适量。

制法：将大米淘净，放入锅中，加清水适量，煮为稀粥服食，每日1~2剂。喜欢甜食的人，可加白糖适量同煮服食。不过切忌过甜，否则伤肾。

《本草纲目》解读：大米性味甘、平，入脾、胃经，有补中益气之功。以大米煮粥服食，当米烂时取其上面的浓米汤饮之，对脾胃亏虚、消化功能薄弱者尤为适宜。

2. 粟米粥

材料：粟米、大米。

制法：将粟米、大米淘净，放入锅中，加清水适量，煮为稀粥服食。

《本草纲目》解读：粟米性味甘、咸、凉，入脾、胃、肾经，有健脾和胃、补益虚损之功。《本草纲目》言其"煮粥食，益丹田、补虚损、开肠胃"。尤其是病人和产妇，此粥能补虚疗损。

3. 糯米粥

材料：糯米。

制法：将糯米淘净，放入锅中，加清水适量，煮为稀粥服食。

《本草纲目》解读：糯米性味甘、温，入脾、胃、肺经，有补中益气、固表止汗之功。《本草纲目》言其"暖脾胃，止虚寒泄痢，缩小便，收自汗，发痘疮"，很适用于食欲不振、便溏久泄的人。不过需要注意的是，《本草纲目》言糯米"糯性黏滞难化，小儿、病人最忌之"，所以脾胃虚弱者不宜多食。

4. 山药粥

材料：山药、小麦面粉，或用干山药磨粉，葱、姜适量，红糖少许。

制法：将山药去皮，洗净，切为薄片，捣为泥糊，放锅中煮沸后，下小麦面调匀，再放入葱、姜及红糖等，煮成粥糊服食，每日1剂。

《本草纲目》解读：山药性味甘、平，入脾、肺、肾经，有补益脾胃、益肺补肾之功。《本草纲目》言其"益肾气，健脾胃，止泄痢，化痰涎，润皮毛"。山药补而不滞，不热不燥，能补脾气而益胃阴，是培补脾胃而性质平和的药物。小麦面有养心除烦、健脾益肾、除热止渴之功，适用于妇人脏燥、脾虚泄泻、烦热消渴等。《本草纲目》言其"生食利大肠"。

5. 红薯粥

材料：新鲜红薯，大米。

制法：将红薯洗净，连皮切为薄片，加水与大米同煮为稀粥，待熟时，调入白糖，再煮一二沸即成，每日1剂。

《本草纲目》解读：红薯性味甘、平，入脾、胃、大肠经，有补益脾胃、生津止渴、通利大便之功。煮粥服食，有健脾胃、益中气的效果。

因为红薯粥含糖分较多，糖尿病人不宜。

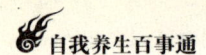

止咳平喘的药粥是你摆脱病痛的救星

咳嗽是我们在日常生活中经常会遇到的小毛病。中医认为这是外邪入侵，使得脏腑受伤，影响到肺导致的有声有痰之证，所以要祛邪宣肺，还要调理脏腑、气血。本草里能够清肺止咳的种类有很多，以下药粥皆有润肺止咳的功效。

【保健食谱】

1. 枇杷叶粥

材料：鲜枇杷叶 30 克，大米 100 克，冰糖适量。

制法：将鲜枇杷叶背面的绒毛刷去，洗净，切细，水煎取汁，加大米煮粥，待熟时调入冰糖，再煮一二沸即成，每日 1 剂。

《本草纲目》解读：枇杷叶性味苦、平，入肺、胃经。《本草纲目》言其"和胃降气，清热解暑毒，疗脚气"，有化痰止咳、和胃降逆之功。本品性平而偏凉，故能下气止咳、清肺化痰，又能清胃热而止呕逆，故对咳嗽痰稠、胃热呕吐、呃逆等甚效。配冰糖煮粥服食，可增强枇杷叶的润肺化痰、和胃降逆之力，对肺热咳嗽、胃热呕吐等均有治疗效果。

不过，引起咳嗽的原因很多，如果是风寒引起的咳嗽，则不宜选用本品。

2. 麦门冬粥

材料：麦门冬 10 克，大米 100 克，白糖适量。

制法：将麦门冬择净，布包，水煎取汁，加大米煮粥，待熟时调入白糖，再煮一二沸即成，每日 1 剂。

《本草纲目》解读：麦冬性味甘、微苦、微寒，归心、肺、胃经。《本草纲目》言其"主治心腹结气，伤中伤饱，胃络脉绝，消瘦短气"，有养阴润肺、养胃生津、清心除烦、润肠通便之功。本品甘寒入肺，为润肺燥、养肺阴常用药物。煮粥服食，对肺胃阴虚、干咳痰少、胃脘隐痛、纳差食少、心烦不寐、大便秘结等有良好的治疗效果。

3. 沙参粥

材料：沙参 15 克，大米 100 克，白糖适量。

制法：将沙参洗净，放入锅中，加清水适量，水煎取汁，加大米煮粥，待熟时调入白糖，再煮一二沸即成，每日 1 剂。

《本草纲目》解读：沙参性味甘而微寒，入肺、胃经。《本草纲目》言其"清肺火，治久咳肺痿"，有养阴润肺、益胃生津之功。本品性寒能清，味甘能补，归入肺经，既能清肺胃之热，又能养肺胃之阴，适用于阴虚肺燥或热伤肺阴所致的干咳痰少、咽喉干燥等症及温热病热伤胃阴或久病阴虚津亏所致的口干咽燥、舌红少苔、大便干结等症。煮粥服食，对肺胃阴虚所致的各种病症有良好的治疗作用。

肺寒痰湿咳嗽者不宜选用本品。

5. 白果粥

材料：白果 5 枚，大米 100 克。

第九章 合理膳食从现在开始

制法：将白果择净，去壳取仁，与大米同放入锅中，加清水适量煮粥服食，每日1剂。

《本草纲目》解读：白果性味甘、苦、涩、平，有小毒，入肺、肾经。《本草纲目》言其"熟食温肺益气，定喘嗽，缩小便，止白浊；生食降痰，清毒杀虫"，有敛肺平喘、收涩止带之功。本品味甘苦涩，长于敛肺气、定喘嗽、止带下，对咳嗽痰多、带下不止、夜尿频多等甚效。煮粥服食，脾肾双补、脾胃健运、痰湿自化、肾气归元，故喘嗽可止、白带可瘥、水循常道、小便自利。

不过本品不宜服食过量。

6. 梨汁粥

材料：鲜梨2个，大米100克，白糖适量。

制法：将梨洗净，去皮、核，榨汁备用。将梨皮、梨渣、梨核水煎取汁，加大米煮粥，待熟时调入梨汁、白糖，再煮一二沸服食，每日1剂。

《本草纲目》解读：梨性味甘、微酸、凉，归肺、胃经。《本草纲目》言其"润肺凉心，消痰降火，解疮毒、酒毒"。有润肺消痰、清热生津之功，适用于热咳或燥咳、热病津伤、或酒后烦渴、消渴等。

7. 荸荠粥

材料：荸荠、大米各100克，白糖适量。

制法：将荸荠择净，去皮，切块备用。先取大米淘净，加清水适量煮粥，待熟时调入荸荠、白糖，煮至粥熟即成；或将荸荠洗净、榨汁，待粥熟时，同白糖调入粥中，再煮一二沸服食。每日1剂，连续3~5天。

《本草纲目》解读：荸荠性味甘、寒，入肺、胃经。《本草纲目》言其"主血痢、下血、血崩"，有清热养阴、生津止渴、消积化痰之功。本品性味多汁，性寒清热，对热病伤阴、津伤口渴、肺燥咳嗽等诸多效验。若煮制时加点麦冬、梨汁、鲜藕汁等同用，其效更佳。

本品生食易感染姜片虫，故以熟食为宜。若必须生食时，应充分浸泡后刷洗干净，以沸水烫过、削皮再吃为宜。

强身健体还是要多喝一些肉粥

健康饮食一直强调"少食肥腻"，肉吃得太多容易引起肥胖、增高血脂、对心脑血管不利等。其实，任何东西吃多了都不好，就算水果也不例外。我们的身体需要肉类食物的滋养，每天吃二两肉左右是很合适的标准。不过，肉类食物比较难消化，所以煮成肉粥，很适合那些脾胃虚弱的人。

【保健食谱】

1. 猪脊肉粥

材料：猪里脊肉、大米、香油、葱花、姜末、花椒、食盐、味精各适量。

制法：将猪里脊肉洗净，切细，用香油烹炒一下，而后与大米同放锅中，加清水适量，煮为稀粥，待熟时调入葱花、姜末、花椒、食盐、味精，再煮一二沸即成，每日1剂。

《本草纲目》解读：猪肉性味甘、咸、平，入脾、胃、肾经，有滋阴润燥、健脾益气之功，适用于热病伤津、消渴羸瘦、燥咳、便秘等。《本草纲目》言其"补肾气虚竭"。煮粥服食，再加上适当的调味品，味道鲜美，而且补益人体，对各种虚损性疾病等均有治疗作用。

2. 猪肚粥

材料：熟猪肚、大米、葱花、姜末、食盐、味精各适量。

制法：将猪肚切丝，大米淘净，与猪肚同放锅中，加清水适量，煮到粥熟后调入葱花、姜末、食盐、味精，再煮一二沸服食，每日1剂。

《本草纲目》解读：猪肚性味甘、微温，入脾、胃经，有补虚损、健脾胃、消食积之功。中医脏器食疗学认为，动物脏器可"以脏补脏，以形治形"。同大米煮粥服食，可增强猪肚补益之力，对脾胃亏虚、中气下陷所致的胃下垂等疗效甚佳。平素脾胃虚弱者，经常喝点猪肚粥，很有益处。

3. 羊肝粥

材料：羊肝、大米、葱花、姜末、花椒、食盐、味精各适量。

制法：将羊肝洗净，切细，与大米同放锅中，加清水适量，煮为稀粥，待熟时调入葱花、姜末、花椒、食盐、味精，再煮一二沸即成，每日1剂。

《本草纲目》解读：羊肝性味甘、苦、凉，入肝经，有补肝明目、养血益精之功，适用于身体消瘦、血虚萎黄、肝虚目暗、眼目昏花等。《本草纲目》言其"补肝，治肝风虚热，目赤暗痛，热病后失"。

不过本品不宜久服，过量食用容易导致烦躁不安、皮肤干燥发痒，毛发脱落等。

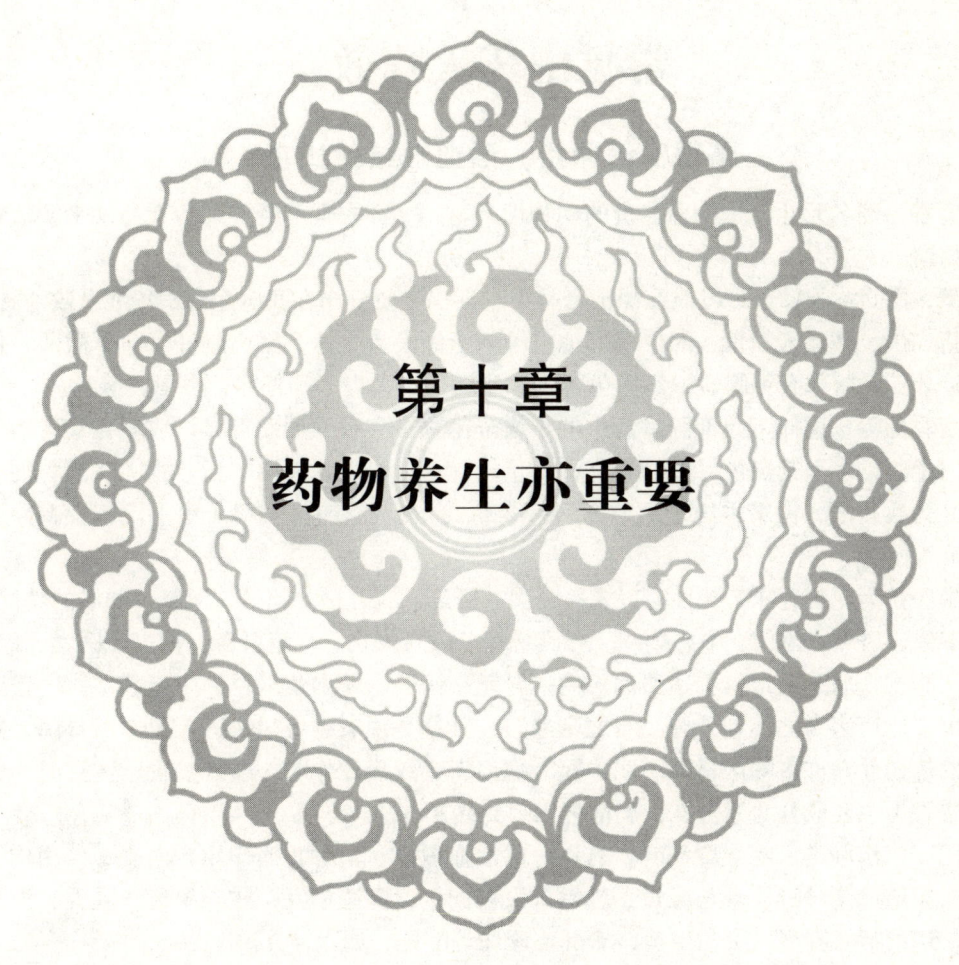

第十章
药物养生亦重要

第一节
常见中药大疗效

麝香辟秽通络，活血散结就找它

麝香，别名元寸，是一种名贵的动物性药材，《神农本草经》列为上品，来源于哺乳动物麝。

麝，民间称香獐子，习惯在深山密林中生活。主要分布在我国东北、华北及陕、甘、青、新、川、藏、云、贵、湘、皖等地。雄麝上颌犬齿发达，露出唇外，向下微曲，俗称"獠牙"；脐部有香腺囊，囊内包含香。雌麝上颌犬齿小不外露，也无香腺囊。

麝香即为雄麝体下腹部腺香囊中的干燥分泌物，气香强烈而特异，成颗粒状者俗称"当门子"，多呈紫黑色，油润光亮，质量较优；成粉末状者称"元寸香"。麝香的主要成分为麝香酮，占麝香纯干品的0.5%~2%，此外尚含有多种雄（甾）烷衍生物以及麝吡啶等。

中医认为，麝香味辛，性温，入心、脾、肝经，有开窍、辟秽、通络、散淤的功能。主治中风、痰厥、惊痫、中恶烦闷、心腹暴痛、跌打损伤、痈疽肿毒。古书《医学入门》中谈"麝香，通关透窍，上达肌肉。内入骨髓……"。《本草纲目》中记载"……盖麝香走窜，能通诸窍之不利，开经络之壅遏"。其意是说麝香可很快进入肌肉及骨髓，能充分发挥药性。许多临床材料表明，冠心病患者心绞痛发作时，或处于昏厥休克时，服用以麝香为主要成分的苏合丸，病情可以得到缓解。

用于疮疡肿毒、咽喉肿痛时，有良好的活血散结、消肿止痛作用，内服、外用均有良效。用治疮疡肿毒，常与雄黄、乳香、没药同用，即醒消丸，或与牛黄、乳香、没药同用；用治咽喉肿痛，可与牛黄、蟾酥、珍珠等配伍，如六神丸。

另外，用麝香注射液皮下注射，治疗白癜风，均有显效；用麝香埋藏或麝香注射液治疗肝癌及食道、胃、直肠等消化道肿瘤，可改善症状、增进饮食；对小儿麻痹症的瘫痪，亦有一定疗效。

不过，值得注意的是，在应用麝香的过程中也应注意以下两点：

（1）麝香忌过量服用。若内服过量，一方面对消化道有刺激性，另一方面会抑制中枢神经系统，使呼吸麻痹、循环衰竭，并引起严重的凝血机制障碍，导致内脏广泛出血。剂量过大，甚至会导致呼吸、循环衰竭而死亡。

（2）孕妇禁用。麝香能促使各腺体的分泌，有发汗和利尿作用，其水溶性成分有兴奋子宫作用，可引起流产。《本草纲目》中记载"麝香开窍、活血散结、透肌骨、消食积、催生下胎"。所以麝香对孕妇应禁用。

生精补髓当属鹿茸

鹿茸是"关东三宝"之一,非常珍贵,因为它是大补之药。现代有些人要么天生就虚弱,动不动就感冒;要么就容易疲劳,动不动就疲惫;要么就是久病不愈,总是踉踉跄跄,这个时候鹿茸就可以大显身手,帮你渡过难关。

据《本草纲目》记载:"鹿茸味甘,性温,主病下恶血,寒热惊悸,益气强志,生齿不老。"它主要用于治疗虚劳羸瘦、神经疲倦、眩晕、耳聋、目暗、腰膝酸痛、阳痿滑精、子宫虚冷、崩溃带下,还能壮元阳、补气血、益精髓、强筋骨等。目前鹿茸主要被用于全身衰弱、年老或病后体弱,或病后恢复期。

那么鹿茸怎么吃呢?最常见的就是煲汤,取鹿茸片5~10克,与鸡(鸭、鹅、鸽、猪、牛、羊)肉、大枣、枸杞子、莲子、百合、当归、人参等随意搭配,放入电饭煲或砂锅内炖3~5小时,之后食用。另外,你还可以用鹿茸来泡茶、熬粥、泡酒,只要坚持食用一定会收到很好的效果。另外再介绍给大家一款补肾壮阳的药膳——鹿茸鸡汤。

材料:鸡肉400克,肉苁蓉15克,熟地黄12克,菟丝子10克,山萸肉12克,远志10克,淮山12克,鹿茸3克。

做法:将鸡肉洗净、斩块,与鹿茸一起放入炖盅内,加开水适量,炖盅加盖、置锅内用文火隔水炖2小时,备用。然后将肉苁蓉、熟地黄、菟丝子、山萸肉、远志、淮山分别用清水洗净,一起放入锅内,加水煎汁,汤成去渣留汁,把药汤冲入鸡汤中,调味服用。

但是要注意的是,也有不适合服用鹿茸的人群:

(1)外感风寒及外感风热等外感疾病者均不宜服用鹿茸。
(2)肾有虚火者不宜服用。
(3)内有实火者不宜服用。
(4)高血压、肝病患者慎服。

在这里要提醒你的是服用鹿茸时最好不要喝茶、吃萝卜,也不要服用含有谷芽、麦芽和山楂等的中药,这些食物都会不同程度地削弱鹿茸的药力。

珍珠,养颜防老之上品

珍珠,又名真朱、真珠、蚌珠、濂珠,产在珍珠贝类和珠母贝类软体动物体内,由于内分泌作用而生成的含碳酸钙的矿物(文石)珠粒,是由大量微小的文石晶体集合而成的,皆为妆饰、美容之上品。

珍珠入药,在我国已有两千多年的历史,魏晋时期的《名医别录》把珍珠列为治疗疾病的重要药材,并阐明了珍珠的药效。在《日华子本草》中记载,珍珠"安心、明目。"《本草汇言》曰:"镇心、定志,安魂,解结毒,化恶疮,收内溃破烂。"明代《本草纲目》记载:"珍珠涂面,令人润泽好颜色。安魂魄、止遗精、白浊、妇女难产、解豆疗毒。"类似这样的记载,在古典医籍中还有很多。

中医认为,珍珠性味甘咸寒,无毒,入心、肝二经。具有安神定惊、清热滋阴、明目、解毒的功用,适用于热病惊痫、烦热不眠、咽喉肿痛腐烂、口疮、溃疡不收口、目赤翳障等症，并能润泽肌肤。经现代医学分析，珍珠质中含有十多种人体需要的氨基酸和多种微量元素，被人体吸收以后，能促进体内酶的活力，调节血液的酸碱度，使细胞的生命力增强，阻止或减慢衰老物质——脂褐质的产生，从而延缓细胞的衰老，延长其寿命，使皮肤皱纹减少，滋润秀丽，达到延年益寿和美容的目的。清代的慈禧太后就是用珍珠来养颜防老的。据记载，她每十天服珍珠粉一银匙，并且是在同一时辰服用，数十年来从不间断。她还命太监在制作香粉时也掺入珍珠粉末，用其扑面化妆。所以慈禧活到年逾古稀，看起来仍像五十多岁的人，皮肤光洁柔润，皱纹甚少。

珍珠除养生防衰、美容护肤、妆饰点缀外，还可用于优生优育、妇科疾病。中国古代胎养经书中曾介绍了一种"珍珠玉石类安胎养儿法"，即孕妇（怀孕三月后）佩戴珍珠项链（海水珍珠最好）或手链，每日玩弄、摩挲珍珠，可使孕妇安神定惊、心平气和、消除胎毒，还可使孩子日后相貌端正、肌肤细嫩、光滑柔润。此种方法是取其"外相而内感也"之理。现代医学研究证明，孕妇若经常处于良好的心态环境中，有益于胎儿的生长发育。不少妇女在经前、经期情绪不稳、烦躁易怒、胸肋胀闷、乳房疼痛，而珍珠有平肝潜阳、定惊安神、清肝解郁的作用，佩戴珍珠项链后良好的调节作用，可使情绪平稳，心境安泰。

珍珠美容大致有口服、外用两种。

（1）口服：把珍珠加工成珍珠粉，每隔10日服1次，每次7克左右，长期服用，可使皮肤白嫩、细腻。

（2）外搽：可用手指蘸上水或甘油与珍珠粉调匀，轻轻在脸上涂搽，有一定的美容效果，每日1~2次。或使用珍珠做成的化妆品如：珍珠霜、珍珠膏、珍珠粉等，可根据自己的情况选用。

枸杞子有神力，滋肝又补肾

枸杞子又名地骨子、杞子、甘杞子，营养成分十分丰富，并有很高的药用价值。中医学认为，枸杞子味甘性平，具有滋补肝肾、益精明目的作用。关于枸杞子，还有个非常有趣的故事。

相传，盛唐时期，丝绸之路上的一队西域商人，傍晚在客栈住宿，见有少女斥责鞭打一老者。商人上前责问："你何故这般打骂老人？"那女子道："我责罚自己曾孙，与你何干？"闻者皆大吃一惊，一问才知此女竟已三百多岁，老汉受责打是因为不愿意服用草药，弄得未老先衰，两眼昏花。商人惊奇不已，于是恭敬地鞠躬请教。这种草药就是枸杞子，后来，枸杞子传入中东和西方，被誉为"东方神草"。

枸杞子有润肺清肝、滋肾、益气、生精、助阳、祛风、明目、强筋骨的功能。可以嚼食，每天晚上取十几粒放入口中咀嚼，长期食用，可以养颜明目，延年益寿。枸杞子还可以泡茶喝：取枸杞子15粒，泡于茶中，碧茶红果，色香俱佳，清香醇和，生津止渴，坚持饮用，益肝补肾。另外，煮八宝粥放入适量枸杞子，和胃补肾，滋肝活血，最适合老人食用。炖肉时，出锅前10分钟放入枸杞子30粒，身瘦体弱，食之最宜。枸杞子在做菜、煲汤时均可适量使用，有食补之功。

枸杞子因其性平，适合各类人群服用。但是，任何滋补品都不要过量食用，枸杞子也不例外。一般来说，健康的成年人每天吃 20 克左右的枸杞子比较合适，如果想起到治疗的效果，每天最好吃 30 克左右。

柴胡疏肝解郁，阴虚火旺离不了

柴胡，又名北柴胡、南柴胡、软柴胡、醋柴胡，是伞形科植物北柴胡和狭叶柴胡的根。始载于《神农本草经》，列为上品。

中医认为，柴胡性凉味苦，微寒入肝、胆二经，具有和解退热、疏肝解郁、升举阳气的作用，常用以治疗肝经郁火、内伤胁痛、疟疾、寒热往来、口苦目眩、月经不调、子宫脱垂、脱肛等症。《本草纲目》记载其"治阳气下陷，平肝胆三焦包络相火"，《神农本草经》则说其"去肠胃结气，饮食积聚，寒热邪气，推陈致新"。

值得一提的是，柴胡对肝炎有特殊疗效。目前，中医治疗传染性肝炎的肝气郁滞型，就是用的柴胡疏肝散，其中主药就是柴胡。

另外，柴胡还组成许多复方，如小柴胡汤为和解少阳之要药；逍遥散能治疗肝气郁结所致的胸胁胀痛、头晕目眩、耳鸣及月经不调；补中益气汤的主药有柴胡、升麻、党参、黄芪等，能治疗气虚下陷所致的气短、倦怠、脱肛等症；柴胡疏肝散还能治疗乳腺小叶增生症。但值得注意的是，肝阳上亢、肝风内动、阴虚火旺及气机上逆者忌用或慎用。

【保健食谱】
柴胡粥
材料：柴胡 10 克，大米 100 克，白糖适量。
做法：将柴胡择净，放入锅中，加清水适量，水煎取汁，加大米煮粥，待熟时调入白糖，再煮一二沸即成，每日 1~2 剂，连续 3~5 天。
功效：和解退热，疏肝解郁，升举阳气。适用于外感发热，少阳寒热往来，肝郁气滞所致的胸胁乳房胀痛，月经不调，痛经，脏器下垂等。

芡实，不可或缺的冬季补虚佳品

芡实，也叫鸡头米、水鸡头等，味甘，性平，入脾、肾、胃经，具有滋补强壮、补中益气、固肾涩精、补肾止泻、开胃进食之功效。芡实含有大量对人体有益的营养物质和微量元素如蛋白质、铁、钙、B 族维生素、维生素 C、粗纤维、胡萝卜素等，易消化吸收。是冬季补虚不可或缺的佳品。

（1）取芡实 50 克，花生 40 克，红枣 10 枚，煎煮，补脾肾、益气养血。对脾胃虚弱的产妇及贫血、体虚者有效。

（2）用炒芡实 25 克，红枣 8 枚，炒扁豆 20 克，糯米 100 克煮粥，每日一次。可治老年人脾肾虚弱、便溏腹泻。

（3）芡实、黄精、玄参、龟板、干地黄、沙参、女贞子、麦冬、天冬、白芍各 9 克，水煎服，每日一剂。适于肾气不足引起的消瘦、心烦失眠、头昏耳鸣、腰酸遗精等。

（4）芡实 15 克，薏苡仁 15 克，山药 20 克，党参 10 克，白扁豆 10 克，白术 9 克，水煎服，每日一剂。可治脾虚腹泻、消化不良、久泻不止，有良效。

（5）生芡实40克，糯米100克，金樱肉15克，煮粥食用，可治老年人肾气虚弱、夜尿频数。

养肝益肾、乌须美发说首乌

中医认为，何首乌味苦、甘、涩，性微温，归肝、肾经，具有补肝肾、益精血、乌须发、强筋骨之功效。适用于肝肾阴亏、须发早白、血虚头晕、腰膝酸软、筋骨酸痛、遗精、崩带、久痢、慢性肝炎、痈肿、瘰疬、肠风、痔疮、红斑狼疮等病症。《本草备要》记载："补肝肾，涩精，养血祛风，为滋补良药。"《开宝本草》云："益气血，黑髭鬓，悦颜色，久服长筋骨，益精髓，延年不老。"

现代医学证实，何首乌中的蒽醌类物质，具有降低胆固醇、降血糖、抗病毒、强心、促进胃肠蠕动等作用，还有促进纤维蛋白溶解活性作用，对心脑血管疾病有一定的防治作用；何首乌中所含卵磷脂是脑组织、血细胞和其他细胞膜的组成物质，经常食用何首乌，对神经衰弱、白发、脱发、贫血等病症有治疗作用；何首乌还有强壮神经的作用，可健脑益智，能够促进血细胞的生长和发育，有显著的抗衰老作用。中年人经常食用何首乌，可防止早衰的发生和发展。其茎为中药"夜交藤"，有安神养心之功，可治疗各种原因引起的失眠。

在临床应用上，如果是肝肾不足、精血亏虚、腰膝酸软、头晕耳鸣、须发早白、遗精滑精者，可与当归、枸杞子、菟丝子等配伍；若是血虚精亏、肠失滋润、大便起结者，可与当归、火麻仁、黑芝麻等配伍，以增强养血润肠通便之效；若痔血便难者，可单味煎服，或与枳壳等同用；若是血虚所致风瘙疥癣者，可与荆芥、蔓荆子等配伍内服；凡久疟不止、气血两虚者，多与人参、当归等配伍。

【保健食谱】
何首乌粥
材料：何首乌50克，粳米100克，红枣5枚。
做法：将何首乌洗净，放入砂锅内，加水煎取汁，去渣。将米、红枣分别洗净。将米、红枣同煎汁放入砂锅内，加入适量水，用大火煮沸，改用文火煮约30分钟。加入糖再煮会儿时间即成。每日早晚服食。
功效：可养肝益肾，适用于肝肾亏虚、精心不足所致的头目昏花、须发早白等及慢性肝炎、冠心病、高血压、高脂血症、神经衰弱等。

理气化痰、舒肝健脾说佛手

佛手，又名九爪木、五指橘、佛手柑，为芸香科植物佛手的果实。主产于闽粤、川、江浙等省，其中浙江金华佛手最为著名，被称为"果中之仙品，世上之奇卉"，雅称"金佛手"。

佛手是形、色、香俱美的佳木。佛手的花有白、红、紫三色。白花素洁，红花沉稳，紫花淡雅。佛手的叶色泽苍翠，四季常青。佛手的果实色泽金黄，香气浓郁，形状奇特似手，千姿百态，让人感到妙趣横生。有诗赞曰："果实金黄花浓郁，多福多寿两相宜，观果花卉唯有它，独占鳌头人欢喜。"佛手的名也由此而来。

佛手不仅有较高的观赏价值，而且具有珍贵的药用价值、经济价值。佛手全身都是宝，其根、茎、叶、花、果均可入药。中医认为，佛手味辛、苦、甘，性温，无毒，入肝、脾、胃三经，有理气化痰、止咳消胀、舒肝健脾和胃之功效，适用于肝郁气滞所致的胁痛、胸闷、脾胃气滞所致的脘腹胀满、纳呆胃痛、嗳气呕恶、咳嗽痰多、胸闷胸痛等症。据史料记载，佛手的根可治男人下消、四肢酸软；花、果可泡茶，有消气作用；果可治胃病、呕吐、噎膈、高血压、气管炎、哮喘等病症。据《本草归经》记载，佛手并具治鼓胀发肿病、妇女白带病及醒酒作用，是配制佛手中成药的主要原料。

佛手的果实还能提炼佛手柑精油，是良好的美容护肤品。佛手的花与果实均可食用，可作佛手花粥、佛手笋尖、佛手炖猪肠等，有理气化痰、舒肝和胃、解酒之功效。

佛手与其他药物相配伍，可治以下诸病：

（1）肝气郁结、胃腹疼痛：佛手10克，青皮9克，川楝子6克，水煎服。

（2）恶心呕吐：佛手15克，陈皮9克，生姜3克，水煎服。

（3）哮喘：佛手15克，藿香9克，姜皮3克，水煎服。

（4）白带过多：佛手20克，猪小肠适量，共炖，食肉饮汤。

（5）慢性胃炎、胃腹寒痛：佛手30克，洗净，清水润透，切片成丁，放瓶中，加低度优质白酒500毫升。密闭，泡10日后饮用，每次15毫升。

（6）老年胃弱、消化不良：佛手30克，粳米100克，共煮粥，早晚分食。

收敛固涩、生津止渴话乌梅

乌梅入药主要具有四个方面的功能：敛肺止咳、涩肠止泻、安蛔止痛、生津止渴。与之相对应，应用于以下四个方面：

（1）肺虚久咳：咳嗽与肺脏关系最为密切。肺脏虚弱可引起患者咳嗽长期不愈，往往出现干咳少痰或无痰的情况。乌梅味酸，善于收敛耗散的肺气，故对于肺虚久咳具有敛肺止咳的效果。但需要注意的是，咳嗽初期不宜应用乌梅，只有肺脏虚弱引起的长期咳嗽才是乌梅的用武之地。

（2）久泻久痢：泄泻和痢疾的病位在于大肠。乌梅不仅能收敛肺气，还能收敛大肠。对于长期泻痢，正气衰弱的患者，可借乌梅酸涩之性，起到涩肠止泻的作用。此外，久泻久痢的患者因体内的津液长期从肠道损失，故往往还会伴有阴液亏损，出现诸如口干、舌红而瘦，少苔甚至无苔的情况。乌梅既可以涩肠止泻，防止津液进一步损失，又可以生津止渴，补充人体的阴液，可收一石二鸟之效。但同咳嗽一样，泻痢初期有邪者一般不宜应用乌梅。

（3）蛔厥腹痛：蛔厥是指因蛔虫引起的剧烈腹痛，甚至呕吐、四肢厥冷的病症。蛔虫具有钻孔的习性，当蛔虫钻入胆道时，往往会形成蛔厥。此时患者腹痛剧烈，当务之急是使蛔虫减少活动并退出胆道。乌梅味极酸，具有安蛔止痛的功效，可解除蛔厥腹痛。当然，在蛔虫安定，疼痛解除后，还需另外使用驱虫药。

（4）津伤口渴：当人体津液不足时，会出现口渴多饮的症状，中医称之为津伤口渴。暑邪容易耗伤人体的津液，故这种情况多见于炎热的夏季。民间有夏天食用酸梅汤

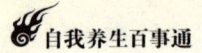

的习惯，这正是利用了乌梅生津止渴的功效。此外，津伤口渴又多见于糖尿病患者，故对于糖尿病伴有口渴多饮症状者，用药遣方时也可加入乌梅。

滋阴祛火非银耳莫属

不同的人火气在不同的地方，我们知道胃火大，上火就表现在口臭；肝火旺，人就会整天发脾气……

火气和燥气就像急性病和慢性病，火气来得急，燥气来得慢，但是火气太久未消就会转成燥气，容易耗损人体阴液，造成内脏缺水，尤其老年人由肠燥引起便秘，吃银耳最有效。

银耳为凉补，有润燥的作用，被称为"穷人的燕窝"，具有补脾开胃、益气清肠、安眠健胃、补脑、养阴清热、润燥之功，对阴虚火旺者而言是一种良好的补品。

银耳富有天然特性胶质，加上它的滋阴作用，长期服用可以润肤，并有去除脸部黄褐斑、雀斑的功效。如果和红枣一起熬成汤，食用起来效果更好。

银耳红枣汤的做法：

（1）银耳100克、红枣5~6粒、冰糖适量。

（2）银耳在冷水中浸泡6小时以上。

（3）将银耳尾端蒂摘去。

（4）摘好的银耳放入水中，小火炖4小时。

（5）红枣洗好，放入银耳汤中，加适量冰糖。

（6）中火煮滚3~5分钟冰糖化了即熄火。

当归：补血活血的"有情之药"

唐诗有云："胡麻好种无人种，正是归时又不归。"传说三国时期蜀国大将姜维的母亲思念儿子，便给姜维寄去当归，以示盼子速归的急切心情。民间有一则谜语："五月底，六月初，佳人买纸糊窗户，丈夫出门三年整，寄来书信一字无。"谜底是四种中药：半夏、防风、当归、白芷。其中"丈夫出门三年整"一句，打的就是当归，丈夫出门已三年，应当赶快归来。当归寄托了思念和盼归的情思，所以说它是"有情之药"。

关于当归的名称由来，李时珍在《本草纲目》中写道："古人娶妻为嗣续也，当归调血，为女人要药，有思夫之意，故有'当归'之名。"

当归的功效：

（1）当归甘温质润，为补血要药，包括血虚引起的头昏、眼花、心慌、疲倦、面少血色、脉细无力等。著名的当归补血汤，就由当归和黄芪组成。如果再加入党参、红枣，补养气血的功效更强。

（2）当归能活血，最宜用于妇女月经不调。由当归与熟地黄、白芍、川芎配伍而成的四物汤，就是妇科调经的基本方。经行腹痛，可加香附、延胡索；经闭不通，可加桃仁、红花。

（3）当归也宜用于疼痛病证。因为当归有温通经脉、活血止痛的功效。无论虚寒腹痛，或风湿关节疼痛，或跌打损伤淤血阻滞疼痛，都可使用当归。

（4）当归也常用于痈疽疮疡。因为当归活血化淤，具有消肿止痛、排脓生肌的功效。治疗疮疡的名方仙方活命饮，就以当归与赤芍、金银花、炮山甲等同用。

（5）当归还宜用于血虚肠燥引起的大便秘结，因为当归有养血润肠的功效。常与肉苁蓉、生首乌、火麻仁等润肠药配伍同用。

但是，我们都知道"是药三分毒"的道理，所以即使功效再多、性能再温润的药也同样有人不适合。所以，在服用当归前，大家应先咨询医生，特别是老人和孕妇要慎服。

荷叶：当之无愧的养心佳品

中医认为，荷叶味苦，性平，归肝、脾、胃经，有清热解暑、生发清阳、凉血止血的功用，鲜品、干品均可入药，常用于治疗暑热烦渴、暑湿泄泻、脾虚泄泻以及血热引起的各种出血症。而荷叶的祛火功能更让它成为当之无愧的养心佳品。

荷叶入馔可制作出时令佳肴，如取鲜嫩碧绿的荷叶，用开水略烫后，用来包鸡、包肉，蒸后食用，清香可口，可增食欲。

荷叶常用来制作夏季解暑饮料，比如荷叶粥，取新鲜荷叶一张，洗净煎汤，再用荷叶汤与大米或绿豆共同煮成稀粥，可加少许冰糖，碧绿馨香、清爽可口、解暑生津。荷叶粥对暑热，头昏脑胀、胸闷烦渴、小便短赤等症有效。

荷叶具有降血压、降血脂、减肥的功效，因此，高血压、高血脂、肥胖症患者，除了经常喝点荷叶粥外，还可以每日单用荷叶9克或鲜荷叶30克左右，煎汤代茶饮，如果再放点山楂、决明子同饮，则有更好的减肥、降脂、降压之效。

取荷叶适量，洗净，加水煮半小时，冷却后用来洗澡，不仅可以防止起痱子，而且具有润肤美容的作用。

荷花可谓全身是宝。莲子有补脾益肾、养心安神的作用，可煮粥食用；藕具有清热生津、凉血散淤的作用；藕粉是老人、幼儿、产妇的滋补食品，开胃健脾，容易消化；藕节具有止血消淤的作用，常用于治疗吐血、咯血、血衄、崩漏等，可取鲜品30~60克，捣烂后用温开水或黄酒送服；莲蓬具有化淤止血的作用，可用于治疗崩漏、尿血等出血症，取5~9克，煎服；莲须具有固肾涩精的作用，可用于治疗遗精、尿频等，取3~5克代茶饮或煎服；荷梗具有通气宽胸、和胃安胎、通乳的作用，常用于妊娠呕吐、胎动不安、乳汁不通等，取9~15克代茶饮或煎服。

肉桂：温中补阳、活血祛淤

肉桂，又名玉桂、桂皮，为樟科植物肉桂的树皮。多于秋季剥取栽培5~10年的树皮和枝皮，晒干或阴干，主要产于云南、广西、广东、福建。中医认为，肉桂味辛、甘，性大热，归肾、脾、心、肝经，有温中补阳、祛风健胃、活血祛淤、散寒止痛之效，适用于脾肾亏虚所致的畏寒肢冷、遗尿尿频、脘腹冷痛、虚寒吐泻、食少便溏、虚寒闭经、痛经等。如《玉楸药解》中记载："肉桂，温暖条畅，大补血中温气。香甘入土，辛甘入木，辛香之气，善行滞结，是以最解肝脾之郁。凡经络堙淤，藏腑症结，关节闭塞，心腹疼痛等症，无非温气微弱，血分寒冱之故，以至上下脱泄，九窍不守，紫黑成块、腐败不鲜者，皆此症也。女子月期、产后，种种诸病，总不出此。悉用肉桂，余药不能。"《本草经疏》中则说："桂枝、桂心、肉桂，夫五味辛甘发散为阳，四气热亦阳；味纯阳，故能散风寒；自内充外，故能实表；辛以散之，热以行之，甘以和之，故能入血行血，润肾燥。"

另据药理研究表明，桂皮含挥发油及鞣质等，对胃肠有缓和的刺激作用，能增强消化功能，排除消化道积气，缓解胃肠痉挛。又有中枢性及末梢性血管扩张作用，能增强血液循环，并有明显的镇静、解热作用。

下面，我们再为大家推荐两款肉桂食疗方。

【保健食谱】

1. 肉桂粥

材料：肉桂、茯苓各2克，桑白皮3克，大米50克。

做法：将上述药水煎取汁，加大米煮为稀粥，每日一剂，作早餐食用。

功效：可温阳化饮，适用于水饮停蓄、上逆于肺所致的胸满、咳逆、痰白稀、欲呕、饮食不下、下则呕逆等。

2. 肉桂羊肉汤

材料：羊肉1000克，肉桂10克，草果5个，香菜及调味品适量。

做法：将羊肉洗净，切块，余药布包，加水同炖沸后，调入胡椒、姜末、食盐、黄酒等，炖至羊肉熟烂后，去药包，调入葱花、味精及香菜等，再煮一二沸即可。

功效：可健脾温肾，适用于脾肾阳虚之四肢不温、纳差食少、腰膝酸软、脘腹冷痛等。

人参：大补元气，固本培元

人参在人们心目中占有重要的地位，认为它能长精力，是大补元气的要药，更认为多年生的野山参药用价值最高。

人参性平，味甘，微苦，归脾、肺、心经。主要含10多种人参皂甙，以及β-榄香烯、糖类、多种氨基酸和维生素等。其功重在大补正元之气，以壮生命之本，进而固脱、益损、止渴、安神。故男女一切虚证，阴阳气血诸不足均可应用，为虚劳内伤第一要药。

（1）大补元气。用于气虚欲脱的重证。表现为气息微弱、呼吸短促、肢冷汗出、脉搏微弱等。

（2）补肺益气。用于肺气不足，气短喘促，少气乏力，体质虚弱。

（3）益阴生津。治疗津气两伤、热病汗后伤津耗气。

人参用量的多少与服用什么种类的人参、什么情况下服用等因素有关。红参性偏热，西洋参性偏凉，一次服用量不宜超过3克；生晒参性较平和，剂量可适当增大，一次可服用6克。如较长时间服用，量宜减半。如欲用于祛病补虚，或补虚救脱，量可增至2倍或3倍，甚至更多，但须在医生指导下服用。

切忌长时期连续服用人参。一些特殊情况需常服人参者，可以10日为一个周期，每日服用1~3克，在连续服用10日后停服一周，然后继续服用10日，如此反复进行。另外，服用人参要避"实"，即体质壮实者，无须服用人参。

第十章 药物养生亦重要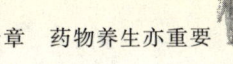

灵芝：延年益寿，扶正固本

灵芝，自古以来就被认为是吉祥、富贵、美好、长寿的象征，素有"仙草"之誉。古今药理与临床研究均证明，灵芝确有防病治病、固本扶正、延年益寿之功效。

灵芝味甘，性平，无毒；归心、肺、肝、肾经。其药理成分非常丰富，其中有效成分可分为十大类，包括灵芝多糖、灵芝多肽、三萜类、16种氨基酸（其中含有7种人体必需氨基酸）、蛋白质、甾类、甘露醇、香豆精苷、生物碱、有机酸（主含延胡索酸），以及微量元素锗、磷、铁、钙、锰、锌等。

灵芝对人体具有双向调节作用，能增强免疫功能，提高机体抵抗力，促使全部的内脏或器官功能正常化。所治病种，涉及心脑血管、消化、神经、内分泌、呼吸、运动等各个系统，尤其对肿瘤、肝脏病变、失眠以及衰老的防治作用十分显著。

灵芝用量一般是每天 1.5~3 克，研碎冲服、浸酒服或水煎服。

灵芝药性平和，补益作用和缓，长时间服用才起作用。另外，灵芝滋补作用很强，一般高血压患者不宜多服。

莲子：补脾止泻，养心安神

莲子是一味以补为主，以收为辅，兼有一定清热作用的药物和食品，物美价廉，集养生、抗病治病于一体，应用广泛，喜食者甚多。

莲子性平、味甘涩，入心、脾、肾经。含有丰富的淀粉、蛋白质、脂肪、钙、磷、铁等营养物质。

莲子善于补五脏不足，通利十二经脉气血，使气血畅而不腐；莲子所含氧化黄心树宁碱对鼻咽癌有抑制作用；莲子所含非结晶形生物碱 N—9 有降血压作用；莲子芯味道极苦，却有显著的强心作用，能扩张外周血管，降低血压；莲芯还有很好的祛心火的功效，可以治疗口舌生疮，并有助于睡眠；莲子中所含的棉子糖，是老少皆宜的滋补品，对于久病、产后或老年体虚者，更是常用营养佳品；莲子碱有平抑性欲的作用，青年人梦多、遗精频繁或滑精者，服食莲子有良好的止遗涩精作用。

莲子的服用方式，主要以煎汤内服为主，常规剂量为6~12克。另外，莲子还可煮成各种药粥，或制成多种营养丰富的佳肴和点心。

莲子以个大、饱满、无皱、整齐者为佳；变黄发霉的莲子不要食用。另外，平素大便干结难解，或腹部胀满之人忌食。

桂圆：补血安神，养心益智

桂圆是一种家喻户晓、历史悠久的药物和食品，对人体具有良好的补益、调节作用，是防病治病、养生保健的常用品。

桂圆，又称桂圆肉，因其种圆黑光泽，种脐突起呈白色，看似传说中"龙"的眼睛而得名。新鲜的桂圆肉质极嫩，汁多甜蜜，美味可口，实为其他果品所不及。鲜桂圆烘成干果后即成为中药里的桂圆。

桂圆味甘，性温，含有大量的葡萄糖、蔗糖和多种维生素等物质，还含有蛋白质及多种氨基酸。中医认为桂圆有补血安神、健脑益智、补养心脾的功效；另有研究发现，桂圆对子宫癌细胞的抑制率超过90%，妇女更年期是妇科肿瘤好发的阶段，适当吃些桂圆有利健康；桂圆还有补益作用，对病后需要调养及体质虚弱的人有辅助疗效。

桂圆的服用方法主要有三种：生食（每次10个左右）、煮汤服用（每次10~15克）和制剂服用。每次服用不可过量，否则会生火助热。

桂圆性属大热，凡阴虚内热体质者不宜食用。

黑芝麻：滋养肝肾，抗衰美容

黑芝麻自古以来就被认为是强身益寿、滋养肝肾、保健美容的高级食品。

黑芝麻味甘，性平，入肝、肾、肺经。其含有大量的脂肪和蛋白质，还有糖类、维生素A、维生素E、卵磷脂、钙、铁、铬等营养成分。其铁含量之高，是许多食物无可比拟的。

黑芝麻作为食疗品，有益肝、补肾、养血、润燥、乌发、美容作用，是极佳的保健美容食品；黑芝麻的神奇功效，还在于它的维生素E含量居植物性食品之首。维生素E能促进细胞分裂，延缓细胞衰老，常食可防止细胞内"游离基"的积累，起到抗衰老和延年益寿的作用；黑芝麻富含生物素，对身体虚弱、早衰而导致的脱发效果最好，对药物性脱发、某些疾病引起的脱发也会有一定疗效。

黑芝麻可榨制成香油（麻油），供食用或制糕点；种子去皮称麻仁，烹饪上多用作辅料。

芝麻是一种发物，凡患疮毒、湿疹、慢性肠炎、便溏腹泻者或皮肤病者，应忌食。

核桃仁：补脑抗衰，镇咳平喘

核桃营养丰富，是世界四大干果之一。素有"益智果""长寿果""养人之宝"的美称，具有卓越的保健效果和抗衰功能，已经为越来越多的人所推崇。

核桃是食疗佳果。现代医学研究认为，核桃中的磷脂对脑神经有良好保健作用。核桃油含有不饱和脂肪酸，有防治动脉硬化的功效。核桃仁中含有锌、锰、铬等人体不可缺少的微量元素。人体在衰老过程中锌、锰含量日渐降低，铬有促进葡萄糖的利用、胆固醇代谢和保护心血管的功能。核桃仁的镇咳平喘作用也十分明显，冬季，对慢性气管炎和哮喘病患者疗效极佳。

核桃的食法很多，制药、生吃、炒食、煮粥或做成各种菜肴均可。

核桃因含有较多脂肪，所以一次吃得太多，会影响消化。另外，有的人喜欢将核桃仁表面的褐色薄皮剥掉，这样会损失掉一部分营养，所以不要剥掉这层薄皮。

麦冬：甘寒质润，滋阴上品

麦冬性甘寒质润，有滋阴之功，既善于清养肺胃之阴，又可清心经之热，是一味滋清兼备的补益良药。常用量为10~15克。亦可入丸、散，或熬膏，或泡茶饮服。

《本草纲目》提到，养阴润肺、益胃生津多用去心麦冬，清心除烦多用连心麦冬。但麦冬性寒，如因脾胃虚寒而见有腹泻便溏、舌苔白腻、消化不良者及外感风寒咳嗽者均不宜应用。

（1）治疗肠燥便秘：麦冬15克、生地黄15克、玄参15克。水煎服，每日1剂。有润肠通便的作用。

（2）治疗暑天汗出虚脱：麦冬10克、人参10克、五味子6克。水煎服，每日2剂。对汗出虚脱、心慌心悸、血压过低、汗多口渴、体倦乏力有良效。

（3）治疗冠心病心绞痛：麦冬45克，加水煎成30~40毫升，分次服用，连服3~18个月。对缓解心绞痛、胸闷及改善心功能均有一定作用。

（4）治疗鼻出血：麦冬15克，生地黄15克。水煎服，每天1剂。对鼻出血且血色鲜红者有治疗作用。

（5）夏日防中暑：取鲜芦根100克（或干品30克）、麦冬20克煎汤代茶饮，对夏日炎炎人体大量出汗所造成头晕、烦闷和胃肠不适等有良好的治疗作用。

（6）治疗尿路感染：麦冬15克、牛奶200克、白糖30克。先将麦冬洗净，放入锅内，加水1000毫升，用武火烧沸，文火煎熬20分钟，用纱布滤去麦冬不用。然后将牛奶烧沸，同麦冬药液混匀，加入白糖烧沸即成。每日2次服用，每次100克。具有滋阴清热、利尿消肿的作用。

（7）慢性肝炎、早期肝硬化体虚者：鸡蛋5个，枸杞子、花生米、瘦猪肉各30克，麦冬10克，盐、湿淀粉、味精各适量。先将花生米煎脆，枸杞子洗净，入沸水中略氽一下。麦冬洗净，入沸水中煮熟，切成碎末，瘦猪肉切丁，鸡蛋打在碗内，加盐少许打匀，隔水蒸熟，冷却后将蛋切成粒状。然后锅置旺火上，放花生油，把瘦猪肉丁炒熟，再倒进蛋粒、枸杞子、麦冬碎末，炒匀，放盐少许及湿淀粉勾芡。最后放味精适量，脆花生米铺在上面即成。佐餐食。具有滋补肝肾的作用，健康人也能食用。

凤仙花：活血通经、祛风止痛

凤仙花，又名指甲花。因其花头、翅、尾、足俱翘然如凤状，故又名金凤花。凤仙花属凤仙花科一年生草本花卉，根据清初赵学敏所著《凤仙谱》，我国凤仙有200多种，其品种变异之多，居世界前列。颜色多种多样，有粉红、朱红、淡黄、紫、白清色等。

《广群芳谱》卷四十七"凤仙"条中记载："女人采红花，同白矾捣烂，先以蒜擦指甲，以花傅上，叶包裹，次日红鲜可爱，数月不退。"富察敦崇《燕京岁时记》云："凤仙花即透骨草，又名指甲草。五月花开之候，闺阁儿女取而捣之，以染指甲，鲜红透骨，经年乃消。"由此可见，用凤仙花染指甲是有据可查的。

除了观赏价值之外，凤仙花亦是一种著名的中药。《本草纲目》中记载，凤仙花花瓣味甘，性温，归肾经，有小毒，有活血通经，祛风止痛的作用，适用于闭经、跌打损伤、淤血肿痛、风湿性关节炎、痈疖疔疮、蛇咬伤、手癣等症；凤仙花种子亦名急性子，味甘，性温，有小毒，为解毒药，有通经、催产、祛痰、消积块的功效，适用于闭经、难产、骨硬咽喉、肿块积聚等症；茎亦名透骨草，味苦、辛，性温，归肾经，有祛风、活血、止痛、消肿之功效，捣烂外敷可治疮疖肿痛、毒虫咬伤；凤仙花根味甘，性平，具有祛风止痛、活血消肿的功效，适用于风湿关节疼痛、跌打损伤等症。

药理研究表明，凤仙花还对霉菌、金黄色葡萄球菌、溶血性链球菌、伤寒杆菌、痢疾杆菌等有不同程度抑制作用。但因其有活血作用，故孕妇慎用。

下面，我们再为大家推荐两剂以凤仙花为主的药方：

（1）凤仙花干末 3 克（鲜品 10 克），乌贼骨 30 克，水煎服，每日一剂，连续 1 周，可治带下病。另外，并用凤仙花全草 1 棵煎汤，先熏，后洗阴部，有抗菌消炎作用。

（2）伸筋草、透骨草、红花各 30 克，共放入搪瓷脸盆中，加清水 2000 毫升，煮沸 10 分钟后取出，放入浴盆中，药液温度以 50~60℃为宜，浸洗患肢。先浸洗手部，再浸洗足部，浸洗时手指、足趾在汤液中进入自主伸屈活动，每次 15~20 分钟，药液温度下降后可再加热，每日 3 次，连续 2 月，可治中风后手足痉挛。

补血养颜的佳品——阿胶

阿胶是中国人熟知的补血养颜佳品，那么什么是阿胶呢？阿胶是驴皮经煎煮浓缩制成的固体胶质。《本草纲目》记载，阿胶甘，平，归肺、肝、肾经，能够补血、止血、滋阴润燥，用于血虚萎黄、眩晕、心悸等，为补血之佳品。尤其是女性的一些病症，如月经不调、经血不断、妊娠下血等，阿胶都有很好的补血之功。

阿胶在中医药学上已经有两千多年的历史了，其实最早制作阿胶的原料不是驴皮而是牛皮，秦汉时期的医药学著作《神农本草经》记载："煮牛皮作之。"由于阿胶在滋补和药用方面的神奇功效，因而受到历代帝王的青睐，将其列为贡品之一，故有"贡阿胶"之称。

阿胶含有丰富的动物胶、氮、明胶蛋白、钙、硫等矿物质和多种氨基酸，具有补血止血、滋阴润肺等功效，在补血方面的作用更加突出，在治疗各种原因的出血、贫血、眩晕、心悸等症状方面也是效果显著。

阿胶的养颜之功根基于它的补血之功，女性气血充足，才能面若桃花，肤色莹润有光泽。随着当今社会节奏的加快，竞争压力的加剧，很多女性过早地出现月经不调、痛经、肌肤暗淡无光、脸上长色斑等衰老迹象。只有从内部调理，通过补血理气，调整营养平衡来塑造靓丽女人。而补血理血的首选之食就是阿胶，因为阿胶能从根本上解决气血不足的问题，同时改善血红细胞的新陈代谢，加强真皮细胞的保水功能，实现女人由内而外的美丽。

下面介绍一款阿胶粥以养颜养肤之用。

材料：阿胶 30 克，糯米 30~50 克。

制法：先用糯米煮粥，待粥将熟的时候，加入捣碎的阿胶，沸后加少许水断续煮，重复两次即可，晨起或晚睡前食用。

补脾润肺的良药——甘草

古代医家对甘草的使用非常广泛，直到今天，甘草依然是中医常用药。中国传统医学认为它味甘，性平，归心、肺、脾、胃经，具有补脾益气，润肺止咳，缓急止痛，缓和药性之功效。相对而言，甘草生用清热解毒，蜜炙后用则能补中缓急。

甘草含有甘草酸、甘草苷、有机酸等成分，有解毒、抗利尿作用，并可抗炎症、抗过敏。对临床上病因较复杂的阿狄森氏病、尿崩症、席汉综合征，以及消化性溃疡等有明显的治疗效果。

但需要引起警惕的是，长期大量使用甘草，会引起水肿、高血压、胸腹胀满、呕吐等不良反应。同时，中医认为甘草不可与海藻、大戟、甘遂、芫花同用，以免发生毒副作用。

止咳平喘的良药——白果

白果是银杏的种仁。性平、味甘、微苦、涩，有小毒，归肺经。有敛肺定喘、止带缩尿及化痰的功能；外用则能"消毒杀虫"。

白果含较多的碳水化合物，其次为蛋白质、脂肪以及维生素E、钙、磷、钾、硒等，故有较高的营养价值。药理研究发现其有一定祛痰作用，对结核杆菌、致病性皮肤真菌等有抑制作用。但是其所含的银杏酸、银杏酚等有一定的毒性。

除食用外，白果主要用于如下病症：哮喘痰嗽、带下量多、白浊、尿频或遗尿、肾气虚。此外，将生品捣烂涂敷，可用于手足皲裂、酒齄鼻、头面和手部癣疮等。

白果的主要方子简介如下：

定喘汤：治哮喘，喘咳上气，痰多色黄，苔微厚腻。白果（炒黄）21个，麻黄9克，杏仁6克，款冬花9克，苏子6克，法半夏9克，黄芩9克，桑白皮9克，甘草3克。加水煎煮，取汁。不拘时，徐徐服。

银杏膏：治久年咳嗽咯痰；或用于慢性支气管炎，咳嗽痰稠，上气似喘，肺气不足者。白果、细茶叶、胡桃仁各120克。细茶叶微炒、研细末，白果、胡桃仁捣烂，加蜂蜜250克，于锅内煎炼成膏。每次服1茶匙，每日2~3次。

白果山药粉：治小便淋浊，妇女带下及眩晕。白果（炒熟）、山药各等份。焙干研为细末，混匀。每日40克，分3~4次服，用米汤或温开水送下。

煨白果：治小便频数或遗尿。白果14个，煨熟或煮熟，一日分2次食。

白果有小毒，使用时应注意以下三点：

（1）本品入药用量较小，每日6~10克；煮熟或炖汤食则稍多，但以25克以内为宜（单人用量）。

（2）本品有小毒，不宜生食，尤其不可多食。白果中毒潜伏期1~12小时，可见呕吐、腹泻、头痛、恐惧、惊叫、抽搐、昏迷等，甚至可以致死。

（3）因有收敛的药性，故喘咳痰稠，不易咳出者慎用。

治疗头痛的妙药——天麻

（1）天麻煮鸡蛋可治疗头痛目眩。

做法：鲜天麻60克，鸡蛋3个，水1000克。先将鲜天麻切片放锅内加水煮30分钟后，打入鸡蛋煮熟后即可食用。

用法：每日一次食，或隔日一次也可。

（2）天麻、枸杞子煮猪脑对脑震荡后遗症所导致的头昏头痛有一定的辅助治疗作用。

做法：鲜天麻100克，枸杞子15克，猪脑2副。将鲜天麻片、枸杞子加水文火煎1小时，放入洗净的猪脑煮熟后食用。

用法：每日一次食，或隔日一次也可。

（3）天麻鸭子具有滋阴潜阳，平肝息风的功效。适用于阴虚阳亢，妊娠先兆流产，伴目眩头晕，耳鸣头痛，口苦咽干等症。

做法：鲜天麻100克，生地黄30克，水母鸭1只（约500克）。将鸭宰杀，去毛及内脏，与洗净切片之天麻、生地黄共炖至鸭料熟，加食盐、味精等调味。

用法：食肉饮汤。

（4）天麻肉片汤可滋补潜阳，平肝息风。适用于肝阳上亢或风痰上扰之眩晕、头痛等症，现多用于高血压、耳源性眩晕等。

做法：天麻猪肉各适量。天麻切薄片待用；肉切片做汤，加入鲜天麻片60克共煮。

用法：药、汤俱食。

第二节

日常服药多注意

服药也有时间限制

科学地掌握服药时间，既能发挥药物的最大疗效，又能减少药物的副作用。否则，不但延误疾病的康复，还增加患者的经济负担。现将常用的药物服用时间介绍如下，以供参考。

（1）空腹服（清晨）。多为滋补类药，如人参、蜂乳等。早晨空腹服以利人体迅速吸收和充分利用。

（2）半空腹服。多为驱虫药，如驱蛔灵等。可于两餐之间，或刚进早餐后服用，这样使药能迅速进入肠道，保持较高浓度发挥作用，又不致刺激胃肠引起恶心呕吐，甚至因肠道吸收快而中毒。

（3）饭前服（饭前30~60分钟）。多为健胃药、收敛药、止胃痛药、肠道消炎药，如多酶片、乳酶生、胃舒平、三硅酸镁等。这些药物依其各自的作用特点，饭前服用能达到最佳效果。此外，中成药丸剂，为使其较快通过胃进入肠道，不为食物所阻，也宜饭前服。

（4）饭时服。多为消化药，如稀盐酸、胃蛋白酶等，饭时服能及时发挥作用。

（5）饭后服（饭后15~30分钟）。绝大部分药物都在饭后服。尤其是刺激性较强的药物，如阿司匹林、水杨酸钠、保泰松、消炎痛、硫酸亚铁、黄连素等宜饭后服，以便为胃内食物稀释而减少其对胃黏膜的刺激作用。

（6）睡前服（指睡前15~30分钟）。多为催眠药，如鲁米那、安定、朱砂安神丸等；泻药如双醋汾汀、酚酞、果导等，服后8~12小时见效，故在次日清晨可望排便。

（7）定时服（间隔一定时间用药）。多为一些吸收快、排泄快的抗菌消炎药，因排泄或破坏较快，为维持有效浓度，须每隔一定时间服用一次。

（8）必要时服。多为解痉止痛药，如颠茄、普鲁本辛等在胃肠痉挛、疼痛时服用；感冒发热时服APC、阿苯片；头痛时服用去痛片；心绞痛发作时，舌下含化速效硝酸甘油片，等等。

心脑血管疾病患者要时刻将药物带在身上，换衣服时不要忘记将药物装上。药物要装在取出方便而固定的衣服口袋里，对这个装药的口袋，家人也要熟悉。夜间睡觉时亦要放在床头等容易随手拿到的地方。应定期检查所带的药物是否过期，并及时更换。

服药要严格遵照医嘱

医生开药是根据病人的年龄、性别、体重、药物配伍禁忌及病情等指征决定剂量和疗程的。病人是否遵照医嘱按时按量服药，是关系到治疗效果和治疗安全的重要环节。如果病人治病心切或图省事，擅自加大剂量，甚至一天的量一次服下，就会导致药物中毒等不良反应发生。另外，各种药物的吸收、排泄速度及在体内的有效浓度均不同，如果服药不按时、不够量，或三天打鱼，两天晒网，体内不能维持一定的药物浓度，就达不到预期的效果。

药物的不良反应不可忽视

药物的不良反应不可忽视，它可以引起"药源性疾病"，甚至可危及生命。药物不良反应有：

（1）副作用。用药后出现恶心、呕吐、食欲减退、头痛、失眠、心慌等，都属于药物的副作用。比如有些药对消化道刺激性大，医生会告诉你要饭后服药，如果不按这个时间服用，就会出现消化道的不适反应等副作用。相反，有些药如利福平、胃舒平等，则需要在空腹或饭前服用，才能收到最佳效果。

（2）毒性反应。多因用药过量或用药时间过长引起。表现为扰乱机体的生理功能，或出现器官组织的显著病理改变。毒性反应对机体损害较大，有时可危及生命。严重的毒性反应主要表现对神经系统、造血系统、肝、肾和心血管系统的损害。

（3）二重感染。由于长期或大剂量使用广谱抗生素，使肠道正常的菌群发生变化，敏感的细菌被杀灭，不敏感的细菌大量繁殖，导致二重感染（继发感染），发生药源性疾病。

（4）药物成瘾。由于滥用，特别是长期重复使用某些改变情绪或行为的药物，可以产生对药物的精神依赖性。如吗啡、可待因、杜冷丁等都很容易成瘾。

（5）药物致畸。有些药物可以通过胎盘影响胎儿生长发育，在怀孕3个月，尤其8周内，药物致畸的危险性最大。

（6）药物致癌。有些药物如治疗皮肤病的砷酸钠可致皮肤癌。

药物除上述不良反应外，还可引起变态反应，因此，我们在服用药物的过程中，一定要遵照医嘱，按时按量，还要注意观察、体会有什么反应和不适，特别是长期使用某些毒性作用大的药物时，更应小心。

服药姿势有讲究

躺着服用药片、药丸，如果送服的水少，药物只有一半到达胃里，另一半会在食管中溶化或黏附在食管壁上。由于有的药物是碱性的，有的是酸性的，有的具有很强的刺激性，如果在食管壁上溶化或停留时间过长，就可引起食管发炎，严重的甚至引发溃疡。

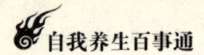

正确的服药方法是：站着服药，多喝几口水，服药后不要马上躺下，最好站立或走动一分钟，以便药物完全进入胃里。千万注意，不可干吞药品，干吞药品最容易使药片黏附在食管壁上，导致食管黏膜损伤。

有些药片不能掰开吃

在常用的药品当中，有些是肠溶片，常用的肠溶片剂是一种在胃液中不崩解，而在肠液中能够崩解、吸收的一种片剂，将药物制成肠溶片是为了满足药物性质及治疗的需要。为了充分发挥药物的治疗作用，就在这些药物的外面包上一层只能在碱性肠液中融解的物质——肠溶衣。因此，在使用红霉素肠溶片、麦迪霉素肠溶片、胰酶肠溶片、淀粉酶、多酶片等药物时，不可将药片掰开、嚼碎或研成粉末服用，应整片吞服。

制剂使用要讲究方法

（1）滴眼液：用消毒剪刀剪开瓶口，剪刀可先在火上烧一下。然后清洁双手，将头后仰，眼向上望，轻轻把下眼睑拉开成"袋状"；将药液滴入眼"袋"内，切勿让滴管开口接触到眼球或眼睑。然后轻轻放开眼睑，闭眼休息1~2分钟，注意不要闭得太紧。可以用药棉或纸巾擦去流出眼外的药液。若同时使用几种滴眼液，滴不同药液之间的间隔不少于5分钟。滴眼剂也会产生烧灼感，但不应持续几分钟，若烧灼感持续时间过长，就要咨询专业人员。

（2）滴耳液：使用之前同样要清洁双手，把药瓶握在手中数分钟，使药液温度接近体温。把头稍倾或歪向一边，外耳道口向上，轻轻拉下耳垂，使耳道暴露，按医生指定的滴数，将药液滴进耳内。5分钟后换另一只耳朵，有的药品说明书上有明确建议，应在滴药后用药棉塞住外耳道。

（3）滴鼻剂：在使用滴鼻剂之前，应先清除鼻涕及清洁鼻腔，取坐位或仰卧位，头尽量后仰，将滴管对准鼻孔，依照医生所指定的滴数，将药液滴进鼻孔内；滴药后用手指轻轻捏几下鼻翼，使药液分布鼻腔，保持滴药姿势2分钟。

（4）栓剂：清洁双手，若栓剂太软，则应先通过冷却使其变硬，可浸在冰水或放在冰箱内一会儿再除去包装。用清水和水溶性润滑剂涂在栓剂的顶端，侧身躺下并将双腿屈起，用手指轻轻将栓剂推进肛门内约2~3厘米深处，继续躺几分钟，1小时之内尽量不要大便。

（5）气雾剂：使用之前要摇匀，尽量将痰咳出，缓缓呼气，尽量让肺部气体排出，头稍后倾，舌头向下，双唇紧贴药瓶喷嘴，深吸气的同时按压气雾剂，屏住呼吸约10~15秒钟，用鼻子呼气，然后用温水清洗口腔。

皮肤病用药有讲究

皮肤病是常见病、多发病，治疗上多用外用药。但怎样使用药物也要有讲究才能达到药到病除的效果。

根据病情需要与药物性质的不同，可选用不同剂型的外用药，如药粉、药水、洗剂与酊剂、霜剂及软膏等。一般急性炎症，表现为红肿、水疱、糜烂时，多选用药水湿敷，具有消炎、散热等功效；待红肿减轻，渗液减少时，则使用糊剂与药粉等，可发挥消炎、止痒、收敛、保护作用；皮损增厚、呈苔藓样变化时，则需用软膏治疗，因它作用持久且有润滑皮肤的作用。

即使同一药物同一剂型，可因浓度不同而作用各异，如3%水杨酸具有消毒和杀菌作用，而10%水杨酸能软化和溶解角质，并使之脱落，其作用恰恰相反。同时还应考虑年龄、性别及患病部位与季节不同等因素。如老幼患者应选低浓度药物；乳房、外阴处，不可用浓度高或刺激性强的药物，手掌、足底等可用浓度高药物；对皮肤敏感者，先用低浓度，后用高浓度；对新药，先用小面积，如无不良反应，再适当扩大。

另外，皮肤病用药时间与次数也不应忽视。药水和洗剂，每3小时搽1次；酊剂、软膏剂作用持久，每天早晚各1次。湿敷方法要适中，用药前患部要注意清洗、消毒，痂皮用食物油软化，直径大于0.5厘米的水疱要以空针筒抽出水液，疱壁不要除去，毛发部位需用粉剂或糊剂时，要剃去毛发。

皮肤病用药时，要注意观察，一旦发生红斑样或湿疹样皮疹，且有瘙痒、头痛等过敏反应，应立即停用，去医院诊治。

一般药物应用温开水送服

温开水能帮助药物顺利通过咽喉、食管到达胃里，使干涩的药片和有刺激性的药水不至于停留在食管，从而保护了食管黏膜，起到了滑润作用。白开水含杂质少，不会与药物起化学变化。有些人在服药片时，喝水太少，使一些具有刺激性的药物停留在食管中时间过长，引起食管发炎；也有一些人更省事，干吞药片，连水也不用，害处更大。常可引起食管损伤的药物有强力霉素、强的松、阿司匹林、消炎痛、保泰松等。

有些药物在服用后还需饮用大量的开水，比如磺胺类药在体内的代谢产物，易在尿路析出结晶，阻塞与损伤输尿管和尿道，因此要多饮水防止尿道结石形成。解热止痛药主要是通过扩张血管和出汗使体温下降，服时也宜多喝水，避免因出汗而失去水分过多引起虚脱。

温开水对药片、药水有溶解、稀释作用，既能减少药物对消化道的刺激，又便于人体对药物的吸收，足量的水还可以冲淡体内的毒素，有利疾病的痊愈。

不能用热水服用的三种药

在日常生活中，很多人服药的时候往往随手拿起水或者饮料就喝，更不分凉水、热水。但是现代医学研究认为，服用以下三种药不宜喝热水。

（1）消化类的药品，如胃蛋白酶合剂、胰蛋白酶、多酶片、酵母片等，这类药中的酶是一种活性蛋白质，遇热后会凝固变性而失去催化剂作用，达不到助消化的目的。

（2）维生素类的药品，维生素类中的维生素C是水溶性制剂，不稳定，遇热后易还原破坏而失去药效。

（3）止咳糖浆类的药品，止咳药溶解在糖浆里，覆盖在发炎的咽部黏膜表面，形成一层保护性的薄膜，能减轻黏膜炎症反应，阻断刺激而缓解咳嗽，若用热水冲服，会稀释糖浆，降低黏稠度，不能形成保护性薄膜，也就不能减轻刺激，缓解咳嗽。

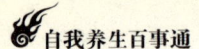

茶水服药会降低药效

有些人有喝茶水的习惯,吃药时也就用茶水送服,这也是不科学的做法。茶叶用水泡后,其中鞣酸、茶碱、咖啡因、可可碱等会溶于水中,用茶水送服某些口服药,会使这些成分与药物发生化学反应,造成药物失效或难以吸收,达不到治疗作用。治疗缺铁性贫血的硫酸亚铁、枸橼酸铁中所含的亚铁离子,可以与茶中的鞣酸反应发生沉淀,妨碍铁的吸收,并会引起腹痛和便秘。含生物碱的药物利血平、阿托品、麻黄碱等与茶中的鞣酸反应发生沉淀,会使药效降低。镇静药鲁半那、速可眠等和抗组织胺药苯海拉明、扑尔敏以及镇咳药咳必清等与茶中的咖啡因有拮抗作用,也会降低疗效。又如抗生素,会和茶中的鞣酸结合,降低抗菌能力。中药黄连、黄柏、麻黄等药在与茶水作用下,效力也会降低。即使用白开水服药,也要避免短时间内再喝茶,同样茶水在胃中药物结合,也会降低药效,最好服药期间不要喝茶。

服药前后不宜吃水果

病人在服药前、后半小时最好不要吃水果,因为有些水果中含有可与药物发生化学反应的物质,使药效降低。某些水果含有一种鞣质成分,这在青涩的水果中存在较多,如未熟的柿子、苹果、杏等。这种成分虽是天然植物成分,但容易和药物发生化学反应,导致药物在体内聚集沉淀,溶解度变小,从而使药效降低。

多数水果含柠檬酸和苹果酸,它们会改变肠道中的pH值,进而间接影响到药物作用。对pH值敏感的药物,如口服青霉素类药物,与酸性较大的水果(如山楂、葡萄等)一同服用时,会影响到药物的疗效。

水果中一般含有钙和镁等金属离子,这些成分可以和某些类别的药物(如四环素类)产生综合反应,形成难溶的复合物,使药物在体内的吸收受阻。人们常用的降血脂药、抗生素、安眠药、抗过敏药等,均可能与水果中的物质发生相互作用,使药物失效或产生毒副作用。如某些抗过敏药可能与柚子、柑橘类水果发生反应,引起心律失常,甚至引发致命性心室纤维性颤动。过敏性鼻炎的患者在服用抗过敏药物(特非那定)的同时,如饮用了葡萄柚(又称胡柚)汁就可能中毒死亡。

服药后立即吸烟降药效

病人服药后如果在半小时内吸烟,就会降低药效,使药物到达血液的有效成分只有12%~18%,而不抽烟者药物到达血液的有效成分则为21%~24%。这是因为烟碱可增加肝脏酶的活性,从而加速药物的溶解,使血液中的药物成分降低,达不到治疗效果。

服药时不喝水或服药后立即卧床休息,可能造成食道溃疡等伤害,因此服药前应先喝一口水,服药后再喝至少100毫升的水,然后站立5分钟才可上床休息。

服中药勿忽视忌口

我国中医有五禁之说:"肝病禁辛,肾病禁甘。"根据辨证论治的服药原则,可使药物最大限度地发挥作用。

中药与食物虽同出一源，但它们所含成分不同，其性味与药理作用也就各异，若配合不当，则会降低疗效或失去疗效，甚至还会增加中药的毒副反应。

例如，辣椒属于热性，不宜与清热凉血药（如银花、连翘、山栀、生地黄、丹皮、石膏等）及滋阴药（如石斛、沙参、麦冬、知母、玄参等）合用，否则会影响疗效。

服用具有温热作用的治疗寒证的药物时，忌食生冷食物。

又如口干、烦热、大便秘结、容易兴奋、急躁或血压偏高、甲状腺功能亢进、心动过快者，就应忌辛辣刺激食物及浓茶、咖啡等饮料；反之，有畏寒、手足冰凉、大便溏薄或血压偏低、心动过缓者，应忌生冷、滋腻、黏滑等食物。

再如热喘患者，不能吃温热性的羊肉、鹅肉、韭菜、姜、桂圆、辣椒等食物，而应该吃偏凉性的马兰头、芹菜、生梨、荸荠等。对于容易诱使哮喘发作的黄鱼、带鱼、毛笋、菠菜等，也应少吃或不吃。哮喘发作时，还应禁食易胀气、难消化的食物，像豆类、芋艿、马铃薯等，以免加剧病情。

服用西药也需忌口

众所周知，中药要忌口，其实服西药同样也要忌口，因为食物中某些成分可能影响药物发挥作用，甚至可能加重药物反应。影响药物疗效的常见食物如下：

1. 油

实验表明，食物中的油脂能降低某些抗生素的药效。另外，在服降脂药物时，宜少吃植物油，不食猪油、羊油及鸡油等，以免增加体内脂肪的贮存而降低降脂药物的疗效。

2. 盐

盐的主要成分是氯化钠，对于那些需要经常服用利尿剂的患者来说，若食物中含盐过多，势必降低利尿药的利尿效果。

3. 酱

酱一般是以大豆为原料制作的，其中含有大量的钙、镁离子。若在服用抗生素药物时大量食用了酱，酱中的金属离子将与抗生素结合，形成的结合物不易被胃肠道吸收，降低其抗菌效果。

4. 醋

醋的pH在7.0以下，若与碳酸氢钠、胃舒平等碱性药物同服时，可使酸碱中和，药效丧失。在服磺胺类药物时应忌食食醋，因为磺胺类药物在酸性条件下溶解度降低，可在尿路中形成磺胺结晶，产生尿闭和血尿。

5. 茶

茶叶中的鞣酸有收敛作用，可治疗腹泻，若因便秘而服用泻药时，切勿饮茶；茶叶中含有咖啡因等生物碱，故服苯巴比妥、安定、眠尔通和颅痛定时宜忌茶，以免影响药物的镇静及止痛作用。

6. 酒

高血压患者服用降血压药苯乙肼时，不可饮用白酒、红酒和啤酒，因酒中含有酵母提取物，它与这类降压药互相作用，反而会引起血压升高。头孢哌酮与乙醇合用时可导致乙醛蓄积，呈"醉酒状"（血管扩张、出汗、头痛、恶心、呕吐、低血压、呼吸困难甚至休克等。因此，在服此类药物期间和停药3天内，应避免饮酒。另外，酒中的乙醇可使抗癫痫药物血浆浓度增高，在常规剂量下发生急性抗癫痫药物中毒，因此，服用抗癫痫药的患者应禁止饮酒。

7. 海产品

鱼类和贝壳类食品，进入人体后分解成各种氨基酸，一部分转变成组胺，经肝脏单胺氧化酶作用，氧化分解后从尿中排出。头孢菌素类药物能抑制人体肝脏中单胺氧化酶的活性，从而使组胺在人体内大量蓄积，引起一系列过敏反应症状，甚至引起死亡。因此，在服用头孢菌素类药物期间，或在用药结束后两星期内，忌食海产品。

胶囊里的药不要倒出来吃

胶囊剂，是将药物装入胶囊中制成的药剂，有硬胶囊剂和软胶囊剂。洋参丸、速效伤风胶囊、先锋霉素IV等是硬胶囊剂；鱼肝油丸、维生素E胶丸、牡荆油胶丸等是软胶囊剂。

有些人在服用胶囊药时，觉得胶囊壳是多余的东西，认为对人体有害，采取了弃囊取药的服法。其实这是不正确的。

首先，胶囊是用明胶制成，能溶于水和胃酸，对人体无害。其次，用胶囊装的药，一般都是些对食道和胃黏膜有刺激性的，易于挥发的，在口腔散失易被唾液酶分解的，非常容易呛入气管的粉末或微粒。胶囊既保护了药，也保护了消化器官，所以，服胶囊药不能剥了外壳再服。

戴隐形眼镜，吃药要小心

许多抗感冒、止咳和止痛药物中都含有抑制眼泪的成分。泪液分泌量减少会使隐形眼镜过于干燥、透明度降低，进而影响视力。此外，某些激素、抗生素、作用于自主神经的药物也具有减少泪液分泌的作用。

因此，戴隐形眼镜的人在看病时，如果医生开了这类药物，一定要及时向医生说明自己的情况，并问清楚药物是否会产生副作用。

服药后不要立即睡觉

许多人都要在睡觉之前吃药，认为服完药后立即休息能帮助药物的吸收。其实这是一种错误的认识。事实上，吃完药马上就睡觉，特别是喝水量又少时，往往会使药物粘在食管上而不易进入胃中。有些药物的腐蚀性较强，在食道溶解后，会腐蚀食道黏膜，导致食道的溃疡。情况较轻微者只是吞咽时感到疼痛，严重者可能伤及血管而引起出血。

经过研究显示，许多患药物性食管溃疡者就是因为曾在近期睡前服过胶囊类药物，如抗生素胶囊、感冒胶囊等，或是服用了颗粒状的止痛药造成的。

自行购药要小心

日常生活中，不可能大病小病都去医院看医生，每个人都有过自行购药的经历，那么，自行购药需要注意什么呢？

（1）买药之前要充分了解病情。买药治病，是人命关天的大事，但有些患者却是凭着自己的判断去买药，或者是跟着广告去买药，经常会因为不对症治疗而出现不良的结果，轻则延误病情，重则损伤身体。可见，这种盲目买药的方法是不可取的，患者到药店买药时，特别是家长给孩子买药时，一定要先去医院看病后再去买药。

（2）主动向药师咨询。在药店买药时，多与药师交谈能让你找到最适合自己病情的药物。国家规定，每个药店都应该配备一位驻店药师，以指导消费者选购处方药。但要注意的是，药店里并不是每个穿白大褂的人都是药师，真正的驻店药师应该取得执业药师资格证，证件必须悬挂在药店的墙上。

（3）要小心坐堂医生的用药陷阱。到药店买处方药要凭医生的处方，正是针对这种需要，时下一些具有处方权的退休医生开始坐堂行医，给患者看病开处方，然后推荐到固定的药店取药。这些坐堂医生确实能给患者正确购买药品提供方便，但要提醒患者，切不可轻信坐堂医生推荐的药品。因为由于没有辅助诊断设备，一些坐堂医生的诊断能力有限，甚至有一些坐堂医生完全出自商业目的为药店推销药品。因此，购药者在询问坐堂医生时，不要误中圈套，特别要慎购他们积极推销的新药、特药。因病情需要到药店买处方药，还是先去趟医院为好，从医生那里开了处方，再到药店按方购药放心。

用药品种不宜过多

如果一种药就能治好病，就不要用两种，因为药物在治疗使用的同时，也会产生副作用。但是，有些老年人通常患有多种慢性病，需要几种药物联合使用，这些药物的使用应按医嘱要求执行。有些老年病人用药达10种以上，许多药物是不必要的，效果不确切，安全程度也难预料，它的危害是显而易见的。

此外，要正确对待所谓的补药。许多人把维生素、鱼肝油、三磷腺苷等当成"补药"，不根据病情长期服用。其实这些药正常人体通常是不缺少的，无故乱用会造成慢性中毒，出现不良反应。

七种人不宜服安眠药

（1）孕妇忌服安眠药。有的安眠药可能使胎儿畸形，还可能出现新生儿哺乳困难、黄疸和嗜睡。

（2）哺乳期妇女。如在哺乳期服用安眠药，安眠药的成分可能转移到母乳内，对新生儿造成不良影响。如果母亲在哺乳期中服用安眠药，需避免哺乳。

（3）年老体弱者。如果药性白天残留较大，会有头晕和走路不稳等副作用，可能给年纪大、身体较弱者带来危险。

（4）有心脏、肝脏及肾脏障碍者。安眠药主要在肝脏转化，由肾脏排除，肝肾疾病患者不宜服用安眠药。

（5）睡眠呼吸障碍者。安眠药能加深中枢抑制，所以呼吸道阻塞性疾病或睡眠呼吸暂停患者不宜服用安眠药。

（6）急性闭角型青光眼及重症肌无力患者。这些患者服安眠药症状会急剧恶化。

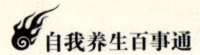

（7）喝酒后不宜服用安眠药。酒精和安眠药一样有抑制中枢神经作用，不要同时使用，以免中枢神经过度抑制造成伤害。

老年人尽量少用药

人到老年，身体各种功能都不如以前，不少老年人常常集数病于一身，长期同时服用几种甚至十几种药物。其实，这样做不但药物不良反应增多，而且还容易导致各种药源性疾病的发生。

药物在用于防治疾病的过程中，因药物本身的作用、药物相互作用以及药物的使用会引起机体组织或器官发生功能性或器质性损害，从而出现各种临床的异常症状。老年人更容易发生药源性疾病，这与其对药物的吸收、药物的代谢及药物的分布特点有关。

老年人因胃肠黏膜细胞数量减少，消化道蠕动功能降低，胃酸分泌减少，加之肠道动脉硬化，使血运减少等特点，影响老人对所服药物的吸收，从而降低其疗效。此外，老年人随着年龄的增加，药物在肝脏氧化、还原和水解、代谢的过程比较缓慢，因其肝肾功能减弱，免疫功能也逐渐降低，容易发生变态反应，引起药物敏感和中毒。老年人体内的水分和肌肉组织逐渐减少，而脂肪所占比例相对增加，使一些亲脂性药物容易在脂肪内蓄积，因此，老年人的用药数量、剂量和次数均应减少。

老年人避免药源性疾病应积极采取以下措施：

（1）严格掌握用药原则，能少用或不用药的尽量少用或不用。

（2）老年人虽然常表现为一身数病，但有些病其实是一种随机体老化而产生的"自然现象"，如骨质疏松、腰腿痛、食欲减退、失眠等。对此，若能注意自我保健调节，通过饮食调理、合理参加体育运动、控制生活节奏、理疗和心理治疗等，是可以不用服药而改善症状的。

（3）老年人常出现的肥胖、动脉硬化、高血压、冠心病和糖尿病等，彼此之间是有内在联系的，治疗时应抓住主要矛盾积极治疗，不可多种药物一拥而上。只要抓住主要矛盾，并辅以积极的非药物疗法，这些病是可以只用少数药物就控制住的。

（4）注射用药对老年人产生的不良反应和毒副作用较其他方式严重，所以，应尽量多采用口服药物治疗，只有在危、重、急和无法选择口服药等情况下，才选择注射用药。

乳母用药应有选择

哺乳期的婴儿患病时能否由母亲代吃药？或者母亲因生病服药会不会影响乳儿？肾脏是药物排泄的主要器官，但许多药物还可通过呼吸道、胆汁、汗腺、唾液腺、泪腺及哺乳期妇女的乳腺排出体外，所以，乳母用药肯定会使小儿受到一定影响。虽然母体服用的多种药物都可在乳汁中发现，但大多数药物含量很少，对婴儿的危害不大。

一般认为，药量大、疗程长时乳汁中含量容易增多，碱性药物容易进入乳汁，而酸性药物则不易进入，故乳汁中药物浓度与血浆中药物浓度并不成正比关系。母乳浓度超过母体血浆浓度的药物有：红霉素、链霉素、硫氧嘧啶；乳中和血浆中浓度基本相等者有：氯霉素、碘化物、溴化物、苯巴比妥、苯妥英钠、异烟肼、麦角胺、磺胺嘧啶等。故上述两组药物可在乳儿身上发挥药理及毒性作用。还有一些药物，虽也能进入母乳，但其浓度远较血浆中浓度低，一般不发挥作用，如水杨酸盐、磺胺噻唑、咖啡因、维生素B_{12}、维生素K、阿托品等。

总之，通过母乳到婴儿体内的药量有限，一般达不到有效浓度。相反，小量的抗生素却可引起婴儿过敏反应和耐药菌株的产生。所以，鉴于药物同时对母亲和乳儿作用的复杂性，乳母不宜代替服药，且母亲自己患病时服药也应有选择。

警惕生活中的无效用药

随着常用药物进入家庭，许多人对一般常见病，都自己买药服用。但往往对一些药物的"关键"又不甚清楚，造成了许多无效用药甚至产生抗药性的情况，为此，应当引起重视。如果你有下面几种常见的无效用药情况，不妨改进一下。

（1）流感患者使用抗生素。流行性感冒是由流感病毒引起的一种上呼吸道感染，目前，对流感患者使用抗生素的现象很普遍，不仅多见于个人自用，就是一些医生治疗流感也常用抗生素。但是，抗生素对流感治疗是无效的，只有当并发细菌感染时，方可考虑使用抗生素。

（2）非感染性腹泻不应使用抗生素。腹泻一般分为感染性腹泻和非感染性腹泻，前者应选用抗生素。而非感染性腹泻可由饮食不当、食物过敏（对牛奶、鱼虾过敏等）、生活规律的改变、外界气候突变等原因引起，此类腹泻使用抗生素均无效，应当采用饮食疗法，或服用一些助消化药物。

（3）丙种球蛋白预防传染病。丙种球蛋白对部分传染病有预防作用，如：麻疹、甲型肝炎、脊髓灰质炎、风疹等。对与上述病人有接触者使用丙种球蛋白亦有效。但丙种球蛋白对乙型肝炎、流感、水痘、普通感冒、流行性腮腺炎则无效。

（4）皮炎、瘙痒症用激素。由于肾上腺皮质激素具有抗过敏、抗炎作用，因而对某些皮肤疾病、瘙痒症有一定的疗效，但大多数情况下使用是无益的。此药长期使用或经常使用，可能诱发感染，影响生长发育，甚至导致溃疡或不愈。因此，皮肤病、瘙痒症的患者不要首先选用激素或激素制成的外用药，应在医生的指导下使用此类药。

维生素是化学药品，不可当成补品长期服用

维生素又名维他命，是维持人体生命活动必需的一类有机物质，现在已经发现的维生素有20多种，它们都是维持人体组织细胞正常功能必不可少的物质。维生素一般不能在人体内直接合成，主要从膳食中获得。然而，许多人偏偏舍弃安全无副作用的膳食摄取方式，而倾向直接补充维生素药品，把维生素当做一种"补药"，认为维生素多多益善。其实不然，维生素是化学药品，不可滥用。药物维生素的主要适应证是维生素缺乏症。要做到合理使用，就要了解各种维生素的作用、用途及维生素缺乏症的特点，以便做到对症下药，缺什么补什么，避免滥用。尤其不能把它作为补品而长期服用，以免使维生素变成了"危生素"。其实，补充维生素最好的方法是吃蔬菜水果。因此，只要全面均衡饮食，根本不必补充维生素。

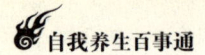

不要把补钙当成一种养生方法

如今"补钙"可谓是最流行的保健观念,老少明星轮番上阵,各类补钙广告铺天盖地,轰炸着人们的听觉和视觉:儿童要补钙,孕妇要补钙,老人要补钙……人人都要补钙。与广告相对应,各种各样的钙制剂充斥着药品市场,如活性钙、离子钙等多达200多种。每种补钙产品都宣称其他钙制剂难吸收、副作用大,标榜自己的钙产品如何如何好,令消费者眼花缭乱。

为了骨骼健康发育,人体确实需要补钙,关键是在什么时候什么情况下补钙。一个人是否缺钙,有科学的判断标准,成年人每克头发中含有900~3200微克的钙都属于正常范围,低于900微克为缺钙;儿童每克头发中正常的含钙量应为500~2000微克,含量低于250微克为严重缺钙,含量在350微克左右为中度缺钙,450微克的为一般性缺钙。每个人需不需要补钙,要根据自己的实际情况,千万不要把补钙当成一种养生方法,滥补一通,身体就要提出抗议了。

第三节
中药养生要注意

进补不会补,等于吃毒药

进补可提高机体的抗病力,但进补要讲科学,否则很容易步入误区。生活中,有人滥用人参、西洋参、枫斗或冬虫夏草,只求价格昂贵,不讲究气血平衡。有的人盲目地把党参、黄芪、当归等中药同家禽、家畜肉一起煮了吃;也有的人以为吃人参、鹿茸等多多益善,结果吃了之后,口干舌燥、鼻孔出血,甚至送医院急诊抢救,得不偿失。可见,进补要避开进补误区,不可乱来。

以下是我们进补时需要避开的误区。

1. 无病进补

无病进补,既增加开支,又会伤害身体,如服用鱼肝油过量可引起中毒,长期服用葡萄糖会引起发胖。

2. 进补单一

长期单一进补会影响体内的营养平衡,对健康不利。尤其是老年人,不但各脏器功能有不同程度的减退,对保健药物和食物也有不同的需求。如牛羊狗肉、辛辣食物、酒等,都是偏温热的,会导致体内毒火盛,口干、口渴、嗓子疼,严重的还会引发结肠炎。

3. 以药代食

药补不如食补,重药物轻食物的做法是不科学的。许多食物也是好的滋补品,像萝卜、山药、胡桃、芝麻、花生、红枣、扁豆等,多吃萝卜可健胃消食,顺气宽胸,多吃山药能补脾胃。

4. 虚实不分

中医的治疗原则是"虚者补之"。虚则补,不虚则正常饮食就可以了,同时应分清补品的性能和适用范围是否适合自己。

5. 滋腻厚味

对于身体虚弱,脾胃消化不良,经常腹泻、腹胀者,首先要恢复脾胃的功能,只有脾胃消化功能良好,才能保障营养成分的吸收,否则再多的补品也是无用。因此,进补应以易于消化为准则。

6. 留邪为寇

在患有感冒、发热、咳嗽等外感病症时,不要进补,以免留邪为寇,后患无穷。

进补要因人而异

哪些人需要进补呢?专家认为,中老年人、都市白领、办公室工作者、脑力劳动者、身体较虚弱者或者平日感觉疲劳而力不从心者等宜进补。

形体偏瘦、性情急躁、易于激动者,应以"淡补"为主,采用滋阴增液、养血生津的饮食,禁用辛辣等食物;形体丰腴、肌肉松弛者,宜采用甘温食物,忌用寒湿、冷腻、辛凉的食物;以脑力工作为主者,宜多进食有益心、脾、肾三脏的食物,如富含蛋白质、维生素和微量元素的鸡蛋、牛奶、海产品、新鲜的蔬菜水果等,以使思维敏捷,精力充沛,减少因用脑过度引发的疲倦、失眠等各种症候。

便秘者不可吃补药,吃了之后便秘的情况会更加严重。口干舌燥者不适合吃补药,因为会越补越上火。

进补要适度,不能越多越好

"补药有病治病,无病强身"的说法是不科学的。过量进补会加重脾胃、肝脏的负担。例如在夏季,人们由于吃冷饮,常食冻品,多有脾胃功能减弱的现象,刚进秋季如果突然大量进补,会骤然加重脾胃及肝脏的负担,导致消化器官功能紊乱。

以下是一些补药进补过量的不良反应:

服用鱼肝油过量可引起中毒,长期服用葡萄糖会引起发胖。如果服人参过量,会引起中毒,称之为"人参综合征"(精神亢奋、头痛、烦躁、饱胀、出汗等);过服鹿茸,会引起燥热、面赤、脱发等;过食地黄会引起胸腹胀满、喘气、溏便等。更不能蛮补,特别是对待儿童,不可盲目进补人参、燕窝等补品。

药无贵贱,对症即行

人们在选择补品的时候往往存在一个误区,那就是越贵重越好,其实不然,因为补品的价值和价格根本就不成比例。俗语说:"药症相符,大黄亦补;药不对症,参茸亦毒。"因此,药无贵贱,对症即行。

对于一般无病而体弱者,进补还是以"食补"为主,兼有慢性病者,则需食补加药补。有许多食品,为"药食两兼"物品,因此食补和药补并无严格区别,关键在于合理调配,对症施补。下面介绍的这些药并不贵重,但只要合理搭配,对症进补,就能起到"贵重药"的效果。

(1)补气类:具有补益脾胃、益气强身的作用,适用于脾胃虚损、气短乏力者。如小米、糯米、莲心、山药、扁豆、鸡肉、大枣、鹌鹑、鲫鱼等。

(2)补血类:具补益气血、调节心肝之效。如桂圆、枸杞子、葡萄、牛羊肝、猪心、带鱼等。

(3)补阴类:具滋阴润肺、补脾胃和益气之效。适于阴虚火旺、体弱内热者。如黑豆、百合、芝麻、豆腐、梨、甘蔗、兔肉、蜂蜜等。

(4)补阳类:具补肾填髓、壮阳强身之效。如核桃肉、狗肉、羊肉、薏苡仁、韭菜、虾类等。

秋冬进补最好先排毒

秋冬寒冷的空气作用于机体,会使人体血管中的血液流动不畅,甚至引起淤血阻滞,加上人们的运动往往减少,血液黏稠度增高,血流速度缓慢,易引起血液淤滞。据了解,各种毒素、废物存留在体内会造成代谢功能紊乱。在这种情况下进补,机体不但无法吸收补品中的营养物质,反而会引发多种疾病。所以,进补前最好先给身体排排毒。

此外,进补还需讲究正确的方法。如人参宜小剂量蒸服或嚼服;鹿茸宜研末吞服或入丸剂服;补肾药丸宜淡盐水送服等。要根据补药的特性而采用不同的服药方法,方能收到预期效果。

中药也有毒副作用

不少人认为中药都是天然的动植物成分,因此不会像西药化学制品那样具有毒性。这种认识并不正确。

虽然中药主要来自于天然的动植物,并在一定的中医理论下经过了适当的配伍,因此毒性相对来说要弱一些。但是,就此说中药无毒,这也是有失偏颇的,因为天然动植物成分中同样具有毒性,而且,很多中药就是利用天然毒物入药的,比如蟾蜍、蝎毒,这些成分对于治疗疾病有特效,但是同样也存在毒副作用,服用过量或者服用方法不当,对人体健康同样是很不利的。

因此,认为中药无毒副作用,这是一种认识上的误区。服用中药时,也要严格控制用法与用量,把其毒副作用限制在最小的范围内。

中药也能用于急救

大多数人都有这样一种认识,认为中药其实更类似于补药,只不过针对性更明确一点而已,针对一些慢性病,使用中药可以通过慢慢调理达到治标又治本的疗效,但是对于一些急性病症,中药的效果就不如西药,而急救则更不能使用中药。这实际上是一种误区。

人们之所以有这种认识,主要是因为中药名目繁多,配药、抓药、煎药等准备过程比较烦琐,远远不及西药成药来得方便,这与中药的历史有关,当然也不可否认西药的快捷高效。但是，说到疗效上，中药的疗效其实并不都是缓慢的，很多中药不但可以治疗急性病，也可以用来急救，而且毒副作用要较西药小。如现代医学对传统中医进行改革后，使用中医方剂研制出了"清开灵注射液"，现已成为医院急救室的必备药品。由此可见，中药也是可以用来进行急救的。

并非所有中药都应趁热喝

不少人认为中药应当趁热喝，这样效果才好。其实不然，并非所有中药都适合热服。

一般来讲，中药讲究"热药温服，凉药冷服"，即性质温热的中药适合热服，能够促进血行，以温运阳；而性质阴凉的中药则适宜冷服，以缓解人体的热证和内火。

有的情况是需要热药冷服或者冷药热服的，这主要是与患者的病症有关。例如，有的患者出现真寒假热，外部表现为热证，实际上患的却是体内虚寒，对于温补的药物会出现服不进的现象，这时就需要以热药冷服。

由此可见，中药热服并不是绝对的，要根据病症和药性来选择热服或冷服。

吃中药对胃不会有影响

很多人服过中药后不想吃饭，因此认为中药败胃。实际上，这并不是说中药本身就是败胃的，而是由于患者本身的原因，或者因为服用方法与剂量掌握不当，或者因为药不对症。

其实，中医上有一条很重要的原则，就是"调脾和胃，淡化助运"，即服用药物，一定要能让胃通和，不影响食欲和消化。只有这样，才能保证人的健康，也才能确保人对药物的充分吸收，达到治病疗疾的作用。所以，中药是不会对胃造成不良影响的。

不可长期服用复方甘草片

复方甘草片是一种黏膜保护性镇咳药，可以覆盖有炎症的咽喉黏膜，掩盖其局部感觉神经末梢受到的刺激，从而发挥镇咳效应，对无并发症的干咳有较好疗效。

不过应当注意，长期服用复方甘草片是有副作用的。这是因为，复方甘草片中含有阿片，久服可能成瘾，故一般不宜连续服用5天以上。据临床报道，如持续服用甘草片时间过长，可出现快感，并使人逐渐对其产生渴望和依赖。一旦停药，患者可出现频繁打呵欠、出冷汗、流鼻涕甚至焦躁不安等症状，而且往往需两三个月才能摆脱出来。

因此，长期服用甘草片有害无益。甘草片只宜在出现症状时对症服用，不宜长期服用。

六神丸不宜久服

六神丸是家庭常备良药之一，具有清热解毒、消肿止痛等功效，具易服、高效、速效等特点。近几年来，通过药理研究，发现六神丸还有强心、抗惊、镇静与增强免疫力等作用。

不过，六神丸中含有一定量的毒性物质，长期服用会导致严重的副作用。这些毒性物质主要指其中的蟾酥和雄黄两味药物，其中蟾酥含有与强心苷结构相似的蟾蜍毒素，使用不当易导致心律失常；雄黄主要含有硫化盐成分，长期大量摄入会导致心、肝、肾脏的功能损害。

另外，六神丸还含麝香等成分，能引起子宫收缩，故孕妇禁用。

胖大海并非人人宜用

胖大海其性凉味甘淡，有清肺润燥、利咽解毒的功效，常用于肺阴不足、内热过甚引起的突发性嗓音嘶哑、咽痛。

胖大海并非人人皆宜，尤其是声带小结、声带息肉、声带闭合不全、烟酒刺激过度引起的嗓音嘶哑者，长期服用胖大海反而不好。因为这些人服用胖大海非但无效，反而还会导致大便溏薄、脾胃虚寒、胸闷、饮食减少、体瘦等不良反应。

因此，嗓音嘶哑和伴有咽痛的患者，不要滥服胖大海，应在医生的指导下正确服用胖大海。

含朱砂、雄黄的中成药不宜长期服用

不少中成药中都含有朱砂和雄黄这两味药物成分，在服用这类药物的时候要注意适量，以免引起药物中毒。

朱砂的主要成分是硫化汞，少量服用可以起安神、定惊、明目和解毒的作用，但是硫化汞在血液中可以和血浆蛋白和血红蛋白相结合，造成对器官的损害，如果长期或大量地摄入硫化汞，人体就会因为受到汞的毒性作用，出现神经衰弱、食欲减退、口腔病变等不良症状。

雄黄具有清热解毒的作用，但是如果大量服用，则有可能导致中毒。这是因为其主要成分是二硫化砷，它易被氧化生成有剧毒的三氧化二砷，对人的血液、神经、肝脏及皮肤等都有较强的损害作用，并可诱发肿瘤。

煎焦的药汤不宜服用

在煎煮中药的时候，时常稍不注意就会把药煎焦，这种煎焦了的中药不宜再服用。

这是因为，煎焦后，中药里原有的药效成分会遭到破坏，比如治疗伤风感冒的中药藿香、桂枝等，富含挥发油类，如果煎焦了，其中的油质就会挥发掉，药效就会随之消失；再如一些滋补性的中药在煎焦后，其性味也会由甘甜变苦涩，不但口感不佳，还会失去滋补的作用。更有部分药物在煎焦后，不但有效成分遭到破坏，而且还会产生有毒的物质，对人体有毒副作用。

过夜中药不宜服用

有些人煎煮中药后，喜欢把药汤分成几次喝，甚至当天喝不完，就留到次日喝。从健康角度来看，这样做是不好的。

中药里含有淀粉、糖类、蛋白质、维生素、挥发油、氨基酸和各种酶、微量元素等多种成分，煎煮时这些成分大部分溶解在药汤里。正确的喝法是趁温热时先喝一半，4~6小时后再喝一半。如果过夜服用或存放过久，不但药效降低，而且会因空气、温度、时间和细菌污染等因素的影响，使药液中的酶分解减效，细菌滋生繁殖，淀粉、糖类等营养成分发酵水解，以致药液发馊变质，服用后对人体健康不利。

煎中药不宜用开水

有的人认为开水煎中药比凉水好，煎得快，还能够更多地保留药性成分，药效也好。其实这种认识并不正确。

这是因为，中药里的药性成分是均匀地分布在动植物细胞中的，如果直接用开水煎药，过高的水温就会在短时间内使细胞中的蛋白质、淀粉等物质凝固，造成细胞老化，不易破裂。这样就会使药性成分更不容易析出，反而会导致药效不佳。

而如果用凉水煎药，随着水温的逐步升高，细胞膨胀破裂，蛋白质等有效物质就会逐渐分解到水中，从而发挥效用。

煎中药时间不宜过长

有些人认为煎中药时间长一些会使药液的浓度更高，药效更强。这实际上是一个误区。

中药在煎煮的过程中，其药性成分是在不断地析出与释放的，不过当药液中的有效成分浓度达到饱和之后，这一过程就会停止。如果再不间断地煎煮，不仅不会使药液的浓度升高，而且还会因为不断地加热蒸发而使有效成分减少，甚至还可能因为长时间的高温而造成药性成分的被破坏，导致药效降低。

因此，中药并非煎的时间越长越好。煎煮中药要谨遵医嘱，掌握好时间。

吃苦药不可配甜食

有不少人尤其是儿童在吃药的时候，为了减轻苦味，习惯于用糖果等甜食搭配着吃。专家提示说，这样虽然可以改善口感，但是对于药物发挥作用却很不利。

这是因为，不论是中药还是西药，其成分都比较复杂，很容易和其他物质发生反应。甜食中含有大量的糖分、钙、铁等元素，它们很容易和药中的蛋白质、鞣质等成分结合，从而造成一部分药性物质的失效，并容易产生不溶性沉淀，不但不利于吸收，而且会危害人体健康。

另外，很多药之所以味苦，就是需要通过刺激人的消化腺来促进消化液分泌，这样才能更好地发挥出药物的疗效。如果同时吃甜食，药物的苦味降低了，就无法促进消化液的有效分泌，也就使药物失去了药效。

良药苦口，苦药必须苦吃，如果人为降低苦味，药效也会随之降低。

夏季也可服汤药

有人认为，中药汤药在夏季煎煮热服不便，从而有夏季不宜服汤药的说法。这种说法并不科学，是一种认识上的误区。

其实无论是从服用方便与否，还是从疗效上讲，汤药在夏季都是可以服用的。古人已总结出许多适合夏季服用的名方，如"藿香正气汤""黄连解毒汤"等。当然，由于天气炎热，药汤有可能被细菌污染，煎煮好的汤药应防止染菌变质。煎煮出的汤药要注

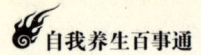

意及时服用,尽量不要分多次服用。

常喝板蓝根防病不可取

板蓝根是清热解毒的中药,它含有多种氨基酸、谷甾醇、靛青、靛玉红等,具有清热解毒、凉血的功效,对多种细菌性、病毒性疾病,如流感、流脑、腮腺炎、肺炎、肝炎等有良好的预防和治疗效果。

从药理学上讲,板蓝根的毒副作用很小,容易被误认为"安全药"。其实不然,在肝脏解毒能力下降时长时间大剂量服用板蓝根,会引起蓄积中毒,造成对消化系统和造血系统的损害,如上消化道出血、白细胞减少等。这种情况在儿童中更为常见,原因是他们的肝脏功能不完善,解毒酶不足。出现毒副作用时,应立即停药,并送医院治疗。另外,对板蓝根过敏的患者要避免使用。变态反应绝大多数由板蓝根注射液引起,表现为头昏眼花、气短、呕吐、心慌、皮疹,严重者会出现血压下降、休克等症状。

由此可见,板蓝根不是万能药,从药物的性味讲它属寒凉之品,所以用于治疗实热之症。对那些脾胃虚寒的儿童来说,长期大量使用,反而会导致体质下降,出现口淡、疲乏等症状。

第四节
药膳保健法

药膳革命:药膳≠药+食

食疗,又称食治,即利用食物来影响机体各方面的功能,使其获得健康或愈疾防病的一种方法。中医很早就认识到,食物不仅为人体提供生长发育和健康生存所需的各种营养,还可以疗疾祛病。早在3000年前的周朝,宫廷医生中便有"食医",即通过调配膳食为帝王的养生、保健服务。

俗话说:"药疗不如食疗",以食物为药物具有无副作用、价格低廉、无痛苦等诸多优点。但是,近年来国人却逐渐对食疗、食养敬而远之了,究其原因,主要是因为我们把药膳曲解了。多数药膳只是药与食的简单组合,功效比不上喝汤药,味道还非常奇特,让人难以长期食用。

我们认为,药膳绝不是"药+食"这么简单,必须将饮食与医药巧妙地结合在一起,无论是从历史源流、方药构成、制作过程、科学分析各个方面来看,还是从煲、炖、蒸、煮、粥、酒、汁、茶、面点等烹饪技艺来看,它都是饮食与医药的精华所在。"从作为膳食的一方面来说,首先应满足食物应该具有的色、香、味、形、触等基本要求;而从作为药的一方面来说,则应尽量发挥食物本身的功效,并进行合理搭配,辨证用膳。即使需要加入药物,药物的性味也要求尽量甘、淡、平和、无异味,不能因用药就丢了膳。"只有这样,食疗才能够成为一种享受,为大家所广泛接受。

后文将介绍一些对养生保健具有不同功用的药膳，这些药膳大多来自古代宫廷，是历代御医们推荐给皇帝、皇后的强身滋补方。另外，还有一些是由民间老中医们研制出来，并且自己也常用的养生食谱。总之，这些药膳不仅具有养生保健的功用，而且美味可口。我们可以选择自己需要的取用，从而增强身体的自愈能力，让疾病永不沾身。

益气养血的药膳

中医认为，气是维持人体生命活动的基本物质，如饮食中的水谷之气，吸入之清气（即氧气）等，即所谓"人之有生，全赖此气"。另外，气还指生命活动的动力，如脏腑之气。而血的生成，则来源于水谷之精气，通过脾、心、肺的作用化生而成血，故有"中焦受气，取汁变化而赤，是谓升"的说法。血运行于全身，循环不息，以营养机体各部。血盛则形体也盛，血衰则形体也衰。

可以说，人体中的气属于阳，血属于阴，气与血之间具有阴阳相随、相互依存、相互为用的关系。人之生以气血为本，人之病无不伤及气血。所以，"治病之要诀，在明气血"。所谓调和气血，是根据气和血的不足及其各自功能的异常，以及气血互用的功能失常等病理变化，采取"有余泻之，不足补之"的原则，使气顺血和，气血协调。

下面，就为大家推荐几道能够益气养血的保健药膳。

【保健食谱】

1. 归芷祛斑汤

材料：当归15克，白芷10克，生地黄15克，杭芍15克，白蔹10克，白蔹10克，川芎10克，乌骨鸡1只（约1千克），食盐适量。

做法：

（1）以上中药冷水洗净放入纱布袋中扎上口待用。

（2）乌鸡去内脏洗净。

（3）将装有药物的纱布袋置于鸡腹中，放入锅内，加入适量冷水，武火煮沸，撇去浮沫，文火煮熟，拿去药袋，加入适量食盐即可。

用法：食肉喝汤。每周一次。

功效：此汤具有补血祛斑的功效。适用于气血亏虚而致的黄褐斑、妊娠斑、老年斑。

2. 砂锅鱼头豆腐

材料：花鲢鱼头1个（重约1千克），嫩豆腐500克，熟竹笋片、水发香菇、豆瓣酱、青蒜、绍酒、姜末、酱油、糖各适量，熟菜油500克，熟猪油少许，鲜汤1千克。

做法：

（1）洗净鲢鱼头，深剖两刀在肉段两面，涂上切碎的豆瓣酱，加入酱油稍腌渍，使咸味渗入鱼头。

（2）炒锅上旺火烧热，用油滑锅后，下菜油，烧至八成热，将鱼头正面下锅煎黄，接着翻身稍煎，烹入绍酒和姜汁，加盖稍焖，再加酱油、糖、鲜汤，加盖焖烧至八成熟，放入豆腐片、笋片、香菇。大火烧沸，倒入大砂锅中，用小火煨片刻，加入青蒜，淋上熟猪油，起锅上桌即成。

用法：直接食用。

功效：纯厚鲜美，清香爽口，可补气血。鱼头活血健脑，豆腐味甘性凉，入脾、胃、大肠经，具有益气和中、生津润燥、清热解毒的功效。

3. 黄羊肉姜桂汤

材料：黄羊肉500克，姜、肉桂、盐适量。

做法：

（1）将黄羊肉洗净，切片，姜切片，肉桂切段。

（2）锅中放入适量水烧开，放入肉、姜、肉桂、盐共煮，煮至肉熟烂即成。

用法：食肉饮汤，每日酌量。

功效：黄羊肉性温、味甘，能入脾胃经，具养气、补虚劳之功。《饮膳正要》说，它可补中益气，治劳伤、虚寒。常用于过劳而致的虚弱病人。健康人食之，能健体强身。故本汤菜老少皆宜。

4. 小米人参粥

材料：人参少许，山药50克，大枣10枚，瘦肉、小米各50克。

做法：

（1）将瘦猪肉切片，与山药、大枣、小米共煮粥。

（2）待熟时，另煎参水兑入即可。

用法：每日早晚各用1次，每次1碗。

功效：小米味甘性平，具有补中益气、健脾和胃的作用，而人参更是滋补良品。此粥益气养血，适用于脾虚血弱，元气不足，症见神疲乏力、面黄肌瘦、自汗泄泻者。

5. 冬笋雪菜野鸭汤

材料：冬笋（净）25克，鸡脯肉50克，青雪菜梗50克，光野鸭1只（重约500克），姜、葱、精盐、绍酒各少许，鸡汤1千克。

做法：

（1）先将野鸭剥去皮，挖去内脏，洗净后放入水锅内，加上葱、姜、绍酒，煮至六成熟取出，折下鸭脯肉，切成大片。雪菜梗泡去咸味，用水洗净后，在开水中氽一下捞出，沥干水分。冬笋洗净，切成薄片，下开水锅焯水后捞出，同雪菜梗一起整齐地放在汤碗的另一边。把鸡脯肉斩成末，盛入碗内，加入绍酒、清水、葱、姜拌匀，用手挤出鸡汁调料备用。

（2）起炒锅放入鸡汤，烧滚后倒入鸡汁调料，转小火将鸡汤吊清，滤去渣，把鸡汤倒入大汤碗内，推入野鸭脯片，加入精盐、绍酒、葱、姜，加盖后继续上笼蒸烂取出，除去葱、姜成汤即成。

用法：佐餐食用，可多食。

功效：肉味鲜美、营养丰富、野味十足，没有家鸭那种腥味，是上等的养生保健食品。野鸭肉性凉，有益中补气、平胃消食之功效。

补肾壮阳的药膳

中医认为，肾有藏精、主生长、发育、生殖、主水液代谢等功能，被称为"先天之本"。肾亏精损是引起脏腑功能失调、产生疾病的重要因素之一。故许多养生家把养肾作为抗衰防老的重要措施。

可以说,人体衰老与寿命的长和短在很大程度上取决于肾气的强弱。《黄帝内经》指出"精者,生之本也"。《寿世保元》云:"精乃肾之主,冬季养生,应适当节制性生活,不能恣其情欲,伤其肾精。"

【保健食谱】

1. 当归生姜羊肉汤

材料:当归50克,生姜200克,羊肉500克,食盐适量。

做法:

(1)当归、生姜洗净后切成大片备用。

(2)羊肉洗净后切成2厘米见方的肉块,放入沸水锅中氽去血水后,捞出晾凉。

(3)将羊肉、当归、生姜放入砂锅中加适量清水置文火上煮沸,撇去浮沫,改用文火炖至肉烂,加入食盐即成。

用法:每周一次,佐餐,食肉喝汤。

功效:本汤的功效在于补阳散寒。用于产后,腹部冷痛,四肢不温,腰膝酸冷,阳痿,免疫力低下等阳虚之人。

2. 杞鞭壮阳汤

材料:黄牛鞭1000克,枸杞子15克,肉苁蓉50克,肥母鸡肉500克,花椒6克,猪油30克,黄酒20克,食盐、生姜适量。

做法:

(1)先将牛鞭用热水发胀,然后顺尿道对剖成两块,刮洗干净,以冷水漂30分钟,待用。

(2)枸杞子、肉苁蓉洗净后用纱布袋装好扎上口。

(3)将牛鞭、鸡肉放入砂锅中置武火上煮沸,撇去浮沫,加入生姜、花椒、黄酒用武火煮沸后改用文火炖,炖至六成熟时,用干净纱布滤去汤中的姜、花椒,加入装有枸杞子、肉苁蓉的纱布袋,用文火炖至八成熟时,取出牛鞭,切成长3厘米的指条形,仍放入锅内,直到炖烂为止。鸡肉取出作别用,药包取出不用,再加食盐、猪油等即成。

用法:每周一次,佐餐,食牛鞭喝汤。

功效:本汤可滋补肝肾,壮阳益精。用于肝肾虚损伤而致的阳痿,遗精,腰膝酸软,头昏耳鸣等。

3. 虫草乌鸡

材料:冬虫夏草10克,乌鸡一只,果杞30克,姜、葱、食盐适量。

做法:

(1)将乌鸡宰杀后,除去毛桩、内脏,洗净后备用。

(2)冬虫夏草、果杞洗净。将冬虫夏草、果杞、适量食盐、姜葱段放入鸡腹中缝合,放入蒸锅中蒸至鸡肉烂即可。

用法:佐餐,肉、药同食。

功效:虫草乌鸡最大的特点就是益气补肾。用于肾气亏虚而致的头昏乏力,气短喘促，腰膝酸软，心慌汗多，久咳不愈等。

4. 首乌龟肉汤

材料：乌龟一只，制首乌30克，桑葚子15克，旱莲草15克，女贞子15克，适量葱、姜、食盐。

做法：

（1）将乌龟活剖，去肠杂洗净，放入沸水中脱去血水，去黑皮，斩成2厘米见方的块状备用。

（2）将首乌、桑葚子、旱莲草、女贞子洗净后装入纱布袋中扎紧口。

（3）将龟肉及龟壳、药袋、葱段、姜丝适量一齐放入锅中，加清水适量，武火煮沸撇去浮沫，文火煮2小时即可。

用法：食肉喝汤。

功效：常喝此汤可滋阴补肾。用于肾阳不足而致的黄褐斑、肥胖症。头昏耳鸣，腰腿酸软，心烦易怒等。

5. 羊肾韭菜粥

材料：羊肾1对，羊肉100克，韭菜、枸杞子、粳米各适量。

做法：将羊肾对半切开，切成丁状；羊肉、韭菜洗净切碎。先将羊肾、羊肉、枸杞子、粳米放锅内，加水适量，文火煮粥，待快熟时放入韭菜，再煮二三沸，每日食用。

用法：每日1~2次，温热食。

功效：补肾气，益精髓。主治肾虚劳损，腰脊疼痛，足膝痿弱，耳聋，消渴，阳痿，尿频，遗溺。《本草纲目》说："《千金》、《外台》，深师诸方治肾虚劳损，消渴，脚气，有肾沥汤方甚多，皆用羊肾煮汤煎药，盖用为引向，各从其类是也。"

6. 元宫生地黄鸡

材料：雌乌鸡1只，生地黄250克，饴糖250克。

做法：鸡去毛剖开鸡腹，除去肠、胆等内脏，洗净备用。细切生地黄，与饴糖相合调匀，放入鸡腹中，缝合切口。然后将鸡装入盆中，切口朝上，放蒸锅内蒸熟。

用法：空腹食肉后饮汁。不用盐、醋。

功效：滋阴补肾，益气养血。可用于多种气血亏虚、阴阳失调的虚损之证，症见腰背酸困、体倦乏力、盗汗食少、心悸气短、面色少华、唇燥咽干、双目干涩等。

健脾养胃的药膳

中医认为，在五脏六腑中，脾与胃相表里，是气血生化之源，有"后天之本"之称。维持生命的一切物质，都要依靠脾胃对营养物质的受纳、消化、吸收、运化来供给。脾胃伤则会出现倦怠、腹胀、便溏、腹泻、消化不良以及水肿、消瘦、摄血功能失职、免疫与抗病能力下降等症。正如《养老奉亲书》说："脾胃者，五脏之宗也。"所以，古人有"安谷则昌，绝谷则亡""有胃气则生，无胃气则亡""脾胃虚则百病生"等认识。这些论述，充分体现了脾胃功能的重要性及其与人体生命活动的密切关系。

【保健食谱】

1. 枸杞子莲药粥

材料：枸杞子 30 克，莲子 50 克，新鲜山药 100 克，白糖适量。

做法：

（1）新鲜山药去皮洗净切片。

（2）枸杞子、莲子淘洗干净。

（3）将以上三物加清水适量置于文火上煮熬成粥，加糖食用。

用法：每日早晚温服，可长期服用。

功效：常喝枸杞子莲药粥可补肾健脾，养心安神。此粥适用于脾肾虚弱而致的健忘失眠，心悸气短，神疲乏力等症。

2. 剑门豆腐

材料：嫩豆腐 200 克，猪肥膘肉 75 克，鸡脯肉 200 克，豌豆荚 10 根，盐、胡椒、姜、葱、猪油各少许，清汤 1 千克。

做法：

（1）将豆腐制茸，用纱布捻干水分。鸡脯肉、猪肉分别制成茸，与豆腐茸一起放入盆内，加入胡椒、盐、姜汁、葱汁搅匀后加鸡蛋清制成糁。

（2）将扇形、蝶形模具抹一层猪油，分别制出 10 个扇形、2 个蝴蝶形豆腐糁，并在上面分别嵌上 10 种不同的花卉图样，上笼蒸熟。

（3）将清汤入锅烧沸，下豌豆荚烫熟，舀入汤盆内，再将豆腐糁滑入汤内。

用法：佐餐，可早晚食用。

功效：汤汁清澈，质地细嫩，味道鲜美，且营养丰富，开胃强身。

3. 宋宫仙术汤

材料：干姜少许，大枣 100 枚，杏仁 40 克，甘草 80 克，盐 100 克，苍术 300 克。

做法：干姜炒至皮黑内黄；大枣去核；杏仁去皮尖，麸炒，捣烂；甘草蜜炙；盐用火炒；苍术去皮，米泔水浸泡，以火焙干；上药除杏仁外共研细末，后加入杏仁，备用。

用法：每服少许，饭前开水送服。

功效：调和脾胃，美化容颜，益寿延年。方中干姜、大枣、甘草可温中健脾，开胃消食，为补益脾胃之良药；苍术健脾除湿；杏仁润肺散滞，"驻颜延年"（《本草纲目》）；诸药以盐相拌，乃取盐味咸入肾，补肾健脾，且可"调和脏腑消宿物，令人壮健"（《本草拾遗》）。

4. 元宫四和汤

材料：白面、芝麻各 500 克，茴香 100 克，盐 50 克。

做法：将白面炒熟。芝麻、小茴香微炒后研细末，与炒过的白面混合，并依个人口味放入适量精盐，调匀。

用法：每日 3 次，每次 1~2 匙，饭前空腹用白开水调服。

功效：补中健脾，散寒止痛。可用于脾胃虚弱，脘腹冷痛，食欲不振，须发早白等症。

5. 阳春白雪糕

材料：白茯苓（去皮）、山药各 60 克，芡实约 100 克，莲子肉（去心、皮）150 克，神曲（炒）30克，麦芽（炒）30克，大米、糯米、白砂糖各500克。

做法：将诸药捣粉，与大米、糯米共放布袋内，再放到笼内蒸极熟取出，放簸箕（或大木盘）内，掺入白砂糖同搅极匀，揉成小块，晒（或烘）干。

用法：早餐时酌量食用。

功效：健脾胃，益肾养元，宁心安神。茯苓可健脾补中。《神农本草经》将山药列为上品，说它"益气力，长肌肉。久服，耳目聪明，轻身，不饥延年"。清代名医张锡纯认为山药是滋补药中无上之品。

保肝润肺的药膳

中医认为，肝为五脏之一，位于胁下，主藏血和主疏泄。肝主升主动，体阴而用阳。肝与形体志窍的关系表现在：肝藏魂，主谋虑，肝在体合筋，其华在爪，在志为怒，在液为泪，开窍于目。《素问》中说："肝者，罢极之本，魂之居也。其华在爪，其充在筋，以生血气。"肝与胆互为表里。肝在五行属木，通于春气。

肺居胸腔，在诸脏腑中，其位最高，故称"华盖"。肺叶娇嫩，不耐寒热，易被邪侵，故又称"娇藏"。肺与大肠相为表里。肺主气、司呼吸，肺主宣发和肃降，肺主通调水道。肺开窍于鼻，鼻是肺之门户，如肺气调和，则鼻窍通畅。

【保健食谱】

1. 沙参心肺汤

材料：沙参15克，玉竹15克，猪心、猪肺各一个，葱、食盐适量。

做法：

（1）将沙参、玉竹洗净后用纱布袋装好，扎上袋口备用。

（2）将猪心、肺用水冲洗干净，挤尽血水与药袋一起放入砂锅内，再将洗净的葱段放入锅内，加入适量水，置武火上煮沸捞去浮沫，改文火炖至肉烂，加适量食盐即成。

用法：每月两次，佐餐，食肉喝汤。

功效：此汤可养阴润肺。用于气阴不足的咳嗽、肺结核，口干舌燥，便秘等。

2. 元宫荔枝膏

材料：乌梅取肉（250克），桂500克（去皮，锉），砂糖1300克，麝香半钱（研），生姜汁250克，熟蜜700克。

做法：用水一斗五升，熬至一半，滤去滓，下砂糖、生姜汁，再熬去滓，澄定少时，入麝香搅匀，澄清如常，任意服。

用法：每日1~3服，每服酌量。

功效：润肺，生津止渴，去烦。

3. 宫廷玉银蛋膜

材料：玉竹、银耳、红枣、蛋白各适量。

做法：取玉竹15克，红枣、银耳各适量微洗，浸泡于水中数时。再以慢火炖煮至汤汁浓稠即可。加上适量冰糖即为食羹，冰过将更美味。取适量羹汁待冷，再加少许蛋白拌匀，抹面部可美容。

用法：每日适量食用。

功效：玉竹、红枣与银耳三者具有养阴润燥、滋润养颜等作用。经常食用本羹可滋养肺阴、外布津液、提升免疫力、养容悦色。

4. 宫廷冰糖银耳羹

材料：银耳30克，红樱桃脯20克，冰糖适量。

做法：

（1）将银耳用温水浸泡，待银耳发开后取出，去掉耳根，洗净放入碗中，上笼蒸片刻取出。

（2）将汤锅洗净，置微火上，加清水放入冰糖，溶化后，放入樱桃脯，再移置旺火上烧沸，起锅倒入银耳碗内即成。

用法：每日早晚各1碗，可多食。

功效：银耳具有强精补肾、滋肠益胃、补气和血、强心壮志、补脑提神、美容嫩肤、延年益寿之功。樱桃味甘、酸，性温，有滋养肝肾、益脾养胃、美颜之功效。

5. 西施舌

材料：净西施舌（即蛤蜊）500克，净冬笋、芥菜叶柄、水发香菇、葱白、白酱油、白糖、绍酒、湿淀粉、鸡汤、芝麻油、熟猪油各适量。

做法：

（1）将西施舌破开洗净。芥菜叶柄洗净，切成菱角形片。每个香菇切成3片。冬笋切成薄片。葱白切马蹄片。将白酱油、绍酒、鸡汤、湿淀粉拌匀，调成卤汁。

（2）将西施舌肉放入六成热的湿水锅中氽一下，捞起沥干，炒锅在旺火上舀入熟猪油烧热，放入冬笋片、葱片、芥菜片，颠炒几下，装进盘中垫底。

（3）炒锅放在中火上，下熟猪油烧热，倒入卤汁烧黏，放进氽好的西施舌肉，颠炒几下，迅速起锅装在冬笋等料上，淋上芝麻油少许即成。

用法：每日适量食用。

功效：汤汁醇厚，品质爽滑，营养丰富，可润肺、化痰、益精、滋阴明目。

明目聪耳的药膳

最早的医学经典著作《内经》中说"天有日月，人有两目"。根据天人合一思想，认为天之精气宿于星月，人之精气在于两目。《黄帝内经·灵枢·大惑》说"五脏六腑之精气，皆上注于目而为之精，精之窠为眼"，认为目和人体精气的盛衰有着密切的关系。如两目神采奕奕，说明精气充足；两目无精打采，说明精气不足；如果两目呆滞，晦暗无光，就是精气衰竭的表现。

耳为肾之窍，通于脑，是人体的听觉器官。中医认为，耳的功能与五脏六腑有关系，而与肾的关系尤为密切。耳的听觉能力能够反映肾、脑等脏腑的功能。因为"耳通天气"，耳是人体接受外界音响刺激的重要途径，外界环境因素对耳的影响很大。人们常把耳聪作为长寿的标志，因为人老往往从耳朵听力下降开始，所以耳的保健十分重要。

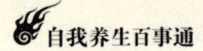

【保健食谱】

1. 唐宫酱醋羊肝

材料：羊肝500克，酱油、醋、糖、黄酒、生姜、葱白、淀粉、素油等适量。

做法：洗净羊肝，切片，外裹芡粉汁，放入烧热的素油中爆炒，并加入酱油、醋、糖、黄酒、姜末、葱末等调味，炒至嫩熟，即可食用。

用法：空腹温热食用。早晚酌量。

功效：养肝明目。可用于肝虚体弱、视物不清、夜盲等症。

2. 神仙饵茯苓延年不老方

材料：白茯苓、白菊花、松脂各适量。

做法：炼蜜和丸，如弹子大。

用法：每服1丸，每日1次。

功效：健脾利湿，清热明目。主治脾虚便溏，头昏眼花。《普济方》说，服此药"百日颜色异，肌肤光泽延年不老。"

3. 明目延龄丸

材料：霜桑叶、甘菊、生地黄、生牡蛎各10克，羚羊尖（锉细为末）7.5克，女贞子10克（研末），蒙花7.5克，泽泻5克，生杭芍7.5克，枳壳7.5克（炒）。

做法：共为细末，炼蜜为丸，如绿豆大。

用法：每次服少许，白开水送下。

功效：清热散风，平肝明目。主治风火眼痛目赤，头痛。

4. 御膳佳品赤鳞鱼

材料：活赤鳞750克，精盐、酱油、醋、姜末、花椒、绍酒、胡椒粉各适量，清汤1千克。

做法：

（1）以竹刀将鱼剥鳞剖腹去内脏，洗净后用开水汆熟，捞出放在汤碗内，加入胡椒粉。

（2）炒锅加清汤、盐、酱油、花椒、绍酒烧开，撇净浮沫，倒入鱼碗内，醋加姜末拌和即可。

用法：食肉饮汤，可多食。

功效：营养丰富，具有明目聪耳、补脑力、降浊气、悦颜色、延高年、齿牙坚固、主治百会疽、头晕等症之功能，并且"暖妇女性宫、利男性小便甚佳"。

清心安神的药膳

中医认为，人体生命活动以五脏为中心，而心神则是五脏六腑和一切生命活动的统帅，心神主宰情志。《黄帝内经·灵枢》说："心者，五藏（脏）六府（腑）之主也……故悲哀愁忧则心动，心动则五藏（脏）六府（腑）皆摇……"大意是说，心是五脏六腑的主宰者，悲哀愁忧等情志活动影响到人的心神，人的心神不稳，就会影响到脏腑或身体的功能。

明朝万全《养生四要》中云："心常清静则神安，神安则精神皆安，以此养生则寿，没世不殆。""心劳则神不安，神不安则精神皆危，使道闭塞不通，形乃大伤，以此养生则殃。"清代《老老恒言》则认为"养静为摄生首务"。这些精辟论述，给"养静""清静""心静"赋予了积极的意义。

【保健食谱】

1. 清蒸人参鸡

材料：人参、水发香菇各15克，母鸡1只，火腿、水发玉兰片各10克，精盐、料酒、味精、葱、生姜、鸡汤各适量。

做法：

（1）将母鸡宰杀后，退净毛，取出内脏，放入开水锅里烫一下，用凉水洗净。将火腿、玉兰片、香菇、葱、生姜均切成片。

（2）将人参用开水泡开，上蒸笼蒸30分钟，取出。

（3）将母鸡洗净，放在盆内，加入人参、火腿、玉兰片、香菇、葱、生姜、精盐、料酒、味精，添入鸡汤（淹没过鸡），上笼，在武火上蒸烂熟。

（4）将蒸烂熟的鸡放在大碗内。

（5）将人参（切碎）、火腿、玉兰片、香菇摆在鸡肉上（除去葱、生姜不用），将蒸鸡的汤倒在勺里，置火上烧开，撇去沫子，调好口味，浇在鸡肉上即成。

用法：佐餐食用。

功效：此药膳具有补气安神之功效，特别适合气虚、失眠的人。

2. 柏子仁酸枣仁炖猪心

材料：柏子仁15克，酸枣仁20克，猪心1个，食盐适量。

做法：

（1）柏子仁、酸枣仁研细成末。

（2）猪心洗净血污，把柏子仁、酸枣仁粉放入猪心中，用砂锅加水适量炖至熟即可食用。

用法：食猪心、喝汤。每次适量服用。每周一次。

功效：此药膳具有养心安神之功效。适用于心慌气短，失眠盗汗，大便秘结，五心烦热等心阴不足者。

3. 宋宫酸枣仁粥

材料：酸枣仁30克，鲜生地黄60克，粳米100克。

做法：将酸枣仁研末，以水研滤取汁。鲜生地黄洗净，捣烂绞取汁。用酸枣仁汁兑入适量清水，煮粳米为粥，将熟时再加入生地黄汁，更煮三、五沸即成。

用法：临睡前半个时辰，温热服之。

功效：滋阴清热，养心安神。可用于心肝血虚引起的失眠多梦、心烦、潮热盗汗、手足心热等症。枣仁味酸带甘、养心益肝，为治疗虚烦不眠的要药。

4. 玫瑰花烤羊心

材料：鲜玫瑰花50克，羊心150克，食盐适量。

做法：将鲜玫瑰花（或干品15克）放入小锅中，加入食盐，煎煮片刻，待冷备用。然后将羊心洗净，切成长小块，穿在烤签或竹签上，边烤边蘸玫瑰盐水，反复在明火上烤炙，烤熟稍嫩即可食用。

用法：空腹热食。

功效：补心安神。可用于心血不足、惊悸失眠、抑郁、健忘等症。

5. 冰霜梅苏丸

材料：盐梅肉 200 克，麦冬 50 克（去心），薄荷叶 50 克（去梗），柿霜 50 克，细茶 50 克，紫苏叶 25 克（去梗），人参 50 克。

做法：共研为细面，白糖 200 克为丸，芡实大。

用法：每服 50 克粒。随时食丸。

功效：霜以清肺，酸能收火，甘以治燥。能除内热，消烦渴，生津液，解酒毒，清头目，润咽喉，定心慌，伸劳倦。生活中出外远行、暑热作渴、茶水不便，此药尤宜多备。

抗衰健脑的药膳

中医认为"脑为元神之府"，脑是精髓和神明高度汇聚之处，人之视觉、听觉、嗅觉、感觉、思维记忆力等，都是由于脑的作用，这说明脑是人体极其重要的器官，是生命要害的所在。健脑是健身的关键，而恰当的食疗可延缓身衰智退。

【保健食谱】

1. 核桃芝麻奶饮

材料：核桃肉 20 克，黑芝麻 20 克，鲜牛奶 250 毫升，白糖适量。

做法：

（1）将核桃肉、黑芝麻研细成末。

（2）将核桃肉、黑芝麻末加入鲜牛奶中煮沸 10 分钟，加白糖适量，即可饮用。

用法：每日一次饮用。

功效：核桃芝麻奶饮具有益智健脑之功效。适用于头昏眼花，耳鸣重听，须发早白、健忘、智障等肾精不足者。

2. 八宝海参

材料：水发海参 400 克，熟火腿、冬笋、熟鸡肉、熟莲子、虾米、水发香菇各少许，荸荠、水发蹄筋各 50 克。

做法：

（1）海参、蹄筋洗净，切条。

（2）冬笋、火腿、鸡肉切片，荸荠切丁，莲子去芯。

（3）炒锅烧热用葱姜炝锅，下海参稍炒，烹入鸡汤，装碗。

（4）将鸡汤、香菇、火腿等原料烩熟，倒在海参上，上笼蒸熟。

（5）原汁加调料烧开勾芡，浇在海参上即成。

用法：每日酌量食用。

功效：抗衰健脑，滋阴壮阳，生血补血，主补元气、益五脏六腑，祛虚损。

3. 莲子雪蛤粥

材料：雪蛤膏、莲子、粳米各适量。

做法：先用冷水泡莲子半天，去皮和莲心，研成粉，与粳米煮粥。煮时加入雪蛤即可。

用法：食粥，早晚各酌量。

功效：养颜抗衰，补肾润肺。雪蛤膏性味咸平，不躁不火，可补肾、补肺、养颜，莲子能补中、安心、止泻。李时珍《本草纲目》说："莲子可以厚肠胃。"

4. 猴头四宝

材料：鲜猴头 100 克，鲜小蘑菇 50 克，水发香菇 250 克，豌豆 50 克，鸡汤、素油、香油、精盐、料酒、生粉适量。

做法：将猴头处理后，放入碗中，用鸡汤蒸烂。待锅烧热放油后，先放入猴头烧烂，再放入香菇、蘑菇一起翻炒几次。加料酒、精盐、香油再翻炒几次，勾薄芡即成。

用法：佐餐，每日适量。

功效：营养丰富，药用价值极高，味甘、性平、无毒，入肝、胃二经。能利五脏，助消化，提高记忆力，增强性功能，抗衰老，治疗神经衰弱，抗癌。

5. 宫廷仙人粥

材料：制首乌约 50 克，粳米 100 克，红枣 3~5 枚、红糖适量。

做法：先将制首乌煎取浓汁，去渣，再同粳米、红枣一同置入砂罐（或砂锅）内煮。粥将成时，加红糖适量调味（冰糖亦可），再煮一二沸即可服用。

注意：煮粥忌铁锅铁勺，以免影响粥的色泽。

用法：早晚空腹食用，每 7~10 天为一疗程，间隔 5 天再服。

功效：乌须黑发，美容抗衰有奇效。清代黄云鹄在其《粥谱》中说："何首乌粥，驻颜益肾宜子。"谚云："要得皮肤好，米粥煮红枣。"可见，本粥确实是一种补益美容的好药膳。

清热润肠的药膳

中医认为，人体内有中气，来源于饮食，主生长、生存，为后天之气。人因贪食而损伤中气，气损则血衰，《内经》云："气之不行，血之不流。"所以养生需和中、清热、润肠。

清热，是运用寒凉性质的药或食，通过其泻火、解毒、凉血等作用，以解除热邪的治疗法。《黄帝内经·素问》中"热者寒之"即指本法。

另外，古人常说："欲无病，肠无渣，欲长寿，肠常清。"中医认为，体内湿、热、痰、火、食积聚成毒，是万病之源。通过各种方法把身体中的毒素排出体外，人才会重新恢复健康活力。

【保健食谱】

1. 灯芯莲子粥

材料：灯芯一束，莲子 30 克，淡竹叶 5 克，粳米 50 克，白糖适量。

做法：

（1）灯芯、莲子洗净装入纱布袋中扎上口。

（2）莲子、粳米淘洗后，放入砂锅中再将纱布药袋放入锅内，加适量清水，文火熬至莲子烂，加适量白糖即可。

用法：每日早晚温服，五天一疗程。

功效：此粥可清热安神。用于心火亢盛而致的失眠，心烦不安，小便灼热，口舌生疮等。

2. 玄麦甘菊茶

材料：玄麦5克，麦冬10克，菊花3克，胖大海2枚，甘草5克。

做法：以上诸药用冷水洗净后，加开水冲沏当茶饮。

用法：每日沏3次，5天为一疗程。

功效：本茶可清热解毒，润肠通便。适用于口臭咽痛，唇舌生疮，大便秘结等热毒内盛者等。

3. 八宝梨罐

材料：鸭梨150克，橘饼、桂圆肉、冬瓜条、红枣、山楂糕、青梅、糯米饭、瓜子仁、青红丝、白糖、桂花酱、熟猪油各少许。

做法：鸭梨削皮，在梨头切下1/4做盖，去梨把，用小刀挖去梨核，梨成为罐形，用开水稍烫。橘饼、桂圆肉、冬瓜条、去核红枣、山楂糕、青梅均匀切成小方丁，用沸水焯过，与蒸过的糯米饭、白糖、桂花酱、瓜子仁、熟猪油搅拌成馅。将馅装入罐内，盖上盖，青梅切条做梨把，装入盘内，上笼旺火蒸片刻取出，撒上青红丝，炒锅放入清水、白糖、桂花酱，旺火烧沸成汁，浇在梨上即成。

用法：每日酌量食用。

功效：清脆爽口，香甘味美，能防暑热，振食欲，并有润肺养颜、止咳化痰的功效。

4. 冬瓜鳖裙羹

材料：1千克雄甲鱼一尾，嫩冬瓜1千克，水发香菇50克，葱花5克，精盐2.5克，姜汁10克，白胡椒粉1克，猪油500克，排骨汤1千克。

做法：

（1）甲鱼宰杀后，剁去头，放沸水锅中略烫后取出，用刀刮去黑衣污物，洗净，放入旺火沸水锅中煮一会儿捞出，挖出盖壳，除去腿骨和胸骨，取下裙边切成条块。鱼肉切成1寸见方的块。

（2）嫩冬瓜去皮和内瓤，用刀削成24个如核桃大小的球，香菇切成丝。

（3）炒锅置旺火上，下猪油500克，烧至八成热时，将甲鱼滑入锅内走油，除去腥味捞出，泌净锅中余油，炒锅复置旺火上，下排骨汤500克，姜汁、清盐少许，倒入走油的甲鱼和裙边一起煮一会儿盛入炖盆内。

（4）原炒锅放旺火上，下猪油烧至六成热时，将冬瓜球投入锅内走油捞出，泌净油，复置旺火上，下排骨汤500克，放入冬瓜球煮一会，连同排骨汤、香菇丝一起倒入鳖裙的炖盆内，加入精盐，放入蒸笼内，用旺火蒸片刻出笼，撒上白胡椒粉、葱花，淋入猪油即可上桌。

用法：食菜饮汤。

功效：此菜汤清汁醇，鳖裙软糯，冬瓜爽口，相得益彰，是席上珍品。由于冬瓜有消炎、清热、利尿的作用，老鳖具有滋补功能，可谓一道清补的食疗名菜。

5. 清宫龟芩膏

材料：龟板一块、土茯苓500克、金银花25克、生地黄50克、腊梅花25克（亦可以由玫瑰花或菊花代之）、绵茵陈50克、夏枯草50克、紫草15克、甘草10克以及凉粉草适量。也可酌加苦参、灵芝、罗汉果与女贞子等材料。

做法：

（1）把土茯苓、夏枯草、金银花、生地黄、腊梅花、绵茵陈、紫草、甘草与凉粉草用水洗干净。

（2）将龟板打碎，混合土茯苓、金银花、生地黄、腊梅花、绵茵陈、夏枯草、紫草与甘草放入锅中，倒入适量清水，先熬一个时辰，然后放入凉粉草再熬片刻，熄火，捞出药渣。

（3）将药汁取出倒入碗中，凉后结成膏，即成龟芩膏。

用法：佐食，每日酌量。

功效：祛毒解热，润肺止咳，健胃整肠，改善便秘。乌龟养阴润燥，补肾养心；茯苓安神利水，药性平和；金银花、蒲公英、菊花清热解毒、消肿散结；甘草解毒，坚筋骨，长肌肉。当然，这十余味中药必须反复熬制三日三夜，使诸药药性融合，才能发挥功效。

美容养颜的药膳

古代还没有化妆品的时候，中国的女性到底用什么方法，保持那美润的皮肤呢？相信许多女性都想知道其中的奥秘。施用化妆品的人工美，与不用化妆品的自然美，两者相较，后者更令人羡慕。这其中除了一些外用的美容秘方，就是食疗美容了。

中国的传统医学认为，容貌美与人体脏腑的功能有着密切的关系。只有当你的五脏精气充盈、气血旺盛，面容才可能明亮红润、白里透红，否则，面色萎黄、斑点满布。因此，要想延缓容貌的衰老，就必须增强五脏六腑的功能，注意养生饮食。

【保健食谱】

1. 红枣百合粳米粥

材料：红枣20颗，百合40克，粳米150克，冰糖、清水各适量。

做法：将粳米淘洗干净；百合用清水泡软；红枣洗净后拍开、去核。将粳米置于砂锅中，加入适量清水熬煮成粥，待煮至三四成熟时再加入百合和红枣熬煮至粥成，最后再加入适量冰糖略煮片刻，待冰糖溶化搅匀即可。

用法：每天早晨空腹食用，并且可以长期服用。

功效：本品具有生津养血、滋润心肺、美容养颜之功效，男女老少皆宜。现代医学研究证明它还特别适用于更年期妇女食用。

2. 枸杞子粥

材料：枸杞子30克，粳米100克。

做法：先将粳米熬成粥，起锅前将洗净的枸杞子放入锅内，再煮几分钟即可。

用法：可佐餐或单独食用，但脾虚泻者忌用。

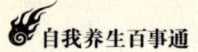

功效：补益肝肾、明目，适用于肝肾不足引起的目视物昏花、头晕，以及腰膝酸软、阴血不足等症。

3. 黑豆核桃桑葚粥

材料：红枣5颗，核桃仁、桑葚各10克，黑大豆30克，粳米100克。

做法：将以上各味分别洗净后一同置于锅中，加入适量清水熬煮至米熟粥成即可。

用法：吃粥，每日1剂。可连续食用。

功效：本品适于肾亏血虚所致的斑秃患者食用。

4. 桂芝补血汤

材料：桂圆肉400克，黑芝麻300克，冰糖100克。

做法：先将桂圆肉蒸熟，置阳光中暴晒约1个时辰，蒸5次晒5次，剁细成末；黑芝麻炒酥压碎，冰糖砸成碎粒，三样混合均匀，盛入瓶内备用。

用法：每日早、晚各1次食用，每次取30克用沸水冲服。

功效：益气血，止脱发，适用于血不足、面色萎黄、四肢寒冷、极易脱发之症。

5. 桑葡薏粳粥

材料：桑葚、白糖各30克，葡萄干10克，薏苡仁20克，粳米50克。

做法：将桑葚、薏苡仁分别洗净，用冷水浸泡数个时辰。将粳米淘洗干净后，与桑葚、薏苡仁连同浸泡水一同置于铁锅中，加入葡萄干，先用旺火煮沸，再改用小火熬煮成粥，至粥成时加入白糖拌匀即可。

用法：每日1剂，早晚各1次。

功效：本品具有滋阴补肾、健脾利湿、丰肌泽肤之功效，适于身体虚弱、体瘦而皮肤皱纹多、不光洁者食用。

瘦身美体的药膳

中医认为，肥人多湿，乃因肺、脾、肾三脏功能失调，表现为胃热消谷、脾运呆滞、瘦湿壅盛。虽然身材是与生俱来的，但可通过后天的努力加以美化，合理的膳食搭配，组成合理的营养结构是减肥健美的捷径之一。良好的减肥保健食谱可用于单纯性肥胖，能清胃热，运脾利湿，可降低血脂，预防动脉硬化。合理食用可使你在一饱口福的同时，减轻体重增加的后顾之忧。

【保健食谱】

1. 茯苓赤豆汤

材料：赤小豆100克，薏苡仁50克，茯苓25克，冬瓜皮100克，盐适量。

做法：赤小豆和薏苡仁洗净，先泡水半个时辰，再加水5杯烧开，改小火，接着加入茯苓和冬瓜皮同煮半个时辰。待所有材料熟软时，加盐调味即可盛出。

用法：佐餐，可经常服用。

功效：赤小豆利水消肿，清热除湿，减肥祛胖作用效果好，久食瘦人。冬瓜利尿去湿，去油腻，亦能消除小腹水肿，久食令人瘦。茯苓有利尿作用，能降血糖，促进新陈代谢，达到减肥目的。

2. 麻仁苏子粥

材料：紫苏子50克，火麻仁50克，粳米250克。

做法：将紫苏子和火麻仁反复淘洗，除去泥沙，再烘干水分，打成极细的末，倒入约500克的温水，用力搅拌均匀，然后静置待粗粒下沉时，滗去上层药汁待用。然后粳米淘洗干净后下入锅内，掺入药汁（如汁不够可再加清水），置中火上煮熬成粥。分两次服食。

用法：早晚各服1碗。

功效：润肠通便，排毒瘦身，适用于津亏便秘或大便不爽者，确有较好疗效。

3. 香菱排骨汤

材料：猪小排500克，新鲜菱角250克，薏米50克，香菜适量，盐、酒各适量。

做法：猪小排氽烫去血水后，洗净，用小火滚煮15分钟。加入薏米与菱角，再煮30分钟，加调味料，起锅时可加入香菜末即成。

用法：佐餐，可常食。

功效：本品具有强肾功能，可美肤祛斑，排毒减肥，使皮肤柔细有光泽，且不必担心会发胖。

4. 玉女补奶酥

材料：花生250克，红枣250克去籽，黄豆250克。

做法：将花生及黄豆连皮烘干后，磨成粉，红枣切碎，充分拌匀，加少许水使其成形。将其揉成小球后，再压成一个个小圆饼（大小可自行决定）。将压好的饼放在炉中烘烤至金黄色即可出炉了。

用法：可作为小点心食用。

功效：益气养血，促进乳房发育。现代科学研究证明：黄豆有丰富的卵磷脂及蛋白质，花生含有丰富蛋白质及油脂；红枣能生津调节内分泌，促进女性乳房发育。

5. 干烧人参鸡

材料：鸡腿3个，西洋参10克，人参10克。蒜末、盐、花生油各少量。

做法：鸡腿洗净，在腿肉的部分横切数刀，均匀地抹上盐。锅内倒水，放入西洋参和人参，煮开后改用小火再煮15分钟。锅内倒花生油烧热，放入鸡腿肉，煎至上色后加蒜末炒，倒入煮好的参汤，用小火焖约15分钟即可。

用法：佐餐，可经常食用。

功效：此菜能改善内脏功能，促进胸部和臀部的发育，增强体质。

健体壮骨的药膳

《黄帝内经》中说："肾主骨，骨生髓，脑为髓之海。"中医认为，骨的功能为支持人体、保护脏器、藏骨髓，可运动。肾精足则骨髓足，骨髓足则骨坚强。《医学精义》中记载："益髓者，肾精所主，精足则髓足，髓在骨内，髓足则骨强。"故壮骨食疗宜补精益肾。中医学中"筋"是筋络、筋膜、骨膜等的总称，相当于现代医学中的四肢和躯干部位的软组织，主要是指肌腱、筋膜、关节囊、滑囊、椎间盘、关节软骨盘等软组织。筋具有坚劲刚强、可运动关节的功能，其生理功能的发挥主要依赖于肝血的濡润滋养。虽然筋伤不一定伴有骨的病变，但骨折脱臼或骨病往往引起筋的损伤，有时骨折愈合，脱臼整复后仍遗留有筋的损伤。所以防治筋之病症，可选用补血养肝、壮骨健筋的保健食谱。

【保健食谱】

1. 桑葚炖乌鸡

材料：乌鸡1只，干桑葚50克，笋片200克，盐、黄酒、清水各适量。

做法：先将乌鸡宰杀，去毛和内脏后洗净。将桑葚和宰好的乌鸡一同放入砂锅中，加入适量清水煮沸后，再改用小火炖至八成熟，然后加入笋片及适量盐和黄酒，继续煮至鸡肉熟透，连砂锅一同上桌。

用法：每2日1剂，可佐餐，常食。

功效：本品具有滋补阴血、消除疲劳之功效，适于经常感觉疲劳者食用，食后可长精神、增力气。

2. 莲子山药汤

材料：葡萄干50克，山药50克，莲子肉50克，清水、红糖各适量。

做法：将山药去皮后洗净，切成块备用；将莲子肉、葡萄干分别洗净后置于砂锅中，加入适量清水煮至几沸后，然后加入山药块再煮至各物均熟，加入适量红糖调味即可。

用法：每日1剂，分2次服用，早、晚空腹温服，连续食用10天。

功效：本品具有补虚增力、健脾开胃、排毒强身之功效，适用于身体虚弱、倦怠乏力、面色萎黄者食用。

3. 香辣蹄筋

材料：牛蹄筋200克，小红尖椒25克，花生25克，芝麻10克，芝麻酱25克，蒜末20克，香葱20克，盐适量，香醋、香油适量。

做法：将牛蹄筋洗净，切小块，放入锅中煮熟，拿出晾凉，放入盘中。将香葱切碎，小红尖椒切碎，下油锅略炸，制成辣椒油。花生和芝麻炒香，并把花生碾碎。在碗中加入辣椒油、花生碎末、芝麻、盐、香醋、芝麻酱、香油、蒜末、香葱拌匀，浇在蹄筋上即可。

用法：佐餐，可常食用。

功效：本品有强筋壮骨之功效，对腰膝酸软、身体瘦弱者有很好的食疗作用，也有助减缓骨质疏松的速度。

4. 杏仁炖鸡

材料：栗子200克，甜杏仁10克，核桃仁20克，红枣10克，公鸡1只，葱、姜、黄酒、精盐、酱油、白糖、素油各适量。

做法：将甜杏仁、核桃仁放入碗内，用沸水浸泡后去皮。捞出沥干水，放入温油锅中炸至金黄色捞出，待冷却后将甜杏仁碾成末待用；栗子切成两瓣放入沸水中，煮至壳与衣可剥掉捞出，剥去壳衣待用；公鸡宰杀后去毛和内脏，洗净，斩成块；姜切丝；葱切段。准备就绪后，在锅中加入猪油，烧至六成热，放入鸡块煸炒，加入黄酒、姜丝、葱段、白糖、酱油，煸炒至上色后，再加适量清水、核桃仁、红枣烧沸，加盖，改用小火炖 1 小时左右，加入栗子再焖至鸡肉熟烂。将锅中的栗子捞出放在盆中，再把鸡肉捞出放在栗子上面；将汤用精盐调好味浇在鸡肉上，撒上甜杏仁末即成。

用法：日常佐餐食用。

功效：补虚温中，益肾壮骨，可用于虚弱羸瘦者的辅助食疗。

5. 灵芝炖猪蹄

材料：灵芝 15 克，猪蹄 1 只，黄酒、精盐、葱段、姜片、猪油各适量。

做法：将猪蹄去毛后洗净，放入沸水锅中焯片刻，捞出再洗净，将灵芝洗净，切成片。锅内放猪油，烧热后放入葱段、姜片煸香，放入猪蹄、黄酒、精盐、灵芝片及清水适量，大火烧沸后改用小火炖至猪蹄熟透出锅即成。

用法：日常佐餐食用。

功效：滋补强壮。

祛病强身的药膳

《黄帝内经》认为，饥饱失常、五味偏嗜是造成多种疾病发生的原因。如"饮食自倍，肠胃乃伤"（《素问》）；"饮食不节，而疾生于肠胃"（《灵枢》）；"此人必数食甘美而多肥也，肥者令人内热，甘者令人中满，故其气上溢，转为消渴"（《素问》）。可见，饮食不节、饮食偏嗜、暴饮暴食等，危害不可轻视。

另外，食补也应因人而异。譬如阿胶、桂圆之类滋补气血的补品，对于脾胃、消化不好的人就不适合，非但不能强身健体，而且会影响食欲，中医称为"虚不受补"就是这个道理。人参、鹿茸虽然高级，但阴虚体虚的人也不能享受。有的人吃了人参流鼻血，有的服用鹿茸全身燥热，都说明大补大温之品有益也有弊。可见，进补也不可乱吃。

【保健食谱】

1. 应山滑肉

材料：猪肥肉 250 克，鸡蛋 2 个。芝麻油 1 千克、猪肉汤 200 克，精盐、酱油、干淀粉、葱花、胡椒粉、姜末各适量。

做法：

（1）猪肉去皮洗净，切成小块，用清水浸泡片刻，取出沥干，盛入碗内，加精盐、干淀粉稍拌，再加鸡蛋液拌匀上浆。

（2）炒锅置旺火上，下芝麻油，烧至七成热，将肉块散开下锅，约炸片刻，至呈金黄色时，倒出沥油。稍凉后，码在碗里，用旺火蒸半个时辰左右取出，扣入汤盘。

（3）原锅置旺火上，下猪肉汤、酱油，烧沸后，加入葱花、胡椒粉，起锅浇在滑肉上即成。

用法：每日适量食用。

功效：油润滑爽，软烂醇香，肥而不腻，可开胃强身。

2. 太白鸭

材料：光肥鸭 1 只 1.5 千克左右，瘦猪肉 100 克，陈年绍酒 200 克，葱结 1 只，姜片 2 片，枸杞子、三七片、盐、胡椒粉各少许，鲜汤适量。

做法：

（1）将鸭子开膛，洗净，斩去脚爪沥干水分后入开水锅中汆水取出，去掉血沫。

（2）用绍酒、盐、胡椒粉将鸭身内外抹匀，置盛器内，再加葱结、姜片、鲜汤少量，放入猪肉、枸杞子、三七片，用皮纸封严。

（3）将鸭放入笼屉，用旺火蒸至肉质酥烂取出，揭去皮纸，拣去葱、姜片，将鸭连汤盛入汤盘内即成。

用法：食肉饮汤，每日适量。

功效：鲜醇味美，兼有润肺健体的功效。

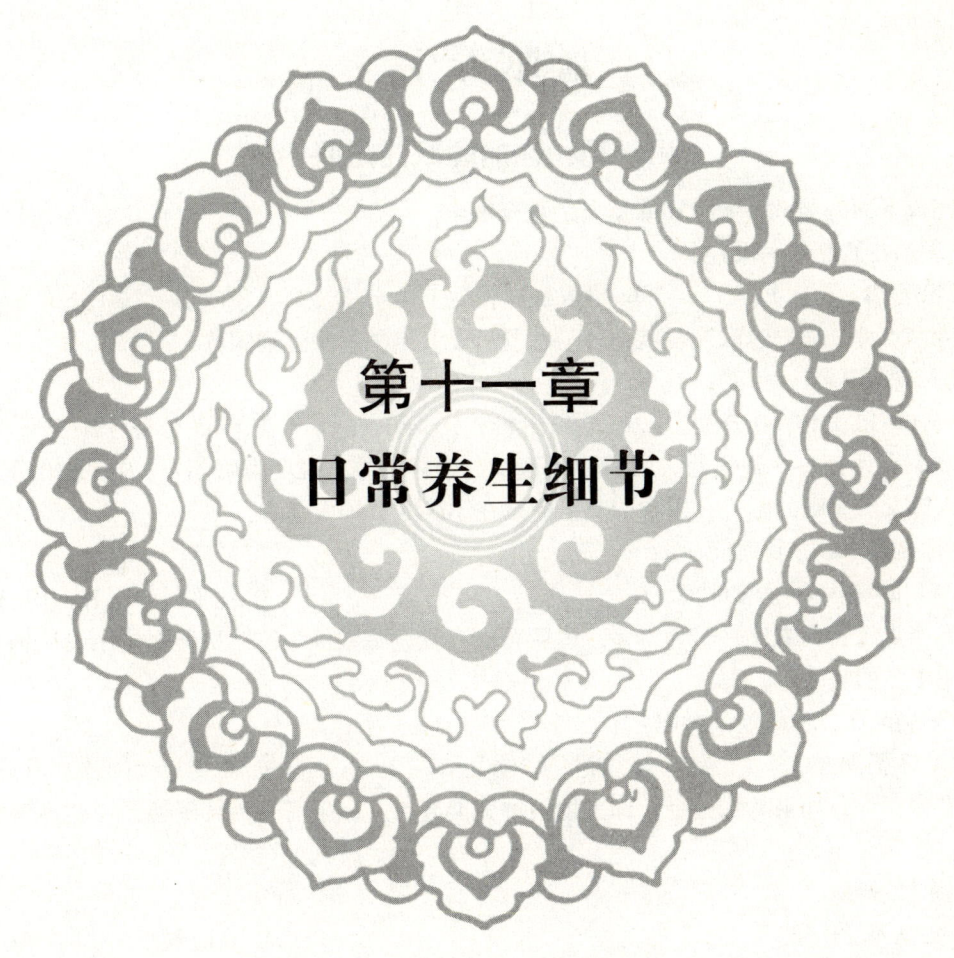

第十一章
日常养生细节

第一节

睡眠养生

测一测：你的睡眠充足吗

完成下面的测试，看看你的睡眠是否充足。

（1）餐后是否感到困倦？

　　A. 很少（0分）　　　　B. 早餐或晚餐后（10分）　　　C. 午餐后（20分）

　　专家点评：如果睡眠充足就不容易在餐后尤其是午餐后感到困倦。

（2）入睡需要多长时间？

　　A. 10~15分钟（0分）　　B. ≥20分钟（10分）　　　C. ≤5分钟（20分）

　　专家点评：头一碰到枕头就睡着可不是一个好信号，说明睡眠不足；超过20分钟无法入睡又有失眠的困扰；正常情况下应该在10~15分钟内睡着。

（3）你在周末睡多长时间？

　　A. 和平时睡同样多时间（0分）　　　　　　　B. 比平时睡得长（10分）

　　专家点评：周末比平时睡得多，说明可能存在"睡眠债务"，机体在周末设法补足一周中不足的睡眠。

（4）早晨起床，你需要闹钟吗？

　　A. 不需要（0分）　　　B. 需要（5分）　　　C. 需要持续闹铃（10分）

　　专家点评：如果睡眠充足，你无须闹钟就能起床。如果需要持续闹铃，说明你睡眠不足。

（5）你打鼾吗？

　　A. 从不（0分）　　　　　　　　　　　　　　B. 有时候（5分）

　　C. 经常且声音响，以至同伴抱怨或离开（20分）

　　专家点评：如果打鼾很严重，那么有睡眠障碍的可能性大。

（6）下列哪些情况你会觉得困倦？（多选）

　　A. 只在睡眠时间（0分）　　　　B. 飞机上或车中（5分）

　　C. 读书或看电视时（10分）　　　D. 开会或看电影时（20分）

　　E. 因交通堵塞而停车时（20分）

　　专家点评：旅途中感到困倦说明睡眠不足；在看电影等吸引人的情况下困倦，更是睡眠严重不足的警告。

测试结果：

将你的得分相加，总分越高越说明睡眠不足。总分在45分以上者，建议立即调整睡眠习惯。

睡眠无梦要小心

每个正常人都做梦。有的人醒后能够回忆起来，有的人不能回忆或已经遗忘，自觉没有做梦，这与觉醒时睡眠所处时段有关。一个典型的睡眠，第一个梦大约出现在入睡后的90分钟，梦境的持续时间平均10分钟，一夜内要做4~6个梦，有1~2小时的睡眠是在梦中度过的。

生理学和心理学告诉人们，一般的梦是一种正常的生理现象，是心理活动的组成内容，不会给人的身心健康和睡眠带来危害。心理学家认为：

1. 适量做梦可以排除大量的精神垃圾

生活中，有很多不能被客观现实、道德理智所接受的各种本能的要求和欲望，已经被遗忘了的童年时期不愉快的经历，心理上的创伤等被压抑在潜意识中，在某种契机作用下，就会以各种变相的方式出现，如心理、行为或躯体的各种障碍等。睡眠状态时，人的自主意识停止，潜意识的内容开始表演，以梦的形式表达出来，缓解精神上的紧张和焦虑。从某种意义上讲，梦代表了愿望的满足。

2. 梦是信息储存升华的过程

人在做梦时，新旧知识重新组合，去芜存菁，然后有序地存入记忆的仓库，形成网络，便于提取和随时应用。

3. 梦可以帮助进行创造性思维

许多专家教授的发明创造和学术上的突破无不受益于梦的启迪，比如门捷列夫排出元素周期表，克库勒发现苯环的化学结构式等。据调查显示：英国剑桥大学70%的学者认为他们的成果曾在梦中得到启示。

4. 梦是大脑功能得到锻炼和完善的需要

人类的脑细胞有100亿~140亿个。专家估计，普通人仅仅使用了其中的4%，还有高达96%没有开发，就算像爱因斯坦这样的天才也只用了不到10%。睡眠时，休眠状态的脑细胞部分解脱抑制活跃起来，加之体内外各种环境的刺激，形成了梦境，进一步改善大脑的功能。

无梦睡眠往往是大脑受损或患病的征兆。如痴呆儿童的有梦睡眠明显少于正常儿童，患慢性脑病综合征的老人有梦睡眠明显少于正常老人等。任何事情都有个度，过犹不及。持续不断及强烈而深度的梦境会侵占正常的睡眠时间，在大脑皮质留下深深的痕迹，使大脑得不到良好的休息而感到疲劳、头晕等。至于噩梦连连，则是一种睡眠障碍，或是患有某种疾病的预兆，须及时就医。

失眠致病不容忽视

权威调查表明，中国大约有3亿多成年人患有失眠等睡眠障碍，20%~30%的人有不同程度的睡眠疾病，40%以上的老年人在睡眠方面存在问题。睡眠障碍是困扰人类健康的一个难题，经常失眠对健康的危害很大。

失眠症状很不好确定，一般可分为两大类，一种是原发性失眠，一种是继发性失眠。根据时间的长短又可分暂时性失眠、短期失眠和长期失眠3种。它的主要症状有：

（1）难入睡，晚上睡得不安，时醒时睡，醒后难入睡，时而发噩梦，梦后醒来难入睡，甚至通宵达旦不能入睡。

（2）精力不集中，胡思乱想，萎靡不振，注意力分散，记忆力减退，疲倦乏力，心烦易怒，头昏脑胀。

（3）因睡眠不足，没精打采而影响正常工作，使能力不能发挥。

（4）睡眠时间经常少于6小时。

失眠症状的内、外表现：

（1）外在表现：起床后感到关节僵直，无精打采，疲倦乏力，头昏不舒，面色灰黄，皱纹增多，脱发白发增多，衰老加快。

（2）内在表现：免疫力下降，细胞老化，各器官超负荷运行受损，神经处于紧张状态，易引起神经衰弱，思路不清晰，精力无法集中，动作无法协调，不能明确表达自己的意思，感到烦躁不安、易怒。

长期失眠对健康危害很大，主要有以下几方面的内容。

1. 睡眠不足引发疾病

睡眠不足，可刺激胃上腺，减少胃部血流量，降低胃的自我修复能力，使胃部黏膜变薄，从而增加胃溃疡和癌基因生长机会，易引发胃病及癌症等疾病。医学家认为：发病癌变细胞是在分裂中产生的，而细胞分裂多半是在人的睡眠中进行的。一旦睡眠规律紊乱、睡眠不足，就会影响正常细胞分裂，有可能导致细胞突变，产生癌细胞，从而很难控制这种突来袭击而致癌变。经常睡不好的最大坏处就是带来压力，而人在压力下所分布的激素则会使人长粉刺、面疮、斑点或其他不雅观的突起点。严重失眠或睡眠不好还会使人减弱抗病毒能力，会引发脱发、掉牙及牙龈炎、牙周炎等疾病。专家还指出：人体合成所需的各种营养素，只能在睡眠和休息时才能很好地完成。

2. 失眠有损大脑智力

经常失眠，长期睡眠不足或质量太差，有损伤大脑功能，会使脑细胞衰退老化加快，并引发神经衰弱、脑血栓、中风等脑血管疾病。睡眠不好，会导致精神不振，无精打采，头昏脑胀，智力、记忆力下降，反应迟缓，思维迟钝，语言不清，思路不明，情绪消沉，精力无法集中，动作无法协调，工作效率也会降低。

3. 失眠减寿命

睡眠不足会缩短人的寿命。对一批年龄18~27岁身体健康的青年人进行试验，限制他们每晚只睡4小时，6天后对他们身体的各项指标进行测试，发现他们的新陈代谢和内分泌正在经历60岁以上老人才有的变化过程；后6天让他们每晚睡12小时，以补足前6天睡眠不足，结果测试他们的各项指标又恢复到年轻人的状态。

失眠可以不用失眠药物，只要改善自己的生活习惯，就能有效地预防失眠。

打呼噜也会引起多种疾病

打呼噜，医学上称为鼾症，也称睡眠呼吸暂停综合征。打呼噜危害极大，轻者头痛、头晕、咽喉干燥、疼痛、胸闷气短、记忆力减退、免疫力下降。重者能诱发心脑血管疾病、猝死、痴呆、性功能减退等疾病，已经被医生列为危害人类健康的高危因素。

现在医学研究证实，打呼噜发生的主要原因为鼻和鼻咽、口咽和软腭及舌根3处发生狭窄、阻塞，再加上睡眠时咽部软组织松弛、舌根后坠等导致气流不能自由通过咽部的气道，振动咽部软组织就会发出一种巨大的鼾声——打呼噜。

对于打鼾，要像对待其他疾病一样，将预防摆在第一位。首先，要注意改变不良生活习惯，忌烟酒，少用安眠药，否则容易抑制呼吸，加重打鼾和憋气。其次，对仰卧位鼾声加重、侧卧位时减轻者，其睡眠姿势要尽量避免仰卧体位，以防止舌根后坠而阻塞气道，必要时在医师指导下制作乒乓球背心或高尔夫球背心，即在睡衣的后背正中处缝1个小口袋，将1个乒乓球或高尔夫球放入口袋内并固定，使其不能仰卧。再次，是防止肥胖。肥胖者要在医师的指导下积极减肥，避免颈部脂肪堆积而使气道变窄。如果鼾声较重，或已经被诊断为睡眠呼吸暂停综合征的患者，应请睡眠呼吸障碍专科医师治疗。

睡眠呼吸暂停综合征除了打鼾外，常伴随一些其他表现，如发现以下症状应马上就医：

（1）鼾声响亮但时有间断，数秒至数十秒后鼾声再起。
（2）夜间反复憋醒，不自主翻动，甚至昏迷、抽搐。
（3）晨起感觉睡得不够，仍然十分疲惫。
（4）醒来后头痛、头晕，并感口干、口苦。
（5）白天易打瞌睡，注意力不易集中或记忆力明显下降。
（6）脾气变得暴躁易怒，晨起血压更高。
（7）夜尿增多。

总之，长期打呼噜需要及时对症治疗，因睡眠不足、饮酒、睡姿不当等因素引起的打呼噜，要避免相应的行为或利用机械通气治疗；因口、咽、鼻等器官病变引起的打呼噜，应到正规医院进行治疗。

给身体"松松绑"，杜绝健康隐患

睡眠不仅可以消除疲劳、恢复体力，而且还可以保护大脑、提高机体免疫力，因此，充足而合适的睡眠对健康大有裨益。为了提高睡眠质量，睡觉时必须给自己"松绑"。

睡觉时如何给自己"松绑"呢？做到以下几点就可以了。

1. 不要戴胸罩

戴胸罩睡觉容易致乳腺癌。其原因是长时间戴胸罩会影响乳房的血液循环和淋巴液的正常流通，不能及时清除体内有害物质，久而久之就会使正常的乳腺细胞癌变。

2. 不宜戴假牙睡觉

戴着假牙睡觉是非常危险的，极有可能在睡梦中将假牙吞入食道，使假牙的铁钩刺破食道旁的主动脉，引起大出血。因此，睡前取下假牙清洗干净，这样做既安全又有利于口腔卫生。

3. 不宜戴隐形眼镜

人的角膜所需的氧气主要来源于空气，而空气中的氧气只有溶解在泪液中才能被角膜吸收利用。白天睁着眼，氧气供应充足，并且眨眼动作对隐形眼镜与角膜之间的泪液有一种排吸作用，能促使泪液循环，缺氧问题不明显。但到了夜间，因睡眠时闭眼隔绝了空气，眨眼的作用也停止，使泪液的分泌和循环功能相应减低，结膜囊内的有形物质很容易沉积在隐形眼镜上。诸多因素对眼睛的侵害，使眼角膜的缺氧现象加重，如长期使眼睛处于这种状态，轻者会代偿性使角膜周边产生新生血管，严重者则会发生角膜水肿、上皮细胞受损，若再遇细菌便会引起炎症，甚至溃疡。

4. 不要戴表

睡眠时戴着手表不利于健康。因为入睡后血流速度减慢，戴表睡觉使腕部的血液循环不畅。如果戴的是夜光表，还有辐射的作用，辐射量虽微，但长时间的积累也可导致不良后果。

裸睡，让身体彻底解放

裸睡，是一种保健方法，它廉价，无需任何费用；它简单，人人可以掌握；它舒适，人人不愿放弃。更重要的，它更健康、更舒适。

有的人有裸体睡觉的习惯，而有的人则认为裸睡不文明。那么裸睡究竟是否可取呢？裸睡到底有多少好处呢？

（1）裸睡有种无拘无束的自由快感，有利于增强皮腺和汗腺的分泌，有利于皮肤的排泄和再生，有利于神经的调节，有利于增强适应和免疫能力。

（2）裸睡对治疗紧张性疾病的疗效极高，特别是腹部内脏神经系统方面的紧张状态容易得到消除，还能促进血液循环，使慢性便秘、慢性腹泻以及腰痛、头痛等疾病得到较大程度的改善。同时，裸睡对失眠的人也会有一定的安抚作用。

（3）裸睡不但使人感到温暖和舒适，连妇科常见的腰痛及生理性月经痛也得到了减轻，以往因手脚冰凉而久久不能入睡的妇女，采取裸睡方式后，很快就能入睡了。

专家明确指出：穿着紧身内裤睡觉有损健康。因此，裸睡是一种健康的生活方式，你不妨尝试一下。

人的皮肤有很多功能，诸如吸收、免疫以及进行气体交换等。专家认为，穿了内衣，影响皮肤进行气体交换，不利于新陈代谢，对此半信半疑的人试了后发现，原有的肩膀酸痛竟奇迹般地消失，而且觉睡得很香。另据一些体验过的人说：脱掉内衣睡觉果然很舒服，对一些常见病，如阴道炎、痔疮、脚气或打呼噜等均有好处。

但裸睡也应注意两点：

一是不应在集体生活或与小孩同床共室时裸睡；

二是上床睡觉前应清洗外阴和肛门，并勤洗澡。

时刻想拥有健康与美丽的都市人，临睡觉前不妨彻底脱光内衣，体验"睡美人"的超然感受。

正确睡姿让你一觉到天明

大多数人在睡觉时都不太注意睡姿，认为只要睡得舒服对身体就好。事实上，选错了睡姿会影响健康。在民间广为流传的健康谚语"坐有坐相，睡有睡相，睡觉要像弯月亮""侧龙卧虎仰瘫尸""站如松，行如风，坐如钟，卧如弓"，都说到了睡眠的姿势。

古代中医认为，人在睡觉时应"屈膝侧卧，益人气力，胜正偃卧。按孔子不尸卧，故曰睡不厌卧，觉不厌舒"。这就是说屈膝侧卧胜过正面仰卧。

为什么要侧卧呢？

现代医学研究认为，俯卧会阻碍胸廓扩张，影响呼吸，人体吸入的氧气相对减少，不利于新陈代谢。同时心脏受压，心搏阻力加大，血液循环受到影响。所以心律失常患者以及心脏病患者应采取侧卧，而不能俯卧。

侧卧时，人体内脏器官受压较小，胸廓活动自如，有利于呼吸，心脏也不会受到手臂、被子的压迫，两腿屈伸方便，身体翻转自如，中医认为以这种姿势入睡不损心气，而且能很快让大脑静下来，由兴奋转为抑制状态，不久就能进入梦乡。

对于那些血液循环差、防寒功能弱、睡觉时怕冷的人来说，侧卧可使全身肌肉得到最大限度的松弛，又不致压迫心脏，使心、肝、肺、胃、肠处于自然位置，呼吸畅通，还有利于胃中食物向十二指肠输送。

古代养生家也强调睡眠应"卧如弓"，建议采取这样的标准姿势：身体向右侧卧，屈右腿，左腿伸直；屈右肘，手掌托在头下；左上肢伸直，放在左侧大腿上，这样的睡姿有利于健康。

在侧卧睡觉时以向右侧卧为最好，这是因为心脏在左侧，右侧卧时，心脏受压小，有助于血液自由循环，如果采取左侧卧，则会压迫心脏，对患有心脏病的人尤为不利。

对于老年人来说，他们的内脏肌肉已变得松弛无力，胃肠蠕动减慢，右侧卧便于胃内的食物向十二指肠推进，有利于胃肠的消化吸收，供给全身更多营养。

睡前保健助你轻松入眠

做好睡前保健工作，不仅可以轻松入眠，而且对防病益寿也有积极的促进作用。下面将介绍8种睡前保健方法。

（1）甲端摩头：即两手食指、中指、无名指弯曲成45°，用指甲端以每分钟8次的速度往返按摩头皮1~2分钟，可增强血液循环，有助于快速入眠。

（2）双掌搓耳：即两掌拇指侧紧贴前耳下端，自下而上，由前向后，用力搓摩双耳1~2分钟。具有疏通经脉、清热安神之功效，还能保护听力。

（3）双掌搓面：即两手掌面紧贴面部，以每秒钟两次的速度用力缓缓搓面部所有部位，1~2分钟，可疏通头面经脉，促睡防皱。

（4）搓摩颈肩：即两手掌以每分钟两次的速度用力交替搓摩颈肩肌肉群，重点在颈后脊两侧，约1~2分钟，可缓解疲劳并预防颈肩病变。

（5）推摩胸腰：即两手掌面拇指侧，以每秒钟两次的速度，自上而下用力推摩后腰和前胸，重点在前胸和后腰部，共2~3分钟，可强心、健腰、疏通脏腑经脉。

（6）掌推双腿：即两手相对，紧贴下肢上端，以每秒钟1次的频率，由上而下顺推下肢1分钟，再以此方法顺推另一下肢1分钟，可解除下肢疲劳，疏通足六经脉。

（7）交换搓脚：即右脚掌心搓摩左脚背所有部位，再用左脚掌心搓摩右脚背所有部位。然后用右脚跟搓摩左脚心，再用左脚跟搓摩右脚心。共2~3分钟。可消除双足疲劳、贯通气血经脉。

（8）叠掌摩腹：即两掌重叠紧贴腹部以每秒1~2次的速度，持续环摩腹部所有部位，重点脐部及周围，共2~3分钟，可强健脾胃。

运用上述方法进行保健时需闭目静脑，心绪宁静，舌尖轻顶上腭，肢体充分放松，前7法可采用坐位操作，第8法可仰卧操作。施用8法应紧贴皮肤操作，渗透力越强效果越好。8法操作时间共约12~18分钟，年老体弱者可施法12分钟，年轻体壮者连续施法18分钟。

7步睡前放松操让你睡得香

睡前放松操不仅能减轻疲劳，而且能提高睡眠质量，下面介绍7步睡前放松操：

（1）旋转颈部：直立，手臂自然下垂，尽可能地向左、右、前、后伸展颈部。如果感到颈部疼痛，应去医院。

（2）转肩：头不动，慢慢地向前、向后转肩。

（3）抬臀：先蹲立，再两手向背后伸出撑地；然后向上抬臀，两手慢慢地向脚后跟靠拢。20秒钟后恢复到开始姿势。

（4）两臂上举：两手臂置于头上，十指交叉，两臂紧贴耳部，做最大限度的手臂上伸动作；然后十指分开，两臂在空中自然抖动，放松上肢肌肉。

（5）站立：两臂在体前放松甩动并抖动，以放松肌肉。用手捶打、搓动大腿肌肉，使大腿放松。

（6）仰卧：双手托住腰，并努力使臀部和下肢向空中竖起，在空中进行下肢的振动，借以放松大腿肌肉；再屈膝坐于床上，用双手搓动小腿的"腿肚子"，放松小腿肌肉。

（7）滚动：在床上或席上，两手抱膝而坐，然后呈球形前后滚动。可放松背部肌肉、减轻腰痛症状。

此外，因为地球磁场的作用，睡眠时头脚方向为南北方向则对健康有好处。

永葆健康，要知道四季睡眠法则

一年有春、夏、秋、冬四季之分，春温、夏热、秋凉、冬寒是自然规律。生活在自然中的人，只有顺应自然才能健康地生存。人们的就寝与起床时间同样也是如此，不可违背自然规律，早在《黄帝内经·素问·四气调神大论》中，就论述过一年四季应如何遵循就寝与起床时间，"圣人春夏养阳，秋冬养阴，以从其根……逆之则灾害生，从之则苛疾不起，是谓得道"，这就是说懂得养生之道的人，在春天和夏天保养阳气，秋天和冬天保养阴气，以顺从这个根本。假若违反了这个根本，生命根本就要受到戕伐，就要发生疾病；如果能顺从它，疾病也就不会产生，这就叫作四季睡眠养生法则。

春季：春季3个月，是万物推陈出新的季节。人们应该入夜即睡觉，早一些起床，到庭院中散散步，披开头发，舒展形体，使情志活泼，充满生机。

夏季：夏季是万物繁荣秀丽的季节。人们应该晚些睡觉，早些起床，应该精神愉快，不要发怒，使体内阳气能够向外宣发，这就是适应夏天的调养。

秋季：秋季要早睡早起，像雄鸡一样，天黑就睡，天亮就起，使意志安逸宁静，来缓和秋天肃杀气候对人体的影响，不让意志外驰，使肺气保持清静。如果违反了，就要损伤肺气,到冬天容易生泻泄病。

冬季:冬季是万物生机潜伏闭藏的季节,人们不要扰动阳气,应该早些睡觉,晚些起床;最好等到日出再起,使意志好像埋伏般地安静,避严寒,保温暖,不要使皮肤开泄出汗。否则就要损伤肾气,到来年夏天,就要发生痿厥之病。

由于现代人工作时间的固定性,很难根据四季变化来严格调整作息,但对于工作忙碌的都市人来说,应该尽量规律睡眠时间。晚上9点到次日凌晨3点是人体细胞生长最快,也是人类生长荷尔蒙分泌的时间,错过了这段睡眠的黄金时段,就会影响细胞的新陈代谢,加速衰老。

面对面睡觉不可取

有些家人之间面对面睡觉。比如恩爱夫妻之间、母子之间,往往是面对面而睡,表现双方的恩爱和关心。其实,这种睡法是不卫生的,对双方身体健康都有害。

有研究表明,为了维持生命器官的代谢需求,人在睡眠时也需要不间断地进行气体交换,以便摄取氧气,排出二氧化碳,并保持体内环境的稳定。

在人体内以脑组织的耗氧量最大。一般情况下,成人的脑组织耗氧量占全身耗氧量的1/6左右。两个人面对面地睡觉时,双方长时间吸收的气体大部分是对方呼出来的"废气"。这样由于氧气吸入不足,易使睡眠中枢的兴奋性受到抑制,出现疲劳,因而容易产生睡不深或多梦等现象。同时,因睡眠中枢兴奋性受到抑制而出现的疲劳,其恢复过程比较缓慢,使人醒后仍感到昏昏沉沉、萎靡不振。

据称,在睡眠中,人长时间不呼吸新鲜空气可引起低氧血症,并引发肺循环压力升高和心律失常等并发症。

两人经常面对面睡觉,还有可能引起大脑的睡眠中枢兴奋和抑制功能发生障碍,出现记忆力减退,思维分析能力下降,以致影响工作和学习。

开灯睡觉破坏免疫功能

要睡得舒适安稳,应创造有利于睡眠的必要条件和环境,这包括无光线干扰、不吃得过饱、室内不冷不热、空气清新。其中光线是第一位的。

最近,医学科研人员研究证实,入睡时开灯将抑制人体内一种叫褪黑激素物质的分泌,使得人体免疫功能降低。经常值夜班的如空姐、医生、护士等夜班一族,癌症的发病率比正常人要高出两倍。医学家警告,开灯睡觉不但影响人体免疫力,而且容易患癌症。科学家们对美国、芬兰、丹麦地区空姐所做的流行病学调查显示,空姐在飞机上工作近15年后,乳腺癌发生概率增加两倍,约百名资深空姐中就有1人患乳腺癌。另有学者以200多位成年人来做研究,发现只要1次在凌晨3~7时,坐在灯光下不睡觉,便会让这些成年人的免疫能力显著下降。

因此,从较安全的立场出发,人们应避免日夜颠倒和改变夜间入睡开灯的习惯。医学家还进一步发现,有变压器的电器用品,应让其尽量远离床头,比如床头音响、闹钟、调光型台灯、充电器,等等。因为这些电器的产生的电磁辐射长期离人体太近,近距离的接触容易使人体荷尔蒙分泌改变。鉴于此,专家警告使用这些电器最好远离床头30

厘米比较保险。

在夜间当人体进入睡眠状态时，松果体分泌大量的褪黑激素。褪黑激素的分泌，可以抑制人体交感神经的兴奋性，使得血压下降，心跳速率减慢，心脏得以喘息，使机体的免疫功能得到加强，机体得到恢复，甚至还有毒杀癌细胞的效果。但是，松果体有一个最大的特点，只要眼球一见到光源，褪黑激素就会被抑制闸命令停止分泌。一旦灯光大开，加上夜间起夜频繁，那么褪黑激素的分泌，或多或少都会被抑制而间接影响人体免疫功能，这就是为什么夜班工作者免疫功能下降，较易患癌的原因之一。

如果人们长期生活在日夜颠倒的环境条件下，自然免疫功能会下降。而夜班工作者，要在下班之后入睡时，尽量将室内的光线调整到最黑的限度，使大脑中的松果体分泌足够的褪黑激素，以保证人体正常的需要，使疲惫的机体尽快得到恢复。

俗话说，"吃一斤不如睡一更"，但愿你有高质量的睡眠。

睡懒觉，弊端多

许多人都有睡懒觉的习惯。尤其在双休日和节假日，喜欢睡懒觉的人更是长时间赖在床上，甚至连肚子咕咕叫也不想起来。殊不知，这不仅不利于身体健康，而且还会引发多种不良后果。

睡懒觉不仅是一个坏习惯，而且还不利于健康。研究表明，睡懒觉至少有7大危害。

1. 肥胖

时常赖床贪睡，又不注意合理饮食（摄入多量的肉食和甜食），加上不爱运动，三管齐下，能量的储备大于消耗，以脂肪的形式堆积于皮下。只需一年半左右时间，你就会发现自己成了一个小胖子，增加了心脏负担和患病的机会。

2. 导致身体衰弱

当人活动时，心跳加快，心肌收缩力增强，血量增加；当人休息时心脏也同样处于休息状态。如果长时间睡眠，就会破坏心脏活动和休息的规律，心脏一歇再歇，最终使心脏收缩乏力，稍一活动便心跳不已、疲惫不堪、全身无力，因此只好躺下，形成恶性循环，导致身体衰弱。

3. 对呼吸的"毒害"

卧室的空气在早晨最混浊，即使虚掩窗户，也有23%的空气未能流通。不洁的空气中会有大量细菌、病毒、二氧化碳和尘粒，这时对呼吸道的抗病能力有影响，因而那些闭门贪睡的人经常会有感冒、咳嗽、咽炎等。高浓度的二氧化碳又可使记忆力、听力下降。

4. 肌张力低下

一夜休息后，早晨肌肉和骨关节变得较为松缓。如醒后立即起床活动，一方面可使肌张力增高，另一方面通过活动，肌肉的血液供应增加，使骨组织处于活动的修复状态。同时将夜间堆积在肌肉中的代谢物排出，这样有利于肌纤维增粗、变韧。睡懒觉的人，因肌组织错过了活动的良机，起床后时常会感到腿软、腰骶不适、肢体无力。

5. 影响胃肠道功能

一般来说，一顿适中的晚餐，到次晨7点左右基本消化殆尽，此刻，胃肠按照"饥饿"信息开始活动起来，准备接纳和消化新的食物。赖床者由于不按时进餐，使胃肠经常发生饥饿性蠕动，久之易得胃炎、溃疡病。

6.破坏生物钟效应

人体激素的分泌是有规律性的，赖床者体内生物钟节律被扰乱，结果白天激素上不去，夜间激素水平降不下，让人饱尝夜间睡不着，白天心情不悦、疲惫、打哈欠等"睡不醒"的滋味。

7.妨害神经系统正常功能

睡懒觉的人睡眠中枢长期处于兴奋状态，时间久了便会疲劳。而其他中枢由于受到抑制的时间太长，恢复活动的功能就会相应变慢，因而感到昏昏沉沉，无精打采。

了解了睡懒觉的危害，你大概不会再赖在床上了吧！

晨练后不宜睡"回笼觉"

很多人喜欢早起锻炼，尤其是老年人。但是，有些老人在晨练后喜欢回家补上一个"回笼觉"，觉得这样才能够劳逸结合，能更好地休息养神。殊不知，这是不科学的，晨练后睡回笼觉不仅对身体不利，还会影响晨练的效果。

人体经过晨练后，全身器官的功能都会由缓慢逐渐加速，并引起神经系统的兴奋增强，由此四肢活动灵活，思维敏捷活跃，此时应该坐下来吃点早餐，读读书报，或者喝杯茶，听听音乐……这样可使心情逐渐安定，精神愉悦。

晨练后如果马上回去睡回笼觉，会对身体造成以下伤害：

（1）经晨练后人体心跳加快，精神亢奋，躺在床上不但不能马上进入睡眠状态，同时肌肉还因晨练产生的代谢产物乳酸等不容易消除，反而让人觉得四肢松软乏力，精神恍惚。

（2）晨练后再睡"回笼觉"对人体心脏和肺部功能的恢复不利。

（3）经晨练后人体产生的热量升高，如果重新钻进被子里睡觉，汗还没有消失，极易得感冒。

舒眠需要一方净土——环境决定睡眠

健康的睡眠一定要有良好的环境，噪声、缺氧、阴暗、过分强烈的光照及环境污染等，都对睡眠不利，所以要尽量使我们所处的环境优美、安静、空气流通、光照适宜，有合适的湿度和温度，保持清洁卫生等。以下环境因素，对我们睡眠质量的提高有一定益处。

1.环境绿化好

一个良好的环境应该是树木成荫、绿草如茵，身处其中能够使人心旷神怡、精神振奋，有利于提高睡眠质量。这是因为：第一，绿色植物细胞中的叶绿素，通过光合作用吸收空气中的二氧化碳，放出氧气，而人的脑组织对氧的需要量约占全身的20%。环境绿化得好，就等于增加了空气中的含氧量。如果空气中有充足的氧气，可以使你的头脑清醒，心情舒畅，睡眠质量好，工作效率高，对身体健康有利。第二，绿色植物能防尘，消除噪声，可以净化空气，保持环境安静，还可调节空气温湿度，使空气湿润，温度宜人。第三，绿化较好的环境中，除氧气含量较高外，还有大量阴离子，有助于降低血压，改善心肺功能，对大脑皮质的影响则更加明显，它可以对其兴奋和压抑有充分的调节作用，从而可使人们的睡眠更加深入。

2. 环境安静

安静的环境是睡眠的基本条件之一，嘈杂的环境，使人心情无法平静而难以入眠，故卧室窗口应避免朝向街道闹市或加上隔音设施。

噪声不仅损伤听觉，对神经系统、心血管系统等其他系统也有不良影响。研究发现，较强的噪声长时间作用后，除可导致听力下降外，还可引起头晕、头痛、耳鸣、失眠、乏力、记忆力减退、血压波动及心律失常等症状。因此，防止噪声污染，保护环境安静，对提高睡眠质量，保护身体的健康，有着十分重要的意义。

3. 温度湿度适宜

温度在18~22℃时，最有利于人们的工作、生活，如果室内外的温度过高，就会影响人们的大脑活动，增加机体的耗氧量。夏日的居室如果条件允许，可以安装空调或者电风扇来调节室温，从而改善睡眠。空气的湿度太大或过于干燥也不利于健康，会使人感到不适，不利于正常的生活。如果居室的湿度太大，可以通过通风、光照或安装去湿设施来调节。如果过于干燥，则可以直接在地板上洒一些水，或在睡觉前取一盆凉水放在床头，这样都可以保证在一个温度、湿度都适中的环境中生活起居。

提高睡眠质量，从选床开始

人们越来越关注自己的生活质量以及身体健康，但是却往往忽略了睡眠的质量。腰酸背痛是现代人的常见病，除了办公习惯、坐姿不正确外，最重要的原因是睡眠没能充分达到放松及休息，而这又大多和床的质量有很大关系。

硬床、厚床对健康并不理想。通常情况下，人们选择床时总以为硬的、床垫厚的、弹簧多的对身体有好处，事实并非如此。专家提醒：睡硬床板不一定健康，床垫太硬，虽不致严重影响脊骨健康，但肩膀和臀部受力，让人感觉不舒服。如某些人腰脊痛，更不宜睡硬木板床，以免病情加重，睡床垫比不睡床垫要健康多了。

其次床垫并非愈厚愈好。床垫的厚度跟它的承托力没有必然的关系，尤其是弹簧床垫，若弹簧厚度没变，加厚底面垫料，换来的只是较佳的舒适度，而非承托力。一张厚12厘米左右、密度较高的乳胶床垫，加硬木板垫底，所提供的承托力已经足够，不过乳胶使用日久，表面易硬化，从而减低弹性。要想弹簧床垫耐用，厚12~18厘米的弹簧最为理想。

床垫太硬，腰部和背部得不到均衡的承托，脊椎骨无法维持正常的弧度，令肩膀和臀部受压，并不令人舒适；床垫太软，脊骨向下弯曲，腰部容易疲劳，严重者可引致腰酸背疼，故床垫要软硬适中。挑床垫不可单凭软硬，窍门是：先坐在床垫边，站起来后，若发现床垫刚坐的位置出现下陷，即表示床垫太软。可以平躺在床上，尝试将手掌插入腰和床垫的缝隙，若手掌能轻易在缝隙中穿插，即表示床太硬；若手掌紧贴缝隙，即表示软硬适中。若选购双人床垫，最好同睡伴一起测试，较重一方可在垫上翻身，试看床垫摇动是否会影响到另一方。

弹簧多并非一定好。床垫的好坏，不能单凭弹簧的数目来判断。弹簧的类型和疏密也会影响其承托力。独立式弹簧比连锁式弹簧承托力要强，由于每个弹簧能独立伸缩，可分别承托身体不同部位，维持脊椎自然的曲线；相反，连锁式弹簧互相连接，便无法自然承托身体。独立弹簧的低装式设计，更可减低个别弹簧钢线之间的摩擦，令弹簧更耐用，同时可减低弹簧间的摩擦声响，不致影响睡眠。

另外，弹簧愈密，承托力愈强，故要留意床垫大小和弹簧数目的比例。

选对枕头，保证睡眠

在睡眠过程中，保持脑部的血液供应和颈椎、肌肉的舒适，是保证睡眠质量的重要前提，所以枕头选用得科学与否，与睡眠的好坏关系非常密切。

枕头的主要作用是维持人体正常的生理曲线，保证人体在睡眠时颈部的生理弧度不变形。如果枕头太高，就会使颈部压力过大，还会造成颈椎前倾，颈椎的某部分受压过大，破坏颈椎正常的生理角度，压迫颈神经及椎动脉，易引起颈部酸痛、头部缺氧、头痛、头晕、耳鸣及失眠等脑神经衰弱的症状，并容易发生骨质增生。如果枕头太低，颈部不但无法放松，反而会破坏颈椎正常的弧度。所以枕头太高或太低，都会对颈椎有所影响，造成各种颈部症状。

所以，我们在选枕头时应遵循以下几个原则：

（1）一般来说枕高以8厘米较为合适，具体尺寸还要因每个人的生理弧度而定。

（2）枕头的硬度要适中，一般荞麦皮、谷糠、蒲棒枕都是比较好的选择。

（3）枕头的长度正常情况下最好比肩膀要宽一些。不要睡太小的枕头，因为当你一翻身，枕头就无法支撑颈部，另外过小的枕头还会影响睡眠时的安全感。

（4）枕芯要有柔软感和较好的弹性、透气性、防潮性、吸湿性等。

枕边放点什么睡得香

在现代社会，失眠已经成为一个影响人们健康的重要问题，如果你很不幸，也成为"失眠大军"中的一员，那么不妨利用一下身边随处可见的物品，也许它们会使你摆脱失眠的困扰。

我们的厨房里一般会备有洋葱和生姜，它们的气味具有安神的作用，可以使大脑的皮层受到抑制，对治疗失眠有很好的效果。

当你失眠的时候，可以取洋葱适量，洗净后捣烂，然后把洋葱泥放置于小瓶内，盖好盖，睡前稍开盖，闻其气味，10分钟后即可安然入睡；也可以将15克左右的生姜切碎，用纱布包裹置于枕边，闻其芳香气味，几分钟后也可安然入睡。这两种方法一般在使用10天至1个月后，你的睡眠质量就会得到明显的改善。

让被子里"装"满阳光

我们盖的被子如果长期不晒会变得潮凉，盖在身上很不舒服，从而影响我们的睡眠和休息。所以，在日常生活中我们一定要保持被子的干燥，让被子里"装"满阳光。

首先，起床后不要忙着叠被，因为夜里被子吸附了许多水汽和气体，如果不让其散发就立即叠好，不但被子的使用寿命会受到影响，而且对人体健康有害。我们在起床后应将被子翻个面，并将窗户打开通风换气，让被子里的水汽自然蒸发，吃过早饭以后再去叠被子。如果褥子受潮，还应将被子放到外边晒一段时间。

其次，被褥要常晒太阳，最好一周晒一次。在阳光的照射下，被子里的潮气会蒸发掉，被褥又恢复到轻松软暖的状态，盖在身上非常舒服，睡得也会很香甜。此外，晒被褥时，阳光里的紫外线能杀灭附在上面的细菌，特别是依靠人的皮屑生存的螨虫，等于进行了一次消毒，对皮肤卫生和身体健康益处极大。

第二节

运动养生

"饭后百步走"未必适合你

俗话说"饭后百步走，能活九十九"，其实，这种说法并不科学。从消化生理功能来说，饭后胃正处于充盈状态，这时必须保证胃肠道有充足的血液供应，以进行初步消化。饭后适当休息一下，可保证胃肠道得到更多的血液供应。

如果餐后马上散步，血液需运送到身体其他部位，胃肠的血液供应就相应减少，食物得不到充分消化。再说，胃里的消化液是由吃进食物的条件反射而产生的，胃部饱满，胃液才能分泌旺盛。如餐后散步，胃部在活动中快速蠕动，把未经充分消化的食物过早地推入小肠，使食物的营养得不到充分的消化与吸收。有些人的"吃饱"，不过是胃感觉到了胀满，而营养却没有吸收进体内，身体仍然处于"饥饿"状态。这个时候匆忙起身而走，势必会有一部分血液集中到运动系统中去，这样就延缓了消化液的分泌，破坏了胃的正常消化，容易诱发功能性消化不良。

因此，"饭后百步走"只适合于平时活动较少，尤其是长时间伏案工作的人，也适合于形体较胖或胃酸过多的人。但至少应在饭后20分钟再开始百步走。

体质较差，尤其是患有胃下垂等病的人，饭后不宜散步，就连一般的走动也应减少，可以选择在饭后平卧10分钟。因为饭后胃内食物充盈，此时再进行直立性活动，就会增加胃的振动，加重胃的负担，引起或加重胃下垂。患有高血压、动脉硬化等心脑血管病的患者最忌饭后运动。

另外，冬季气温低，就餐环境室内外温差较大，进餐的时候吃得红光满面、大汗淋漓，要是匆忙离开餐厅，在冷风刺激下行走，汗腺及皮下组织中的毛细血管骤然收缩，容易引起风寒头痛，还加大了心脏的供血负担。因此，饭后适当静坐，闭目养神30分钟，然后再活动比较合适。

需要注意的是：餐后散步对患有冠心病、高血压、脑动脉硬化症、糖尿病、慢性食道病以及进行过胃部手术的病人很不利。它有可能导致心绞痛，加重头晕，使上腹饱胀不适，引发体位性低血压、早搏、心动过速以及阵发性房颤等。

游泳最佳时间为 20~45 分钟

专家告诫，保健性游泳每次最佳时间在20~45分钟，切莫延长时间影响自身健康。

有关专家指出，人在水中容易散热，但在水中时间过长，身体产生的热量低于水中的散热量，体温调节功能就会遭到破坏，这时会出现皮肤中动脉收缩，小静脉扩张，使血液停滞在皮下静脉内，造成皮肤青紫、嘴唇发黑，身上起"鸡皮疙瘩"，甚至发生痉挛现象。

也有专家认为，长时间泡在水中，会因氯元素侵袭致病。城市所使用的自来水供水系统大都采用氯消毒，人们游泳时，直接与氯接触，这些物质会从水中蒸发并直接被皮肤吸收。一般20分钟以内的氯吸入对人体无大的影响，但随着时间增长，就可能导致人体罹患各种疾病。

因此，长时间在水中游泳，特别是在很凉的水中游泳，对身体不一定有好处。如果感觉有不适症状时，应立即上岸擦干身上的水，晒晒太阳，待暖和后尽快穿好衣服，以防感冒、心动过速、肌肉劳损等病症发生。

溜达也要定时、定量、定强度

吃完晚饭出门溜达几圈，这是很多人的锻炼习惯。但是不按科学方法溜达，即使每天晚上溜达两小时，也是疗效甚微。要真正达到锻炼的效果，必须抬起腿大步走，要记住三个"量"。

第一个是"定时"。很多人的锻炼是随机的，早晨有时间了就去走一走，晚上没事儿就去散散步。这种没有规律的不定时锻炼，身体很难对其产生记忆。科学论证，最佳的锻炼时间应该是在黄昏。所以锻炼最好在这期间选一个固定的时间进行，并到时间就去做。

第二个是"定量"。所谓定量就是说不能今天走三公里，明天走一公里，这样没有规律地走，也不会让锻炼发挥最大的效能。所以在溜达时最好要确定一个运动量，每天用固定的距离或时间去走，给身体带来准确的锻炼刺激。

第三个是"定强度"。也就是说，不能今天溜达，明天散步，后天有劲儿了就去快走，这样锻炼的效果非常不好。正确的方法应该是每天用相对固定的强度去进行大步走。如何才算"大步"走呢？专家给出的标准是：100米的距离，男士用90~100步走完，女士用110~120步走完，每天坚持走500~1000步。

游泳健康须知

1. 入水前准备

游泳前进行温水沐浴后再入水，就不会感觉很冷。因为温水沐浴（在30~40℃之间）能够带走身上的部分热量，这样会使你的体温接近水温。

2. 饭前、饭后、酒后不宜立即游泳

空腹游泳影响食欲和消化功能，也会在游泳中发生头昏乏力等意外情况；饱腹游泳亦会影响消化功能，还会产生胃痉挛，甚至呕吐、腹痛现象。饭后40分钟方可游泳。

3. 忌剧烈运动后游泳

剧烈运动后马上游泳，会使心脏负担加重；体温的急剧下降，会导致抵抗力减弱，引起感冒、咽喉炎等。

4. 忌月经期游泳

月经期间女性生殖系统抵抗力弱，游泳易使病菌进入子宫、输卵管等处，引起感染。

5. 不宜游泳的人群

患心脏病、高血压、肺结核等严重疾病，难以承受大运动量的人；沙眼、中耳炎、皮肤病等传染性疾病患者；有上呼吸道感染、急性鼻炎、外伤性鼓膜穿孔、急性鼻窦炎的人。

游泳疾病要小心

1. 红眼病

医学上称为"急性结膜炎"的红眼病，和游泳池有"不解之缘"。每年6~8月份的感染率是1月份的两倍，究其原因，没有经过充分消毒的游泳池充当了重要的"帮凶"角色。红眼病可以通过接触传播，传染性强、传播迅速，沾染病毒的手、毛巾、水等都可以成为媒介。

当眼部有痒感、异物感或灼热感，特别怕光，结膜充血，有脓性或黏液性分泌物时，应当马上就医，在医生指导下选用眼药；同时自觉地和他人保持距离，不要去公共游泳池游泳，以免感染了他人又加重病情。而健康人到了公共泳池，应注意不要和他人共用浴品，游泳时不要用手揉眼睛。

2. 妇科疾病

除了泳池，洗澡间也可能是一个污染源。几乎每个游过泳的人都会在里面冲澡，有时因为卫生条件与设备并不完善，毛巾等洗浴用品常常胡乱搭在栏杆、水龙头上。这样很容易传染疾病，特别是抵抗力较弱的人更是如此。同时也带来了传染妇科病的隐患，不洁的纸巾、洗浴用品、洁具等都可能传染妇科疾病。

换衣服时，女性尽量不要让皮肤直接接触凳子，换下来的衣服也要用干净的袋子装好，尤其是内衣。人们脚上的霉菌常粘在池边的地面上，如果随意坐在上面，很容易引起霉菌性阴道炎。所以，不妨先垫上浴巾再坐。要注意水域是否卫生，游泳后要尽快用清洁水彻底冲洗并擦干身体，回家后如发现不适，千万不要擅自用药，一定要及时到正规医院进行检查治疗。

3. 中耳炎

在充满含氯的消毒剂的泳池里游泳，对人的眼、耳、皮肤具有一定程度的刺激。游泳后，若出现耳朵疼痛，流水样的黄色分泌物，可能是急性外耳道炎。更加严重的情况是得了急性化脓性中耳炎，会出现耳痛、听力下降。

游泳时当池水入耳后，可将头歪向进水的一侧，拉拉耳朵或辅以单脚跳动，让水自然流出，切忌用手或他物去抠挖。为防止池水进耳，最好是戴耳塞。游泳后一旦耳痛，可用复方氯霉素滴耳液或浓度3%的氧氟沙星滴耳液滴耳。

4. 抽筋

连续游两个小时抽筋的主要原因：一是事先准备活动不够，游泳时忽然进入剧烈运动状态，导致肌肉过度痉挛、收缩；二是游的时间太长，肌肉疲劳，乳酸聚集过多，导致抽筋。游泳持续时间一般不应超过1.5~2小时。

下水前必须做热身运动。热身主要以伸展四肢的运动为主，如弯腰、压腿、摆手等。也可先用冷水淋浴或用冷水拍打身体及四肢，使身体对低温有所适应。

若游泳时发生小腿抽筋，务必保持镇静，千万不要惊恐慌乱以致呛水致使抽筋加剧。若在浅水区可马上站立并用力伸蹬，或用手把足拇趾往上掰，并按摩小腿可缓解；如在深水区，可采取仰泳姿势，把抽筋的腿伸直不动，待稍有缓解时，用手和另一条腿游向岸边，再按上述方法处理。

骑车益处大，但要警惕"单车病"

健康专家说："每天骑车一小时，健康工作五十年，幸福生活一辈子！"

自行车既可以作为交通工具，节省能源，又可以当作运动器材锻炼身体，而且不受性别、年龄的限制，一年四季都可进行。

骑车的益处主要表现为：

（1）加强下肢锻炼。骑自行车可直接锻炼腿足，能增强腿部力量和双腿的弹跳力，并延缓下肢关节韧带的衰老进程，使下肢活动更加轻便、灵活、有力，进而改善血液循环，有助于身体各器官的协调一致。

（2）有助于减肥。骑自行车40~50分钟，相当于步行4~5千米路程所消耗的热量。

（3）经常骑车，可以锻炼大脑的反应能力，有利于健全大脑功能，活跃思维，防止老年痴呆。

（4）可改善性功能。每日骑自行车4~5千米，可刺激人体雌激素或雄激素的分泌，使性能力增强，有助于夫妻间性生活的和谐。

（5）增强体质、延缓衰老。根据国际有关委员会的调查统计，在世界上各种不同职业人员中，以邮递员的寿命最长，原因之一就是他们在传递信件时常骑自行车的缘故。

因为手足得到了按摩，对于防治心脏、神经、消化等系统疾病，对协调和改善泌尿、生殖系统功能，增强脑垂体和肾上腺、甲状腺、前列腺、性腺的作用，大有裨益。

在通过骑车得到锻炼的同时，专家提醒，骑车一族如果不注意自我防护，日久可能会患"单车病"。

1. 会阴部疾患

不少骑自行车的男士骑车后会感到阴部胀痛、肛门坠胀、有便意、阴茎麻木，或发生尿急、尿频、睾丸不适等。其原因是骑车时阴部受到挤压，致使前列腺充血、肿胀而引起的。

有些妇女长期骑自行车上下班，如果车座过高、过硬或是车把高低不适，身体重量会过多地集中在车座上，通过狭窄的车座前端反作用于会阴部，压迫尿道上段、外括约肌，造成泌尿系统充血，引发排尿不畅或尿频、尿急，或导致阴部充血肿胀等炎症。

2. 腰颈部疾患

骑车者身体过度前倾（如骑跑车）时，为了观察前方，必然要抬头仰颈，这是一种强迫性姿势，可造成颈部肌肉紧张。骑车时腰部的负担最重。因此，长期远距离骑车可能会导致颈肌和腰肌劳损。

3. 手部疾患

不少人长时间骑车后会感到两手麻木、酸胀无力，就连握笔写字、用筷进餐也会受到影响，医生称这种情况为"腕尺管综合征"。当蹬车上坡或逆风前进，加快速度、身体前倾时，腕关节必然会过度拉伸，使尺神经受到牵拉；同时上肢的支撑力增加，腕尺管内的压力也随之增大，因而引起上述症状。

青少年正处于生长发育阶段，骨质柔软。如果为追求时髦而选用车把较低的自行车进行锻炼，时间长了就会影响脊柱的弯曲度，影响形体发育。

"掰手腕"易骨折

不少青年人喜欢掰手腕斗力，即所谓"掰手腕"。殊不知，这一活动容易发生危险。

因为掰手腕时者以肘尖为支点，借助上臂外旋，用力扳压对方的腕掌部。在这种动作的过程中，手上臂的一块叫旋内肌群的肌肉组织，可发生急骤的对抗收缩。当强烈的对抗引起的牵拉力超过负荷时，就会发生肱骨干中下段骨折。青少年掰腕斗力，发生骨折的危险性则更大。因此，如果想锻炼手臂肌肉，可以从事举哑铃、吊杠等项目。

脚跟走路，补肾又延寿

中医认为，人衰老的主要原因之一是肾气虚衰，走路时用脚后跟，就会刺激脚后跟的肾经穴位，达到肾气盛而延寿的效果。

具体方法如下：

（1）前进和倒走法。身体自然直立，头端正，下颌内收，目平视，上体稍前倾，臀部微翘，两肢成平夹角90°外展，两脚脚尖翘起，直膝，依次左右脚向前迈进，或依次左右脚向后倒走，两臂自由随之摆动，呼吸自然。

（2）前进后退法，即进三退二。向前走三步，后退二步，也可左右走，或前后左右走。

经常练"腿劲"，老来也健康

乾隆皇帝年过古稀依然身体健康，其保健的秘密就在于经常练"腿劲"，下面就介绍几种常用的能增强"腿劲"的方法：

高抬脚：每天将双脚跷起2~3次，高于手或心脏，因为这样可使脚、腿部血液循环旺盛。下肢血液流回肺和心脏的速度加快，得到充分循环，头部就得到充足而新鲜的血液和氧，同时对脚部穴位、反射区也是一个良性刺激。

搓揉腿肚：以双手掌紧夹一侧小腿肚，边转动边搓揉，每侧揉动20次左右，然后以同样的方法揉动另一条腿。此方法能增强腿力。

扳足：取坐位，两腿伸直，低头，身体向前弯，以两手扳足趾和足踝关节各20~30次。能起到锻炼脚力的作用，防止腿足软弱无力。

扭膝：两足平行靠拢，屈膝微向下蹲，双手放在膝盖上，膝部前后左右呈圆圈转动，先向左转，后向右转，各20次左右，可治下肢乏力、膝关节疼痛等病症。

甩腿：一手扶桌椅或墙，先向前甩动小腿，使脚尖向上跷起，然后向后甩动，使脚尖用力向后，脚面绷直，腿亦尽量伸直。在甩腿时，上身正直，两腿交换各甩数十次。这种方法可预防半身不遂、下肢萎缩无力及麻木、小腿抽筋等病症。

击下肢：两手掌根轻轻叩击两下肢外侧、前侧、内侧及后侧，反复做3遍可以起到活血、通经络的效果。

打乒乓球可防近视眼

长期近距离看事物，晶状体总是处在高度调节状态，同时，看近处物体时，两眼球会聚向鼻根方向，使眼外肌肉压迫眼球，天长日久就造成近视。打球时，双眼以球为目标，不停地上下调节运动，可以改善睫状肌的紧张状态，使其放松和收缩；眼外肌也可以不断活动，促进眼球组织的血液循环，提高眼睛视敏度，消除眼睛疲劳，从而起到预防近视的作用。

近年来，青少年近视发病率一直居高不下，有些学校的学生近视患者占到80%。研究证实，单纯性近视多发生在10岁左右，孩子正常视力应在1.2以上，若视力低于1.0，应马上采取综合措施调整或治疗，因为这是预防和治疗近视眼的最佳时间。

运动专家和医生都建议，让患近视的孩子经常打乒乓球，每天练习1~2小时，坚持2~3个月，就会收到明显的效果。

常练太极拳能治疗消化系统疾病

太极拳是一种非常柔和的运动，有强身健体的效果，对于消化系统的各种慢性病有良好的辅助治疗及康复作用。

习练太极拳顺应四季的阴阳消长润养五脏，春季养肝，夏季养心，秋季养肺，冬季养肾，四脏阴阳调和滋润脾胃，促进六腑代谢，治疗胃肠、肝胆方面的慢性疾病效果非常明显。

由于打太极拳使血液流畅、循环加强，各脏器的供血增加，同时由于腹式呼吸可使腹腔内各脏器受柔和、持久而有节律的按摩，促进消化液的分泌，加强胃肠的蠕动，使局部供血得到改善，因而对消化系统，特别是胃肠的组织和功能都有良好影响，胃炎或慢性溃疡症状会得到改善修复；肠管的蠕动亦因腹压改变的按摩作用和局部微循环增加而加强，吸收与输传功能也会大大改善。吸收得好，同化与异化作用正常，相应也加强了各脏器的活动功能和机体的生命力，促进新陈代谢过程，形成了一个良性循环。

习练太极拳带动胃、肠、肝、胆、胰做大幅度转动，同时，深、长、细、匀的呼吸，横膈肌活动范围的扩大，腹内压所致的按摩作用，能使肝、胆血行流畅，可以消除肝脏淤血，改善肝功能。肝组织在经常保持活血通淤的情况下生机旺盛，功能改善，使得慢性、迁延性肝炎得以康复。

通过长期习练太极拳可以增强消化系统慢性病患者身体体质，提高机体抗病能力，同时可以预防疾病的复发，起到延年益寿的效果。

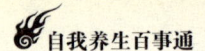

赤足行，激活你的"第二心脏"

根据生物全身理论，足底是很多内脏器官的反射区，被称为人的"第二心脏"。

赤足行健身法在中国香港、中国台湾、日本、西欧等地流行。有关专家认为：人体各器官在脚部均有特定反射区，摩擦刺激这些相应的反射区，便能激发潜能，调整人体失衡状态，达到防治疾病、延年益寿的目的。比如它对神经衰弱、近视眼、遗尿、前列腺肥大、急性扭伤、高血压、胃肠病、糖尿病、偏头痛、肾炎、关节炎等疾病都有较好的疗效。

赤脚走路时，地面和物体对足底的刺激有类似按摩、推拿的作用，能增强神经末梢的敏感度，脚底敏感的部位受到刺激后会把信号迅速传入内脏器官和大脑皮质，调节自主神经系统和内分泌系统，因而可以有效地强健身体，帮助抗病与防病。

另外，经常使双脚裸露在新鲜空气和阳光中，还有利于足部汗液的分泌和蒸发，促进末梢血液循环，提高抵抗力和耐寒能力，预防感冒和腹泻等症。赤足走的另一种功效是释放人体内积存过多的静电。对于幼儿来说，足底皮肤与地面的摩擦还可增强足底肌肉和韧带的力量，有利于足弓的形成，避免扁平足。

倒走，加强对小脑的锻炼

我们习惯于向前走，但这使肌肉分为经常活动和不经常活动两个部分，影响了整体的平衡。其实早在古籍《山海经》中就有了关于倒走的记载，道家人士也常以此法健身。

倒走与向前走使用的肌群不同，可以弥补向前走的不足，给不常活动的肌肉以刺激。倒走可增强反向的活动力量，调节两脚长期向前行走的不平衡状态。倒走或倒跑可改变人体习惯性运动方向，促进血液循环，加快机体内乳酸等造成疲劳的物质的代谢，有利于消除疲劳。倒走可调节两脚运动平衡，达到健身目的。现代医学研究证实，倒走可以锻炼腰脊肌、股四头肌和踝膝关节周围的肌肉、韧带等，从而调整脊柱、肢体的运动功能，促进血液循环。长期坚持倒走对腰腿酸痛、抽筋、肌肉萎缩、关节炎等有良好的辅助治疗效果。更重要的是，由于倒走属于不自然的活动方式，可以锻炼小脑对方向的判断和对人体的协调功能。对于青少年来说，倒走时为了保持平衡，背部脊椎必须伸展，因此，倒走还有预防驼背的功效。

每天抽出一些时间来练习倒走运动，可以锻炼身体的灵活性，并有效地增强膝盖的承受力，是有效健身、提高身体抗病力的运动。在进行倒走运动时，姿势一定要正确，否则会造成不良后果。具体而言，倒走的姿势要求是：挺直脊背，腰中放松，脚跟要和头成直线，膝盖不要弯曲，双手轻握，用4个手指包住大拇指，手臂向前后自由摆动，也可将双手反握，轻轻叩击腰部，步子大小可依个人习惯而定，但不要太大，放松自然，意识集中，目视前方，缓慢进行。

此外，在倒走时还要注意以下三点：

（1）倒走时要注意安全，不要跌倒。

（2）锻炼时不要一直向后扭着头，否则，不但达不到锻炼的效果，颈椎也吃不消。

（3）可以前后走交替进行。

四肢爬行,心理、生理都健康

人们在生活中往往不自觉地屈从某种习惯,天长日久,机械地运动常常引发许多身心疾病。而一旦有意识地改变一些既成的固定习惯,你就会感到心理、生理都变得健康轻松,甚至某些疾病也随之消失。那么,四肢爬行就是你要做的事情之一。

四肢爬行,看起来不雅观,但对防治疾病、强身健体效果显著。目前,国内外一些专家都开始研究爬行对促进人体健康、治疗某些疾病的作用,并取得了有效的成果。巴西著名老年病专家庄尔望博士,在对各种爬行动物详细观察之后,发现爬行动物很少患动脉硬化、冠心病、痔疮和下肢静脉曲张等病症。基于上述发现,庄尔望博士提倡爬行运动,创造了爬行疗法。

他把 60 岁以上的老年病患者集中在宽敞的大厅里,让他们像猴子一样,每天在地上爬行 20~30 分钟。这些人经过一段时间的爬行锻炼后,健康状况有了明显的好转,病情也有了不同程度的减轻。

据专家研究,在家里做做爬行锻炼,可强壮四肢肌肉、促进血液循环,强健体魄,防治疾病,尤其对心血管病、腰椎、肛肠疾病有较佳的疗效。

空抓,改善上半身血液循环

手上的骨关节、肌腱和韧带都很多,它们的活动可以牵扯到上半身。

双手在空中反复抓捏,不仅能使手灵活,而且能带动臂肌、胸大肌和颈部肌肉群都参加运动,从而改善上半身的血液循环,还可缓解肩周炎、颈椎病和偏头痛,尤其对肩周炎的效果更为明显。

空抓的方法很简单,挺胸抬头(站姿或坐姿均可),伸直双臂呈水平状,目视前方,然后双手以每秒钟一次的节奏反复抓捏,像抓捏极有弹性的东西那样。同时,双臂慢慢上抬,双手不断往上抓,直至超过头顶。

空抓时要保持呼吸均匀,捏时用力不要太大,速度最好不要太快或太慢,也不要时快时慢,而且手捏和手松时十指都要到位。手捏时,双手像拉扯什么东西那样向胸前轻拉一下,以活动肘关节和肩关节,扩展胸腔,增加肺活量。空抓在直角范围内反复进行,以不疲劳为度,肩周炎和颈椎病患者则以能忍耐为度。

脑溢血患者平时可多做空抓动作。很多脑溢血患者中,近 70% 的人是右脑半球的微血管破裂出血。专家认为这与患者的生活习惯、运动行为方式有关。人的大脑左半球控制右半身,在生活中人们右手的使用明显多于左手,大脑左半球得到的锻炼也多于右半球,所以缺少锻炼的右脑半球的脑血管壁就显得脆弱,容易发生破裂。因此,平时应多活动左手,可采用空抓手的方法,每天早、中、晚各做几百次,以达到锻炼右脑半球血管的目的。

伸颈,减少颈椎病的发生

人的颈椎上连头颅,下接躯体,支配着颈部、躯干及四肢的许多活动,同时也潜藏着容易受伤和受损的危险性。特别对于长期伏案和低头工作的人来说,颈椎病的发病率较高。如果能常做伸颈活动，可以改善颈部肌肉韧带的供血，使血液循环加快，使肌肉韧带更加强壮，使骨密度增加，预防骨质疏松，从而减少颈椎病的发生。

颈椎运动锻炼方法简单，或坐或站都能进行。活动的准备姿势：双脚分离与肩同宽，两手臂放在身体两侧，指尖垂直向下（坐时两手掌放在两大腿上，掌心向下），眼平视前方，全身放松。

活动方法如下：

（1）抬头缓慢向上看天，要尽可能把头颈伸长到最大限度，并将胸腹一起向上伸（不能单纯做成抬头运动）。

（2）将伸长的颈慢慢向前向下运动，好似公鸡啼叫时的姿势。

（3）再缓慢向后向上缩颈。

（4）恢复到准备姿势。

第三节

性爱保健

欲不可纵，节欲保精乃长寿之本

性自古以来就是一个充满神秘色彩的话题，有些养生人士将房事作为养生的一种方法。客观地说，性是人类延续的需要，对人身心健康也确实有一定的积极作用。但若因此而耽迷于此，则必会自食恶果。

中医认为，性生活如不加节制，必然要耗伤精气，对人体健康不利，故房事养生特别强调欲不可纵，当节欲保精。《千金要方·养性·房中补益》曾指出："人年四十以下多有放恣，四十以上即顿觉气力一时衰退。衰退既至，众病蜂起，久而不治，遂至不救。"肾藏精，为先天之本，淫欲过度，最易损伤肾精。

根据现代医学研究，精液是精子、前列腺液和性激素等的混合液。精子和性激素是睾丸产生的，过频射精，睾丸负担加重，日久会引起睾丸萎缩而加速衰老。前列腺液具有重要的生物活性和生理作用，大量损失会给心血管、呼吸、消化、神经等系统的功能带来不利的影响。临床上房事过度的人，常常出现腰膝酸软，头晕耳鸣，健忘乏力，男子阳痿滑精，女子月经不调等病症，还可直接或间接地引起某些疾病的复发或加重。

长期禁欲会导致阴茎功能退化

禁欲，是对人类性渴望的极端对策。古往今来，具有禁欲传统的旧文化所鼓吹的禁欲主义曾引出不少人间悲剧。古代修道者极度夸大男子精液的生理作用，认为它是人体的"精华""元气"，如果"元气大伤"就会"抽干骨髓、双目失明"，甚至"精神失常"。这种错误的性观念一直流毒至今，对男性性功能障碍的发生和发展，起着推波助澜的作用。某些宗教的清规戒律、社会观念、习惯等，对正常性欲望的压抑或禁止，迫使许多人形成与自身生理功能相悖的心理扭曲。

现代科学认为，驱动性欲望的性张力是一种生物能量，它和其他的物理能量一样，遵守能量守恒的普遍规律，只能转换不能消灭。性欲望的正常实现，是性张力释放的重要途径，性渴望实现伴有的快感，可以带来心理满足。强烈的禁欲，将导致心灵的痛苦体验，表现为精神恍惚，性情怪僻，进而出现躯体症状，如失眠、噩梦、头晕、目眩、记忆衰退、胃肠不适等。

房事也应依四季的变迁来调节

一年四季的变化，不仅影响自然界的植物，而且影响人的房事。人的机体也是一个小天地，和自然界一样有四季的变化，而且受自然界变化的影响。人应该根据四季的变迁来调节自己的房事，以适应自然界春生、夏长、秋收、冬藏的变化规律。

春天，万物复苏，自然界充满生机，欣欣向荣，各种生物都处于生长繁殖的季节。在这百花齐放，鸟语花香的时节，人的生殖功能，内分泌功能也相对旺盛，性欲相对高涨，春天赋予人生发之气，适当的性生活，有助人体气血调畅，是健康的。必须注意，过分频密，势必损伤身体。羚羊在春季，有的过分交配，导致双脚不能举步，成为虎、狮的食物。

夏季，生物茂盛，花开结果。由于天气炎热，人体气血运行加速，新陈代谢加快，身体处于高消耗的状态。人应与其相应，保持心情愉快，情绪舒畅，避免过分激动，房事应适当减少。如果这时房事过度，无疑增加能量消耗，损伤阳气，不利于身体健康。热带地区，长夏无冬，平均气温30℃以上，人的寿命比温带、寒带地区短得多，可以说明夏季房事过多有损健康。

秋季，天高气爽，秋风劲急，万物肃杀。这时期，减少房事，以保精固神，蓄养精气。

冬季，天气寒冷，冰封雪飘，万物闭藏，虫蛇冬眠，养精蓄锐，以待来年春天生长发育。人也不例外，冬季气温较低，人的新陈代谢也随之降低，与此相应，适当节制房事，以保养肾阳之气，使精气内守，避免耗伤精血。

所以，如果能够根据季节不同，适当调整房事，对防止性功能障碍，保证身体健康有一定帮助。

幸福生活来自关爱"性福"的食物

医学专家们认为：常食某些食物，也有助于增强性功能。欧洲的性学研究家艾罗拉博士认为，现在至少有以下几种食物可以"助性"。

（1）麦芽油。麦芽油能预防性功能衰退，防止流产和早产；防止男女两性的不育不孕症；增强心脏功能和男性的性能力等。所以我们在日常生活中就应该常食这些含麦芽油丰富的食物，如小麦、玉米、小米等。

（2）种仁。激起性欲、引发性冲动，是种仁的功效之一。那么，哪些种仁对性最有益呢？答案是：全小麦、玉米、芝麻、葵花子、南瓜子、核桃仁、花生、杏仁等。

（3）海藻类。甲状腺活力过低会减少性生活的活力、降低性欲，而海藻中含有丰富的碘、钾、钠等矿物元素，正是保障甲状腺活力的重要物质。海藻类的食物包括海带、紫菜、裙带菜等。

（4）大葱。研究表明，葱中的酶及各种维生素可以保证人体激素分泌的正常，从而壮阳补阴。

（5）鸡蛋。鸡蛋是性爱后恢复元气最好的"还原剂"。鸡蛋富含优质蛋白，它是性爱必不可少的一种营养物质。它可以增强元气、消除性交后的疲劳感，并能提高男性精子质量，增强精子活力。

（6）香蕉。因为香蕉中含有丰富的蟾蜍色胺———一种能作用于大脑使其产生快感、自信和增强性欲的化学物质。

（7）蜂蜜。蜂蜜中含有生殖腺内分泌素，具有明显的活跃性腺的生物活性。因体弱、年高而性功能有所减退者，可坚持服用蜂蜜制品。

此外，能增强性功能的食品还有很多，如虾、桑葚、驴肉、狗肉、海参、牡蛎、甲鱼、鹌鹑、银耳等，经常食用，可防止性功能早衰。

"性"福生活出了问题，锦囊妙计来帮忙

性生活是夫妻生活的内容之一，而健康和谐的性生活是夫妻关系和谐美满的一个重要基础。但事实上，现在很多人存在或这样或那样的性功能障碍，影响了夫妻感情。对此，该怎么办呢？

1. 解救男性性功能障碍的 4 种妙计

无论是东方男性，还是西方男性，都会出现性功能障碍，此问题不仅搞得男人们灰头土脸，也容易导致家庭破裂。有性功能障碍的男性绝大多数是后天发生的，或疾病影响，或心理障碍，或步入误区。对此，其实是可治可防的。

以下几个方法为渴望重温旧爱的男性提供了一个机会。

（1）按摩涌泉穴。涌泉穴位于足底中心部，足趾跖屈时呈凹陷处。按摩前，将手足左右交叉，以右手掌对准左足的涌泉穴，反复搓摩 100 次；再用同样的方法按摩右足。搓摩时保持一定的节奏。此法有交通心肾、引火归原之功，有防治失眠、遗精的作用。

（2）双掌摩腰法。坐在床上，用双手掌贴在肾俞穴（在第二腰椎棘突旁开 1.5 寸处），中指正对命门穴（在第二腰椎与第三腰椎棘突之间），意守命门，双掌从上向下摩擦 100 次，以有温热感为宜。这种功法具有温肾摄精的作用，对男性遗精、阳痿、早泄等有很好的调节作用。

（3）按摩腹部。将双手常重叠，从剑突向下推腹至耻骨联合，反复 36 次。长期坚持有助于增强性功能。

（4）按摩双肾俞。双手外劳宫穴（位于手背侧，第二、三掌骨之间，掌指关节后 0.5 寸）紧贴背部双肾俞（肾俞穴位于第 2 腰椎棘突下旁开 1.5 寸）穴，手指放松，微屈，按摩 30 次，速度不宜过快，要稍用力缓慢进行。坚持按摩有助于增强性功能。

2. 恢复女性性功能障碍的 3 种方法

与男性性功能障碍不同，女性发生性功能障碍的情况是心理性障碍更胜于生理性障碍。性高潮障碍在女性性功能障碍中居首位。那么如何解决女性性功能障碍问题呢？

（1）按摩大腿法。坐在床上，将双腿向前伸，分开，闭上双眼；右手掌叠于左手掌掌背上，以左手掌按摩大腿内侧 3 分钟左右；用左手掌改置于右手掌掌背上，以右手

掌按摩右大腿内侧 3 分钟。按摩时，必须从膝关节向大腿根部方向拉回，逆向按摩无效。每天早晚各做 1 次，每天能做 5 次效果比较好。

（2）抓揉乳房法。抓乳房时，取坐位或卧位，将双手常对搓至发热，再用双手掌对准乳房进行按摩，由内侧方向按揉 50 圈，再向相反方向按揉 50 圈。揉乳房时，也是将手掌对搓至发热，左右手交叉，用手指抓捏乳房，一抓一放为 1 次，连续做 50 次。常练此法可增强性功能，延缓衰老。

（3）按摩神阙。取仰卧位，将两腿分开与肩同宽，双手掌按在神阙穴上，左右各旋转 3 次左右，以深部自感微热为宜，每天进行 2~3 次。这也是一则能提高女性性功能的有效方法。

某些时候不宜过性生活

由于一些人缺乏必要的性生活知识，粗鲁行事，结果给双方的身心健康带来很大的危害。一般来讲，以下几种情况夫妻不宜过性生活。

（1）清晨不宜过性生活。清晨是人们一天学习、工作的开端，是一天中的黄金时间，如果此时进行性生活，人会因得不到适当的休息而使体力得不到恢复，那这一天就会感到头昏脑胀，四肢无力，提不起精神。

（2）无欲不宜过性生活。合理、和谐的性生活，应在双方有要求的情况下进行。如一方因种种原因而不愿过性生活时，另一方则不可勉为其难，以免造成对方产生反感心理。

（3）心情不佳时不宜过性生活。有些夫妻在一方情绪不佳时勉强过性生活，不仅得不到性生活的和谐，还会使情绪不好的一方对此反感，如反复发生，会导致女子的性冷淡或男子的阳痿。

（4）环境极差时不宜过性生活。在污浊、杂乱不堪的环境里过性生活，会影响男女双方的精神状态，干扰性生活的成功。性器官不卫生对对方的健康构成威胁，将细菌等病原体带入女方体内，损害爱人的健康。

（5）饱食或饥饿时不宜过性生活。因饱食使胃肠充盈并充血，大脑及全身其他器官相对血液供应不足，故不宜在刚刚吃饭后就过性生活。而饥肠辘辘，人的体力下降，精力不充沛时，过性生活往往不易达到满意的效果。

（6）经期不宜过性生活。女性在月经期，子宫内膜呈充血、出血、脱落状态，宫颈口也比平常要开得大一些，加之阴道的酸度被经血冲淡，使其对细菌感染的防御力减弱，此时性交不但会使阴道充血加重，造成经血过多，经期延长，还会诱发阴道炎、子宫内膜炎、宫颈炎等。

（7）怀孕期间不宜过性生活。妻子怀孕后，男方应克制自己的情欲。因为在怀孕两个月后，性生活极易使妻子流产。分娩前 3 个月内性交，不但容易使孕妇早产，还会导致孕妇生殖器感染而使婴儿夭折于腹内。

体外射精是避孕的下下之策

现在有很多的年轻夫妇经常会采用体外射精的方法来避孕。其原因就是，在女性排卵期时体内射精很可能会怀孕，而用避孕套又感觉不够刺激，不舒服，因此就采用了这种既简单又经济的避孕方法——体外射精。

可是,人们却不知道体外射精对男女双方都不利。而且避孕失败率也很高。

1. 避孕失败率高

在性交的时候,人们判断射精的时间并不准确,有的男性射精时本人毫无知觉,而有的没有射精却总觉得自己已经射精了。在这种情况下,往往在阴茎抽出阴道之前,已经有精液进入阴道,即使排射在体外,精液沾留在阴道口,凭着精子的活力也可以沿着阴道,长驱直入达到子宫腔内,从而使女性怀孕。

2. 早泄

使用体外射精法避孕的男女,最普通的程序是在前奏中刺激男性到很兴奋的阶段,插入后用力抽送几次,突然拔出射精,这样能使男性满足,同时保证女性不会受孕。但是男女双方由于很容易落入性心理的陷阱,一开始就忽视了男性应该帮助女性获得满足的观念。因此,要不了多久,男性就会养成早泄的习惯。

3. 体外射精很容易出现"赔了夫人又折兵"

体外射精会使缺乏性经验的年轻男性养成迅速的射精反应,男性不能在阴道内冲刺到射精为止,不能无拘无束地享受高潮快感。同时,在生理上和心理上,男女双方都会认为阴道只是用来使男子获得射精快感的器官。一般来说,新婚的妻子也许并不在乎满足自己。对她们来说,跟丈夫亲近或能使他满足就已经很愉快了。但是,当她觉得自己也需要满足的时候,他可能已经养成了早泄的习惯,没有满足她的能力了。

因此,用体外射精方法来避孕是下下之策。

性生活中切忌以酒助"性"

酒精除了会对人体肝脏等器官造成损害外,它还是一种性腺毒素。性交前男性饮酒过量可使性腺中毒,血中睾丸酮水平降低70%~80%,使男子发生阳痿不育,长期如此,还会导致完全性阳痿、睾丸萎缩。女性饮酒,可引起月经不调、停止排卵、性欲冷淡和男性化。因此,性生活中切忌以酒助"性"。

另外,平时饮酒最好不要过量和不能长期酗酒,因为酒精可抑制中枢神经系统,干扰性冲动刺激,抑制阴茎勃起,从而影响性功能的正常发挥,甚至降低年轻男子的睾酮和垂体激素水平。当然,急性醉酒之后就更谈不上性行为了。莎士比亚说过这样的话:"酒带来了希望,酒也使希望化为泡影。"

在长期酗酒致慢性酒精中毒者中,约有半数的男性和1/4的女性患有性功能障碍。英国研究人员指出,酗酒可损害生殖功能,加快睾酮代谢,造成雌激素相对增多;由于有活性的雄激素减少,睾丸可能萎缩,进而可能出现阳痿。那些借酒助兴,醉后入房,久战不酣者,更是对男女双方都有伤害的做法。

性生活后喝冷饮是在饮鸩止渴

在性爱过程中,周身的血液循环加快,表现为血压升高、心跳加快、胃肠蠕动增强、皮肤潮红、汗腺毛孔开放而多汗等。因此,在性交结束后,会感到燥热、口渴欲饮。有的人就急于去喝冷饮,或为了除去汗水而去洗冷水澡,这样对身体健康是十分不利的。

因为在性生活过程中，胃肠道的血管处于扩张状态，在胃肠黏膜充血未恢复常态之前，摄入冷饮会使胃肠黏膜突然遇冷而受到一定的损害，甚至引起胃肠不适或绞痛。同样道理，在性交过程中，周身的皮肤血管也充血扩张，汗腺毛孔均处在开放排汗状态，此时受凉风吹拂或洗冷水澡的话，皮肤的血管会骤然收缩，使大量血液流回心脏，加重心脏的负担，同时还会造成汗腺排泄孔突然关闭，使汗液潴留于汗腺而有碍健康。

如果感到口渴，不妨先饮少量温热的开水。在房事后1小时左右，当身体各系统器官的血液循环恢复常态之后，再喝冷饮或洗冷水澡为宜。

房事前别喝太多咖啡

如果你想拥有激情的性爱，那么就在上床前喝一杯咖啡吧；如果你想毁了自己的性生活，方法同样简单，那就是再多喝上一两杯咖啡。据美国著名性医学专家指出，咖啡对性爱有一定影响，适量有益，过量则有害。

专家介绍说，咖啡影响性爱，是因为它会对交感神经和副交感神经产生直接影响。交感神经与副交感神经对人脑的控制互为消长：白天在外界环境的刺激下，交感神经占优势，让人兴奋；晚上睡觉时，副交感神经占优势，让人放松。

如果性爱前喝了超过两杯的咖啡，交感神经过度兴奋，人就无法产生松弛、愉悦的心态，性爱的美好情绪会被焦急代替，性欲会降低，性生活质量也就会大打折扣。在性生活后饮用咖啡超过两杯，还会使人体仍处于兴奋状态，不利于身体恢复。

不过，对于交感神经不容易兴奋，或者因为身体疲倦而无性欲的人来说，性爱前喝一杯咖啡，可以把自己的情绪调动起来，提高人体对外界刺激的敏感度，对性生活产生的快感印象特别深刻。还有研究显示，性爱前喝一杯咖啡，能让性高潮提前出现，并且对女性的作用比对男性的作用更为明显。

另外，水作为溶剂，能启动各种生物化学反应，加速新陈代谢，疏通血脉管道。做爱前喝1~2杯水，身体就有充足的水，帮助制造和运输性激素和前列腺素；增加血液，疏通血管；产生分泌物，提供润滑剂。这一切有利于刺激阴茎充分充血勃起，阴道大量分泌润滑剂，使阴茎勃起时间更长，更硬，更持久，女人则会更感湿润和陶醉。

亲吻拥抱可促进身体健康

性行为研究者们说，接吻能使男女双方心跳提高到每分钟110次，从而促进血液循环。它还可以使人们呼吸加快，增加肺活量，改善氧气供应。接吻带来的皮肤肌肉活动加强和充血过程加快，能减少皮肤皱纹，减轻脸部衰老。接吻时双方性激素分泌加快，体内释放的神经肽使身体的各个器官处于快乐状态，因此也不失为一种健身运动。

拥抱，是人们传递、寄托、交流、释放感情的最佳方式。夫妻之间的拥抱，家庭显得更加温馨、幸福；朋友之间的拥抱，友谊显得更加牢固、真诚；恋人之间的拥抱，爱情得到进一步的交融、升华；母子之间的拥抱，心灵得到进一步的慰藉、充实。

据心理学家介绍，夫妻之间在性生活之外的身体接触，有助于爱情的巩固和发展，更可以使双方精神更加饱满、容光焕发、身心健康。假如丈夫因事而迟归，迎接他的妻子不是满腹牢骚的责问，而是对丈夫温情而热烈的拥抱，这一对夫妻，此时享受的一定

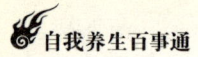

是人间最大的乐趣和幸福。有人研究指出：渴望得到爱的双方，六秒钟的拥抱，就可以使双方得到爱的滋润——心跳加快，血压上升，幸福的暖流顷刻便会流遍全身！

走猫步可增强性功能

别以为走T型台是时装模特的专利，对于普通人来说，它不仅是塑身秘籍，更有着增强性功能的作用。

T型台步，俗称"猫步"，其特点是双脚脚掌呈"1"字形走在一条线上，形成一定幅度的扭胯，对会阴部起到挤压和按摩作用，十分有益于塑身。因此，把T型台步称为"健美步"一点也不过分。

中医科学认为，人体会阴部有个会阴穴，男性位于阴囊与肛门之间，女性位于阴唇与肛门之间。会阴穴属任脉，是任、督二脉的交汇之点。按压此穴不仅有利于泌尿系统的保健，而且有利于整个机体的祛病强身。

女性生孩子以后，阴道肌肉变得松弛，40岁以后，则更缺乏弹性。但如果经常走T型台步，可使阴部肌肉保持张力，有利于提高性生活质量。男性走T型台步，不断按摩阴囊，亦有利于补肾填精。所以，无论男女，经常走走T型台步，还可缓解紧张情绪，感受时代气息，有利于心理健康。

除此之外，慢跑和步行也能让你"性"致勃勃起来。人体全身有近500块肌肉，2/3集中在下半身，肌肉的活力会随年龄增长日渐衰退，握力、臂力、背力等上半身肌力到了60多岁仍可有20多岁时的七成左右，但下半身的腿力却只剩下约四成。因此，锻炼时要把重点放在下半身，于是慢跑和步行就显得格外重要了。

夫妻分床睡对健康更有益

从多方面来看，夫妻分床就寝有益双方的身心健康。

（1）避免性生活过频。若分床，性刺激大大减少，过着有节制的性生活，养精蓄锐，有利于保护肾气。

（2）保证充足睡眠。若分床休息，可避免对方的打扰，可加强睡眠的深度、熟度，保证睡眠质量，对身心自然有益。

（3）有利女方四期保健。妇女的月经期、孕期、产褥期、哺乳期称为"四期"，在此期间妻子需要得到最妥善的卫生保健。如果夫妻分床睡觉，则可避免种种不妥，有益于妻子的"四期"保健。

（4）有效避免传染疾病。若夫妻分床就寝，很容易实行有理智的隔离，有效地避免相互传染或交叉感染。

分床而居是现代夫妻选择的一种生活方式，但并不适用于所有人。

对于感情基础深厚，但夫妻性生活处于相对平淡期的夫妻而言，分床而居相当于一剂良药，可以使双方重燃爱火。但如果夫妻本来关系就冷淡、紧张，分床久了，有可能使本来就冷淡的夫妻关系更加冷淡，加大裂痕，造成更深的隔阂，甚至会使第三者乘虚而入。因此，有矛盾的夫妻要把握好分床睡的尺度，不要让暂时的分开成为永久的分离。

生活方式影响性功能

一个人的性功能正常与否与生活方式密切相关。

1. 饮食不节

有些人爱吃高脂肪食物，这样做的后果除容易导致肥胖、高血压、糖尿病等疾病外，还容易导致阴茎血管病变。而过食生冷，则易损伤脾胃，导致吸收营养不良，出现消瘦、身体疲乏，从而影响性欲和阴茎的勃起。

2. 起居失常

指不按时作息，起居失去规律，忙乱紧张，易出现精神萎靡不振、头昏脑胀、思维迟钝，久之可发生性神经衰弱等病。

3. 劳逸失度

指工作休息失度。过劳、过逸都可导致疾病的发生，影响性功能。过度劳作，易耗伤气血；久逸不劳，不运动，体质会下降。

4. 情志内伤

精神不佳可导致性功能障碍。如有的人因过度紧张、悲痛、忧愁和抑郁而导致性欲低下、阳痿、早泄。

5. 房事无规律

指性生活次数太频繁或太少。没有节制的性生活易导致性疲乏，出现精神萎靡不振、头昏目眩、腰酸腿软等症状。而性生活太少亦不利于性欲发泄，还影响夫妻感情。

6. 意外损伤

年轻人好运动，骑自行车、骑马、跳马、踢足球等意外损伤阴部，可能会直接造成阴茎血管受损而出现阳痿，也可能阴茎血管受损过程很慢，以致患者忘记了受外伤这件事，多年后才出现阳痿。

疾病会降低性欲

几乎所有的全身性疾病、慢性疾病都可以降低性欲，但实际上这类患者性欲减退只不过是病变的早期表现，大多数都会出现其他性功能障碍。

现已知明显降低性欲的疾病有：艾迪森病、库欣综合征、帕金森氏综合征，高催乳素血症、垂体功能减退、甲状腺功能减退、慢性活动性肝炎、肝硬化、慢性肾功能衰竭、心力衰竭、肌强直性营养不良、生殖系肿瘤、血液病、结核病和男性更年期综合征等。

有时降低性欲的疾病有：肢端肥大症、醛固酮增多症、甲状腺功能亢进症、低血糖症、低血钾症、营养不良、胃肠吸收不良、贫血、前列腺炎、脑肿瘤、脑血管疾病、慢性阻塞性肺部疾患、结缔组织疾病、多发性硬化、类肉瘤症、韦格内肉芽肿等。

运动可以助"性"

美国一项对2000名妇女的调查显示，40%的妇女认为运动后性欲更易被激发；30%的妇女更愿意过性生活；25%的妇女更易达到性高潮。可见运动可以助"性"。

运动不仅能使人的形体健美，而且还能加强人们对性生活的兴趣，那么运动益性的原因是什么呢？性学家认为以下几点颇有依据：

（1）运动能减轻精神压力，使你感到比较放松，并能够在性交时表现出你的热情。

（2）运动能使你重新唤起已经消沉了的身体，发现自己还是一个有性能力的人。

（3）运动能使性激素、氧气和营养物的供给量增加，有利于强健性爱持久力。

（4）运动能增加睾丸素水平，它是促进性欲的激素。

（5）运动能使体内产生内啡呔，有助于消除忧郁，改善情绪，增进性兴奋，可激发性欲，防止性生活缺乏快感。

（6）运动能使高密度脂蛋白胆固醇水平升高，有助于血脉畅通，血流加速，会使阴茎勃起的能力增强。

（7）运动能使你的腰腹部肌肉强健有力，在性交时不易感到疲劳，并且通过不同做爱体式以增进你们夫妻之间的情感交流，丰富性生活。

（8）运动能使女性骨盆肌、阴道区域的全部肌肉收缩，有助于骨血管分布的改善、充血量加大，血流速度加快，从而会引起阴道区隆起，血流量越大，触觉越敏感，盆肌血管分布的增加会使性交时产生润滑并提高性交的质量。

（9）运动能使你性交时的性感区肌肉更有力。

性学家建议，选择一项喜欢的运动项目，每周进行3次，每次1小时的体育锻炼不仅可以促进身心健康，而且对提高性生活质量非常有益，若能夫妻一起锻炼，则更加受益无穷！

性厌恶最好去看心理医生

有些女性存在性厌恶的情况。性厌恶其实是患者对性活动或性活动思想的一种持续性憎恶反应。想到会与伴侣发生性关系，就产生强烈的负面情绪，由于极度的恐惧或焦虑，个体会产生回避性活动。

典型的性厌恶患者在和配偶的性接触中各方面都充满着对性的否定反应。有时表现为处境性的，仅在与配偶或异性接触时发病。某些病例的憎恶反应为生理性的，表现为周身出汗，恶心、呕吐、腹泻、心悸等，有些仅有厌恶情绪。某些患者可以仅表现为性活动次数减少或缺乏性活动兴趣。

性厌恶患者想到性交时就毫无道理地感到忧虑，常常在一次接吻、拥抱或抚摸即可诱发这种反应，有时有关的想象比性活动本身引起的忧虑更为强烈。多数性厌恶患者的性唤起正常。

产生性厌恶的主要原因为精神因素。造成性厌恶的重要精神因素似乎很多，诸如双亲对性有抵制态度、患者有性创伤史、青春期体象很差或自信心很低、受到妊娠惊吓等均可导致性厌恶。配偶若经常强迫过性生活或把性生活作为对其他行为或物质的一种报偿，就可能产生性忧虑以致性厌恶。少数病例与精神疾病有关，如焦虑症、强迫症及恐惧症等。

按摩小动作，让你重振雄风

1. 按摩阴囊

经常用手直接按摩阴囊，可以使睾丸的血液循环改善，增强睾丸功能，提高男性精力。按摩可一日一次，每次2~3分钟即可。用手指从阴囊上部轻轻揉搓睾丸。但时间不宜过长，因为刺激过强，反而会使睾丸功能低下。按摩最好是一日一次。

2. 阴茎指压

时常采用"阴茎指压法"按摩阴茎，可有效地提高性能力。方法是反复用手指抓捏阴茎，可增强阴茎神经和血管等的活性化。这就如同人在寒冷时反复搓手或握拳可改善手指的血液循环，使手指发红变暖一样。反复用手抓捏阴茎会引起阴茎勃起，不必介意。可早晚在床上进行按摩，如作为性爱前性爱抚的一环，更有助于建立良好的环境气氛。

3. 刺激腹股沟

刺激位于阴茎根部两侧的腹股沟管也能大大提高性功能。腹股沟是向睾丸输送血液和连接神经的通路。因此，使腹股沟管中的血液循环良好是非常重要的。按摩腹股沟管的方法是分别用两个手指按压阴茎根部两侧，从上向下抚摩，刺激血液流向睾丸的通路。每日按摩一次，可在入睡前自己在床上按摩。

用雄性激素壮阳不可取

雄性素对男性第二性征的发育和保持良好的生殖与性功能有重要作用。雄性素主要来源于睾丸，肾上腺皮质也能分泌少量雄性激素。阴茎的勃起功能确与雄性素有关。但神经、血管、意识等因素也参与控制勃起功能。

真正由雄性激素减少引起的阳痿是极少见的，除个别老年男性可能出现血睾固酮水准低以外，其余的很少有适合使用雄性素治疗的。所以，用之见效者甚少。

用雄性素壮阳不可取的另一个原因是它会给患者带来更大的痛苦。因为外源性雄性激素会干扰正常的内分泌功能，还可引起肝功能异常，甚至诱发肝脏肿瘤。

早泄，要小心中枢神经紊乱

早泄是指阴茎在接触女性生殖器而未插入阴道前就发生射精，阴茎虽能勃起，但射精过早、过快，阴茎随即萎软而不能继续性交，因此男女双方都不能得到性满足。早泄是男性性功能障碍的表现之一，可能是身体疾病的先兆。

1. 中枢神经紊乱

早泄者的阴茎海绵体肌的反射比非早泄者快。可能由于血中睾酮含量高，使射精中枢兴奋性增高，阈值下降，射精中枢容易兴奋而过早射精。

2. 引起交感神经器质性损伤的疾病

如盆腔骨折、前列腺肿大、动脉硬化、糖尿病等。直接影响控制性中枢，对射精中枢控制能力下降而产生过早射精。

3. 生殖器官的疾病

阴茎包皮系带过短，妨碍充分勃起；精阜炎症处于慢性充血水肿，稍有性刺激即有性兴奋而很快射精。

如何预防早泄

（1）做足同房前的爱抚、吮吻，使女方先进入兴奋期，则较易满足女方性要求。

（2）改变同房时间。人们一般将性生活安排在晚上，但如果你将其改在睡醒时，身体疲劳已解除，精力旺盛，再嚼片香口胶调调情，相信同房质量会有所提高。

（3）戴双层避孕套，可降低阴茎的敏感性，延长射精时间。

（4）降低阴茎抽动的幅度和速度，减少对阴茎的刺激，同时女方主动迎合动作，尽快达到性高潮，以求双方满意。

（5）男方分散对性交的注意力，比如，目光离开女方，思考其他问题，或者数数，都将有助于延缓射精。

（6）在接受行为治疗后采取女上位性交法一段时间，以缓解丈夫的紧张度，并增加对阴道刺激的适应性。

（7）射精后在一个小时内进行第二次性交，可明显延缓射精时间，但男方阴茎会有胀痛感。

（8）加强夫妻思想和感情的交流，消除隔阂与误会，对丈夫早泄予以谅解并积极配合治疗，将有助于克服不良心理。

阳痿，要注意泌尿生殖器疾病

阳痿是指男性在性生活时，阴茎不能勃起、勃起不坚或坚而不久，不能完成正常性生活，或阴茎根本无法插入阴道进行性交。这是最常见的男子性功能障碍性疾病。偶尔1~2次性交失败，不能认为就是患了阳痿。只有在性交失败率超过25%时才能诊断为阳痿。如果出现阳痿，那证明疾病已经缠上你了。

1. 泌尿生殖器畸形

先天性阴茎弯曲、双阴茎、小阴茎、阴茎阴囊移位、膀胱后翻、尿道裂、先天性睾丸缺失或发育不良、阴茎海绵体纤维疤痕形成、精索静脉曲张等可因畸形、弯曲、海绵体功能障碍等而不能勃起。

2. 泌尿生殖器疾病

泌尿生殖器慢性炎症继发阳痿者较为常见，如睾丸炎、附睾炎、尿道炎、膀胱炎、前列腺炎等，其中以慢性前列腺炎出现阳痿者最为多见。泌尿生殖系统手术及某些损伤等，如前列腺增生、前列腺切除术及尿道断裂、阴茎、睾丸损伤等均可引起阳痿。慢性肾功能衰竭病人因睾丸萎缩及睾酮下降，常发生阳痿。

3. 内分泌疾病

阳痿因内分泌疾病引起者很多，主要见于糖尿病、下丘脑垂体异常及原发性性腺功能不全。据国外报道有23%~60%的男性糖尿病患者继发不同程度的阳痿。其发生机理主要与阴茎海绵体上的自主神经纤维病变、阴茎血管狭窄、内分泌异常及精神因素等有关。

4. 神经精神疾病

卒中后遗症、颅脑损伤、脑瘫、重症肌无力、晚期梅毒、脊髓损伤、截瘫、多发性硬化症、腰椎间盘突出症、慢性酒精中毒等均可导致阳痿。智力不全、精神分裂症、神经官能症、抑郁症、癫痫等也可发生阳痿。

5. 心血管疾病和药物影响

如抗高血压药甲基多巴、利血平、酚噻嗪、甲氰咪呱、胃复安等均有此作用。

6. 心理性（精神性）

心理性阳痿占阳痿总数的85%~90%，是最常见的性功能障碍性疾病。经检查病人并没有引起性功能障碍的器质性疾病，而性交时阴茎却不能勃起。但在一些非性活动情况下，如梦中或看一些有性刺激的书刊、电影，以及膀胱尿液充满时，甚至在手淫时阴茎却能勃起。心理性阳痿的机制可能是由于多种精神心理因素干扰了大脑性中枢，使大脑性神经中枢得不到足够的兴奋所致。

如何预防阳痿

1. 饮食调养

多吃壮阳食物，动物内脏因为含有大量的性激素和肾上腺皮质激素，能增强精子活力，提高性欲，属壮阳之品；此外含锌食物如牡蛎、牛肉、鸡肝、蛋、花生米、猪肉、鸡肉等，含精氨酸食物如山药、银杏、冻豆腐、鳝鱼、海参、墨鱼、章鱼等，都有助于提高性功能。

2. 消除心理因素

要对性知识有充分的了解，认识精神因素对性功能的影响。

3. 节房事，戒手淫

房事过度，沉浸于色情，频繁手淫导致精神疲乏，是导致阳痿、早泄的重要原因。

4. 增强身体素质

身体虚弱，过度疲劳，睡眠不足，紧张持久的脑力劳动，都是发病因素，应当积极从事体育锻炼，增强体质，并且注意休息，防止过度劳累，调整中枢神经系统的功能失衡。

性唤起障碍和哪些疾病有关

有些女性在性活动的激发过程中，乃至到性活动完成之时，仍持续地或反复地、部分地或完全地不能获得及维持性兴奋的阴道润滑和肿胀反应。或者在性接触、特别是在性交过程中，不论是否发生正常的性反应，都会持续地或反复地缺乏性兴奋和性快感的主观感受及感觉，有些妇女即使出现性高潮反应，也会说缺乏性快感或性满足。这是因为这些女性可能患有性唤起障碍。

性唤起障碍的主要特点是对性刺激完全无反应，或伴有缺乏性快感和性满足。性唤起是指在准备性活动阶段由于心理刺激，包括性幻想、被爱对象出现生理刺激，如抚摸、接吻等一系列反应。

导致性唤起障碍的主要原因是因为长期心理的影响如紧张、不安、焦虑、忧郁、不信任、畏惧、羞怯、内疚、厌恶、悲哀、敌意等的影响，减少了生殖器的血流量，导致性反应的缺失。也有来自器质性因素，因为性唤起的生理反应依赖于血管神经系统的完整性，任何影响这个系统的疾病，都会导致性唤起的困难。如性激素水平的改变，某些疾病的影响等。

性欲亢进，多为内分泌失调

性欲亢进是指患者处于一种强烈、持续的性冲动状态，正常的性交频次不能满足患者的性需求，因而经常处于一种性饥渴状态。

女子性欲亢进指女子性欲要求强烈，性交虽有快感高潮，但难以满足，性交后阴部胀滞不衰，仍继续有强烈的性交愿望。患者平时情绪容易冲动，小便色深黄，口干口苦，烦躁不安，白带黏稠透明、量多、舌质红，苔薄黄。

时间长了，由实证转虚证，会伴有腰膝酸软、头晕耳鸣、手足心烫等症。中医认为实证是由肝经湿热引起，虚证是肾阴虚亏、欲火上亢造成。

典型的性欲亢进表现为整天沉湎于性冲动之中，从各方面都表示出对性的渴求。为了获得性满足寻找一切可能的性交对象和机会。当这种欲望强烈又无法宣泄时，患者便出现焦虑、激怒、心慌、失眠等症状，甚至可因痛苦不堪或极度羞愧而自杀。性亢进很可能是某种精神疾病或器质性疾病的一种症状，如躁狂症、精神分裂症、癫痫、某些颅内肿瘤、内分泌系统疾病等。

常见的避孕误区

（1）第一次进行性爱的女性不可能怀孕。

（2）女性月经期间不可能怀孕。

（3）如果男性在性爱前不久自慰直至射精，性爱时他的精子数就可以减低到不会造成对方怀孕的程度。

（4）如果女性在性爱后上下跳跃，她就不会怀孕。

（5）女性在性爱前洗一个热水澡可以减少怀孕的危险。

（6）女性必须在性爱中达到高潮才会怀孕。

（7）在口交中吞下精液的女性会怀孕。

（8）如果阴茎不完全插入，就是说男方在女方的外阴部而不是在阴道内射精，女性就不会怀孕。

（9）性爱之后清洗，即用水、皂液或温可乐之类的液体冲洗阴道可以冲走精子，防止怀孕。

（10）对方在她体内射精后，如果女性马上排尿就不会怀孕。